楽しくイラストで学ぶ

水・電解質の知識

改訂2版

望星病院院長 北岡建樹 著

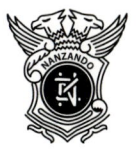

南山堂

改訂2版の序

　本書が出版されたのは1987年のことである．読者のおかげで息の長いロングセラーとなり，電解質を専門と自認する方々からも，若い時分に本書で勉強させてもらったというお礼の言葉を受けることが多く，著者冥利に尽きるといえる．しかしながら，日進月歩を続ける医学の世界において，長期間にわたって改訂することもなく出版されてきたことに対して，どのような申し訳も立たないのであるが，なかなか改訂作業を行うことができなかった．

　この理由はいくつかある．本書で述べてきた体液，水・電解質，酸塩基平衡に関する基礎的および臨床的な知識は，基本的に大きな間違いはなく通用すると考えられる．もちろん基礎的な分野では，分子生物学や遺伝子工学をもとにした研究の進歩は目覚ましく，特に電解質輸送形式，レセプターなどの分野が次々と解明され，成因の解明に寄与してきた．このような研究により，疾患や病態のより細かなメカニズムが証明されたことは評価できるものであるが，臨床家にとって臨床の現場でその有用性は必ずしも大きいというわけではなく，基本的な水・電解質の輸送系，メカニズムに関しては，ほぼ間違いなくそれ以前からの知識で臨床的応用には問題なく対処できるからである．

　本書の出版の目的はあくまでも初心者に，水・電解質に興味をもってもらう入門書という意味があった．しかしながら，やはり時代の流れをみると，確立した最新の用語を知っておくことは意味のあることであり，現在では常識ともいえる知識に触れないようでは，いかに初心者向けの書物といえ，無責任の謗りは免れないと思われる．ところが，いざ改訂となると日常の業務の傍らで原稿を書くことの困難さがあり，遅々として進展せず，今日に至ってしまったわけである．

　本書は初心者向けにわかりやすく理解してもらう，当時としては画期的な内容であったと自負している．1項目を1ページに収め，興味深いイラスト入りの図表，ややふざけた感のある文章などが読者の興味を引いたのであるが，本書の体裁を大きく変更することは躊躇された．基本的な体裁はもとのままとし最新情報を加えつつ，図表については全面的に書き改めることにした．

　改訂版を上梓するのに長い時間が経過したが，十分実用に耐えしかも近年のこの領域に関する基本的な知識を得るに必要な内容となったものと確信している．

　今後も温かいご支援を期待する次第である．

2012年4月

北岡建樹

初版の序

　体内に存在する液体は，細胞内代謝を円滑にはたらかせるとともに，細胞外液として循環血漿量や血圧を維持する上に不可欠なものである．この体液の組成，量，代謝を扱う学問が，体液生理学—即ち水・電解質の代謝と酸塩基平衡に関する学問である．これらの体液は心血管系，内分泌系，神経系などの作用と関連して，最終的に腎臓により恒常性が保たれている．さまざまな病的状態においても，体液の恒常性を保つべく，これらの調節系が機能して，できる限り正常に維持できるようになっている．

　体液の知識は，生理学的な興味だけでなく，臨床医学においてもきわめて重要なものである．多種多様な疾患により体液の恒常性の乱れが生じる可能性があるし，薬剤による体液への影響もある．このため臨床のどの科においても，体液の知識なくしては治療を効果的に行うことは難しくなる．現在では，臨床各科の病棟に行けば輸液療法が実施されている．このきわめて日常的な治療も，体液生理学の知識を習得しているか否かにより，治療の有効性は異なる．体液生理学は，このように臨床医学と直結した学問なのである．

　ところがこの重要な体液生理学は一般的には難解であるという理由で敬遠されがちである．国の内外を問わず，水・電解質，酸塩基平衡に関する書物が多数出版されているし，医学雑誌にも特集号がしばしば設けられていることも多い．しかし，これ程の啓蒙活動が行われているにもかかわらず，依然として難しいとか，少々あやしげな生半可な知識で治療が行われているのを見聞することがある．

　このような事実を目にし，耳にすると，体液の知識をより平易に解説した書物の必要性と，臨床医学に直結した知識を興味深く理解してもらう重要性を痛感する．特に，これから臨床医学を学ぶ医学生や研修医の人達が興味をもって読破することのできる入門書の存在が望まれるのである．

　いかに秀れた書物であっても，机の上に飾ってあるだけのものでは無意味である．必要に迫られて当該項目を通読するにしても，基礎的な知識を持ちあわせていなければ，時間のロスとなる．やはり体液全般に関する基本となる知識をあらかじめ記憶しておく必要がある．

　本書は，以上の点を考慮して初心者に興味深く，通読・読破できるように配慮した．このため各項に少々ふざけすぎた感もあるが，親しみのもてるイラストを設けて，とにかく一冊を読み切ってもらうことを意図した．項目によっては著者の独断的な考えによる図表もあるかと思うが，大筋としては誤っていないと考えている．

　本書は一応初心者を対象としているが，決して内容は空疎ではない．むしろ相当高度な内容であると自負している．本書の内容以上の知識を必要とする読者は，巻末にあげた定評のある書物を参考にして頂ければ幸甚である．

　本書は著者自身も比較的楽しみながら，労した作品である．短期間で完成させたため，十分に練り上げてない部分もあろうが，読者からの御注告や御叱りがあれば，喜んで甘受する心構えである．

　最後に，本書の成立に多大の労をとって頂いた南山堂の編集部の皆様，なかんずく足繁く通い，助言された海老原 秀，吉沢 公両氏に深く感謝する次第である．

1987年　中秋

北岡建樹

体液・電解質を理解するのに必要な概念における著者の基本的な考え方

　体液・電解質は体内の調節系により，精密にコントロールされて体液の恒常性が維持されている．これには神経，内分泌，循環系の作用に加えて，最終的に腎臓が調節系を取りまとめているのである．この意味から，この領域を理解するには腎臓のはたらき，なかでも水・電解質，酸塩基平衡に関する基本的な輸送様式を理解することが必要である．

　水・電解質の代謝の特徴は，インとアウトのバランスが維持されているということである．体内に取り込まれる摂取総量と尿や消化管，皮膚などから体外に排泄される量が，常に一定にバランスされていることにより体液の恒常性が保持される．このため**秤**に例えられるようなバランスが中心に位置する．このようなバランスは，シーソーのように一方が増加すると他方が低下するという関係にあり，これは血清カルシウム濃度とリン濃度の関係が典型的なものである．

　何らかの病的な因子によりバランスが崩れても，体内に存在する調節系，浸透圧調節系，容量調節系，酸塩基平衡などの作用により何とか是正させるはたらきが存在する．これには循環器系，呼吸器系，神経・内分泌系などがホルモンやメディエータを介して，次から次へと回転するように伝達して最終的に正常状態に改善させるように作動する．このような循環にはネガティブ・フィードバックという方式があり，過剰に改善させることがないように，限界点をもって機能が停止するという特徴がある．身体に不都合な循環は悪循環として作用して，病態は悪化の一途をとる場合もある．このような循環の概念はバランスをとる機構のなかでも作用している．

　また**無限大マーク**といわれるような興味ある循環形式がある．絶えず循環が無制限に起こるのであるが，始まりも終わりもない不思議な経路であり，終着点のない旅のようになるものである．いわゆるエッシャーの絵にあるような無限循環である．最初の起点がどこにあるのか問題になるが，グルグル循環する関係である．これは酸塩基平衡における腎臓の近位尿細管にみられる酸と塩基の再吸収と分泌の過程にみられる現象である．

　さらに**メビウスの環**といわれるように無限循環がある時点で裏表に反転する形式がある．反転するというのは鏡面対称といわれる場合もある．一般的な対称というのは左右を反転させることにより重ね合わすことが可能であるが，手のような左手と右手の対称は重ねることはできない．このような不思議な概念はある事象や病態を理解し，説明する場合に興味深いものである．

例えば宗教的な教義として，しばしば生命の誕生から死までの経過と死後の世界と再生の循環を論じる場合にメビウスの環により説明することができる．もちろん真実は誰にもわからないことであるが，死後の世界と再生の話は実際上なくても，あると信じたい部分である．テープの一方の面は白地にしてこの世の世界とし，裏を黒地として死後の世界とする．テープの端と端をつなぎ合わせた部分が誕生の瞬間であり，黒地に移行する端が死の時点であり，反転して死後の世界から再び白地に移行する端が生命再生の時点であるというのが生命の循環をメビウスの環で説明することになる．

　電解質の特殊な病態にもこのような対称性という考えを押しひろめ，位相を二次元，三次元としたりすると興味深い点がでてくる．脱水症と溢水症は鏡面対称を示し，尿細管性アシドーシスとBartter症候群は酸塩基平衡の軸が正と負の対称となった病態と理解できる．

　このようなお遊びともいえることを考えながら本書をまとめたわけである．ページにみられるイラストも，そのような意味をもつものと理解されたい．

本書に使用する電解質の記号について

1) 電解質の記号は原則としてイオンの荷電をつけないことにした．本来この種の本で扱う電解質はイオンであり，わざわざ（＋）または（－）の表示をしなくても了解できるはずだからである．例えば，ナトリウムはNa^+であるが，Naと略記し，重炭酸（バイカーボネイト）はHCO_3^-でなくHCO_3とした．しかし化学反応式あるいは陽イオンや陰イオンとして強調したいときには，わざと（＋）または（－）の表示をした．
2) 常識的な使い方であるが，電解質の濃度を表す場合には〔HCO_3〕，〔H〕と略記した記述があるので注意してもらいたい．

CONTENTS

1 体液の量と組成 ... 1

- 1-1. 組織による水分含有量の違い ... 2
- 1-2. 体液区分 ... 3
- 1-3. 年齢・性別・肥満の有無による体液量の違い ... 4
- 1-4. 体液量の測定法 ... 5
- 1-5. 電解質と非電解質 ... 6
- 1-6. 電解質平衡 ... 7
- 1-7. 血液電解質の正常値 ... 8
- 1-8. 水・電解質代謝に用いられる単位 ... 9
- 1-9. 当量の概念 ... 10
- 1-10. 化学反応と生体内の反応 ... 11
- 1-11. molとEqの関係 ... 12
- 1-12. 主要イオンの換算法 ... 13
- 1-13. 体液区画中の電解質の組成 ... 14
- 1-14. ドナンの平衡 ... 15
- 1-15. 消化液の電解質組成 ... 16
- 1-16. アニオンギャップの概念 ... 17
- 1-17. アニオンギャップの異常の原因 ... 18
- 1-18. 浸透圧の概念 ... 19
- 1-19. mOsm/*l*の求め方 ... 20
- 1-20. 浸透圧と粒子数 ... 21
- 1-21. 浸透圧による細胞容積の変化 ... 22
- 1-22. 有効浸透圧の概念 ... 23
- 1-23. オスモラールギャップ ... 24

2 腎臓のはたらき ... 25

- 2-1. 腎臓のはたらき ... 26
- 2-2. クリアランスの概念 ... 27
- 2-3. ネフロンの部位による作用の違い ... 28
- 2-4. ネフロンにおける濾過, 再吸収, 分泌の機構 ... 29
- 2-5. 尿細管における再吸収極量 (Tm) ... 30
- 2-6. 膜における溶質輸送 ... 31
- 2-7. 水チャネル ... 32
- 2-8. 物質の輸送機序 ... 33
- 2-9. 膜輸送蛋白質 ... 34
- 2-10. 尿濃縮・尿希釈の機構 ... 35

2-11.	自由水クリアランスの概念	36
2-12.	腎臓における尿酸性化機構	37
2-13.	腎臓と内分泌の関係	38

3 水分代謝の調節機構とその異常 …… 39

3-1.	体内水分の役割	40
3-2.	水分代謝経路	41
3-3.	水分平衡	42
3-4.	最低必要な尿量	43
3-5.	不感蒸泄と発汗による水，NaClの喪失	44
3-6.	最少必要水分量	45
3-7.	水分保持機構	46
3-8.	ADH分泌の刺激・抑制因子	47
3-9.	ADHの分泌調節のはたらき	48
3-10.	ADH分泌と尿浸透圧の関係	49
3-11.	口渇の抑制と刺激	50
3-12.	口渇の発生機序	51
3-13.	心因性多飲症と尿崩症	52
3-14.	尿崩症	53
3-15.	尿崩症と心因性多飲症の鑑別	54
3-16.	希釈尿と濃縮尿の原因	55
3-17.	尿量異常の原因	56
3-18.	急性腎不全の乏尿発生機序	57
3-19.	バソプレシン受容体拮抗薬	58
3-20.	AVP分泌と集合管の反応性	59

4 ナトリウム代謝の調節機構とその異常 …… 61

4-1.	体内におけるNaの作用	62
4-2.	体液量調節におけるNaの役割	63
4-3.	Naの平衡	64
4-4.	Naの体内分布と出納	65
4-5.	浸透圧調節系と容量調節系の関連	66
4-6.	レニン-アンジオテンシン-アルドステロン系	67
4-7.	アルドステロンの作用とその分泌調節因子	68
4-8.	アルドステロンの作用部位	69
4-9.	レニン-アルドステロンの産生・分泌に影響する因子	70

4-10.	アルドステロン，DOCAによるエスケープ現象	71
4-11.	Na調節因子	72
4-12.	Naの再吸収	73
4-13.	第3因子の分類	74
4-14.	Na利尿ペプチド系	75
4-15.	心房性Na利尿ペプチド（ANP）の分泌と作用	76
4-16.	体内のNa排泄系と貯留系の関係	77
4-17.	血管作動性物質	78
4-18.	糸球体―尿細管バランス	79
4-19.	尿中Na排泄量に関係する因子	80
4-20.	高Na血症の病態と体内Na量の関係	81
4-21.	低Na血症の病態と体内Na量の関係	82
4-22.	細胞外液量の評価には	83
4-23.	偽性低Na血症	84
4-24.	高血糖と低Na血症	85
4-25.	高Na血症の原因	86
4-26.	高Na血症にみられる脳・神経症候	87
4-27.	高Na血症の病態別治療方針	88
4-28.	低Na血症の原因	89
4-29.	低Na血症の発生期間による症候の違い	90
4-30.	低Na血症の病態別治療方針	91
4-31.	Naと水分代謝異常の位置関係	92
4-32.	ADH不適切分泌症候群（SIADH）	93
4-33.	ADH不適切分泌症候群（SIADH）の成因と病態	94
4-34.	ADH不適切分泌症候群（SIADH）の診断基準	95
4-35.	本態性高Na血症の概念	96
4-36.	血漿浸透圧の異常とADH分泌の関係	97
4-37.	塩類喪失症候群と鉱質コルチコイド反応性低Na血症	98

5 体液量の異常 …… 99

5-1.	血漿浸透圧と体液異常の原因疾患	100
5-2.	体液量の異常の評価	101
5-3.	水分欠乏型脱水症とNa欠乏型脱水症	102
5-4.	脱水症の症候発生の機序	103
5-5.	水分欠乏型脱水症とNa欠乏型脱水症の比較	104
5-6.	水分欠乏型脱水症の症候とその重症度	105
5-7.	Na欠乏型脱水症の症候とその重症度	106

5-8.	浮腫の症候	107
5-9.	浮腫発生の因子	108
5-10.	スターリングの法則	109
5-11.	心不全における局所因子	110
5-12.	浮腫の原因	111
5-13.	心臓性浮腫の成因と病態	112
5-14.	肝硬変の浮腫の成因と病態	113
5-15.	腹水発生に関する新旧2説	114
5-16.	ネフローゼ症候群の浮腫の成因と病態	115
5-17.	特発性浮腫の成因と病態	116
5-18.	利尿薬の分類とその作用部位	117
5-19.	利尿薬使用の要点	118
5-20.	浮腫の治療方針	119
5-21.	マラソンランナーにおける低Na血症	120

6 カリウム代謝の調節機構とその異常 ... 121

6-1.	体内におけるKの作用	122
6-2.	Kの体内分布と出納	123
6-3.	Kのバランス	124
6-4.	Na-Kポンプ	125
6-5.	細胞内外へのK分布輸送	126
6-6.	K分泌促進因子	127
6-7.	腎臓からのK排泄の影響因子	128
6-8.	尿中K排泄の調節	129
6-9.	細胞内外でのK移動	130
6-10.	血清K濃度に影響する因子	131
6-11.	血清K濃度と体内K含量の関係	132
6-12.	高K血症の原因	133
6-13.	高K血症の症候	134
6-14.	血清K濃度と心電図変化	135
6-15.	高K血症の緊急治療法	136
6-16.	低K血症の原因	137
6-17.	K欠乏の症候	138
6-18.	K欠乏と代謝性アルカローシスの関係	139
6-19.	低K血症・K欠乏の治療	140
6-20.	腎臓からのK排泄異常の臨床	141

CONTENTS

7 クロール代謝の調節とその異常 — 143

- 7-1. 体内におけるClの作用 — 144
- 7-2. Clの体内分布 — 145
- 7-3. Clの出納 — 146
- 7-4. Clの体内の動き — 147
- 7-5. アニオンギャップの異常によるClの変化 — 148
- 7-6. アニオンギャップの違いによる血清Cl濃度の変化 — 149
- 7-7. 高Cl血症の原因 — 150
- 7-8. 低Cl血症の原因 — 151
- 7-9. Bartter症候群の定義 — 152
- 7-10. Bartter症候群の成因 — 153
- 7-11. Bartter症候群とGitelman症候群 — 154

8 酸塩基平衡の調節機構とその異常 — 155

- 8-1. 酸と塩基の概念 — 156
- 8-2. Henderson-Hasselbalchの式 — 157
- 8-3. Henderson-Hasselbalchの式（重炭酸-炭酸緩衝系） — 158
- 8-4. H^+濃度とpHの関係 — 159
- 8-5. 酸塩基平衡の調節系 — 160
- 8-6. 〔H^+〕の平衡 — 161
- 8-7. H^+バランス調節系 — 162
- 8-8. 総酸排泄量と尿pH — 163
- 8-9. 肺と腎臓の代償作用 — 164
- 8-10. PCO_2に影響する因子 — 165
- 8-11. 不揮発性の酸〔H^+〕排泄に影響する因子 — 166
- 8-12. 酸排泄に関する輸送体，チャネルについての遺伝子情報 — 167
- 8-13. 単純性の酸塩基平衡異常 — 168
- 8-14. 赤血球における緩衝作用 — 169
- 8-15. 酸塩基平衡異常時の細胞内外のH^+濃度 — 170
- 8-16. 酸塩基平衡異常と細胞内外のK移動 — 171
- 8-17. 酸塩基平衡異常時の尿pH — 172
- 8-18. アシドーシスとアルカローシスの成因 — 173
- 8-19. アシドーシスの症候 — 174
- 8-20. 代謝性アシドーシスの原因 — 175
- 8-21. 糖尿病性ケトアシドーシスの成因と病態 — 176
- 8-22. 糖尿病性アシドーシスの鑑別 — 177

8-23.	乳酸性アシドーシスの分類と原因	178
8-24.	慢性腎不全における水・電解質・溶質の排泄	179
8-25.	CKDにおける病期分類	180
8-26.	尿毒症にみられる体液異常	181
8-27.	残存ネフロンあたりのNa排泄率	182
8-28.	尿細管性アシドーシス(RTA)の概念	183
8-29.	尿細管性アシドーシスの分類	184
8-30.	近位尿細管性アシドーシス	185
8-31.	遠位尿細管性アシドーシス	186
8-32.	アシドーシスの特徴と鑑別	187
8-33.	選択的低アルドステロン症と低レニン−低アルドステロン症	188
8-34.	アルカローシスの症候	189
8-35.	副腎不全(Addison病)の成因	190
8-36.	低アルドステロン症	191
8-37.	代謝性アルカローシスの原因	192
8-38.	代謝性アルカローシスの治療的分類	193
8-39.	嘔吐における代謝性アルカローシス	194
8-40.	原発性アルドステロン症の成因と病態	195
8-41.	アルドステロン症とLiddle症候群	196
8-42.	続発性アルドステロン症	197
8-43.	高CO_2血症治療後のアルカローシス	198
8-44.	呼吸性アシドーシスの原因	199
8-45.	呼吸性アシドーシスの症候	200
8-46.	呼吸性アルカローシスの原因	201
8-47.	過換気症候群	202
8-48.	単純性酸塩基平衡異常の代償反応	203
8-49.	酸塩基平衡異常の総合診断図	204
8-50.	混合性の酸塩基平衡異常	205
8-51.	酸塩基平衡異常の診断手順	206
8-52.	練習として	207

9 カルシウム代謝の調節機構とその異常 … 209

9-1.	体内におけるCaの作用	210
9-2.	Caの体内分泌	211
9-3.	腸管からのCa吸収に影響する因子	212
9-4.	腎臓におけるCa排泄への影響因子	213
9-5.	Caの取り込み	214

CONTENTS

9-6.	心筋の活動電位とCaイオンのはたらき	215
9-7.	骨改変remodelingに関与する因子	216
9-8.	ビタミンDの代謝経路	217
9-9.	PTHとCTの分泌・抑制の因子	218
9-10.	血清Ca分画	219
9-11.	酸塩基平衡異常とイオン化Caの関係	220
9-12.	Ca代謝調節ホルモン	221
9-13.	Ca代謝の調節機構	222
9-14.	PTHとビタミンD	223
9-15.	高Ca血症の原因	224
9-16.	高Ca血症の症状	225
9-17.	高Ca血症性クライシス	226
9-18.	低Ca血症の原因	227
9-19.	低Ca血症の症候	228
9-20.	低Ca血症の治療	229
9-21.	Brickerのtrade-off理論	230

10 リン代謝の調節とその異常 ... 231

10-1.	体内におけるPの作用	232
10-2.	リン酸の電荷	233
10-3.	体内P分布	234
10-4.	腸管におけるP吸収に影響する因子	235
10-5.	腎臓からのP排泄に影響する因子	236
10-6.	Ca，P代謝調節ホルモンの相互関係	237
10-7.	P代謝	238
10-8.	高P血症の原因	239
10-9.	低P血症の原因	240
10-10.	慢性低P血症の影響	241
10-11.	腎不全にみられる二次性副甲状腺機能亢進症の成因	242
10-12.	慢性腎不全にみられる骨障害	243

11 マグネシウム代謝の調節とその異常 ... 245

11-1.	体内におけるMgの作用	246
11-2.	Mgの体内分布とその出納	247
11-3.	腸管におけるMg吸収に影響する因子	248
11-4.	尿中Mg排泄に影響する因子	249

11-5.	血漿中のMg分画	250
11-6.	Mg代謝異常の臨床	251
11-7.	高Mg血症の原因	252
11-8.	高Mg血症の症候	253
11-9.	低Mg血症の原因	254
11-10.	Mg欠乏・低Mg血症の症候	255

12 体液異常の診かたとその治療 ... 257

12-1.	体液・電解質代謝の出納因子	258
12-2.	体液の恒常性の調節機能	259
12-3.	各種症候と電解質異常の関係	260
12-4.	主要疾患における体液・電解質異常	261
12-5.	体液・電解質異常を生じる主要疾患	262
12-6.	薬剤による電解質異常 (1)	263
12-7.	薬剤による電解質異常 (2)	264
12-8.	体液異常のチェック項目	265
12-9.	高Na血症の鑑別法	266
12-10.	低Na血症の鑑別法	267
12-11.	高K血症の鑑別法	268
12-12.	低K血症の鑑別法	269
12-13.	代謝性アシドーシスの鑑別法	270
12-14.	代謝性アルカローシスの鑑別法	271
12-15.	輸液療法の適応と目的	272
12-16.	輸液実施のフローチャート	273
12-17.	欠乏量の推定法	274
12-18.	食事摂取と輸液	275
12-19.	輸液剤の種類と使い方	276
12-20.	輸液による副作用	277
12-21.	輸液の投与速度	278
12-22.	心原性ショックとhypovolemic shock	279
12-23.	術後の輸液	280

日本語索引 ... 283
外国語索引 ... 286

1 体液の量と組成

身体の中にある海

　人工衛星や宇宙ステーションから眺めると地球は青白く輝いた惑星にみえる．青白くみえる理由は地球の70％を占める海と大気の影響によるらしい．地球上に存在する海水と空気の両者が，広い太陽系の惑星の中で，地球を生物が生存する唯一の星であることを可能にしている．地表には緑豊かな植物が生い茂り，人間を含めて多様な生物が海水にも陸地にも生命を育んで生活している．これも地球に水分と大気が存在するおかげである．

　地球上の海水は水蒸気となって大気中に舞い上がり，雲となり雨となって再び大地に戻り，大河を伝わって元の海水に還る．命の営みは，この水分の循環の恵みにより維持されている．このような地球上の循環系は生物の中に存在する"内なる海"と対比させてみると興味深い．正常の状態では，この内なる海の量とその組成はある一定の範囲内に精密に保たれている．

　自然環境を保全することは生物が生きていくためには必須のことであるのと同様に，体内の環境の整備も生命維持には必要の条件である．

1-1. 組織による水分含有量の違い

オアシスと砂漠の話

地球上の表面積のうち約70％近くを海水が占め，この外に湖や川などもあり，地球は水に富む惑星といえる．このみずみずしい地球の中でもきわめて水分の欠乏した部分も存在する．いわゆる砂漠といわれる地域である．ところがこの砂漠の中にも，水分の湧出する泉のある区域—オアシスがある．

われわれの身体の中に含まれる水分は，すべての臓器や組織で一様に平均化されているのではない．きわめてみずみずしい部分もあれば，砂漠のように水分含有量の非常に乏しい部分もある．ほとんど水分そのものといえるのは髄液や血液である．この場合は重量あたりの水分量比は 94～99 ％にも達している．

内臓の諸臓器によっても水分含有比は異なっている．脳や筋肉は比較的水分含量が多く，75～85 ％の範囲にある．皮膚や肝臓についても 70 ％以上は水分からなり，重量の 2/3～3/4 が水分から成り立っていることがわかる．

逆に水分の乏しいのは骨，歯，脂肪である．骨や歯ではカルシウム（Ca）やリン酸（P）などの鉱質が占め，支持組織あるいは硬質組織としての役割を果たしている．身体を支える大黒柱，あるいは重要な臓器を防御する役割をもつ骨格が，脆く軟弱では意味がない．いろいろな硬さの食物を咬む歯牙は，身体の中でもっとも硬い組織ということになる．

ところが軟部組織にもかかわらず，水分含有量比の少ない組織がある．これは脂肪組織であり，重量あたり 6～10 ％程度しか水分は含まれない．水と油は溶けあわないように，**脂肪組織の中には水分をあまり含有できないからである．**

砂漠に棲むラクダの背中には，1つまたは2つのコブがある．このコブは水分が貯蔵されているのではなく，脂肪組織からなる．したがって水分が貯えられてはいないが，脂肪は代謝されると水分となる．このため水分を飲めない状況では予備水として利用できるのである．

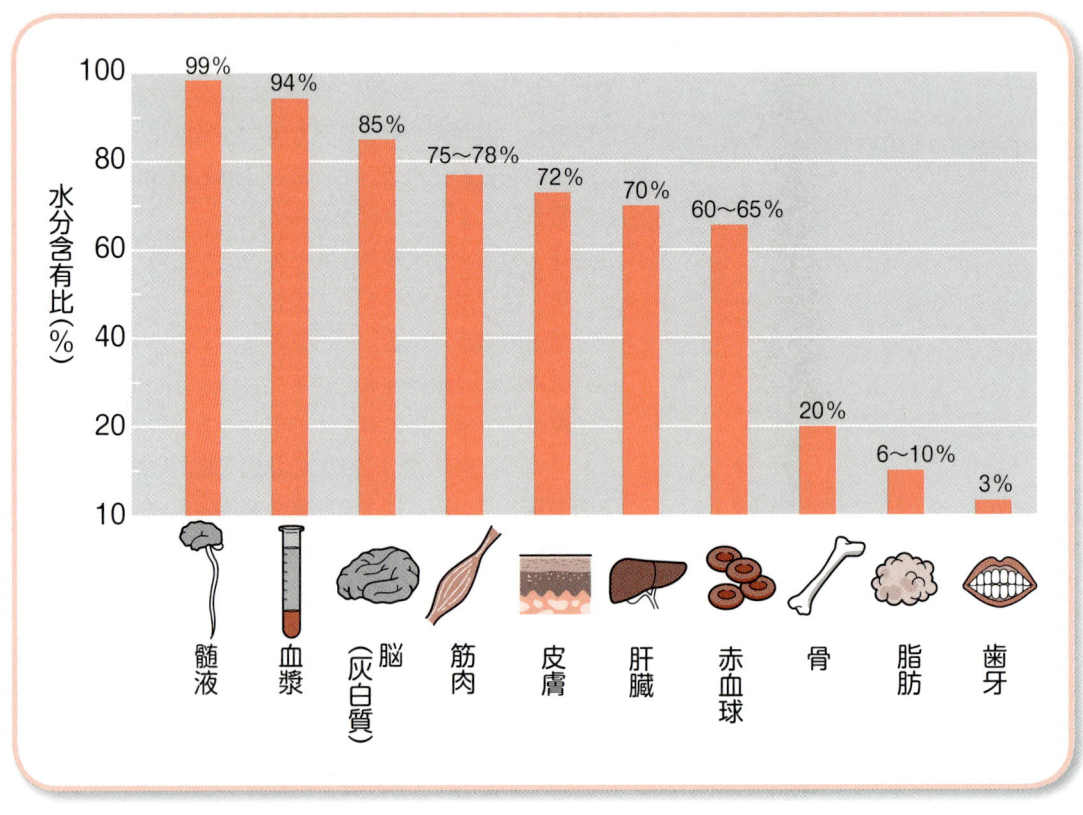

1-2. 体液区分

水ぶくれの身体

身体の中の水分含有の割合は，いろいろな臓器や組織により異なっていることが理解できた．ところが，このような部分部分で細かく水分含有率を求めても，実際的には利用価値は少ない．身体全体として，どのくらいの割合で水分が含まれているかを知る必要がある．

例えば，著しい肥満ややせのない成人男子の場合には，体重の40％が骨，脂肪，電解質などの**固形分**からなる．残りの体重の60％にあたる部分が水分であるとされている．この体内全体に含まれている水分の量を**体内総水分量** total body water（**TBW**）という．

TBWはさらに細かく区分することができる．細胞の中に含まれる水分，すなわち**細胞内液量** intra-cellular fluid（**ICF**）と細胞の外に存在する**細胞外液量** extra-cellular fluid（**ECF**）である．前者のICFはTBWの2/3，すなわち体重の40％の割合を占め，後者のECFはTBWの1/3，すなわち体重の20％の量に相当する．

細胞外液量については，**組織間液**または**間質液**といわれる区画と，血漿および体腔液とに細区分される．この大体の量は，間質液が体重の約15％とECFの大部分を占め，**血漿**（PV）はその約5％，体腔液が体重の約2％に相当している．

この**体腔液**というのは胸腔，腹腔，脳脊髄腔，関節腔，消化管内などに存在する液体をいう．正常人でも胸腔や腹腔内にもごく少量の体液は存在するものである．体腔液が過剰に貯留した病的な場合は，胸水や腹水として知られている．

間質液の病的な増加が**浮腫** edema といわれる病態である．

以上のような**体液の区画**は各々の区画が一定の静的状態にあるのではなく，浸透圧の変化やさまざまな病的状態によっても互いに交通があり，動的な平衡状態を維持している．身体の中の水分は絶えず交換されているということができる．

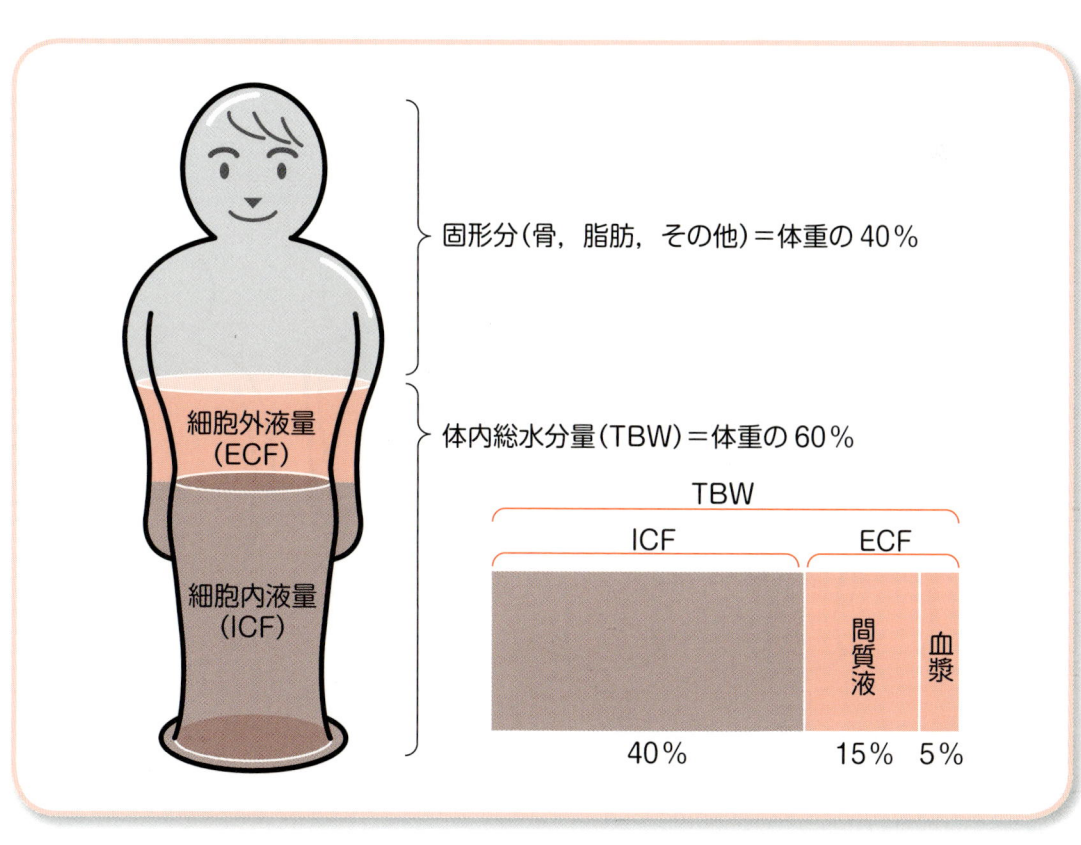

1-3. 年齢・性別・肥満の有無による体液量の違い

男女ではどちらがみずみずしいか

平均的な成人男子での体内水分量については，すでに述べたとおりであるが，年齢や性差によって違いのあることが知られている．乳幼児では文字どおり，"みずみずしい"と表現される．これは実際に赤ん坊の皮膚の状態をみたり，触れたりすれば実感として納得できる．

一方，老人になると"枯れてくる"と表現されるように，みずみずしい感じが乏しくなってくる．このように**体内水分量は年齢によりかなり異なる**ことが認められる．新生児や乳児ではTBW（体内総水分量）は体重の70〜80％近くを占めているが，老人になるとTBWは体重の約50％程度に減少してくるといわれている．

ところで**男女によるTBWの差異**は存在するのであろうか？　成人におけるTBWの性差については，一般的に男子では体重の約60％，女子では体重の約55％であるとされている．このようなTBWの違いの生じる理由については一見不思議に思われるであろう．

体重あたりのTBWは年齢や性差だけでなく，肥満ややせの程度によっても異なっている．肥満者ほど水分含有量の比率が大きいと勘違いしている人が多いかもしれないが，実際上は逆である．

肥満者におけるTBWは体重あたり約50％程度であり，著しくやせた人のTBWは体重の約65％になるといわれている．

なぜこのような関係にあるのか理解できたでしょうか？　解答のヒントはもうすでに述べてきたが，これは**体内の脂肪組織の水分含有率の違い**によるためである．脂肪組織中に含まれる水分量は単位重量あたり6〜10％と，きわめてわずかしかないことを思い出してもらいたい．肥満者になるほど体重あたりの脂肪組織が多く，体重の増加の割には水分量の増加を伴わないことになる．このため肥満者ほど体内に占める水分の割合は少なくなってしまう．

成人女子の場合も脂肪組織の割合が多いためである．近頃は美容の目標以上にやせの目立つ女性をよく見かけるが，このような"るいそう"では，女性らしさをなくしているように思われる．

老人ではTBWの減少がみられ，その理由は筋組織（細胞）の減少によるICFの減少が著しいためと考えられている．

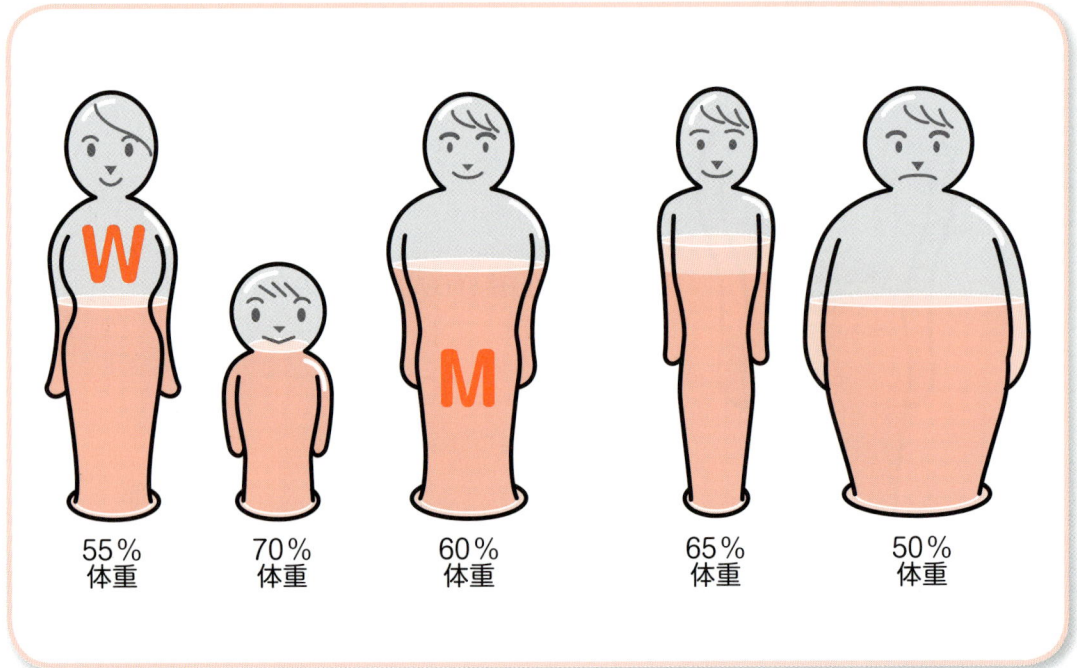

| 55%体重 | 70%体重 | 60%体重 | 65%体重 | 50%体重 |

1-4. 体液量の測定法

直接測れないところもある

身体の中の水分量はTBW，ICF，ECF，PVなどの区画に区別され，それぞれの区画中の体液量を体重あたりの比率で表現してきた．ところで，体重あたりというような間接的な，大雑把な方法ではなく，もっと学問的（？）な，より正確な測定方法はないのであろうか？

体液量の測定は研究目的に応じて，さまざまな方法により行われている．

体内総水分量（TBW）の測定法はアミノピリン法やアンチピリン誘導体であるNAAP（n-acetyl-4-aminoantipyrine）法，あるいは放射性同位元素法による重水やトリチウム水などにより測定できる．これらの物質の条件として，体液区画の全域に急速かつ均等に分布する性質であることが必要である．

細胞外液量（ECF）の測定法には，ロダンナトリウム，臭化ナトリウム，イヌリン，マンニトール，放射性同位元素のNaが用いられる．このような物質は主として細胞外液に均等に分布し，細胞内にはほとんど入っていかない性質がある．とはいっても完全に，細胞外液のみに分布するのではないし，体内で多少変化するため測定値は必ずしも一致しない．このため測定の表記法としては，測定値とともに測定した物質を合わせて示すことが慣例である．例えばロダンナトリウムで測定した場合は，測定値にロダンスペースと書き加えることにしている．

血漿量（PV）の測定法はエバンス・ブルー法や放射性同位元素 I^{131} や P^{32} による方法がある．

では細胞内液量（ICF）はどのようにして測定するのであろうか．ICFのみを特別測定する方法はなく，TBW－ECFにより求めるしかない．

以上の体液量の測定法は希釈法を原理としているが，いくつかの実施上の問題点がある．実地臨床的に行うには繁雑であり，敏速性や簡便性に劣り，放射性同位元素の場合には特殊な測定装置を必要とする．しかし最近では大病院においては，ある特別な区画に限って実際的に検査されている．特に手術時などのPVの測定は積極的に行われている．しかし体液量異常時の輸液療法では体重あたりの比率による方法で，十分であるといえる．

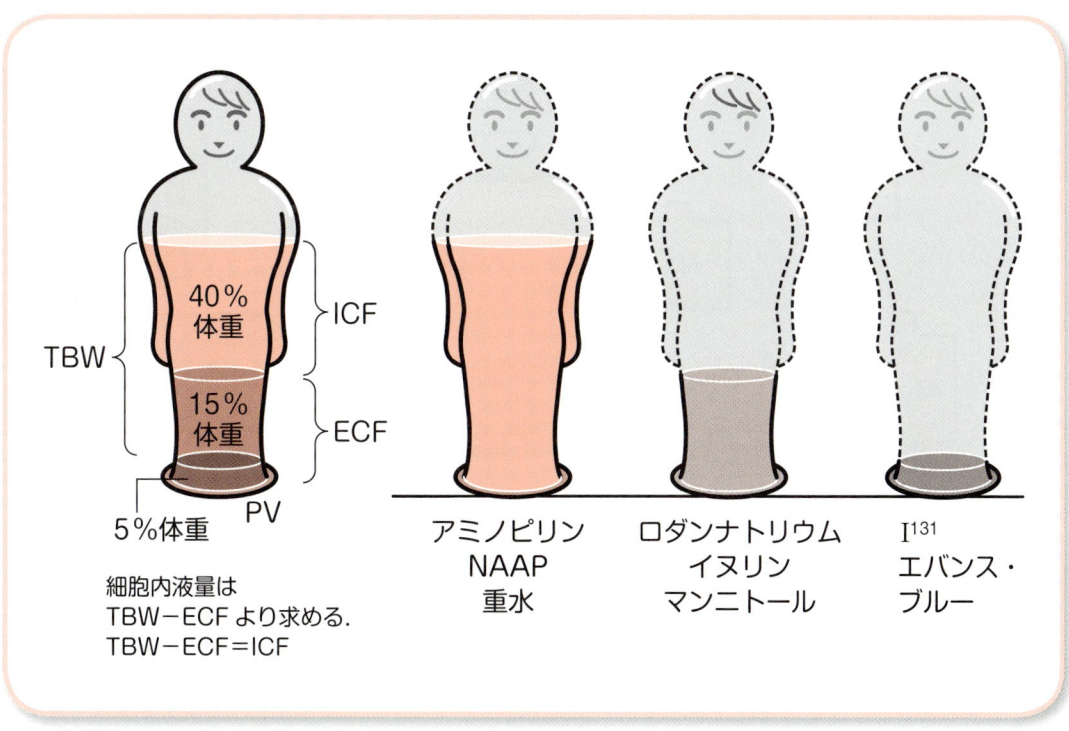

1-5. 電解質 と 非電解質

物事は単純に分けられない

体液中にはさまざまな物質が溶解しており、体液は一種の溶液である。水を溶媒とし、この中に溶解している物質（溶質）は大きく電解質と非電解質に分けられる。

電解質 electrolyte とは、溶液中で解離してイオンとなる物質である。例えば NaCl 溶液は溶液中で Na^+ と Cl^- に解離する。この溶液の中に電極を入れて、電流を流すと、Na^+ は陰極に向かって移動し、Cl^- は陽極に向かって移動する。このように電解質は陽極に移動するものと、陰極に移動するものが存在する。

Na^+ のように陰極に向かって移動する性質があるものを**陽イオン** cation といい、Cl^- のように陽極に向かって移動する性質のあるものを**陰イオン** anion という。陽イオンには⊕の荷電がつき、陰イオンには⊖の荷電がつく。イオンの種類により1荷の場合（⊕が1つ）や2荷（⊕が2つ）の場合もある。同様に陰イオンについても荷電の数はイオンにより異なる。

溶液中で解離しない物質は**非電解質**という。これにはブドウ糖、尿素、脂質が代表である。この場合は電解質のように⊕や⊖の荷電はつかない。

電解質の大部分は Na, K, Cl, Ca, Mg, HCO_3, HPO_4 などの**無機質** mineral からなるが、必ずしもあてはまらない。電解質の中には有機酸基（乳酸）、有機塩基（クレアチニン）、タンパク質、アミノ酸などが含まれる点に注意する必要がある。

世の中の事象を対立する2極化として捉えることがしばしば行われている。例えば明と暗、善と悪、男と女、陰と陽、プラスとマイナスなど数えきれない。

ところが、このように単純に2極化するほど世の中は単純ではない。2極化することは対立を生む。これを和らげるはたらきをする第3者的な存在が必要となることも多いし、2極の移行した部分も必ず存在するはずである。

体液の中に溶けている溶質にも、陰イオンと陽イオン、陰陽の両イオンをもったもの、イオンをもたない無所属のグループもある。このように多数のグループが存在して、世の中は対立を避け、調和のとれた世界が作られるということができよう。

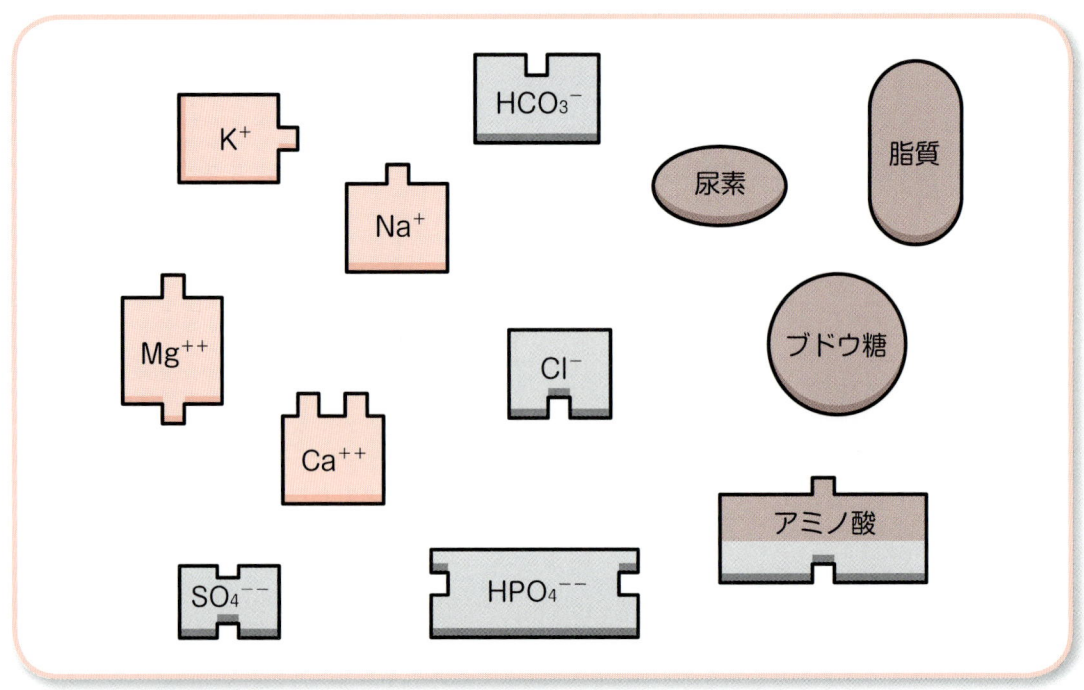

1-6. 電解質平衡

場所が違えば主役も脇役

体液というのは水を溶媒として，電解質と非電解質を溶質とした生体中に含まれる溶液である．この中の電解質に焦点をあててみると，非常に興味のある事実が認められる．

電解質はイオンの性質として⊕の荷電をもつ**陽イオン**と⊖の荷電をもつ**陰イオン**に区別された．この陽イオンと陰イオンを mEq/l という単位で表すと，ECF であれ ICF であれ，いずれの場合もそれぞれのイオンの総量は等しくバランスが保たれている．しかし電解質は体液区画のすべてに，それぞれのイオンの濃度が等しく混合・分布しているのではないのである．

下図にみられるように mEq/l 単位で表された陽イオンの総量と陰イオンの総量を棒グラフとして表現したものを **Gamble の柱**という．図から明らかなように，**陽イオンの総和と陰イオンの総和は等しく保たれている**．

このイオンのバランスの巧妙さに対して，各イオンの存在する体液区画の不揃いは，何というインバランスであろうか．図に示されるとおり，ECF 中の陽イオンの大部分は Na^+ が占め，残りを K^+，Ca^{++}，Mg^{++} が分けあっている．ECF 中の陰イオンの勢力範囲は，Cl^- が主流で，ついで HCO_3^-，タンパク質，HPO_4^{--}，SO_4^{--} が続いている．

一方，ICF の方は陽イオンの大部分は K^+ からなり，ついで Mg^{++} が占めている．ECF 中の主流であった Na^+ は ICF 中ではごく少量でしかない．また陰イオンも，ECF 中の Cl^- の勢力範囲はみる影もなく，HPO_4^{--}，タンパク質，HCO_3^-，SO_4^{--} の順に分布量が決まっている．

以上のような ECF と ICF におけるイオンの偏在は，神のみぞ知る英知であり，生命現象の根本原理なのである．要約すれば，ECF では Na^+，Cl^- が大勢力イオンであり，ICF では K^+，HPO_4^{--} が主流イオンという事実である．しかし ECF や ICF 中での主流に入れなかったイオンであっても，それぞれのイオンの果たす役割は主流に劣らず，きわめて重要なものであるということをつけ加えておく．

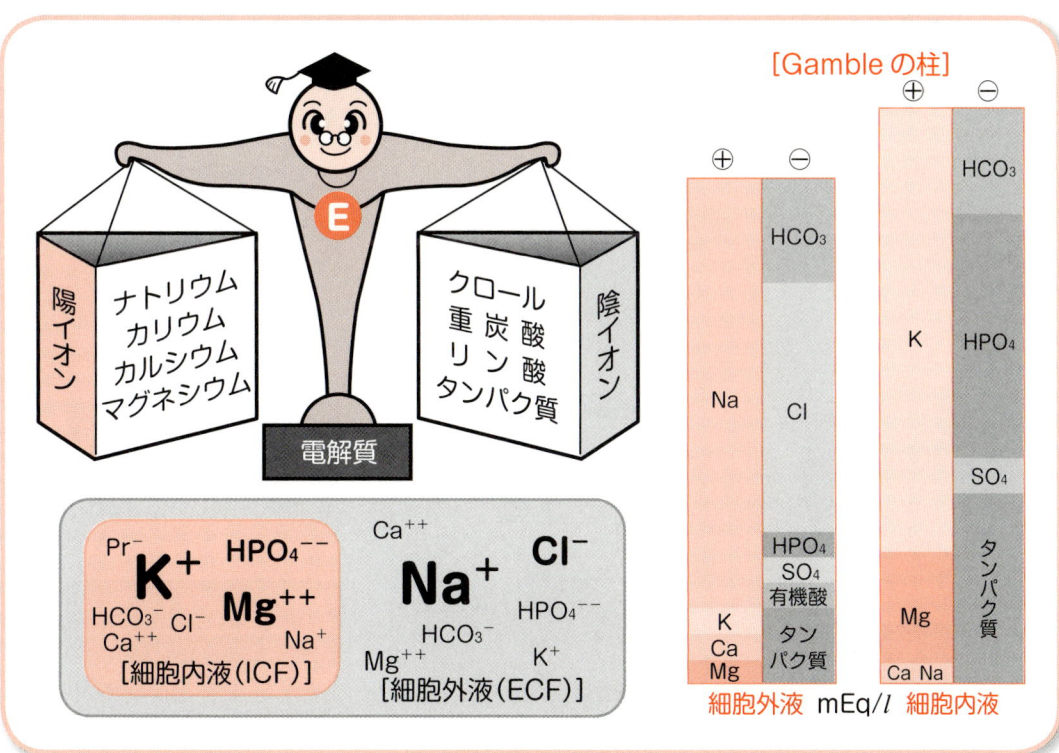

1-7. 血液電解質の正常値

運転にはメーターの点検を

自動車を安全に運転するには，ガソリンの給油状況，オイルや蓄電の状態などをメーターで確認し，走行中はスピードオーバーとならないように心掛ける必要がある．

われわれの身体も，健康に生きていくためには水・電解質の含有量や濃度をある一定の値に維持しておくことが必要不可欠である．水・電解質の量的な重要性は，生体全体として捉える必要があるが，現実の臨床医学的には ICF の状態に関する情報を得ることは不可能か，きわめて限られる．

残念なことであるが，実地臨床の場においては血漿または血清の電解質を測定する方法から類推するしかない．これに尿やほかの利用可能な検体の測定値を加え，総合的に判断して体内の状況を推測する．

血液電解質は各々のイオンによって，正常の範囲が決まっている．**血清 Na 濃度**は 135～145 mEq/l，**血清 K 濃度**は 3.5～5.0 mEq/l，**血清 Cl 濃度**は 95～108 mEq/l，**血清 HCO_3 濃度**は 22～26 mEq/l，**血清 Ca 濃度**は 8.5～10 mg/dl，**血清 P 濃度**は 2.5～4.5 mg/dl，**血清 Mg 濃度**は 1.8～3.0 mg/dl という具合である．このような電解質の正常値は年齢，季節などによる多少の変化があるし，また施設による正常範囲の幅にずれのあることが認められる．

しかし一般的には上記の狭い範囲内に正常値として保たれている．この電解質の濃度の単位として mEq/l と mg/dl が混在しているが，Ca, P, Mg は測定装置上 mg/dl 単位が一般的と思われるためである．施設によっては mg/dl に替わって mEq/l 単位で表記されていることもあるので注意しておくことである（換算法については後述する）．

ところでこの測定値の単位については，いくつかの問題点のあることが指摘されている．電解質以外の単位との共通性と国際化の点から，1977 年 WHO は SI 単位の使用を勧告している．このため mEq という単位に替わり，mmol（ミリモル）が一部で用いられている．

自動車のスピードメーターが国により km/時やマイル/時では国際化には問題が生じるのと同様である．現在のところまだ mmol 単位の共通化は完全に普及していないが，国際人となるためには換算できる能力を身につけておく必要がある．このため次に少々うんざりする化学式やいくつかの単位について説明しなければならない．

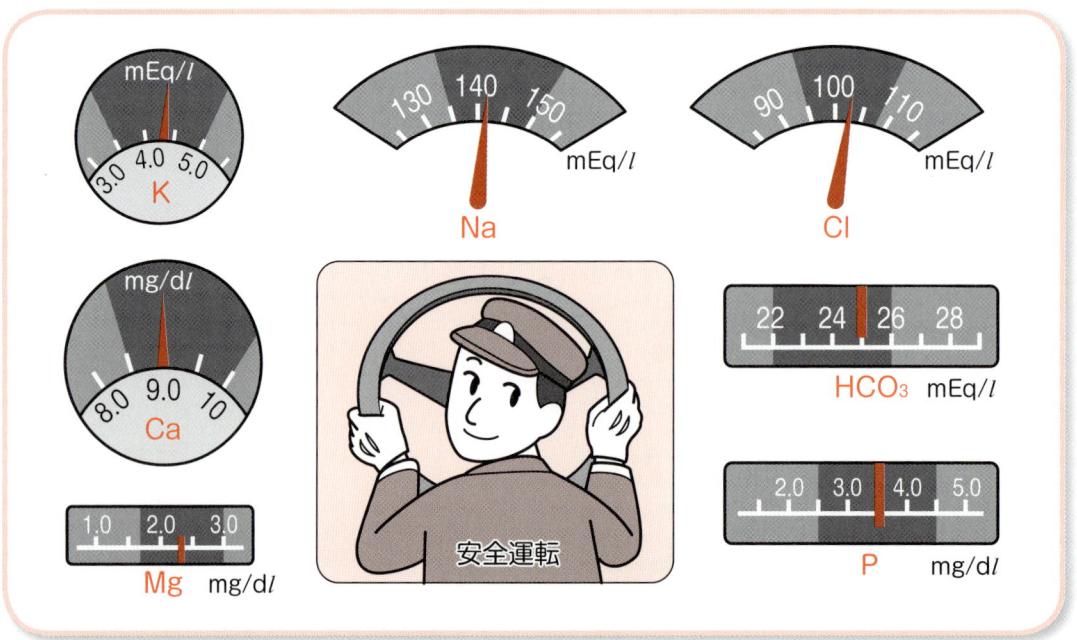

1-8. 水・電解質代謝に用いられる単位

難しいと思いわずらうな！

電解質の濃度や量を表すためには，基準となる度量衡を決めておく必要がある．電解質代謝ではグラム濃度，モル濃度，当量というような用語が使用されるので，化学の嫌いな人はこれらを説明した頁に読み進むと，とたんに読書を放棄してしまうことになる．これではいつまでたっても理解できない．

ここではまず簡単に濃度について，食塩（NaCl）の溶液を例に説明してみよう．NaCl 1 g を 1 l の水に溶かした場合，その食塩水の濃さ（濃度）をどう表せばよいだろうか．**グラム濃度**では NaCl 1 g＝1,000 mg が 1 l の水に溶解しているのであるから 1,000 mg/l＝100 mg/dl となる．ここまでは簡単！

ところが生理学では，体液中の電解質の濃度をグラム濃度で示すことは少ない（ただし，Ca，P，Mg は測定法により mg/dl 単位で表現することが多い）．一般的に Na，K，Cl，HCO_3 などは mEq/l 単位で表されている．

なぜこのような単位を用いるかというのは理由がある．NaCl 溶液 100 mg/dl というのは，Na 39 mg/dl と Cl 61 mg/dl の濃度が合わさったもので，Na と Cl は約 2：3 という比率になっている．NaCl 溶液は本来，溶液中で解離して Na^+ と Cl^- になっており，Na^+ と Cl^- の比は 1：1 となるような表現の方が好都合である．このようなことからモル濃度や当量という概念が用いられてきているのである．

モル濃度というのは，溶液 1 l 中の物質をモル数で示した濃度をいう．NaCl の 1 モルというのは Na（23）＋Cl（35.5）＝NaCl 58.5 g が 1 l の水に溶解している濃度をいう．つまり水 1 l に 1 モルの Na 23 g と 1 モルの Cl 35.5 g が含有された濃度が 1 モルの NaCl 溶液となる．

このことは言い換えると 1 モルの NaCl 溶液中では 1 モルの Na と 1 モルの Cl に解離することになる．では NaCl 1 g は何モルに相当することになるのであろうか．これはごく単純な比例計算から求めることができる．

すなわち 1 モルの NaCl＝58.5 g と x モルの NaCl＝1 g であるから，1：x＝58.5：1，x＝1/58.5＝0.017 モルということになる．NaCl 1 g/l は 0.017 モル/l となり，0.017 モルの Na と Cl に解離することになる．

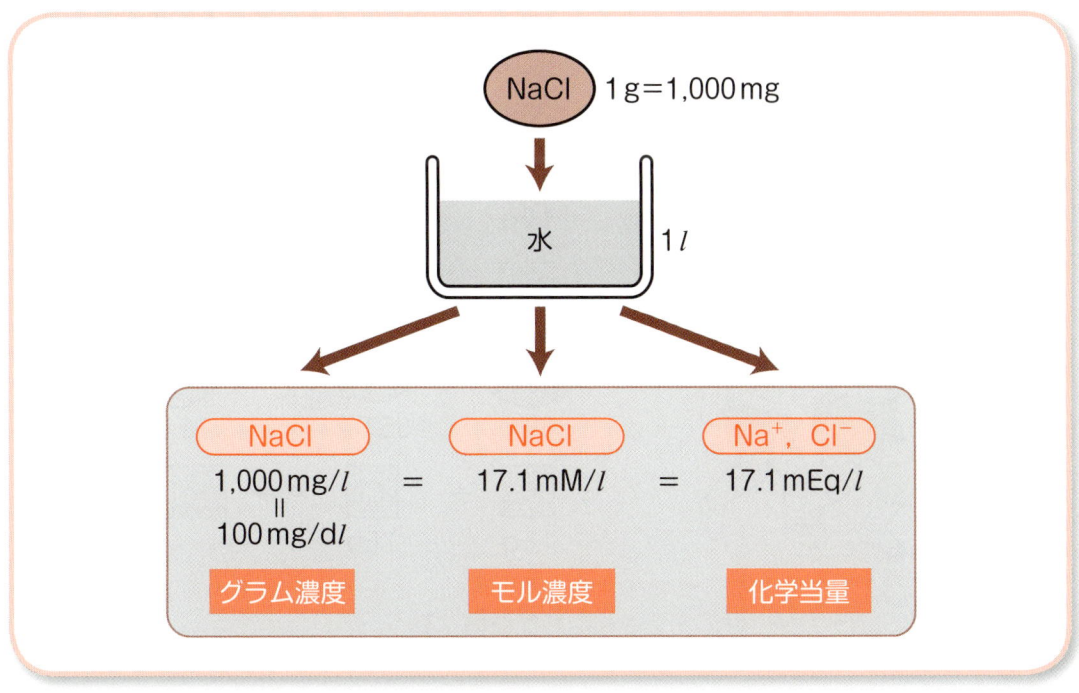

1-9. 当量の概念

2人3脚では体格や性差は関係ない

次の用語は**当量 equivalent（Eq）**という概念である．当量という単位は電解質の濃度を表現する場合に，必ずお目にかかる単位であるため十分理解しておきたい．これは簡単にいうと，**モルを原子価で除した値**である．原子価が1価である Na，K，Cl，HCO_3 などはモル moles も当量も同じ値である．すなわち Na 1 モル＝1 当量＝23 g という関係にある．

ところが，**Ca や Mg のような2価の電解質ではモルの1/2が当量**ということになる．1モルの Ca は 40 g であるが，Ca の 1 当量は 20 g ということになる．Mg であれば 1 モル 24.3 g，1 当量は 12.1 g を意味することになる．

このように当量という概念が使用される理由は，物質の反応を分子量ではなく，1：1の量で表現したいからに他ならない．これは2人3脚をする場合について考えてみればよく理解できるはずである．2人3脚では身体の大きな人や小柄な人と組む場合もあるし，女性と男性が組になる場合もある．人間が2人いれば成立するわけである．化学反応の場合も分子量の違いがあるので，Na 23 g と Cl 35.5 g が反応するというよりは，1 当量の Na と 1 当量の Cl が反応するといった方がはるかにすっきりする．

しかも Gamble の柱で示したように，**体液中の電解質を当量（Eq）単位で表すと⊕のイオンと⊖のイオンの総和が等しくなった**．このように電解質に限っては，その濃度を Eq/l 単位で表現する有用性が認められ，現在でもこの単位により電解質濃度を示すことになっている．しかし最近では SI 単位として，すべての物質の濃度をモル単位で表現するという国際化の気運があることをつけ加えておく．

では NaCl 1 g/l 溶液は何 Eq となるであろうか．これは Na も Cl もモルと当量は同じ値であるから 0.017 Eq/l の濃度となり，0.017 Eq の Na と Cl に解離することになる．

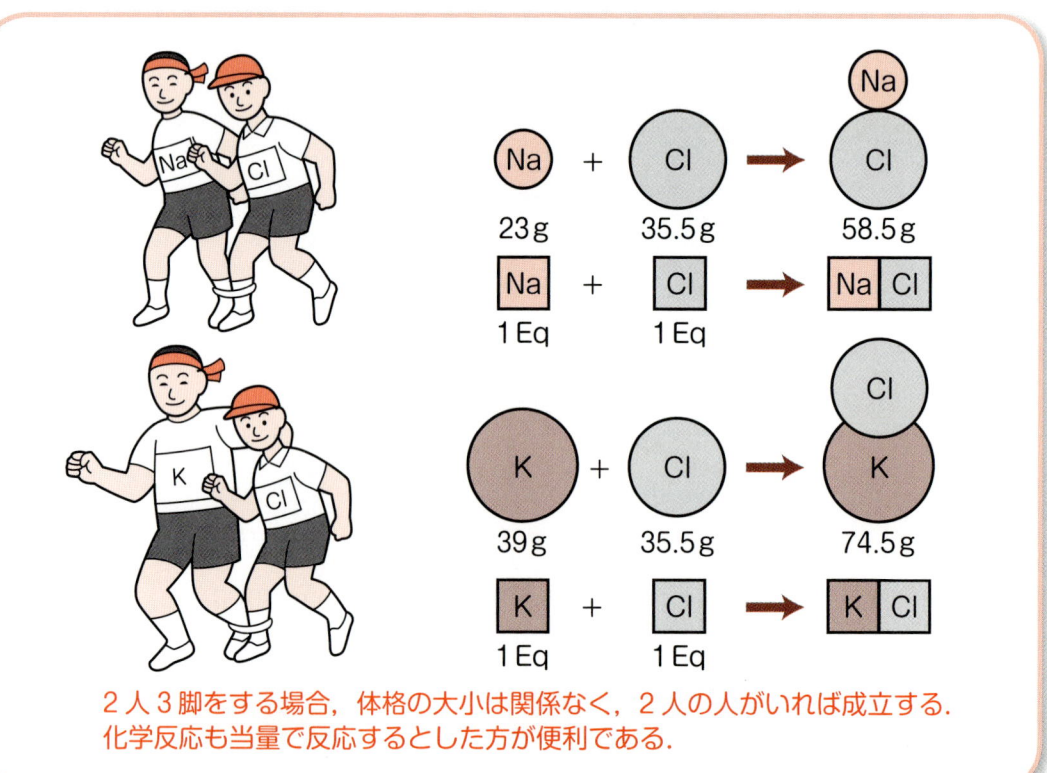

2人3脚をする場合，体格の大小は関係なく，2人の人がいれば成立する．化学反応も当量で反応するとした方が便利である．

1-10. 化学反応 と 生体内の反応

マクロの世界とミクロの世界

　最近は宇宙ブームである．いろいろなマスコミ，特にTVや科学物の写真や図版を主とした雑誌などに暗黒の広大な宇宙の中にきらめく恒星が点在する図をよくみるようになった．これは宇宙開発や先頃のはやぶさの帰還などから，一般人にも宇宙への興味が増してきたことに関係がある．

　われわれが扱うのは生命の宿る肉体である．こちらはミクロン単位の微小な世界で，宇宙とは両極端に位置している．何十年か前に，上映された「ミクロの決死圏」という米国映画をみたことがありますか？　血管に注射されたそれこそ何ミクロンにも縮小された，隊員の乗る船の船窓からみる血管の内部，浮遊流動する血球などの映像を思い出す．あれはもちろんSFの世界であるが，恐らくミクロの世界もあのように幻想的なのであろう．

　これと同じような映像—宇宙船からながめた惑星，恒星，流星などのシミュレーション映像をTVで見る機会があった．奇しくも，両方の映像はほとんど類似したような印象を受け，感動した．

　われわれの身体の中にはミクロの宇宙が存在しているのである．両者はマクロとミクロの両端でありながら，不思議にも似かよった世界のようである．

　さて，ここで説明するのは**生体の電解質の量や濃度はきわめて小さい**ということである．通常の化学反応ではg単位で十分であるが，生体内の反応ではgの1/1,000のmg単位のオーダーあるいは物質によってその1/1,000の単位µgのオーダーの話になってしまうということである．つまりNa$^+$＋Cl$^-$→NaClの反応は，化学反応としての説明では23gのNa$^+$と35.5gのCl$^-$とか，1モルのNa$^+$と1モルのCl$^-$という話ですんだが，生体ではその1/1,000である23mgのNa$^+$と35.5mgのCl$^-$とか，1ミリモルのNa$^+$と1ミリモルのCl$^-$というオーダーになるということである．

　当量についても同様に，生体内ではEqの1/1,000であるミリ当量mEqという単位で表現されることになる．

　したがって**以下の話ではmg, mM, mEqという単位で説明する．**

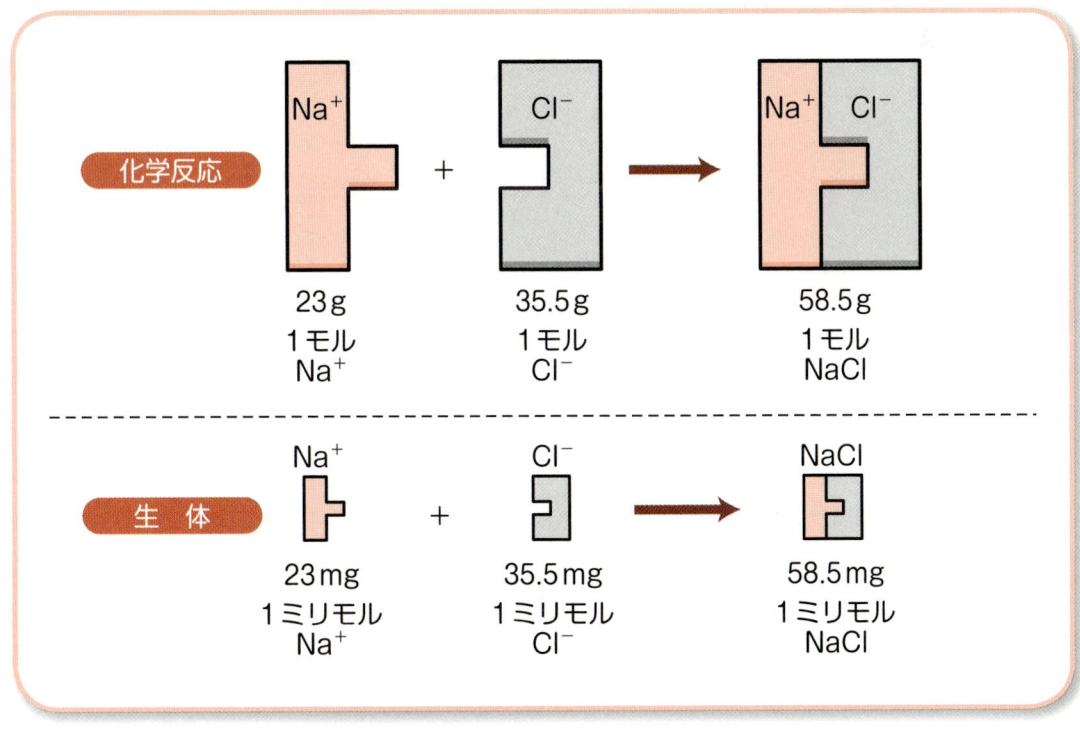

1-11. mol と Eq の関係

こんがらがりそうな mol と Eq の関係

電解質が反応する場合，同じ重量のものが反応するのではない．重量とは無関係に，同一の当量として反応する．このことは2人3脚のところですでに述べたとおりである．繰り返すと，例えば Na^+ と Cl^- の反応では Na の重量と Cl の重量は同じではないが，同じ当量として反応しているのである．

つまり Na の 1 mEq＝23 mg と Cl の 1 mEq＝35.5 mg が反応するということである．Na, K, Cl, HCO_3 の 1 mEq というのは，いずれも原子価が1価であるので，それぞれの元素の原子量の mg となる．すなわち 1 mEq の Na＝23 mg，1 mEq の K＝39 mg，1 mEq の Cl＝35.5 mg，1 mEq の HCO_3＝61 mg ということになる．

当量 Eq の定義は「1 g（正確には 1.008 g）の H, または 8 g の O と結びつくグラム数」と決められている．ミリ当量 mEq はその定義の mg として考えればよいわけである．

では Ca, Mg などのような2価の電解質はどうなるのであろうか．当量を求める換算式よりそれぞれの元素の原子量とその原子価で割れば簡単に求めることができる．すなわち 1 mEq の $Ca^{++}=\frac{40}{2}=$ 20 mg，1 mEq の $Mg^{++}=\frac{24.3}{2}=12.1$ mg となる．

それではタンパク質の場合は mEq で表すとどうなるかというと，これは少々難しい問題である．タンパク質の濃度は g/dl の単位で血中の総タンパク質濃度として使われているが，タンパク質の g/dl に Van Slyke の係数 2.43 をかければよいという．例えば 7 g/dl の値であれば 7×2.43＝17.01 mEq/l となる．

ここでもう一度モルについて復習しておく．**モル mole（M）というのは化学物質の重さを表現する方法の一つで，その物質の分子量に g をつけたものと定義される．**例えば NaCl の場合 (Na＋Cl＝58.5) には，1 M NaCl＝58.5 g である．分子についてだけでなく，Na, Cl, K, Ca などの電解質についても M は適用され，この場合は各々の原子量に g をつけたものが 1 M となる．例えば 1 M の Na＝23 g，1 M の K＝39 g，1 M の Cl＝35.5 g，1 M の Ca＝40 g などとなる．先に述べた mM は M の 1/1,000 となることは自明であろう．

注意しておきたいことは，Ca の 40 mg は 1 mM であるが，当量では 2 mEq となることである．

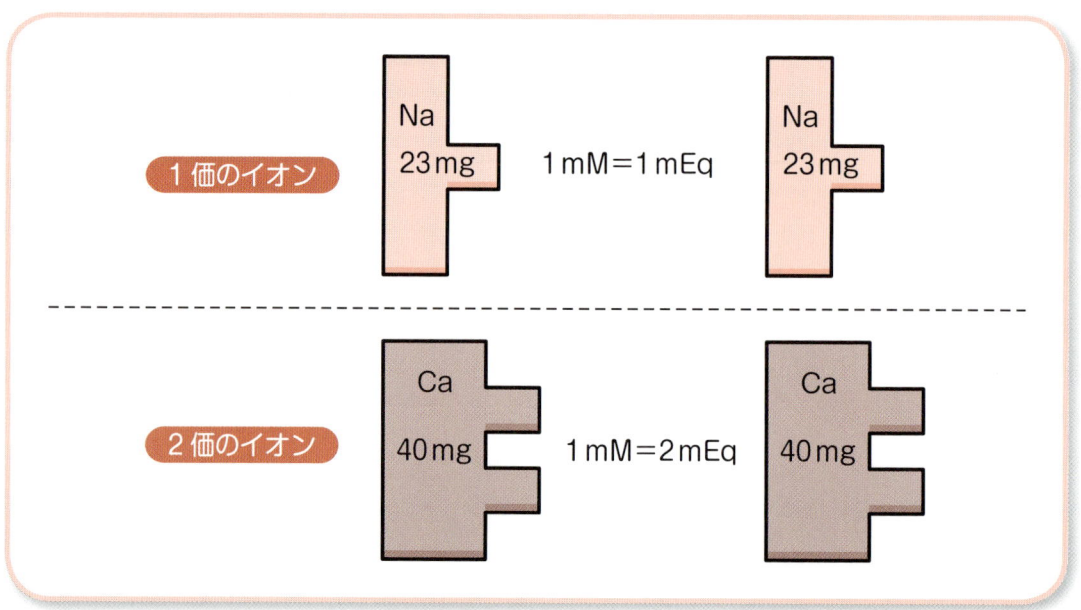

1-12. 主要イオンの換算法

電解質には変動相場はない

このところ円の価値が高騰している。新聞やTVでは毎日のように、円高のニュースが取り上げられ、円とドルの換算が日々変化している。円高ドル安で利益を受ける人もあるが、むしろ日本の輸出業界は大きな痛手をこうむっている。円高で喜んでいられるのは、海外旅行へ行く若いOLあたりが一番かも知れない。さて、このような円とドルの換算が日々変動していると、学校では子供達にその換算をどう教えているのか少々気になる。今日教えた換算値が明日にはどのようになるのかわからないのでは、どうにも始末に困るものである。

電解質の場合には、このような変動相場制ではないので、安心してもらいたい。一度覚えておけば、永久に変わることはありえないのである。ここでは**mg/dlからmEq/lへの換算法**が示してある。一般式に従ってその求める電解質の原子量と原子価を代入すれば、換算できることになっている。

ここでこの式を利用する頻度が多いのは、Ca, Mg, P(PO$_4$) の場合であろう。Na, K, Cl, HCO$_3$ などはmg/dl単位で表されることはないが、Ca, Mg, Pについては測定法によりmg/dlでもmEq/lでも表されるからである。例えばCaについて考えてみよう。

正常人の血清Ca濃度は8.5〜10.0 mg/dlの範囲にある。計算の簡略化のために10 mg/dlを採用すると、$10\,mg/dl \times 10 \times \frac{2}{40} = 5\,mEq/l$ となる。つまりCaの場合はmg/dlの値の$\frac{1}{2}$がmEq/lの値というわけである。

Mgについてもmg/dlで表現される場合とmEq/lで表現される場合とがあるので注意しなければならない。例えば血清Mg濃度が3.0 mg/dlであれば、$3.0\,mg/dl \times 10 \times \frac{2}{24} = 2.5\,mEq/l$ と求めることができる。

電解質代謝に関係した、記憶しておくと便利な数量関係には次のようなものがある。

NaCl 1 g=17 mEq の Na、1 mEq の Na=23 mg の Na、1 mEq の K=39 mg の K

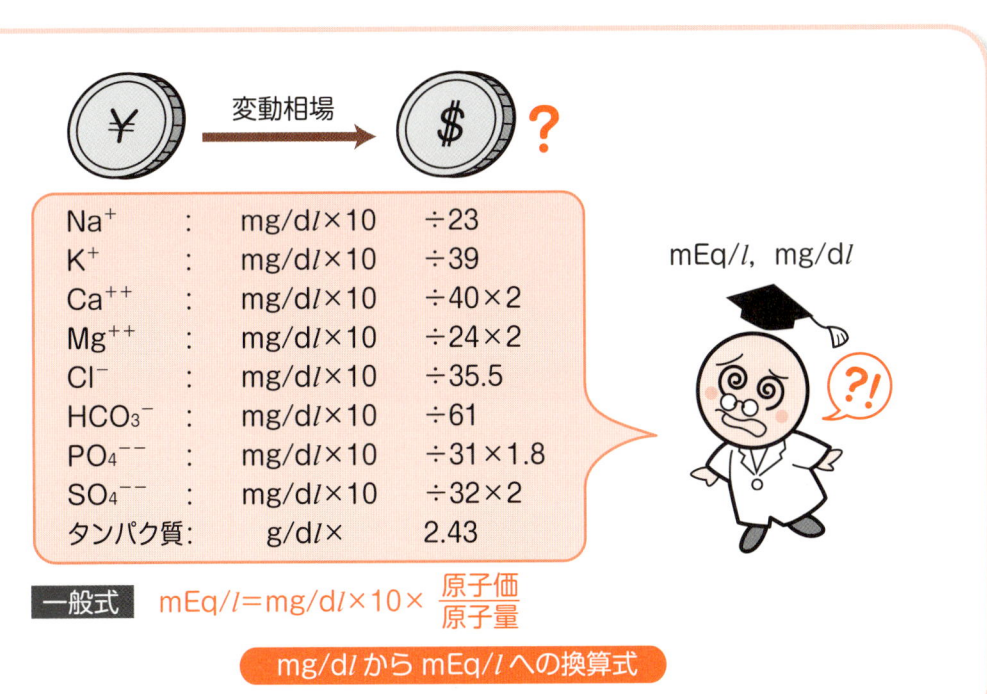

1-13. 体液区画中の電解質の組成

影響力のある存在感

体液の区画は細胞内液（ICF），組織間液（ISF）および血漿とに大きく区別できる．後二者を合わせて**細胞外液（ECF）**という．これらの体液区画中に含まれる電解質の平均値を示したのが，この表である．

すでに述べたとおり，電解質の濃度を mEq/l 単位で表すと陽イオンの総和と陰イオンの総和のバランスがとれている．ところが個々の電解質の濃度は，特に ICF と ECF とでは大いに異なっているという特徴がある．例えば **ECF の主要な陽イオンが Na であるのに対して，ICF の主要な陽イオンは K である**という違いがみられる．陰イオンについても同様に，ECF では Cl が主な構成成分であるのに対して，ICF ではリン酸（PO₄）が主な構成成分である．

次の特徴は陰イオンとして作用するタンパク質の分布状態である．**血漿中にはタンパク質は約 16 mEq/l（総タンパク質濃度 6.7 g/dl 程度）を占めるが，組織間液中には認められない**という事実である．一方，ICF 中にはタンパク質は約 63 mEq/l もの割合を占め，陰イオンとしては PO₄ についで多いといえる．

この項で述べたいことは，ECF として区分される血漿と ISF とでは陰イオン中にタンパク質が存在するか，否かにより，ほかの電解質の分布がどう影響されるかということである．血漿は血管内に存在するが，ISF は毛細血管外の間質組織中に存在する．つまり血漿と ISF とは毛細血管という膜により，隔絶されているわけである．しかしこの血漿と ISF との間には，水分や小分子のイオンの交互の輸送はある．ところが，分子量の大きなタンパク質では毛細血管の膜を通過することはできない．このため血漿より ISF への移動はありえない．

以上の理由から **ISF 中にはタンパク質が認められない**ことになる．タンパク質の占める陰イオンの分は Cl の増加によって補われている．このように，膜を通過することができない溶質を含む液と含まない液が相接するときの，両区画中の溶質の分布・輸送の違いの関係を**ドナンの平衡**という．つまり血漿と ISF とはドナンの平衡に従って，イオン分布が規定されているわけである．

人間関係でも，これと同じ現象が認められるであろう．あるグループに影響力の大きな人が存在している場合とそうでない場合とでは，グループ内での成員が違ってくるのと同じことである．ドナンの平衡は次頁で説明する．

		血漿	血漿水分	組織間液	細胞内液
陽イオン	Na	142	151	144	15
	K	4	4.3	4	150
	Ca	5	5.4	2.5	2
	Mg	3	3.2	1.5	27
	計	154	163.9	152	194
陰イオン	Cl	103	109.7	114	1
	HCO₃	27	28.7	30	10
	PO₄	2	2.1	2.0	100
	SO₄	1	1.1	1.0	20
	有機酸	5	5.3	5.0	—
	タンパク質	16	17	0	63
	計	154	163.9	152	194

(mEq/l)

1-14. ドナンの平衡

ドナンの平衡とはどんな平衡？

これは **Gibbus-Donnan の法則**，あるいは略して**ドナン（Donnan）の法則**といわれるもので，血漿と組織間液との間にみられるイオン分布を規定した法則である．

血管の中にある血漿は毛細血管壁を境にして組織間液と区別されている．この毛細血管壁はタンパク質以外のイオンは自由に通過するが，タンパク質（陰イオン）は通過できないという特徴がある．この結果，血漿と組織間液では陰イオンの濃度に差がみられることになる．このことは前頁の表からも理解することができるであろう．

このようにある膜を境として透過イオンと不透過イオンが存在する場合の各区画中のイオン分布の関係を**ドナンの平衡**という．例えばある膜を境に 5 Na$^+$ と 5 タンパク質（Pr$^-$）を含む液，10 Na$^+$ と 10 Cl$^-$ を含む液があるとする．もちろん，この膜はタンパク質は通過できないが，Na, Cl は自由に移動することができる．

すると Na, Cl は右図のように移動して平衡状態に達することになる．つまりタンパク質を含む液側に 4 Na$^+$ と 4 Cl$^-$ が移動し，反対側には 6 Na$^+$ と 6 Cl$^-$ が残るだけなのである．これがドナンの法則にしたがった平衡関係である．

ドナンの法則は「膜の両側では⊕と⊖の電荷は等しく，しかも透過性イオンの⊕と⊖の積は膜の両側で等しい」というものである．実際に確かめてみると，法則の前半は次のようになる．左側の区画の⊕電荷は 9 Na$^+$，⊖電荷は 5 Pr$^-$ + 4 Cl$^-$ で 9 となる．右側の区画の，電荷はいずれも 6 となる．

法則の後半は，透過性イオンについてであるから Pro$^-$ は考えない．左側の区画の⊕×⊖は 9 Na$^+$ × 4 Cl$^-$ = 36，右側の区画の⊕×⊖は 6 Na$^+$ × 6 Cl$^-$ = 36 となり両側ともに等しくなる．

以上のことから不透過イオンであるタンパク質が一方の区画に存在すると，イオンの分布が異なってくるのである．

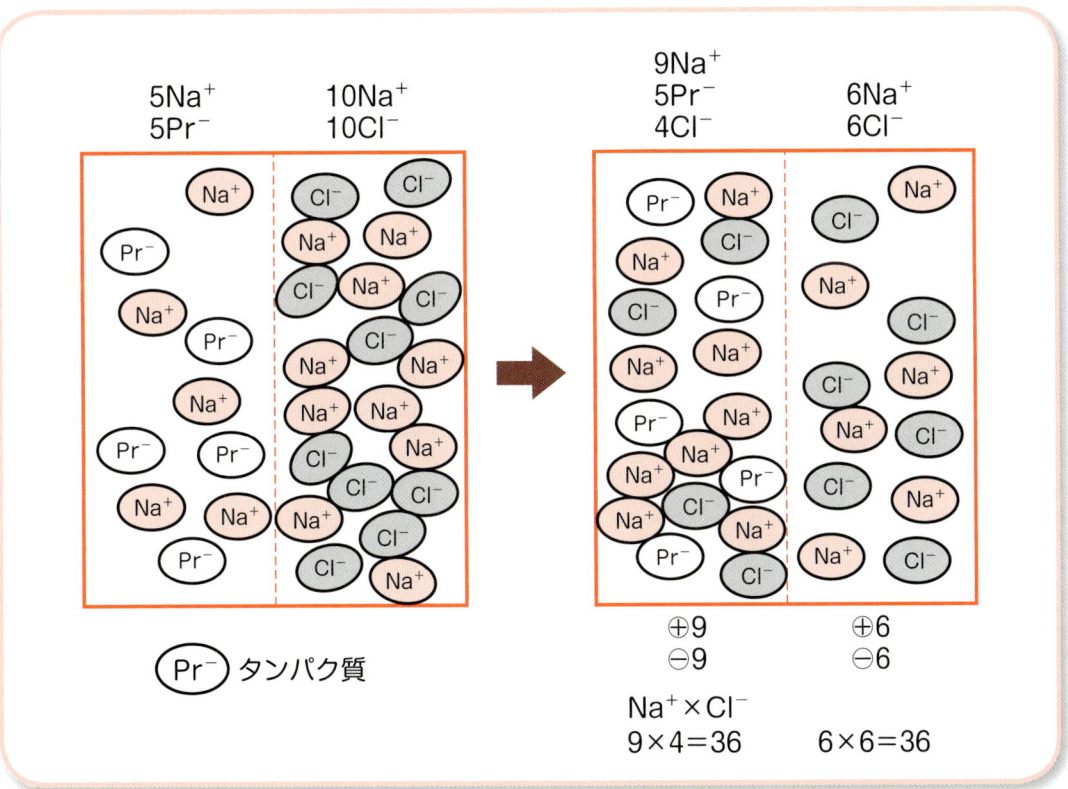

1-15. 消化液の電解質組成

表面にでてこない動き

体液・電解質代謝の臨床では，われわれは血漿中あるいは尿中の電解質を利用する．検体採取が容易で，測定結果を評価して，診断と治療に役立てることが可能であるからにほかならない．

ここに掲げた**消化液中の電解質組成**は，特殊な場合しか利用されないが，血漿中の成分と比較してみる価値はある．消化液は身体の中の1本の管の中に，1日量としては相当多く分泌されているが，正常の場合は再び腸内で吸収されるので，外から収支バランスをみても大きな動きがないようにみえる．

実際上は，消化液中の水分や電解質の移動量は大変なものである．正常時ではバランス上，この移動は無視してしまっているが，病的な場合には影響が大きい．例えば頑固な嘔吐や持続的な胃液の吸引時には，胃液喪失量が多ければ体液量の喪失，Kの喪失，酸の喪失を生じる．その結果，臨床的な体液・電解質の異常として，脱水症，低K血症性・低Cl血症性の代謝性アルカローシスが出現する．

治療法は，喪失した成分を補給すればよいわけである．表には各電解質の一般的な濃度範囲が示してあるので，喪失量に掛けることで補給すべき成分の量が求められる．より正確には，嘔吐なり吸引した実際の検体中の主要成分の濃度を求めて，補給量を決める．

しかし実際上は，毎度そのような方法で補給するわけではなく，平均的な電解質濃度をもとにした概算値でその目的は達せられる．

十二指腸液，膵液，胆汁，小腸液などはアルカリ性である．腸液の吸引などで大量に喪失すれば，アルカリ含有の多い輸液剤で補正することになる．

正常人では，大便中へのNaやKなどの電解質喪失量は無視できる．下痢便の場合にはNaやKの喪失量は多くなり，程度に応じて補給しなければならない．

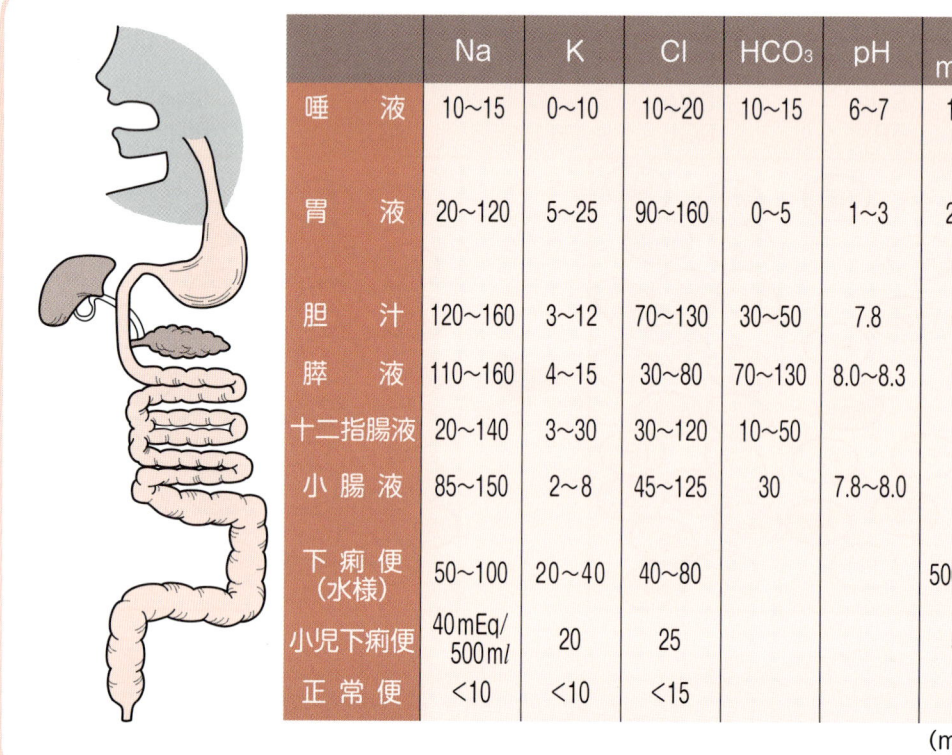

	Na	K	Cl	HCO₃	pH	量 ml/日
唾　　液	10〜15	0〜10	10〜20	10〜15	6〜7	1,500
胃　　液	20〜120	5〜25	90〜160	0〜5	1〜3	2,500
胆　　汁	120〜160	3〜12	70〜130	30〜50	7.8	500
膵　　液	110〜160	4〜15	30〜80	70〜130	8.0〜8.3	700
十二指腸液	20〜140	3〜30	30〜120	10〜50		
小 腸 液	85〜150	2〜8	45〜125	30	7.8〜8.0	
下 痢 便（水様）	50〜100	20〜40	40〜80			500〜800
小児下痢便	40 mEq/500 ml	20	25			500
正 常 便	<10	<10	<15			100

(mEq/l)

1-16. アニオンギャップの概念

仲間はずれにしないでください

体液中の電解質を陽イオンと陰イオンに分けて，その濃度を mEq/l 単位で表現した場合に，陽イオンの総和と陰イオンの総和が等しく保たれていることを知った．日常の臨床検査では Na，K，Cl などはよく検査されるが，Ca，P，Mg などの測定はあまりなされない．また HCO_3 の測定も動脈血ガス検査という採血手技が異なるため，ほかの電解質と同時期に測定されることは少ない．

ところが欧米では HCO_3 の測定はルーチンに行われているようで，静脈血によるオートアナライザーの項目にも組み込まれている．ただしこの場合は HCO_3 の代用として CO_2 content（total CO_2）を用いることになる．実際的にも HCO_3 濃度は動脈血の場合でも，静脈血の場合でも著しく変動することはないので，動脈血の採取が困難であれば静脈血の HCO_3 を検査してみればよい．HCO_3 は電解質の一員であるので，一般的な電解質と同時期の HCO_3 の値を測定しておきたいものである．

さて陽イオンと陰イオンの各々の総和が等しいという点から，次の等式が成立する．陽イオンの代表は Na^+ であり，これ以外の陽イオンの和を X^+ とし，陰イオンの代表を Cl^- と HCO_3^- とし，これら以外の陰イオンの和を Y^- とする．

$$Na^+ + X^+ = Cl^- + HCO_3^- + Y^-$$
$$\therefore Na^+ - (Cl^- + HCO_3^-) = Y^- - X^+ = AG$$

この等式を**アニオンギャップ anion gap（AG）**という．この式から，AG の本来の意味は通常検査で測定されない陰イオンと陽イオンの差を示すことになる．しばしば AG は一般的な検査で測定されない陰イオンの総和（residual anion）と混同されていることがあるので注意しておくことである．

AG の正常値は 10〜14（12±2）mEq/l とされている．Residual anion（残余陰イオン）には PO_4，S，有機酸（乳酸，ケト酸）および血漿タンパク質（約 16 mEq/l）が含まれる．この residual anion が増加する状態では AG も増加する．AG の意義は，これらの residual anion の増加する状態，特に代謝性アシドーシスの診断時に有用性がある．AG の増加しない代謝性アシドーシス（例えば尿細管性アシドーシス）では，高 Cl 血症を呈する．AG の増加する代謝性アシドーシスでは高 Cl 血症を示さないといった特徴がある．

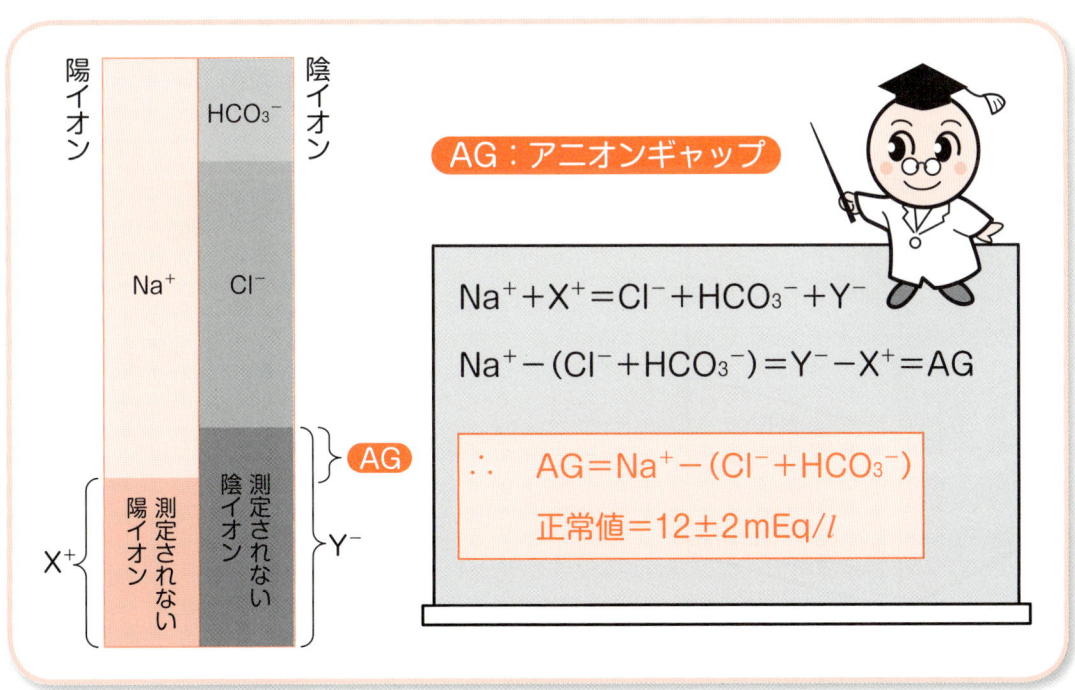

1-17. アニオンギャップの異常の原因

ギャップのある話

AGの異常はそれが増加する場合と減少する場合がある．AGは Na－(Cl＋HCO₃) の式から容易に求めることができるが，同時期の測定値でなければ意味をなさない．

1) AGが増加する場合（高AG血症＞16 mEq/l）

これは ⓐ ClやHCO₃以外の陰イオンの増加する場合，ⓑ Na以外の陽イオンの減少する場合とに大別することができる．臨床的に問題となり，AGの有用性が示されるのは ⓐ の場合である．

ⓐ は ① 硫酸やリン酸の貯留する状態（腎不全—尿毒症性アシドーシス），② 有機酸やケト酸の異常産生の状態（糖尿病性ケトアシドーシス），③ 乳酸の処理不全やその異常産生の状態（乳酸性アシドーシス），④ サリチル酸，エタノール，エチレングリコールなどの中毒時にみられる．

ⓑ は低K血，低Ca血，低Mg血の混合した場合で慢性アルコール中毒や下痢時にみられる．

2) AGの減少する場合（低AG血症＜10 mEq/l）

これは ⓐ ClやHCO₃以外の陰イオンの減少する場合と ⓑ Na以外の陽イオンの増加する場合とに大別することができる．前者は低アルブミン血症にみられる型である．血漿タンパク質の中でアルブミンは濃度が高く，陰性荷電をもつので，アルブミン濃度が低下するとその分Clが増加し，AGは減少する．

後者は ① 高K血症＋高Ca血症＋高Mg血症の混合した型，② IgGの増加した場合，③ リチウム，THAMなどの薬物使用時がある．

以上のAGの臨床的な意義は，特に**代謝性アシドーシスの鑑別，薬物中毒や乳酸性アシドーシスの診断**などに有益である．

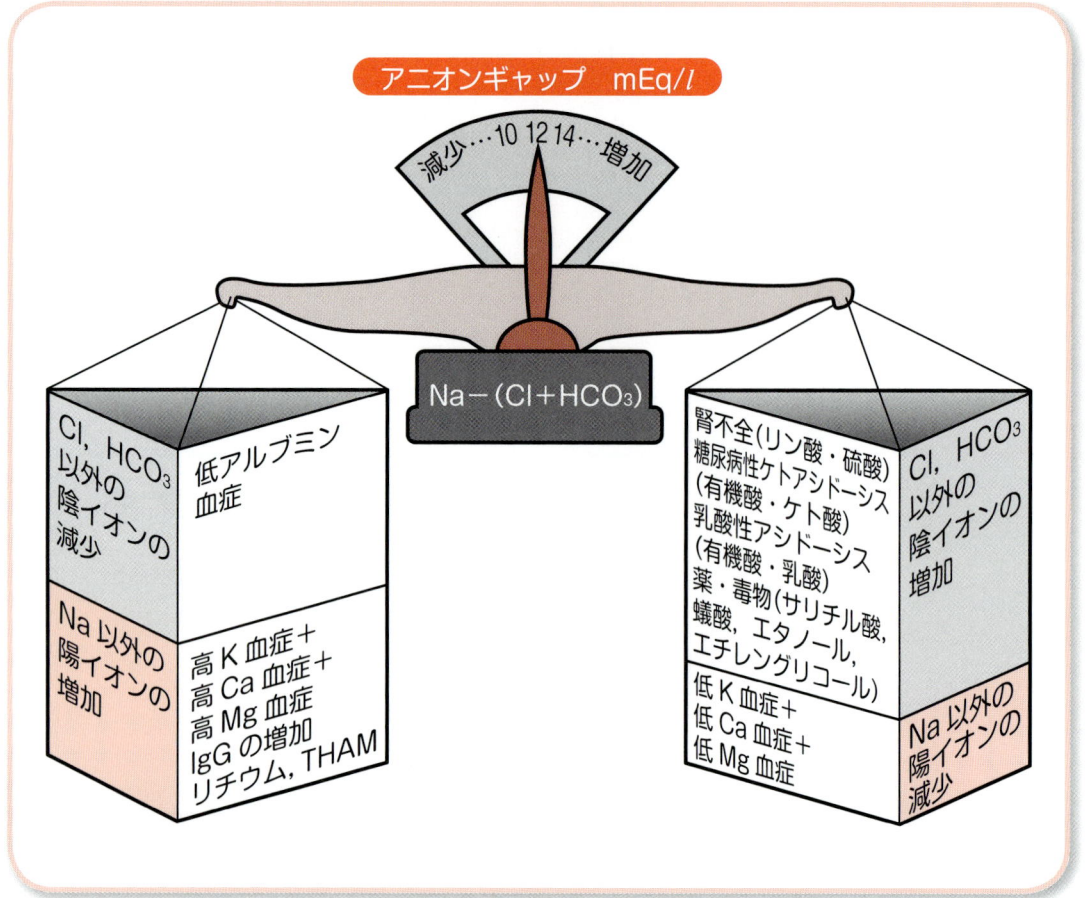

1-18. 浸透圧の概念

中身は平等に

体内の体液区画中の組成は，ECFとICFではきわめて大きな違いが認められることを述べてきた．ところが**それぞれの区画中の浸透圧はすべて等しく保たれている**．このように体液浸透圧が一定に維持されることは，細胞機能，ひいては生命活動を続けるうえには必須の事項といえる．

ところで体内の浸透圧がすべて一定といったが，例外がある．これは腎臓の髄質である．特に尿濃縮時には正常血漿浸透圧の4倍もの浸透圧勾配を形成することが知られている．この問題については次章において述べる．

それでは**浸透圧**とはどういう概念であろうか．

浸透圧の概念には，セロファン膜を用いた実験を思い起こしてほしい．セロファン膜のような**半透過性の膜**（ある一定以上の大きさの物質は通過させないが，それ以下の大きさの物質は通過させる性質をもつ膜）を隔てて，2種類の濃度の異なる溶液をおくと，濃度の低い液の方から高濃度の方に水分は移動し，両方の溶液の濃度が等しくなると平衡に達する．

このような平衡に達する前の水分移動により，水位差を生じる静水圧を浸透圧という．このことは半透過膜の一方に純水，他方に膜を通過できない溶質が存在する場合を考えてみれば，一層よく納得できるはずである．濃度差により純水側から水分が移動し，水面が上がるはずである．最初の水面からの水位差に相当する静水圧が浸透圧である．

この水位差は新しい水面上から圧力をかけることにより，元の水面に戻すことができる．この圧力も浸透圧と同じことになる．

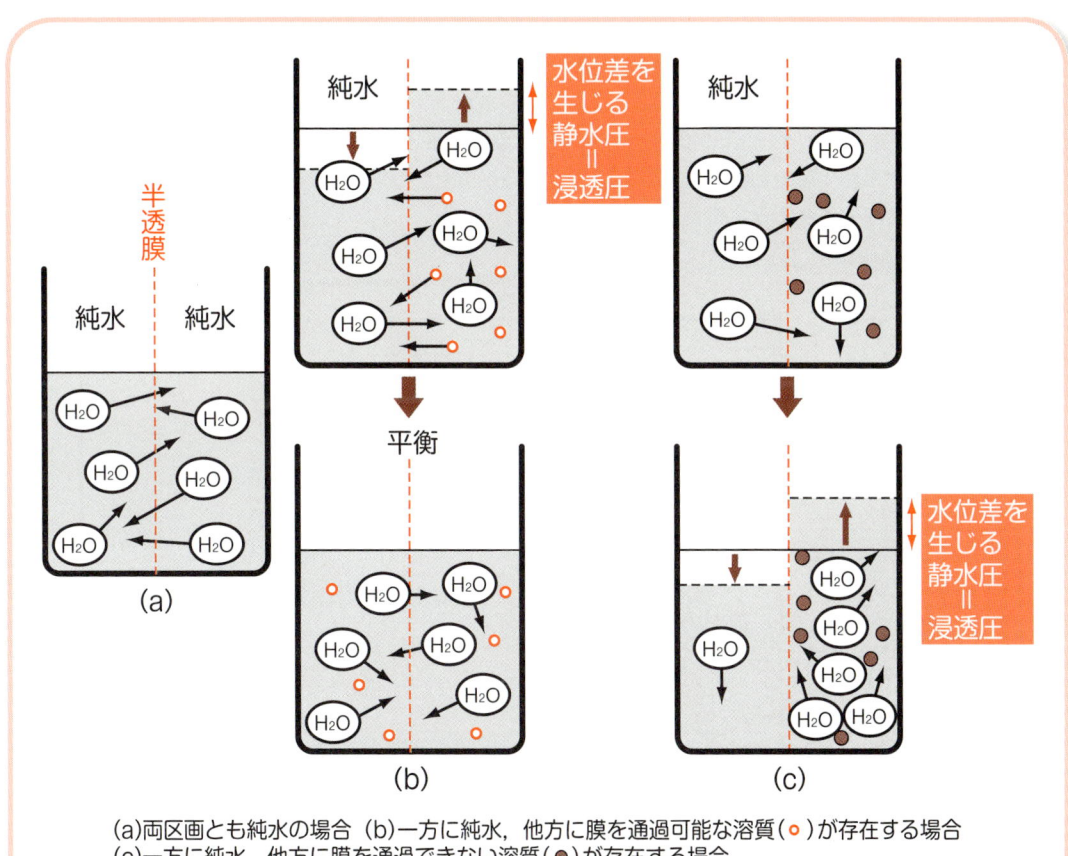

(a)両区画とも純水の場合　(b)一方に純水，他方に膜を通過可能な溶質(○)が存在する場合
(c)一方に純水，他方に膜を通過できない溶質(●)が存在する場合

1-19. mOsm/l の求め方

中身の濃さはどう表されるか

浸透圧を表す単位は，osmole またはその 1/1,000 の milliosmole（mOsm）を用いるのが一般的である．ただし浸透圧の概念の項で説明した静水圧の単位（mmHg）も膠質浸透圧の場合には使用されている．

溶液の浸透圧は，溶液に溶けている溶質の種類が何であれ，溶質の粒子の数により決まるのである．粒子の数が多いほど，浸透圧は高くなる．1 mOsm/l の定義は，「溶質がそれ以上解離しない物質となった場合の 1 mM が溶解している 1 l の溶液の浸透圧」を意味する．

したがってモル濃度が高いほど浸透圧は高くなり，浸透圧は溶液の濃度を表すことにもなる．このため溶液中に含まれる溶質の総モル濃度から浸透圧を求めることができるわけである．

電解質の場合には，解離する粒子の数が増す分だけその浸透圧は高くなる．NaCl 溶液の 1 mM は，Na^+ と Cl^- に解離するので，この溶液中では 2 mOsm の浸透圧を示すし，1 mM の $CaCl_2$ 溶液では，Ca^{++}，$2Cl^-$ に解離するため 3 mOsm の浸透圧を生じることになる．このように電解質の場合の mOsm/l は mEq/l から次の換算式により求められる．

$$\text{mOsm}/l = \frac{\text{mEq}/l}{\text{原子価}} = \text{mg/d}l \times 10 \div \text{原子量}$$

ブドウ糖や尿素のような非電解質の場合では，その 1 mM が 1 mOsm の浸透圧を示す．

$$\text{mOsm}/l = \text{mM}/l$$

実例として別の問題を考えてみよう．

1）生理食塩水（0.9% NaCl 溶液）は何 mOsm/l であろうか

これは生理食塩水中の Na 濃度が 154 mEq/l と知っていれば，Na と Cl で各 154 mOsm/l であるから 308 mOsm/l となるので容易である．この事実を知らない人でも次のように求められる．0.9% NaCl 液であるから，1 l 中に NaCl が 9 g 含まれている．この濃度は 9,000 mg/l = 900 mg/dl となる．mg/dl × 10 ÷ 原子量 = 900 × 10 ÷ 58.5 ≒ 154 mEq/l となるから，この 2 倍が溶液の mOsm/l である．

2）5% ブドウ糖液は何 mOsm/l であろうか

5% ブドウ糖液は 50 g/l = 5,000 mg/dl，ブドウ糖の分子量 180 より mOsm/l = 重量濃度/分子量 から 5,000 × 10 ÷ 180 ≒ 278 mOsm/l となる．

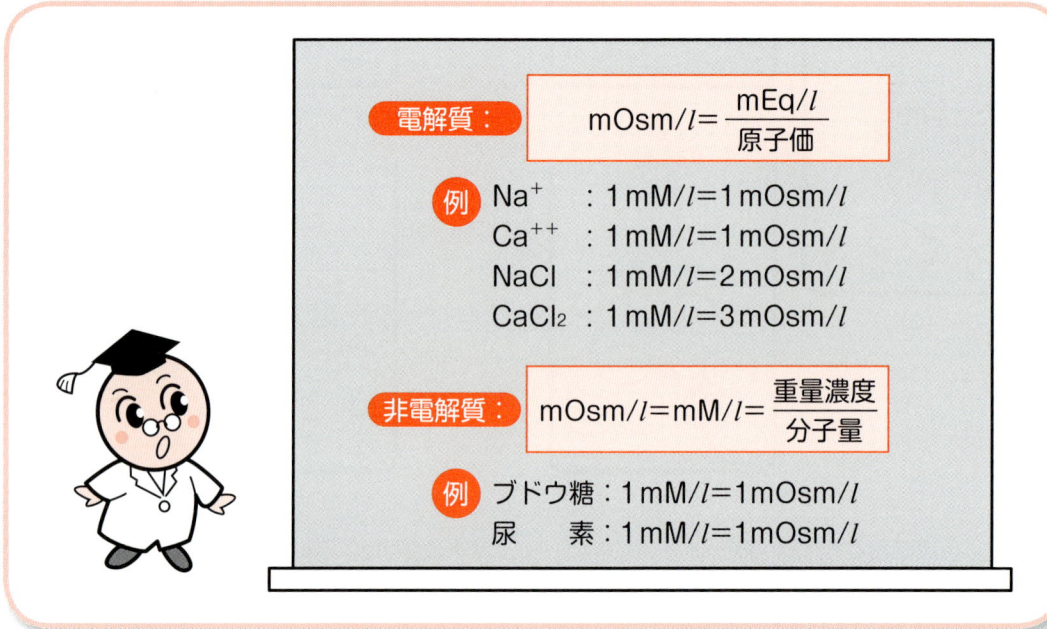

1-20. 浸透圧 と 粒子数

中身の濃い話

浸透圧が生じるのは，半透過膜を通過する分子の速さに違いのあることが関係する．濃度の異なる溶液中の溶質は拡散という物理化学的性質により，濃度は一定となる．これは水の中にインクを一滴落としてみればわかるはずで，いつの間にか同一濃度になってしまう．半透過膜を通過する水の分子がほかの溶質分子よりも速やかに膜を通過，拡散していくために，静水圧の差が生じるわけである．

浸透圧は溶液中の溶質量に関係するのではなく，粒子数に比例する．このことは同一の濃度を示す溶液であれば，溶質の分子量の小さい物質ほど浸透圧は高くなることを意味する．またイオン化係数の大きな物質ほど，高い浸透圧を示すことが知られている．

つまり10個のNa^+であれ，10個のCl^-であれ，10個のCa^{++}であれ，同じ浸透圧の効果をもつのである．電解質でなく，いわゆるブドウ糖や尿素も浸透圧を示し得る．電解質の場合はそれ以上解離しない物質の1モル溶液の浸透圧を **1 osmole** という．生体の場合には，この1/1,000の単位の1 mMの溶液の浸透圧を **1 milliosmole (mOsm)** として利用する．

NaやClのような1価イオンでは，1 mEq＝1 mOsm である．Ca^{++} 1 mMは，2 mEqに相当し，1 mOsmになる．これに対して非電解質の場合では1 mM＝1 mOsm に相当する．

ブドウ糖（$C_6H_{12}O_6$）の分子量は180であるから，180 gが1モルを意味する．その1/1,000の180 mgを1 lの水に溶かすと，1 mM/lの溶液となり，1 mOsmの浸透圧を示すことになる．尿素も同様に60 mgを1 lの水に溶解させると，1 mM/lの溶液となり，1 mOsmの浸透圧を生じる．

以上のように同一の浸透圧であっても，溶液中の物質の重量は同じではない．分子の数が同じなのである．1 mMのブドウ糖（180 mg/l）は1 mOsmであるが，1 mMのNaCl（58.5 mg/l）は2 mOsmであるという違いが認められるのである．

非電解質は1 molが1 Osmであるが，電解質ではイオンの解離により粒子の数が増えただけ浸透圧は高くなる．

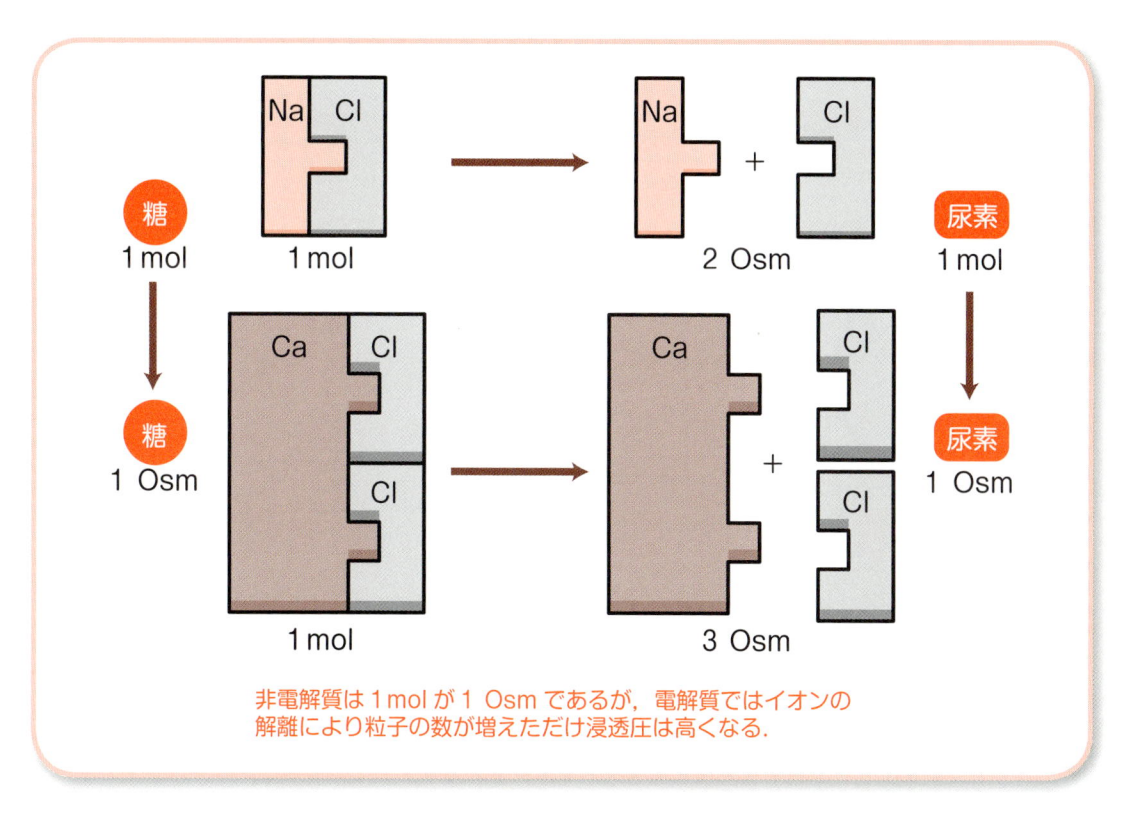

1-21. 浸透圧による細胞容積の変化

一番手頃な環境

正常の場合の血漿浸透圧は，約285〜290 mOsm/kgH$_2$Oと一定の範囲に調節されている．このような細胞外液の浸透圧の維持が，細胞内の浸透圧の維持に連なり，細胞の大きさやその代謝活動を発揮する上で重要なのである．このため**生体中には浸透圧調節機構が腎臓を中心に働いている**．

血漿の浸透圧が正常範囲内から大きく変化すると細胞はどうなるであろうか．このことは細胞の一例として赤血球を用いて，生理食塩水や蒸留水あるいは高濃度の糖液などに血液を滴下してみれば理解できる．

赤血球の膜も生体のほかの細胞膜と同じように半透過の性質をもっている．赤血球の外側の溶液の浸透圧が赤血球内の浸透圧と同一の場合には，水分の移動は生じない．このため赤血球の大きさ，形態には変化はみられない．つまり生理食塩水中に赤血球を入れても，何の変化も赤血球には生じない．

ところが，蒸留水のような浸透圧を示さない溶液中に赤血球を滴下すると，赤血球内の浸透圧差のため水分が赤血球中に入り込む．結局，浸透圧の高い細胞内に水分が移動し，細胞は水ぶくれとなり，最後は破裂してしまう．赤血球の場合は溶血現象がみられる．

一方，高濃度の溶液中に赤血球を滴下する場合には，細胞内の水分が溶液中に移動し，細胞の大きさは萎縮してしまう．赤血球では金平糖のような粒々状の形態に変化する．

このように正常の血漿浸透圧と同じ浸透圧を示す溶液を**等浸透圧性** iso-osmolar という．正常血漿浸透圧より低い浸透圧の溶液は**低浸透圧性** hypo-osmolar，逆に高い浸透圧の溶液は**高浸透圧性** hyper-osmolar という．生理食塩水（0.9％NaCl液）や5％ブドウ糖液は等浸透圧溶液であり，10％NaCl液や20％ブドウ糖液は**高浸透圧溶液**である．

このような浸透圧の違いを利用して，細胞の容積を変化させることは日常生活においてさまざまに応用されている．例えば青菜に塩をふりかけて，つけ物を作るのもその一例である．最近は台所が清潔になったためか，なめくじを見かけることは少なくなったが，なめくじに塩をかけると小さく消えてしまうようになるのも同じ理由である．

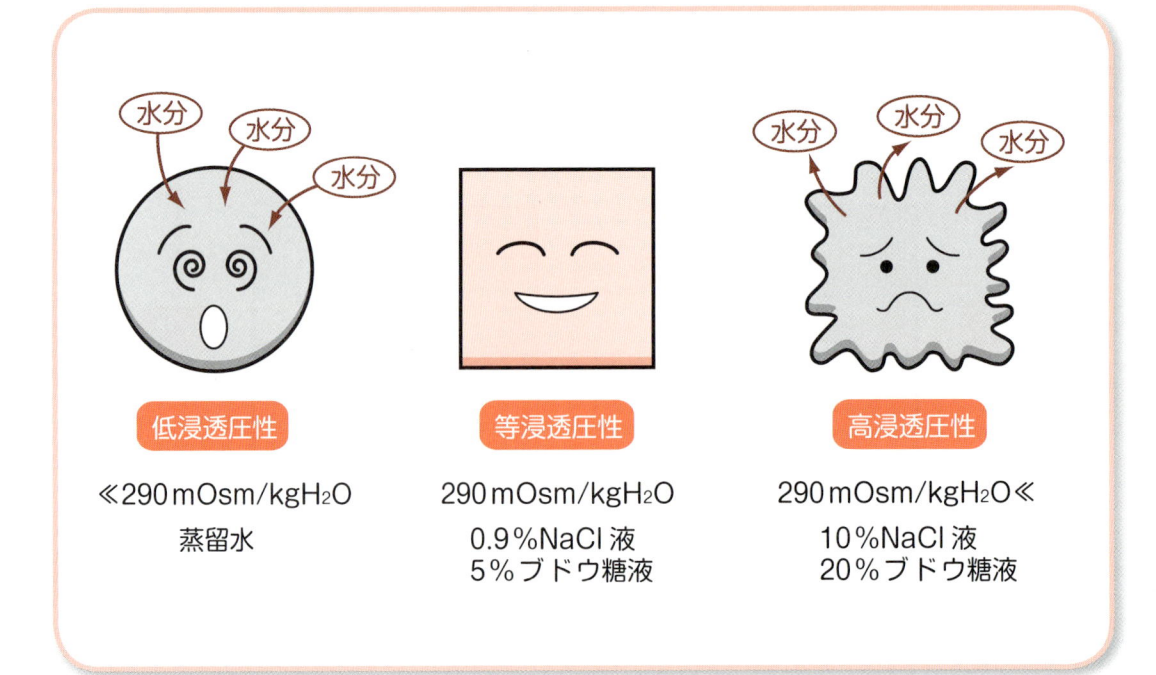

低浸透圧性	等浸透圧性	高浸透圧性
≪290 mOsm/kgH$_2$O	290 mOsm/kgH$_2$O	290 mOsm/kgH$_2$O ≪
蒸留水	0.9％NaCl液 5％ブドウ糖液	10％NaCl液 20％ブドウ糖液

1-22. 有効浸透圧の概念

ふくれ面にするか萎縮させるか

体液の浸透圧の異常により，細胞のサイズ―容積が変化することを知った．正常の血漿浸透圧と同じ浸透圧であれば，細胞容積の変化はないと述べたが，これは本当であろうか．これは生理食塩水のように，細胞内外での浸透圧差を生じさせない場合には当てはまる．

ところが1.8％の尿素液の場合は，その浸透圧は約 300 mOsm/kgH$_2$O を示し，ちょうど生理食塩水と同じ等浸透圧である．この濃度の尿素液に赤血球を滴下すると，赤血球は膨化し溶血する．尿素はNaなどとは異なり，赤血球などの細胞膜を自由に通り抜けることができる．このため赤血球の内外に尿素は均等に分布することになり，低浸透圧液の中に赤血球を滴下したのと同じことになるのである．

つまり等浸透圧性の溶液であっても，尿素液の場合には細胞容積に影響するのである．このような意味から，等浸透圧とは別の概念で等張性という用語が用いられる．**等張性** iso-tonicity というのは細胞容積を変化させない，つまり細胞内外への水分移動を生じさせないということである．1.8％の尿素液では細胞変化を生じたが，尿毒症のように著しい高窒素血症時には，尿素が細胞内に均等に移行するが細胞内外の浸透圧差はなく，細胞容積は変化しない．

低張性 hypo-tonicity の場合は，低 Na 血症に代表されるが，細胞は膨化する．**高張性** hyper-tonicity の場合には，高 Na 血症に代表されるが，細胞は萎縮する．

以上のことから **osmolality と tonicity は区別すべきものである．前者は物理化学的概念であり，後者は細胞容積の変化を生じるか否かという生物学的概念なのである．** 尿毒症の血液を浸透圧計で測定すれば，高浸透圧（≧300 mOsm/kgH$_2$O）を示すが，高張性とはいえないのである．1.8％の尿素液は等浸透圧性であるが，等張性ではない．生理食塩水は等浸透圧性と同時に等張性なのである．5％ブドウ糖は等浸透圧液であるが，体内に入るとブドウ糖が代謝されるため最終的には水分を負荷したことになる．経静脈的に純粋な水分を大量に供給することはできず，等浸透圧溶液の5％ブドウ糖が利用されるわけである．

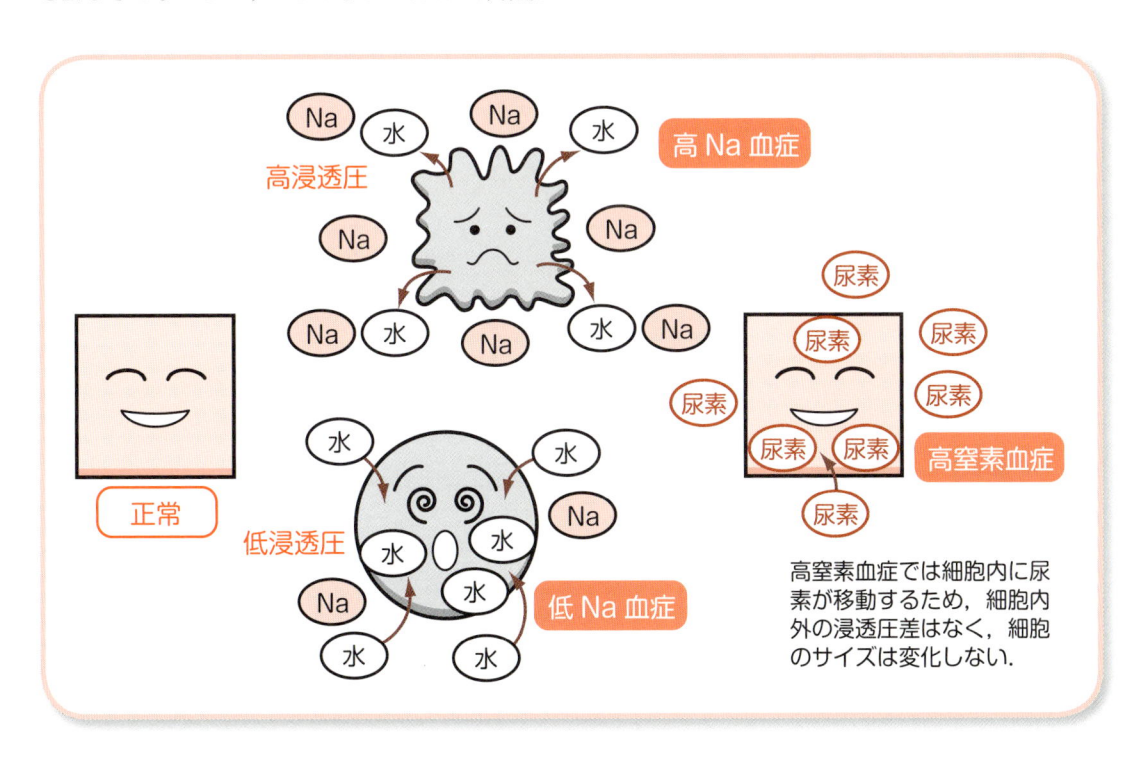

高窒素血症では細胞内に尿素が移動するため，細胞内外の浸透圧差はなく，細胞のサイズは変化しない．

1-23. オスモラールギャップ

ここにもあるギャップの話

血漿浸透圧は氷点降下法の原理による浸透圧計（オスモメーター）により，小量の検体で簡便・敏速に測定することができる．この装置は小さな割に高価なため，どの施設にも常備されているわけではない．しかし水・電解質の臨床を扱う場合あるいは腎機能のうち尿濃縮試験などの評価には欠くべからざる測定装置といえる．

このオスモメーターによる浸透圧の測定以外に，計算式により概略値を求める方法がある．これは血漿浸透圧の主要構成成分である Na，血糖，尿素窒素の値をもとに計算する．血漿中には Na が大部分を占めるので，Na 濃度×2 がほぼ血漿浸透圧に該当するためである．

ところが著しい高血糖あるいは高窒素血症など浸透圧活性物質が異常に増加している場合には，Na 濃度×2 の関係とはならない．このため**計算による浸透圧は Na 濃度 ×1.86 ＋ 血糖値（mg/dl）/18 ＋ 尿素窒素（UN）（mg/dl）/2.8 が使われる．**

オスモラールギャップ osmolar gap というのは，オスモメーターによる実測した浸透圧と上式の計算による浸透圧の差をいう．正常の場合にはこのギャップは 10 mOsm/kgH$_2$O 以下である．この値が 10 mOsm/kgH$_2$O をはるかに超える場合が異常である．原因には次の場合がある．

1）外因性浸透圧活性物質の増加

これは測定困難な物質増加によるもので，ソルビトール，マンニトール，エタノール，エチレングリコールなどの中毒や過剰投与の場合である．したがってこのような中毒の疑いのある際には診断的価値がある．

2）偽性低 Na 血症の場合

偽性低 Na 血症については後で述べるが，これは著しい脂質異常症や高タンパク血症の場合である．浸透圧は血漿水分の浸透圧を測定しているが，Na はタンパク質や脂肪の容積を含んだ血漿内の濃度を測定することによる．

3）測定値誤差

1），2）以外では関係する測定値の誤差のある場合で，再検により検討する．

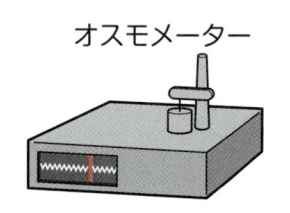

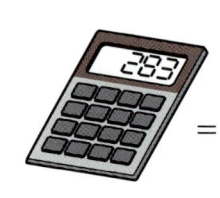

$$= (1.86 \times [Na] + \frac{\text{血糖値 mg/d}l}{18} + \frac{\text{UN mg/d}l}{2.8})$$

（浸透圧計による実測値）－（計算による浸透圧値）＝ **オスモラールギャップ** mOsm/kgH$_2$O

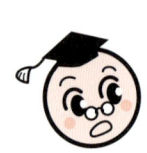

正常値	異常値
<10 mOsm/kgH$_2$O	≧10 mOsm/kgH$_2$O
正常時	① 外因性浸透圧活性物質の増加： 　ソルビトール，マンニトール，グリセリン， 　エタノール，メタノール，エチレングリコール ② 偽性低 Na 血症：高タンパク血症，脂質異常症 ③ 測定値誤差： 　浸透圧，Na，血糖，UN の測定ミス

2 腎臓のはたらき

マメなはたらきをする腎臓

　腎臓は後腹膜腔，第12胸椎から第2腰椎にかけての脊柱の両側に存在する臓器である．その重量は120〜150g程度で，そら豆型の外観を呈している．その形状から"焼鳥屋"ではマメと異称され，また隠元豆は Kidney bean とも呼ばれる．

　腎臓のはたらきは単なる排泄臓器だけではない．漢方医学などでは"精の源"と考えられ，そのはたらきが衰えると腎虚と呼んでいた．現在ではこのような考え方はないが，体内環境を浄化する作用が腎臓の重要なはたらきなのである．

　体液は常に量と組成が一定に維持されており，これを内部環境の恒常性という．これは腎臓の機能だけによるものではないが，腎臓が最終的な効果器であることには間違いない．

　体液中に含まれるいろいろな物質の調整，老廃物の処理，ホルモンの産生と分解など小さな臓器にもかかわらず，小マメなはたらきものということができる．

2-1. 腎臓のはたらき

尿毒症になればよくわかる

腎臓のはたらきは大きく3つに分けられる．

第1は排泄処理機能というものである．体内代謝により生じたタンパク質の代謝終末産物である尿素，尿酸，クレアチニンなどを排泄する．生物に腎臓と類似した器官が誕生したいきさつは，これらの老廃物排泄の必要性から生じたと考えられている．

さらに異物，薬物などの排泄も行われる．ホルモン，ポリペプチド，低分子タンパク質（β_2-マイクログロブリンなど）も腎臓において代謝され，不活性化されている．

第2のはたらきは，体液の恒常性の維持機能といわれるものである．生物が海水から陸上に移り棲むようになると，体内の海（体液）の量やその組成をある一定の範囲に維持することが必要となる．例えば，陸上に生息する生物は絶えず水分欠乏の危機にさらされている．水分喪失を防止することは，生命の維持に絶対的に必要な条件なのである．

このような**体液量の調節機構**として抗利尿ホルモンなどとともに腎臓の尿濃縮，希釈機構が存在する．体液中に含まれる各種の電解質の組成もある一定の範囲に保たれている．**細胞外液の浸透圧の正常**化は，細胞内の浸透圧の調節にも関係し，細胞が正常な代謝を営むためにも不可欠なものである．このため浸透圧調節機構や容量調節機構の最終的な要として腎臓が機能している．

体液のpHの維持も腎臓により最終的に達成される．この体液の酸塩基平衡の調節は細胞内外の緩衝系（バッファー），肺の機能をもとに行われている．揮発性の酸といえる二酸化炭素（CO_2）は肺より排泄することができるが，リン酸や硫酸などの不揮発性の酸は腎臓からしか排泄できない．腎臓はこれらを滴定酸やアンモニウム塩として排泄するが，これと同時に緩衝系で消費されたアルカリを体内に回収するはたらきも行っている．

第3のはたらきは内分泌機能である．血圧や体液量の維持調節に重要なレニンは傍糸球体装置（JGA）で産生・分泌される．Ca代謝に関係深いビタミンDの最終的な活性化も腎臓において行われている．また骨髄の造血機能を刺激するホルモンであるエリスロポエチンも腎臓で産生されることが知られている．さらにオータコイド（局所ホルモン）といわれるキニンやプロスタグランジンも腎臓で産生される．以上の機能は腎機能の廃絶した尿毒症ではすべて破綻をきたすことから，確認される．

腎臓のはたらき

1. 排泄処理機能
   タンパク質の代謝終末産物の排泄
   異物の排泄
   ポリペプチドの分解，代謝

2. 体液恒常性の維持機能
   体液量の調節
   体液電解質の濃度（浸透圧）調節
   酸塩基平衡の調節

3. 内分泌機能
   レニン産生→血圧，体液量の調節
   ビタミンDの活性化→Ca，P代謝
   局所ホルモン（キニン，プロスタグランジン）の産生
   エリスロポエチン産生→造血機能

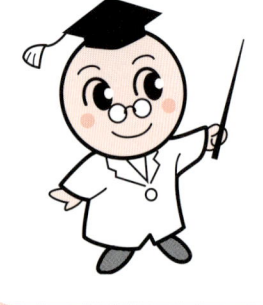

2-2. クリアランスの概念

クリアランスセール

腎臓の多種類のはたらきがなされるには，血液が腎動脈から腎臓に灌流することから始まる．腎血流量は心拍出量の 20〜25 ％に及ぶ．1 分間に心臓から駆出される血液量は 4〜6 l であるので，腎血流量（RBF）は 1〜1.5 l/分ということになる．これは臓器重量あたりに換算してみると非常に大きく，いかに腎臓が生体の中で重要な臓器であるかが理解できるであろう．

このような腎機能を評価する客観的な指標として**糸球体濾過値（GFR）**や**腎血漿流量（RPF）**が測定される．前者は腎臓の糸球体で血漿が濾過される量を意味し，後者は腎臓に流入する血漿の量を意味している．これらの値は**クリアランス（C）**という概念を利用することにより求められる．

歳末になるとデパートなどで"クリアランスセール"なる言葉が使われている．商品をある期間内にどれだけ多く売りさばくかを意味したものであろう．この C という用語は清掃率ともいわれ，**ある一定時間内に腎臓からある物質が完全に clear されるのに必要な血漿量がどのくらいかを示すものである．**

例えば腎臓で完全に濾過され，これが尿細管で吸収されたり分泌されずに，そのまま尿中に排泄される物質があるとする．糸球体で濾過される値をGFR とすると，単位時間に濾過されるある物質の量は次のようになる．

濾過量＝ある物質 x の血中濃度（mg/dl）×GFR
排泄量＝ある物質 x の尿中濃度（mg/dl）×
　　　　　　単位時間の尿量（ml/分）
濾過量＝排泄量であるから，血中濃度 Px, 尿中
　　　濃度 Ux, 分時尿量 UV とすると，
　　　　　　Px×GFR ＝ Ux×UV
　　∴　GFR＝UxV/Px　ml/分となる．

この式の右辺 UxV/Px を**クリアランスの式**という．つまり GFR は糸球体で完全に濾過され，尿細管で再吸収も分泌もされない物質のクリアランスより求めることができる．

このような GFR 測定物質には現在のところ，イヌリンがあるが，臨床的には内因性クレアチニンで代用される．**正常人では GFR は 120ml/分とされる．**この GFR が低下してくると，腎機能が低下していると判断される．

同様に**腎血漿流量（RPF）はパラアミノ馬尿酸（PAH）のクリアランスから求めることができる．RPF＝C_{PAH} で正常人では約 600ml/分である．**この GFR と RPF の比を**濾過率（FF）**といい，腎血漿のうちどれくらいが濾過されるかを表すものである．FF は正常では 0.2（20 ％）である．

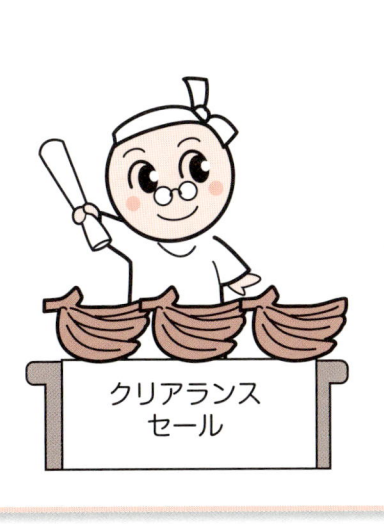

$$C = \frac{U_x \cdot V}{P_x}$$

C：クリアランス　ml/分
U_x：尿中濃度　mg/dl
P_x：血中濃度　mg/dl
V：分時尿量　ml/分

$$GFR = \frac{U_{クレアチニン} \cdot V}{P_{クレアチニン}}$$

$$RPF = \frac{U_{PAH} \cdot V}{P_{PAH}}$$

クリアランスセール

2-3. ネフロンの部位による作用の違い

分業体制のしくみ

腎臓のはたらきを理解するために，**その機能単位としてネフロンをもとにして考えればよい**．これはちょうど脳の機能単位がニューロンといわれるのに似ている．**ネフロンは糸球体，近位尿細管，ヘンレ係蹄，遠位尿細管，集合管からなり，1側腎に100万個存在する**といわれる．

ネフロンはこのように構造的にも明らかに区別されているが，そのはたらきは各々独自の作用があり分業体制が確立している．

糸球体は腎動脈から由来した最終的な血管系（輸入細動脈，糸球体係蹄，輸出細動脈）が糸くず状になったもので，ここで**限外濾過作用**が行われる．糸球体係蹄壁を通過できる分子量の小さな物質（尿素，水，電解質など）は非選択的に濾過される．分子量の大きなアルブミン以上の物質は濾過されない．この糸球体で濾過された濾液は原尿といわれ，最終的な尿のおおもとになるものである．

この原尿の中には生体が必要とする物質も含まれているし，水を例にとれば1日180 l も濾過されているのである．この原尿がそのまま尿として排泄されたら，たちどころに脱水症，ひぼしになってしまう．このため，次の**尿細管では必要に応じて物質が選択的に再吸収または分泌されることになる．**

最初の**近位尿細管**では濾液の60〜70％の水や電解質が身体中に取り込まれる（**再吸収**）．糖やアミノ酸は通常は完全に再吸収される．物質によっては近位尿細管から尿細管の管腔内に向かって排泄される（**分泌**）ものもある．分泌される例として薬物や異物がある．

近位尿細管で再吸収を免れた濾液は尿細管液として，次の**ヘンレ係蹄**に流入する．この部は腎臓の内側（髄質）に向かって位置し，先端でUターンして再び腎臓の表面側（皮質）に戻るという特別な構造をもつ．ヘンレ係蹄の大きな作用はNa，Cl，水の再吸収機能であり，特に尿濃縮機能の重要なはたらきをしている．

遠位尿細管や**集合管**はアルドステロンや抗利尿ホルモンが作用する部であり，最終的な水，Na，Kの調節に関係がある．また酸塩基平衡の機能も最終的にこの部で行われる．

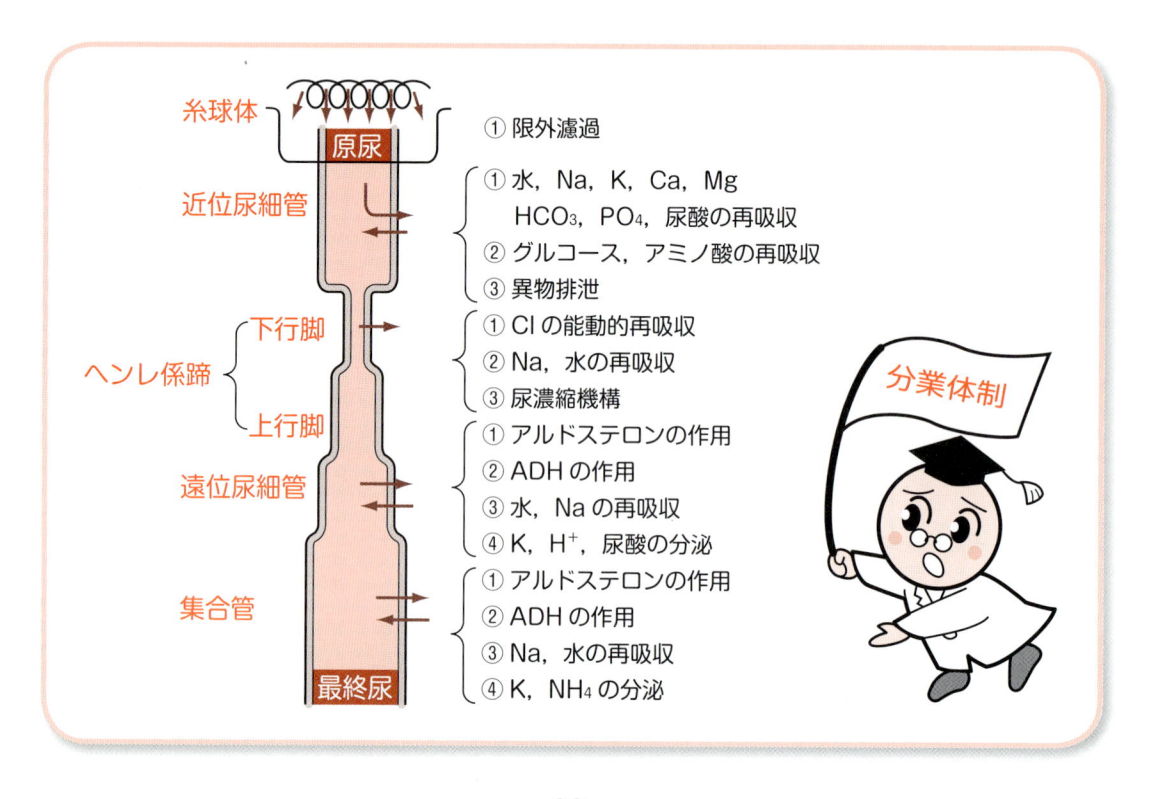

糸球体 / 原尿
① 限外濾過

近位尿細管
① 水，Na，K，Ca，Mg，HCO$_3$，PO$_4$，尿酸の再吸収
② グルコース，アミノ酸の再吸収
③ 異物排泄

ヘンレ係蹄（下行脚／上行脚）
① Clの能動的再吸収
② Na，水の再吸収
③ 尿濃縮機構

遠位尿細管
① アルドステロンの作用
② ADHの作用
③ 水，Naの再吸収
④ K，H$^+$，尿酸の分泌

集合管 / 最終尿
① アルドステロンの作用
② ADHの作用
③ Na，水の再吸収
④ K，NH$_4$の分泌

分業体制

2-4. ネフロンにおける濾過，再吸収，分泌の機構

支出はどこまで抑えられるか

ネフロンの部位により**水・電解質の輸送（再吸収・分泌）は異なっているし，量的にも違いがある．

水は糸球体で濾過されると，そのうち約70％程度が近位尿細管で再吸収される．ヘンレ係蹄では約5％，遠位尿細管では8％，集合管では約16％再吸収されることになる．この結果，最終的な尿中の水分は濾過量の約1％ということになる．**水分の再吸収は，Naなどの溶質の再吸収に伴って生じる**ものである（受動的再吸収）．しかも体内水分量や血漿浸透圧の状態により抗利尿ホルモン（ADH）分泌の状態が変化し，遠位部ネフロンにおけるADHの作用によって尿量が決まる．

Naは糸球体で濾過された量の約70％が近位尿細管で再吸収される．この部での再吸収は等浸透圧的に再吸収されるという特徴がある．ヘンレ係蹄，特に上行脚で約17％，遠位尿細管と集合管で約12％が再吸収される．**Naの再吸収を最終的に調整するのはアルドステロンという副腎皮質から分泌される鉱質コルチコイドホルモン**である．このホルモンは体液量の状態により，その産生量が変化するが，その作用部位は遠位部ネフロンにある．この結果，尿中には濾過量の1％程度が排泄される．

Naの排泄される割合はFE_{Na}により求めることができる．濾過されるNa量は血漿Na濃度×GFRにより得られ，排泄量は 尿中Na濃度×尿量である．したがって濾過量のうち，どの程度排泄されるか（**FE_{Na}=Na排泄率**）は次のようになる．

$$FE_{Na} = Na 排泄量 / Na 濾過量 \times 100 (\%)$$
$$\therefore FE_{Na} = U_{Na} \cdot V / P_{Na} \cdot GFR (=C_{cr}) \times 100$$
$$= \frac{U_{Na} \cdot 血漿クレアチニン}{P_{Na} \cdot 尿中クレアチニン} \times 100$$

正常では$FE_{Na} \leqq 1\%$となる．

Kの輸送動態は異なっており，遠位部ネフロンに至るまでに濾過されたKはすべて再吸収されてしまう．実際に**尿中に排泄されるKは遠位部ネフロン特にアルドステロンの作用するNa・K交換部位から分泌されたもの**である．Naの再吸収とは逆にKは分泌されることになり，FE_Kは正常では11.1±5.4％である．

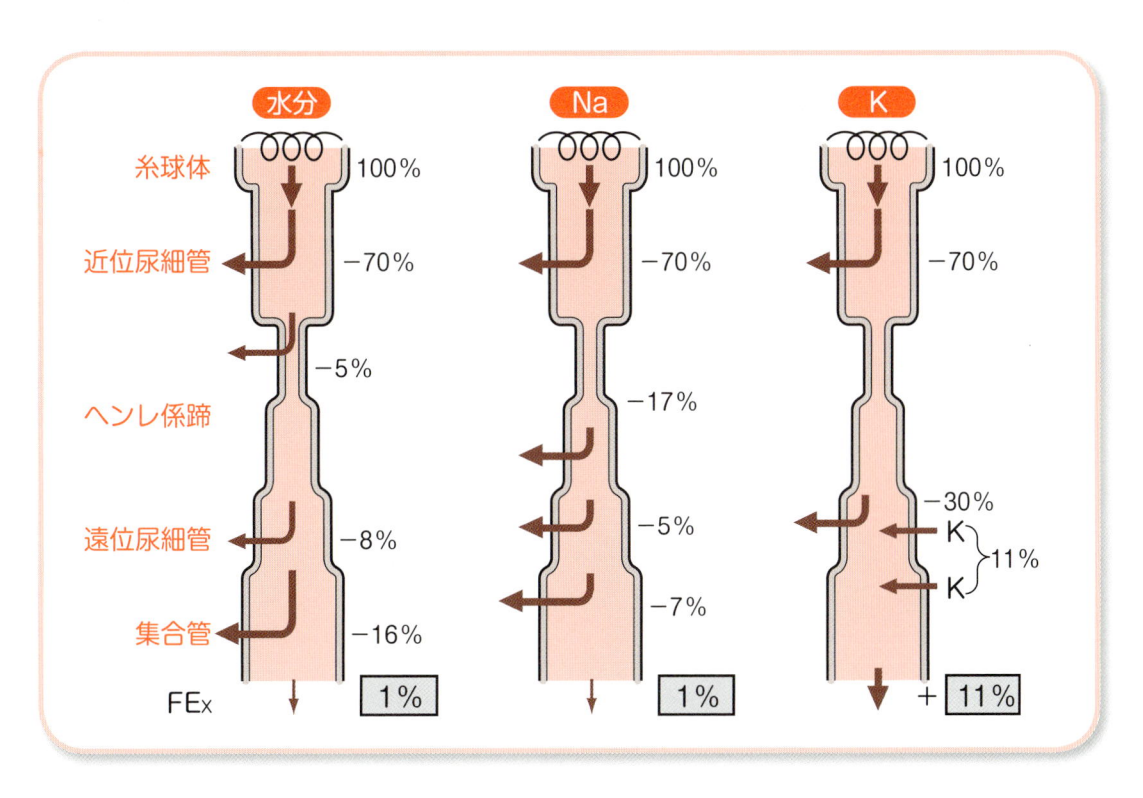

2-5. 尿細管における再吸収極量（Tm）

これ以上は食べられない

　近位尿細管では濾過された電解質の70％程度が血漿組成と同じ比率で再吸収されている．アミノ酸やブドウ糖などのような，生体に必要な溶質はこの部で通常は100％再吸収される．このため正常人では尿中にブドウ糖が排泄されることはない．

　ところが正常人でも，食後の著しい高血糖があると尿中に一部漏れて尿糖が陽性になる場合がある．このことは腎臓における物質の再吸収には，何らかの能力の限界があることを意味している．正常人では食後の高血糖は，膵臓からインスリンという血糖降下ホルモンが分泌され，速やかに血糖値は正常に戻る．血糖が正常化されるまでの間に，ごくわずかのブドウ糖が尿中に漏れてしまう．

　このような血糖が正常である（耐糖能の異常がない）のに，尿糖がみられる病態を**腎性糖尿**という．これは糖尿病とは明らかに区別されるものである．

この原因は近位尿細管の何らかの障害，糖再吸収能力の限界のある場合に認められることが多い．

　ブドウ糖を例にして，**近位尿細管の再吸収能力**を考えてみよう．ブドウ糖液を点滴して，血中濃度をどんどん上げていく．血中ブドウ糖濃度が300 mg/dl近くまでは，尿中に糖が出現することはない．ところが，それ以上ブドウ糖濃度を増加させていくと，濾過されるブドウ糖量と平行して尿中に糖が排泄されてくる．つまり尿中に糖が出始めた以降では，近位尿細管のブドウ糖再吸収の能力は一定となってしまうのである．

　このように，**それ以上再吸収されることができない輸送量を再吸収極量（Tm）という**．ブドウ糖の再吸収極量TmGは340 mg/分とされている．

　この再吸収極量により輸送される物質はすべての溶質に当てはまるものではない．この**Tm輸送形式をとるのは，ブドウ糖，アミノ酸，重炭酸（HCO$_3$），リン酸などが知られている**．

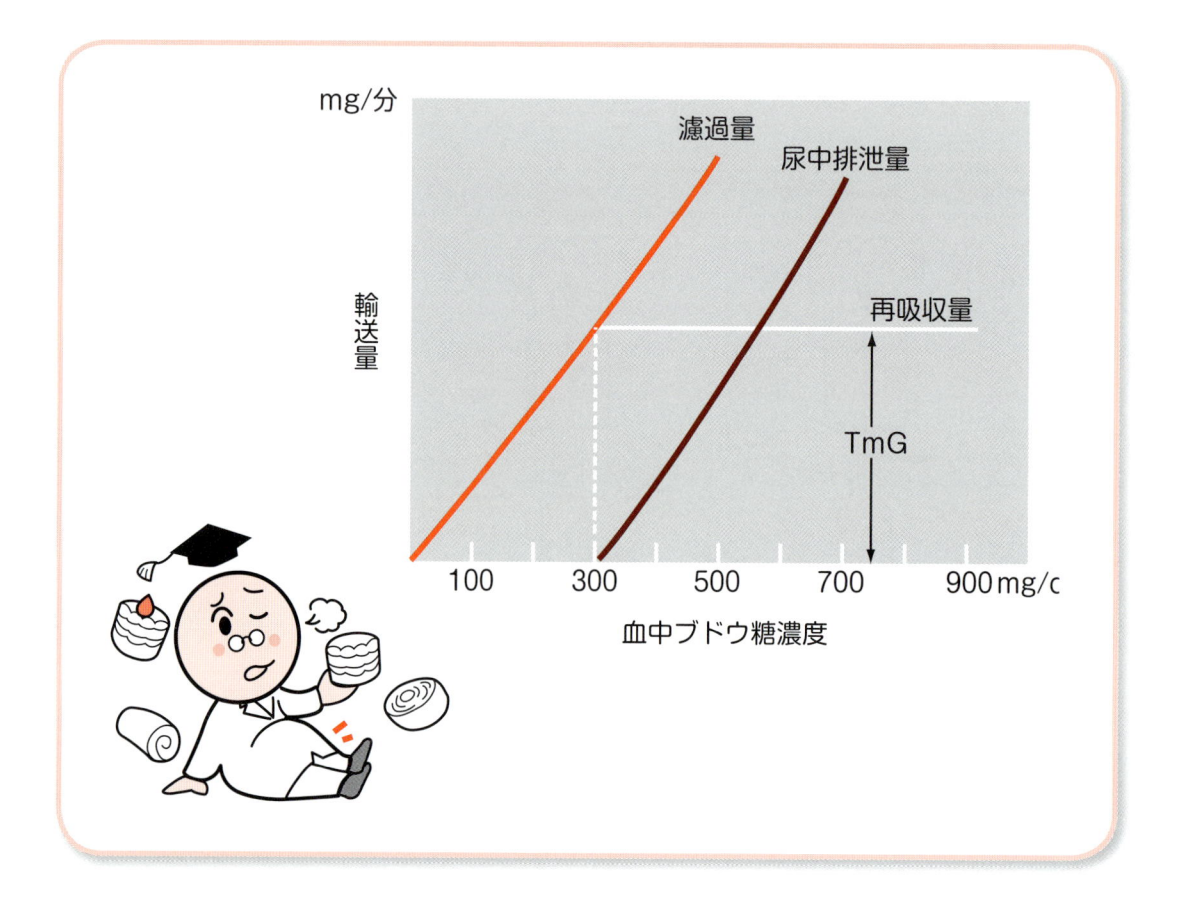

2-6. 膜における溶質輸送

太った人は通れないハシゴ競争

水・電解質輸送とはある区画と区画を隔てている隔壁をいずれかの方向に移動することである。このような隔壁は細胞膜、血管内皮の壁、外皮細胞のbarrierである。細胞内液と細胞外液の間に位置するのが細胞膜、血漿と組織間液とを分けるのが血管内皮の壁、細胞外液と外界の間の外皮細胞とに大別される。

これらのbarrierを通過する方式は溶質により特徴がある。すでに述べた血漿と組織間液との間にはドナンの平衡により、輸送が規定されていた。血管内皮の膜では、水・電解質などの分子量の小さな物質の透過性は非常に高いが、タンパク質やリポタンパク質などの透過性はほとんどない。またCaやMgなどの小分子物質であっても、タンパク質と結合した分画の透過性はない。

このような事実は**隔壁の間に小孔（pore）が存在し、この孔より小さな物質は通過するが、分子量の大きな物質は通過できないという考え方**を支持する。この（**pore size説**）説では水や電解質の輸送は拡散により物理的に行われることになる。これ以外にも**総体流** bulk flow といって、糸球体で限外濾過される場合のように、静水圧の押し出す力により生じた液流に伴って輸送される型がある。さらに糸球体基底膜の例として、隔壁膜の電荷（⊖に電荷している）に影響されて物質輸送が規定される（**イオン荷電説**）という考え方もある。

一般的な細胞膜においても、水や電解質の透過性は良好である。両区画間の浸透圧差があれば、水は浸透圧の高い方に向かって移動し、平衡状態になる。このため長期間にわたって細胞内外の著しい浸透圧差が続くことはあり得ない。電解質の透過性がよいとすると、細胞内外での電解質分布の特徴が維持されるのはどうしてであろうか？

細胞外液と細胞内液とではNaとKの間には著しい違いがあった。この細胞内外での濃度差を維持するために細胞膜には**Na-Kポンプ**という特殊な装置を備えていることになる。

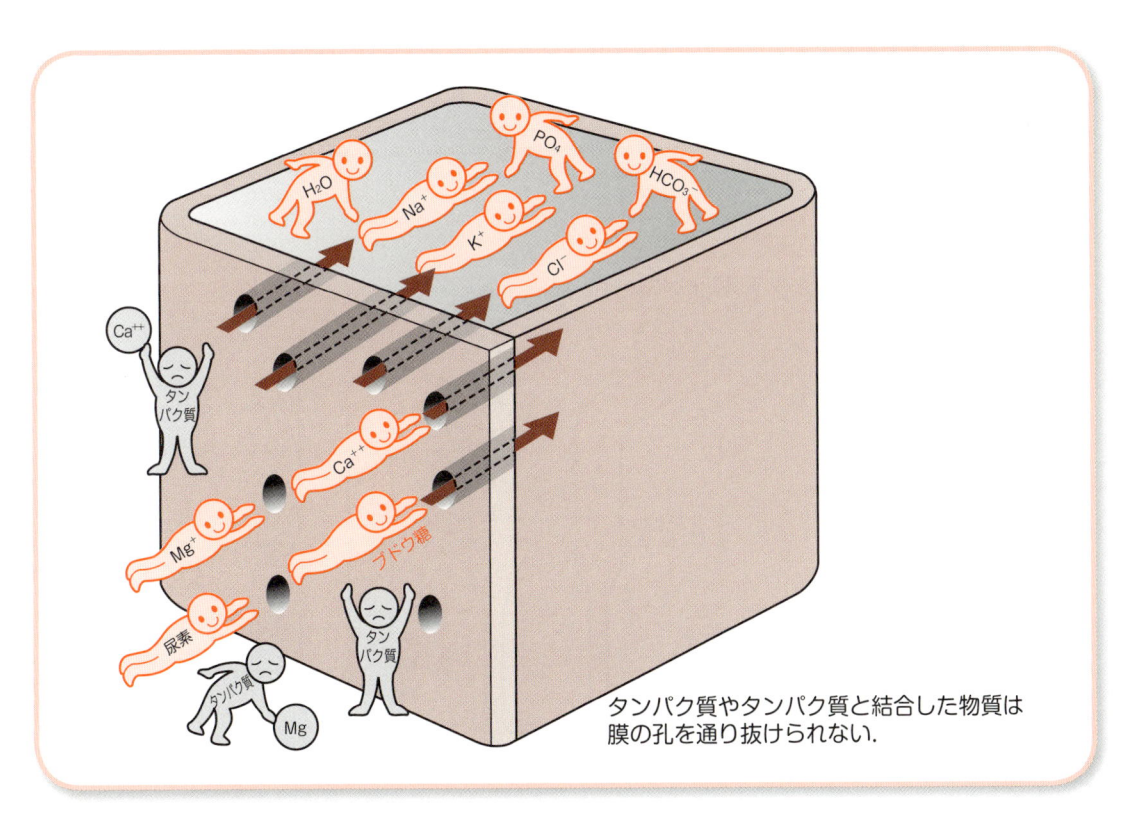

タンパク質やタンパク質と結合した物質は膜の孔を通り抜けられない。

2-7. 水チャネル

水の通路

　膜を通過する水分の透過性に関して，その通路となる装置が解明された．細胞膜は脂質の2重層として形成されており，水の透過性は低いとされる．しかし体液の浸透圧の変化に応じて，細胞内外の浸透圧を維持するために経上皮的に水の分子が移動する必要がある．このため水が効率よく細胞膜を通過するための通路として水チャネルという装置が存在することが明らかになった．特に大量の水の輸送が行われる腎臓の集合管では水透過性を促進的に作用する抗利尿ホルモンAVPにより調節される水チャネルが存在すると予測された．ヒトには現在のところ13の水チャネルが存在していることが認められ，役割に不明なものもあるが，アクアポリン（AQP）ファミリーとして体内の各種臓器にも分布している．

　AQP1は最初，赤血球膜において発見されたが，腎臓の近位尿細管細胞の管腔側にも存在することが判明し，細いヘンレ係蹄下行脚の下まで存在する．近位尿細管では再吸収として溶質とともに水が再吸収される経路となり，細いヘンレ係蹄下行脚では腎髄質内層での高浸透圧維持のために対交流系の一要素として作用する．この水チャネルを通して間質へ水が移動することになる．

　AQP2は腎臓の集合管にみられる．尿濃縮が行われるには，髄質間質の高浸透圧環境においてAVPにより集合管内の水を再吸収して濃縮尿とすることが必要である．AQP2が集合管内の水透過性を制御している．AVPの刺激により集合管細胞の管腔側に細胞内から移動し，膜に埋め込まれることにより管腔側の水透過性を上昇させることになる．この水チャネルの変異した尿崩症家系が見つかっている．

　AQP3，AQP4というのは腎集合管の基底膜側に存在している．AQP3ノックアウトマウスでは尿崩症（顕性尿崩症）を示すが，AQP4ノックアウトマウスでは尿濃縮力の低下は軽度である．このためAQP4は腎臓におけるよりも中枢神経系の役割が大きく，脳浮腫の形成に関与すると考えられる．

　AQP6は細胞内の膜系に存在する水チャネルである．水チャネルというよりクロライドチャネルとして作用すると考えられる．AQP7は腎臓の近位尿細管の髄質直部や脂肪細胞に存在する．水以外にグリセロールや尿素を通す役割があるらしい．AQP7ノックアウトマウスでは脂肪細胞からグリセオールが放出できず肥大し，腎臓においてはグリセオール尿症が生じることが示されている．

　AQP11のノックアウトマウスでは囊胞腎が出現する．生物にとって重要な水の移動機序がアクアポリンファミリーの役割によることが示されている．

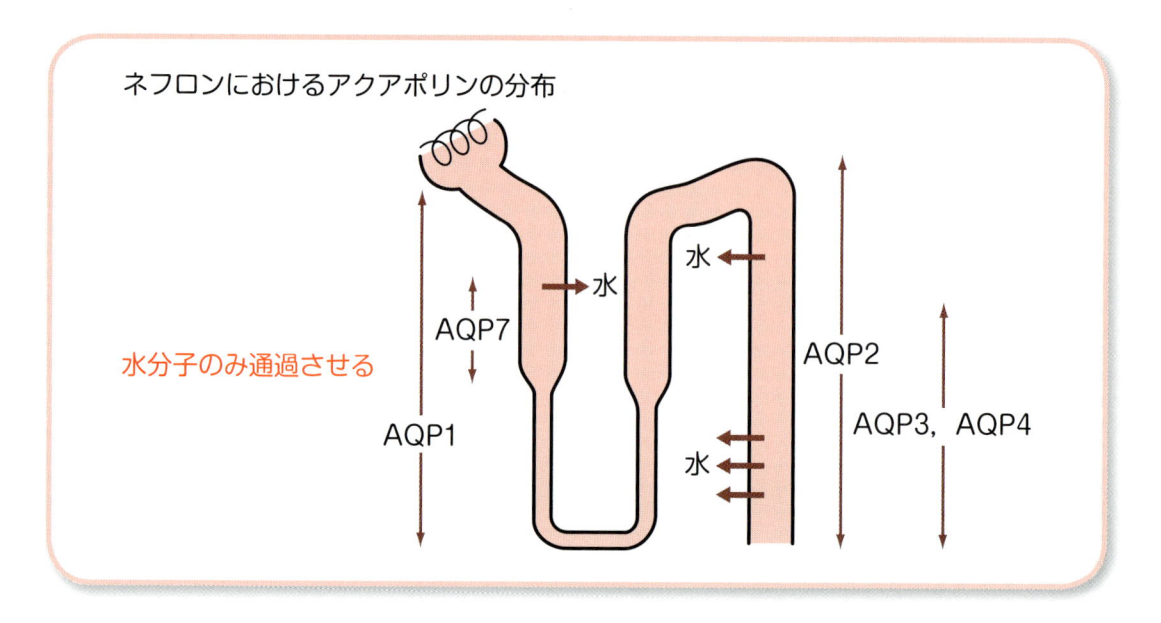

ネフロンにおけるアクアポリンの分布

水分子のみ通過させる

AQP7
AQP1
AQP2
AQP3，AQP4
水

2-8. 物質の輸送機序

グリーン車に乗るか自由席にするか

膜物質を通して輸送されるには ①エネルギーを必要としないで単純に濃度差や静水圧にしたがって輸送される型と，②エネルギーを必要として特別の物質を優先的に輸送する型とがある．いわば自由席と指定席のようなものである．後者は特別料金を払わなければならないし，定員も決まっている．

①の場合は**受動的輸送**という．膜の両側の物質の化学的・電気的ポテンシャルの高い方から低い方に向かって移動するものである．これには拡散，総体流，促進拡散と細かく分けられる．

拡散というのは濃度の高い方から濃度の低い方への物質の移動である．例えば，半透過性の細胞膜の小孔を通過できる小分子量物質の場合にみられる．単純な濃度勾配だけでなく，電気的勾配や圧勾配によっても影響を受ける．

総体流というのは膜の小孔を通過する際に，水の流れとともに水の中に含まれている小分子量物質（電解質や尿素）が流れに伴って移動する現象である．このような溶媒の移動に伴って溶質が輸送される方式を**溶媒牽引** solvent drag といい，溶液の全体の流れを**総体流** bulk flow という．

最後の**促進拡散**というのは，ある特定の物質（糖やアミノ酸）と結合する担体といわれる高分子物質と複合体を形成し，膜内を拡散して通過するものである．糖ではこの担体輸送により，速やかに濃度勾配で輸送される．

②の場合は**能動的輸送**という．膜の両側の物質の化学的・電気的ポテンシャルの勾配に逆らって輸送される（低い方から高い方への上り坂輸送）ものである．この際，細胞内の代謝によるエネルギーを直接使って輸送される方式を**一次性能動輸送**という．

このような輸送形式の典型的な例は，**細胞膜のNa-K交換輸送**にみられる．NaもKも電気化学的ポテンシャルに逆らって輸送され，細胞内よりNaを汲み出し，これと交換にKを細胞内に取り込む．このポンプを働かせるためにエネルギーを消費する．このようなポンプは生体の各細胞に認められるため，細胞内にはKが高濃度に維持され，細胞外ではNaが高濃度に維持されている．

また，Na-K交換輸送のエネルギーを利用して二次的に上り坂勾配の輸送が行われる方式があり，これを**二次性能動輸送**という．これにはNaと共輸送されるCa，アミノ酸，糖，有機酸などがある．

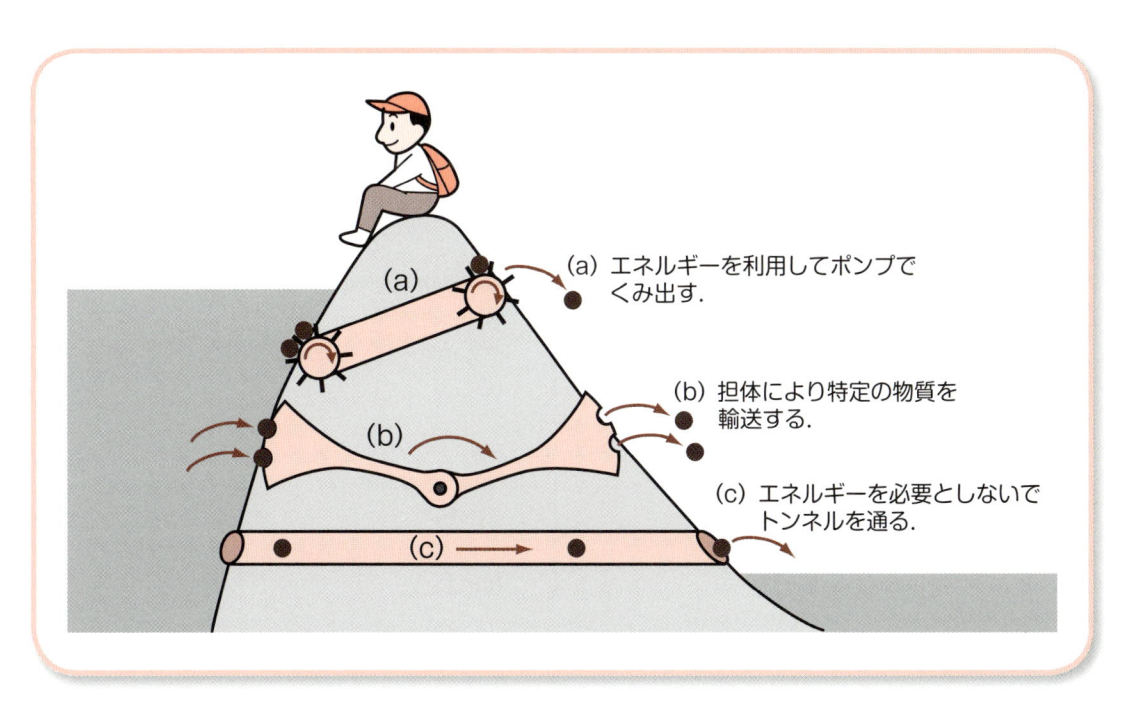

(a) エネルギーを利用してポンプでくみ出す．

(b) 担体により特定の物質を輸送する．

(c) エネルギーを必要としないでトンネルを通る．

2-9. 膜輸送蛋白質

いろんな運び屋

　細胞と間質の間の溶質の輸送に関しては近年の分子生物学的手法や分析科学の進歩により古典的な概念から新しく分類されるようになっている．

　細胞膜に存在する溶質輸送には，それに関連する膜蛋白質として，①チャネル型輸送体，②担体型輸送体（トランスポーター）に大別される．これらのタンパク質は細胞膜を複数貫通する構造を有することが分子クローニング法により次々と明らかにされてきている．

　例えば1992年に水チャネルとしてアクアポリンが発見され，イオンチャネルと区別されることになる．トランスポーターというのは溶質輸送の段階で基質結合部位の向きをリセットとセットを繰り返して輸送する装置である．このためATPのエネルギーを利用する能動輸送として輸送するNa^+・K^+，H^+ポンプというイオンポンプとエネルギーを必要としない共輸送，逆輸送，単輸送を行う solute carrier（SLc）トランスポーターなどの種類がある．ヒトでは360種類のトランスポーターがあるとされ，さらに薬物などを排出するトランスポーター（ABCトランスポーター）も認められるという．

トランスポーターの種類

能動輸送（ATP→エネルギー）
- イオンポンプ
  - Na^+-K^+ATPase
  - H^+ATPase
- ABC トランスポーター

共輸送
- Na-glucose cotransporter (SGLT)
- Na-glutamate cotransporter (EAAC1)
- H-peptide cotransporter (PEPT)

単輸送
- glucose transporter (GLUT)
- organic cation transporter (OCT)

逆輸送
- Na, H exchanger (NHE)
- organic anion transporter (OAT)

2-10. 尿濃縮・尿希釈の機構

不遇にも負けない知恵

　腎臓のはたらきの中で，水分調節の機構は重要な機能である．生物が海水中より陸上に生存の場を広げた段階で，絶えず水分欠乏の危機におびやかされる宿命をもった．常に水分を確保できる環境ばかりでなく，何日も雨の降らない時期もあったであろう．このためヒトを含めた大部分の生物は，生存の領域を水源豊かな土地に求めた．なかには弱肉強食の結果，あえて水分の乏しい地域にしか棲息させてもらえない不遇の生物もいた．しかしこれらの動物も住めば都のとおり，水分保持の特別の装置により生きながらえることができている．

　水分の喪失をできる限り阻止し，逆に水分過剰となれば余剰分を速やかに排泄して，体内水分を一定に保つ機構が**浸透圧調節機構**である．これは**視床下部・下垂体―腎臓という系からなり，抗利尿ホルモン（ADH）と渇 thirst を介して調節されている．**この機構のうち腎臓の作用は重要である．

　水分欠乏時やその心配がある場合には，体液は高浸透圧となる．この警告情報により下垂体後葉からADHが分泌され，腎臓の遠位部ネフロンにおいて水分透過性を増すように作用し，体内に水分を回収する．この機構は**尿濃縮機構**といい，排泄される尿は濃く，しかも少量となる．

　尿濃縮機構はネフロンの構造と腎臓の中の位置関係により，うまく行われている．ネフロンのうちヘンレ係蹄はループ状に髄質内側に向かって進んだ後，皮質に向かって上行し，次の遠位部ネフロンは再び髄質側に下行していくという構造をもつ．このためヘンレ係蹄の下行脚と上行脚では，その管腔内の液の流れが逆方向となっている．同様にヘンレ係蹄上行脚と集合管の液の流れも逆向きである．この関係は**対向流増幅系 counter current multiplier system** として，尿濃縮機構の説明に重要である．

　尿濃縮の過程では，腎表面の皮質側より髄質に向かって濃度勾配が形成され，これに伴って尿細管管腔内の液の濃度勾配が決まることになる．また尿濃縮に重要な作用をするネフロンは**傍髄質ネフロン**といわれ，長いヘンレ係蹄をもつという特徴がある．

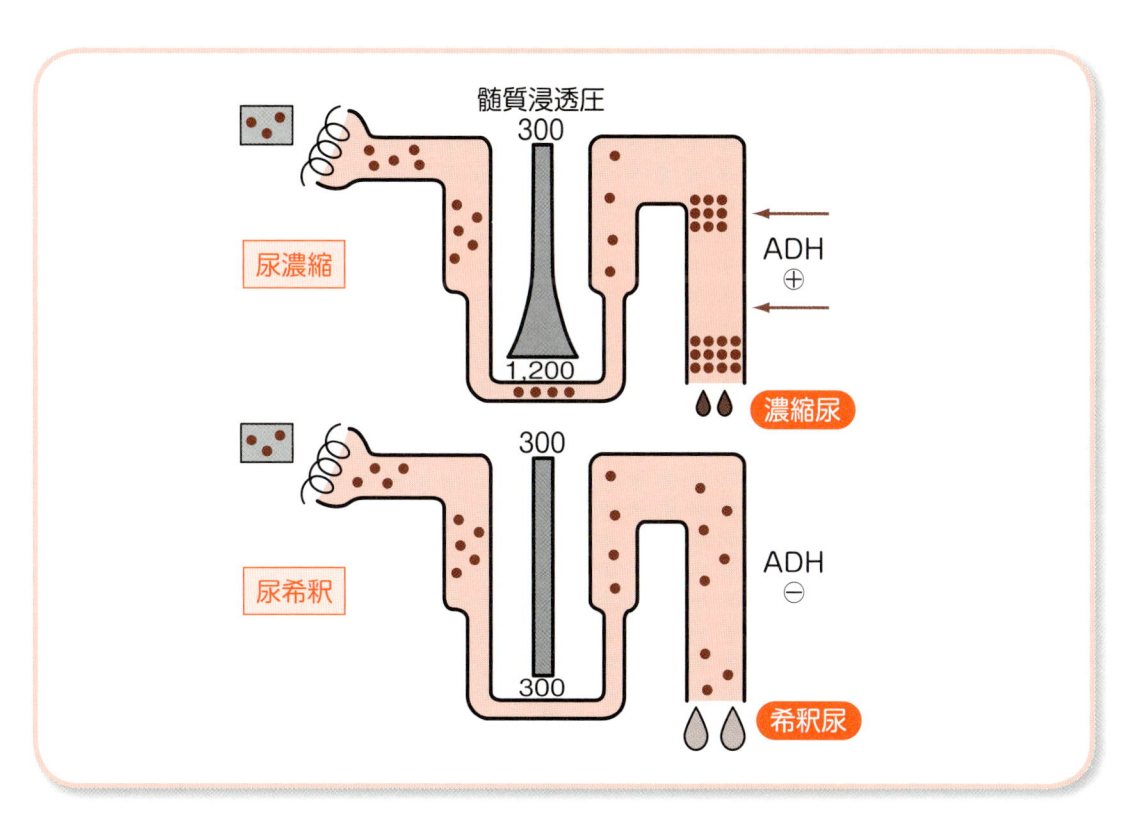

2-11. 自由水クリアランスの概念

もったいぶった表現

尿を浸透圧的にみると，①血漿浸透圧と同じ浸透圧で排泄されている尿，②血漿浸透圧よりもうすい希釈尿，③血漿浸透圧よりも濃く濃縮されている尿とに分類することができる．①の場合は等張尿ともいい，②は低張尿，③は高張尿ともいわれる．これを別の見方からいうと，**低張尿**というのは等張尿に溶質を含まない水（自由水）を加えた尿ということができるし，**高張尿**というのは等張尿から自由水を取り除いた尿ということができる．

さてこのような尿を数式的に表現したのが**浸透圧クリアランス**（Cosm）とか**自由水クリアランス**（C_{H_2O}）という概念である．

そこで浸透圧クリアランスから説明すると，次のようになる．これはクリアランスの式より，尿中に排泄された浸透圧活性を示す物質の量 UosmV を血中の浸透圧値（Posm）で割ること，Cosm＝UosmV/Posm として求めることができる．この Cosm の意味することは，血漿に換算すると何 ml の浸透圧物質が尿中に分時あたり排泄されるかという量を示す．したがって Cosm は1分間あたりに血漿の浸透圧と同じ浸透圧で排泄される尿量を表すともいえる．つまり**等張尿**というのは Cosm として求めることができる（尿量＝Cosm）．

では**希釈尿**はどうかというと，等張尿＋自由水として求められる．すなわち Cosm＋自由水である．ここで加えられた自由水というのは本来のクリアランスの概念には入れられないものであるが，自由水クリアランス（C_{H_2O}）として考える．つまり**希釈尿では Cosm＋C_{H_2O} により尿量が得られる**．

逆に**濃縮尿では，等張尿より自由水を引いたもの，すなわち Cosm－C_{H_2O} と考えることができる**．この場合 －C_{H_2O} というのは慣習的に TC_{H_2O} と表すので，尿量＝Cosm＋TC_{H_2O} となる．

以上のことから Cosm を求め，分時尿量（V）と Cosm の差があるかどうかを検討すれば，等張尿か，高張尿か，低張尿かを区別できる．Cosm－V＝0 なら等張尿，Cosm＜V なら C_{H_2O} が加えられているので低張尿，Cosm＞V なら TC_{H_2O}（－C_{H_2O}）が加えられているので高張尿となる．要約すると **C_{H_2O} が存在すれば希釈過程を意味し，TC_{H_2O} の存在する場合は濃縮過程を示す**ということである．

しかしこのようなことをしなくても，Uosm あるいは Uosm/Posm をみれば濃縮力や希釈力の作用していることはわかる．Cosm や C_{H_2O} は主に生理学的な研究で使用されるものである．また厳密には Uosm だけの方法と Cosm と C_{H_2O} の方法で濃縮・希釈力を評価すると多少くい違うことがあるのも事実である．

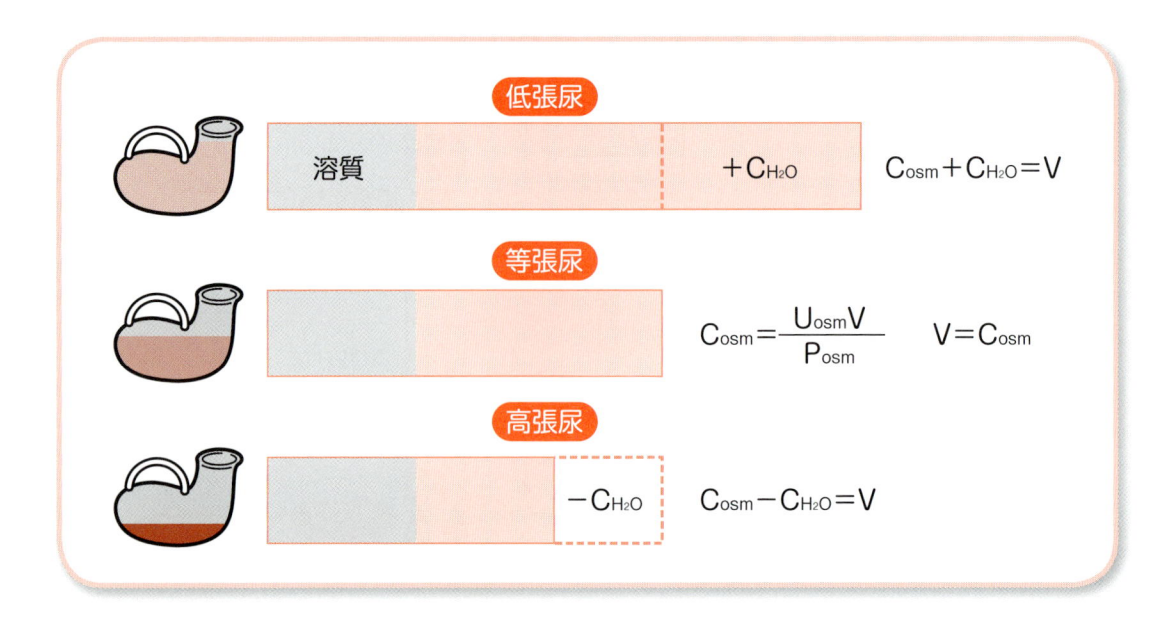

低張尿
溶質　＋C_{H_2O}　　$C_{osm}+C_{H_2O}=V$

等張尿
$C_{osm}=\dfrac{U_{osm}V}{P_{osm}}$　　$V=C_{osm}$

高張尿
－C_{H_2O}　　$C_{osm}-C_{H_2O}=V$

2-12. 腎臓における尿酸性化機構

巧妙さにダマされないように

腎臓のはたらきの中で**酸塩基平衡の調節**は重要である．血液の pH が 7.4±0.05 に維持されるには酸塩基平衡の調節系—特に細胞内外の緩衝系（バッファー），肺，腎臓の作用により行われている．この中で最終的に重要なのは腎臓のはたらきである．

生体が生きていくために食物の摂取，代謝により絶えず酸やアルカリの体内負荷が加わる．一般的には酸負荷が加わることになるが，バッファーにより血液 pH の大きな変動は防止される．CO_2 のような揮発性の酸は肺より排泄されるが，不揮発性の酸は腎臓からしか排泄できない．しかもバッファーにより使われたアルカリはどこかで再生されなければ，アルカリ予備量は枯渇してしまう．

このため**腎臓では非常に巧妙に，不揮発性の酸（H^+）の排泄と同時にアルカリ（HCO_3^-）の再吸収と再生が行われている**．酸の排泄は主として滴定酸（TA）とアンモニウム塩の形で排泄される．尿細管腔に分泌される H^+ は，尿細管細胞内の CO_2 と水が**炭酸脱水酵素（CA）**により炭酸（H_2CO_3）を生じ，これが H^+ と HCO_3^- に反応する片割れである．H_2CO_3 から生じた HCO_3^- は，管腔に分泌された H^+ と逆に再吸収される Na とともに，$NaHCO_3$ として血管内に取り込まれる．このようにしてアルカリの回収と補充が行われている．

滴定酸（TA）は管腔に分泌された H^+ とリン酸が反応したものであり，アンモニウム塩はグルタミンに由来するアンモニア（NH_3）と H^+ が反応して NH_4^+ となり，H^+ の排泄が行われている．これらの滴定酸とアンモニウム塩排泄の場合にも HCO_3^- が再生されることになる．

以上の巧妙なメカニズムにより 50～80 mEq/日の不揮発性の酸の排泄と HCO_3^- の回収・補充が行われる．

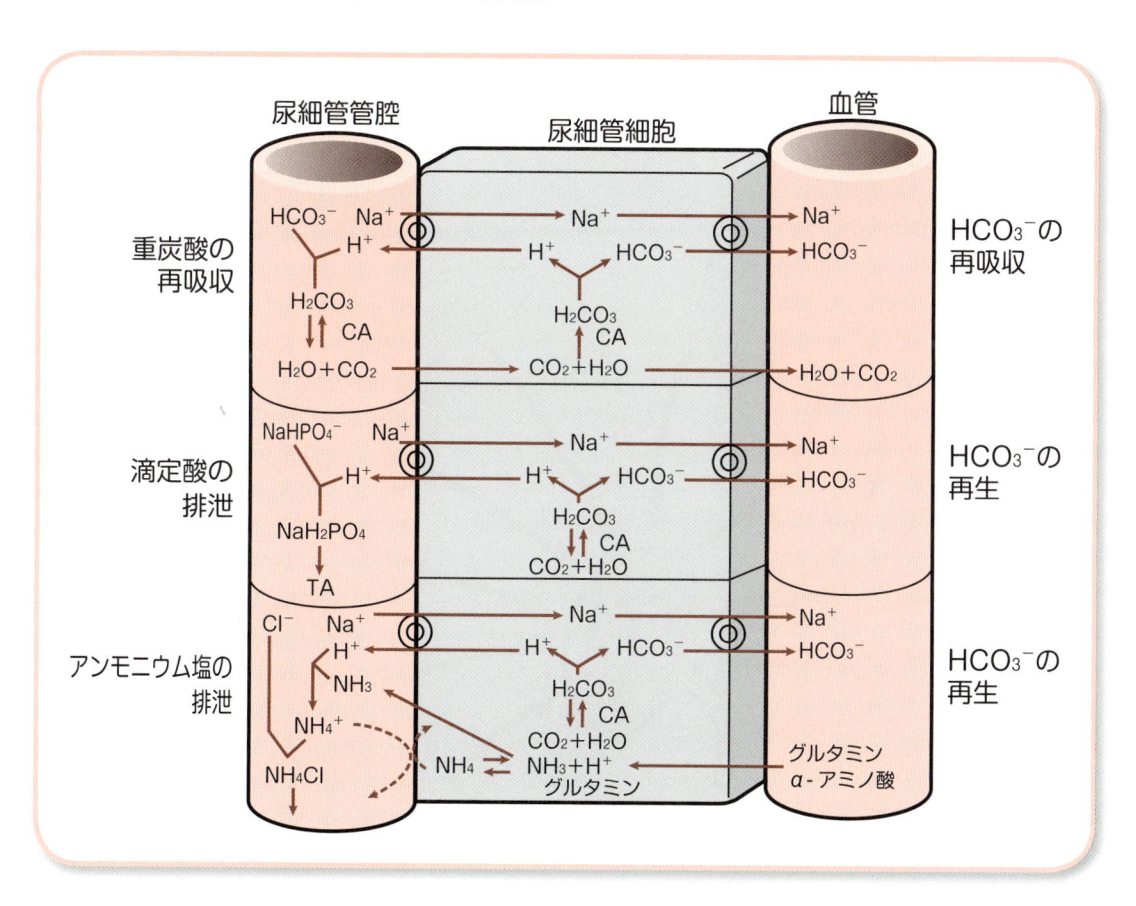

2-13. 腎臓 と 内分泌の関係

親密な関係

　腎臓は単なる排泄臓器ではなく，現在では一種の内分泌臓器として捉えられている．この内分泌的な作用というのは，腎臓からホルモンそのものが産生ないし分泌されるからである．またほかの臓器から分泌されたホルモンが腎臓で作用することもあり，腎臓とホルモンは密接な関係にある．

　腎臓から産生されるホルモンにはエリスロポエチン（EPO），活性型ビタミン D（1,25(OH)$_2$D$_3$），カリクレインやプロスタグランジンなどの局所ホルモンがある． EPO は骨髄造血刺激ホルモンである．腎不全（尿毒症）ではこのホルモンの産生が低下する結果，腎性貧血を呈する．ビタミン D$_3$ は肝臓の 25 位水酸化酵素により 25(OH)D$_3$ となり，腎臓で最終的に 1 位水酸化作用を受け，1,25(OH)$_2$D$_3$ の活性型ビタミン D となる．ビタミン D は Ca 代謝との関係が深く，骨，腸管，腎臓に作用する．腎不全では，この活性化が行われないため腎性骨症を生じる．

　腎臓で作用を発揮するホルモンは多数ある．例えば水分代謝と関係の深い**抗利尿ホルモン（ADH）**は下垂体後葉から分泌され，腎臓の遠位部ネフロンに作用して水分再吸収を促進させる．Na 代謝に関係するのは**アルドステロンと心房性 Na 利尿ペプチド**である．前者は Na 貯留性に作用し，後者は Na 排泄性に作用する．腎循環に影響して Na・水代謝に影響するホルモンにはカテコールアミン，カリクレイン，プロスタグランジンがある．

　K 代謝に影響するホルモンにはアルドステロンを含む副腎鉱質ホルモンや糖質コルチコイドがある． これらの説明は第 6 章（p.121〜）で述べてあるので参照してもらうことにする．

　Ca や P 代謝に関係するホルモンには副甲状腺ホルモンから分泌される**副甲状腺ホルモン（PTH）**，甲状腺の C 細胞から分泌される**カルシトニン（CT）**がある．これらはビタミン D とともに，体内 Ca・P 代謝を調節する．Ca 代謝は PTH, CT, ビタミン D 以外にも成長ホルモン，甲状腺ホルモン，グルココルチコイド，ガストリン，グルカゴンなどのホルモンにも影響されるが，詳しいことは第 9 章（p.209〜）で述べることにする．

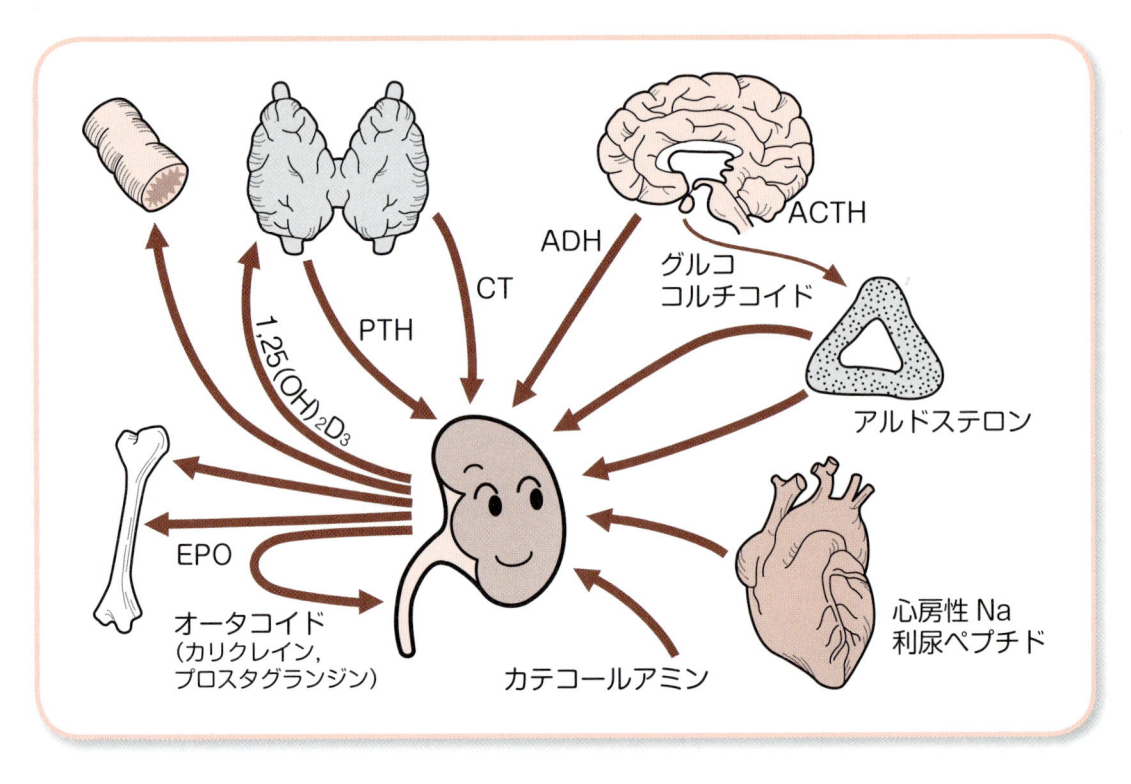

3 水分代謝の調節機構とその異常

生命の水

　太陽系の惑星の中で生物が存在するのは，第3惑星である地球だけである．最近，火星にも生物が生息した証拠が示されたという報道があるが，現在生息しているとは考えにくい．その理由は地球上には水分が存在するためである．最近の宇宙の起源や地球の誕生に関する説によると，地球上の水は水分を含んだ隕石が熱く燃えさかるマグマの海に落下し，水蒸気を生じ，これが雨雲として地表に大雨をもたらし，海ができたと考えられているようだ．

　それなら金星にも，火星にも同様の現象が認められてよいはずだが，どうも太陽との距離が関係しているらしい．金星では熱すぎて水蒸気は飛散し，火星では冷たすぎて水分は氷として極冠に存在しているだけという．

　まさに地球は奇跡としか表現できない，適度な位置に存在し，この結果海水から生命が誕生した．水は生命の根源である．標題の"生命の水"とはラテン語で Aqua Vitae というが，この語はその後，英国で Whisky となっている．どうもこちらの方が生命の源かもしれないですね．

3-1. 体内水分の役割

母なる大地ではなく，母なる大海

体内水分量については第1章で述べたとおり，体重の約60%を占める．生体にとって水分の存在は生命を維持していくうえで，不可欠な，根源的なものなのである．

宇宙の創生期，地球の誕生の早い時点から海ができた．海水中にはさまざまな物質が溶け込んでおり，この中から自己複製の可能なDNAやRNAという生命の原始体ができあがったと考えられている．

生命は海から誕生したといわれる．生命誕生の海水の組成がそのまま生物の体液中に引きつがれて現在に至っている．体液中の溶質とともに，水はあらゆる生物にとって生命の基礎といえるわけである．

体内における水は，細胞内外の環境として生命活動の代謝反応の場となっている．水を溶媒として，電解質やさまざまな非電解質が溶質として溶けている．このような体液は細胞内液，細胞外液に分布し，体液量を形成している．

地球上の調和のとれた風景の中には，山紫水明として水の存在はなくてはならないものである．このような外部環境に対比させて，生体の水の環境（体液）を**内部環境**という．その量や組成を調和のとれた一定の値に維持することが大切であるとクロードベルナールは述べた．この**内部環境の恒常性をホメオスタシス homeostasis**という．このため体内には多数の調節系が互いに関連しあっている．

生物が生きていくために水分は不可欠であり，水分を保持調節するために生物の中の調節系は，生存環境に応じて工夫されている．特に水分不足の恐れのある砂漠地帯に生きる生物には独特の装置がある．例えばサボテンは水分蒸発を防止するために一般的な葉はなく，肉茎の中に水分を豊富に貯えている．また，体内からの過剰な水分喪失を防止するために砂漠の動物は尿濃縮機構を十分に活用する．

砂漠に棲むネズミの一種では，尿濃縮過程の主要な役割をなす傍髄質ネフロンの数が多いといわれる．このネフロンは長いヘンレ係蹄をもち，髄質深くに到達している．この結果，これらの哺乳類の中には，血漿浸透圧の25倍にも尿浸透圧を濃縮することができるものがいるという．人間の場合は最大限作用しても4倍程度にしか過ぎないから，生物の環境への適応は驚嘆に値する．

しかし住めば都とはいえ，乾燥した所でなく，みずみずしい潤いのある所がよいですね．

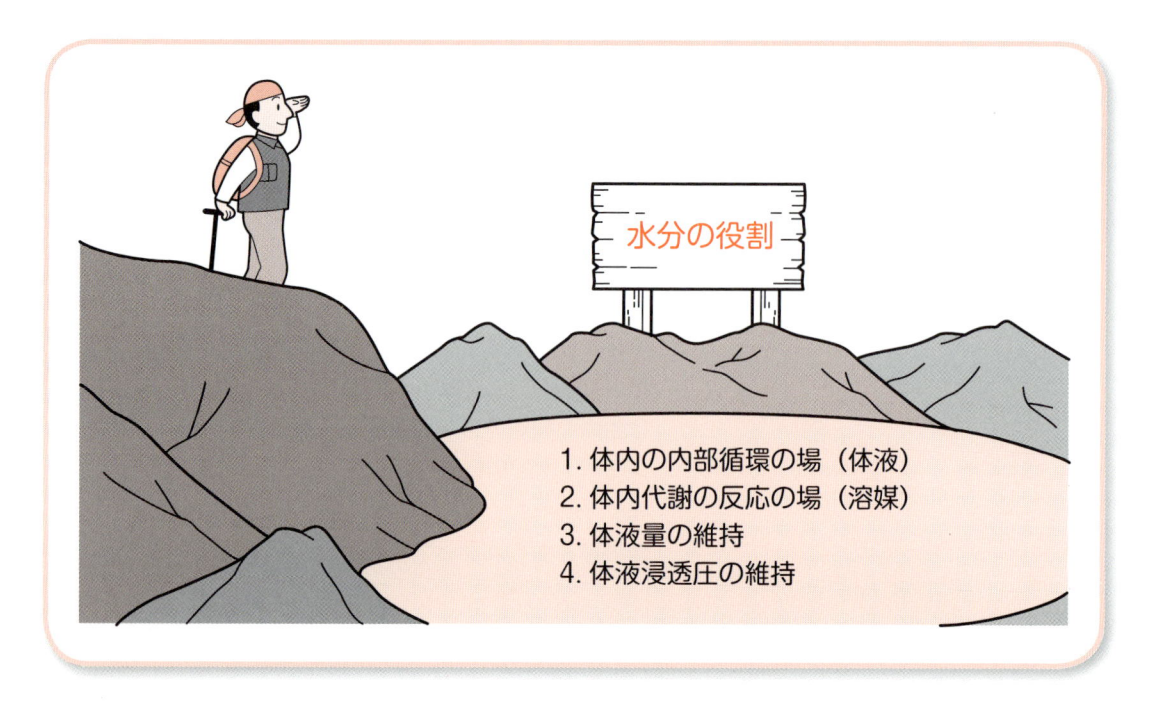

水分の役割

1. 体内の内部循環の場（体液）
2. 体内代謝の反応の場（溶媒）
3. 体液量の維持
4. 体液浸透圧の維持

3-2. 水分代謝経路

サラリーマン的な家計ではだめ

体内に出入りする水分の代謝経路は正常時では，次のようになっている．われわれは毎日飲食物を摂取するが，この量は特に意識していない．例えば尿量を1,000 mlに保つように飲食物の量を制限するわけではない．そのときの欲求，社会的環境，習慣などにしたがって自由に摂取しているはずである．

体内に負荷される水分量が日々大きく変動したとしても，体内水分量の変動はごくわずか（体重の2％程度）でしかない．これは生体が**摂取量の情報に従って，排泄量を調整している**からにほかならない．

たとえとしてあまりよくないが，体内への水分負荷はサラリーマン的な一定の定期的収入の家計ではなく，むしろ臨時収入の入る投機的な不定の収入が見込まれる家計といえる．最初から予算を組んで，支出を計上する方式は不可能である．とはいっても，どうしても必要な最低限の経費があるから，収入総額より必要経費を差し引いた残りの額を，収入に応じて支出するしかない．自由に使える額は収入額に従って変動することになる．

体内に負荷される水分は食物・飲料水のほかに，体内の代謝により生じる水分（**代謝水**）がある．体内より排泄ないし喪失する水分には，呼吸により肺・気道から喪失する水分および皮膚から蒸散する水分がある．これを**不感蒸泄**という．明らかに汗をかいてなくても，皮膚から眼にみえなくても絶えず水分は喪失する．さらに尿や便中に排泄ないし喪失する水分がある．

これらの水分排泄経路のうち，不感蒸泄と便中水分は最低限の必要経費ともいえるもので，この量を調節・削減することはできない．収入が少ない場合は，尿量を減少させるという手段がとられる．何らかの原因で，嘔吐，下痢，過剰発汗などがあり，尿量調節の限度を超えてしまえば赤字家計となってしまうのである．

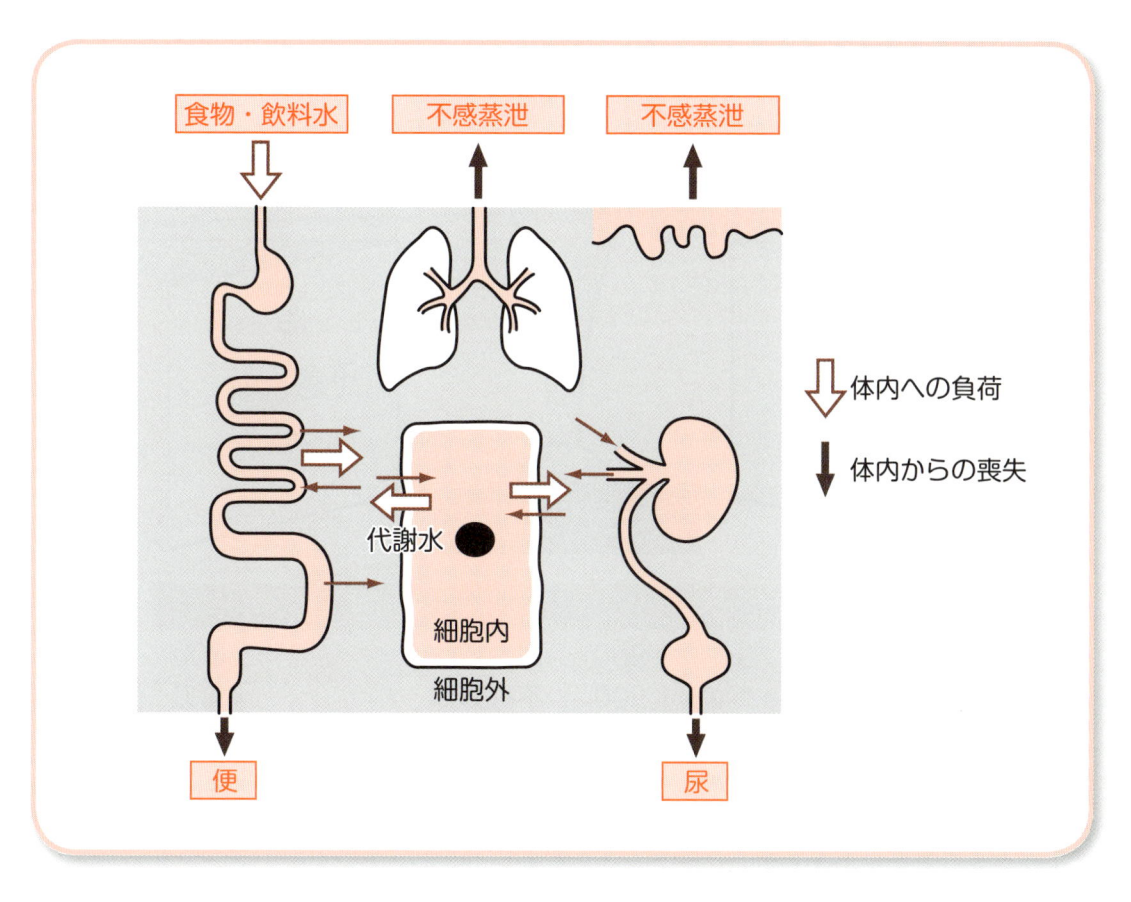

3-3. 水分平衡

赤字や黒字は困る決算

　水・電解質代謝では摂取量と排泄量はほぼバランスがとれて，体内の含有量が一定に保持されている．この状態は成人などの定常状態に認められる健全な状態である．

　ところが何らかの原因により，摂取量に比べて排泄量が多い場合にはバランスが崩れ，体内の水・電解質量は**負平衡**となる．ごく短期間であれば生体は何とか取りかえすことが可能であるが，これにも限度があり，それを超えると欠乏状態になってしまう．これはいわゆる赤字決算というものである．

　逆に摂取量に比べて排泄量が少ない場合にも正常なバランスを崩してしまう．この状態は**水・電解質の正平衡**といい，体内に水・電解質が貯留ないし過剰となってしまう．これは家計のように黒字となって貯金額が急増し，ほくほくとなるのであれば嬉しいのであるが，水・電解質代謝においてはそうはいかない．

　水・電解質代謝の特徴の一つは，摂取量と排泄量が日々バランスがとれていることなのである．炭水化物や脂肪であれば，過剰分は脂肪として体内に貯えることができるが，水・電解質の場合は不可能なのである．例えば，水分やNaが過剰にあるからという理由で体内に貯えられると，溢水とか浮腫という病的状態に陥ってしまう．

　ところで正常の状態でありながら，水・電解質代謝が持続的に正平衡の場合がある．この状態は，① 成長期にある乳幼児や小児，② 妊娠時である．もしも水・電解質の正平衡が得られなければ，細胞の増生や成長が期待できないことは明らかであろう．

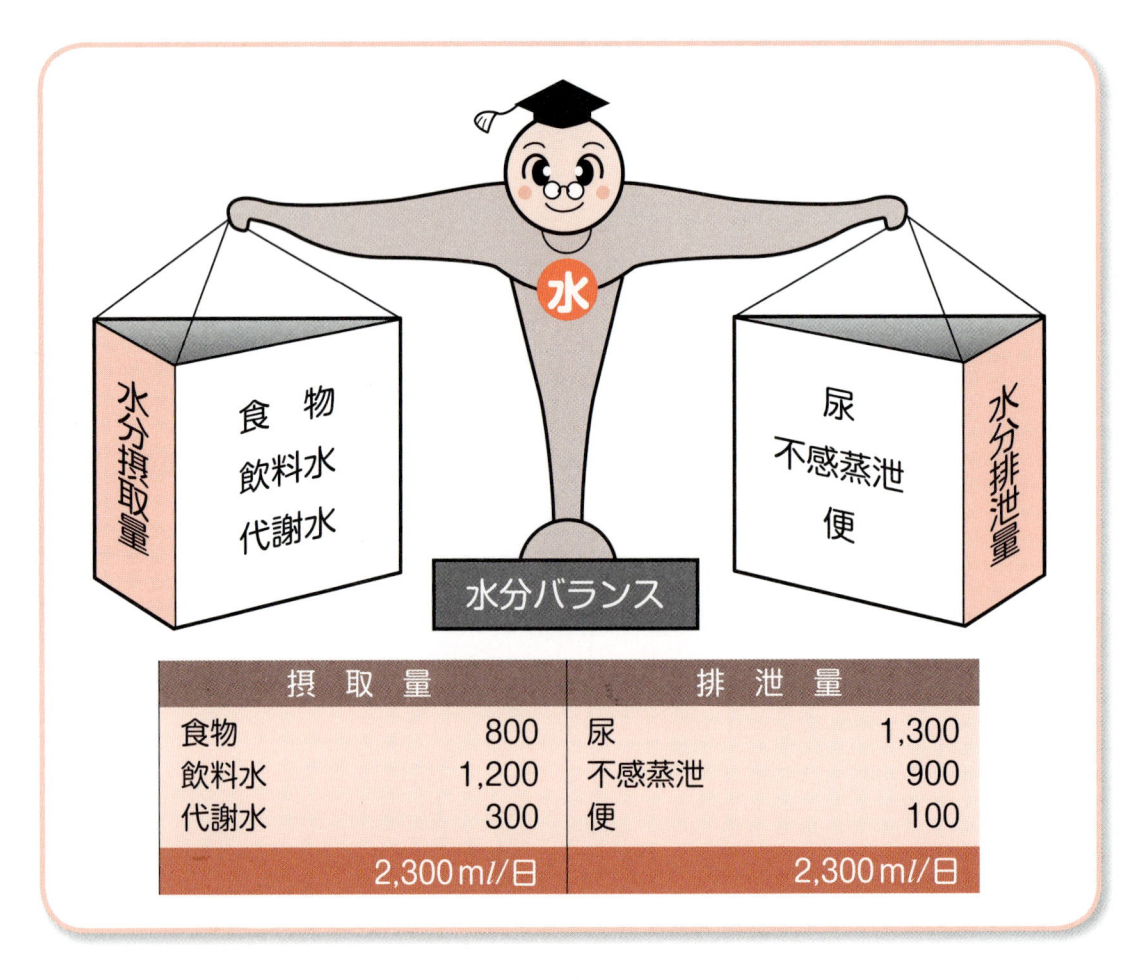

摂取量		排泄量	
食物	800	尿	1,300
飲料水	1,200	不感蒸泄	900
代謝水	300	便	100
	2,300 ml/日		2,300 ml/日

水分バランス

水分摂取量：食物・飲料水・代謝水
水分排泄量：尿・不感蒸泄・便

3-4. 最低必要な尿量

経費削減のすすめ

水分出納のうち，生体の必要に応じて排泄量を変化させ，調節できるのは尿量だけである．とはいっても食事や代謝により生じる不用老廃物を排泄しなければならないので，無制限に尿量は減少させられない．特に体内への水分負荷量が減少した場合，電解質や老廃物を排泄するために必要な最低限度の尿量を確保しておかなければならない．

腎臓は最低限どの程度まで尿量を減らすことが可能であろうか．これは① **腎臓の尿濃縮力**と② **摂取タンパク質と食塩量**により決まる．われわれの普通の食事摂取下では，尿中に排泄しなければならない溶質量は1,000～1,200 mOsm/日とされている．もしも腎臓の尿濃縮力が1,200 mOsm/lであれば，必要尿量は約1,000 ml/日となる．尿濃縮力を最大限にはたらかせれば（1,400 mOsm/l）必要尿量はもう少し減り，約700～800 ml/日ということになる．

したがって食事摂取内容が，タンパク質も食塩も減っていると，尿濃縮力が正常であれば必要尿量は **500 ml/日にまで減らすことができる**．一般的に必要尿量は，

$$\frac{タンパク質(g) \times 7 + 食塩(g) \times 35}{600} \text{ ml}$$

として計算できるとされている．

ところで上式に従えば絶食時では，摂取量がないのであるから尿量は0でよいのであろうか？ 答えは否である．確かに食事から由来する老廃物や食塩などはないが，生体は代謝に必要なエネルギーを得るために，わが身の肉を摂取しているのである．体内の組織を分解しているため，絶食時であっても600～700 mOsm/日の老廃物が作られる．このためこのような異化作用により生じた溶質を排泄するためにも尿量が必要となり，腎臓の機能が正常であれば最低500 ml/日の尿量は必要となる．

もしも腎濃縮力が障害されていれば，もっと尿量を増加させないと不用老廃物を排泄できなくなる．

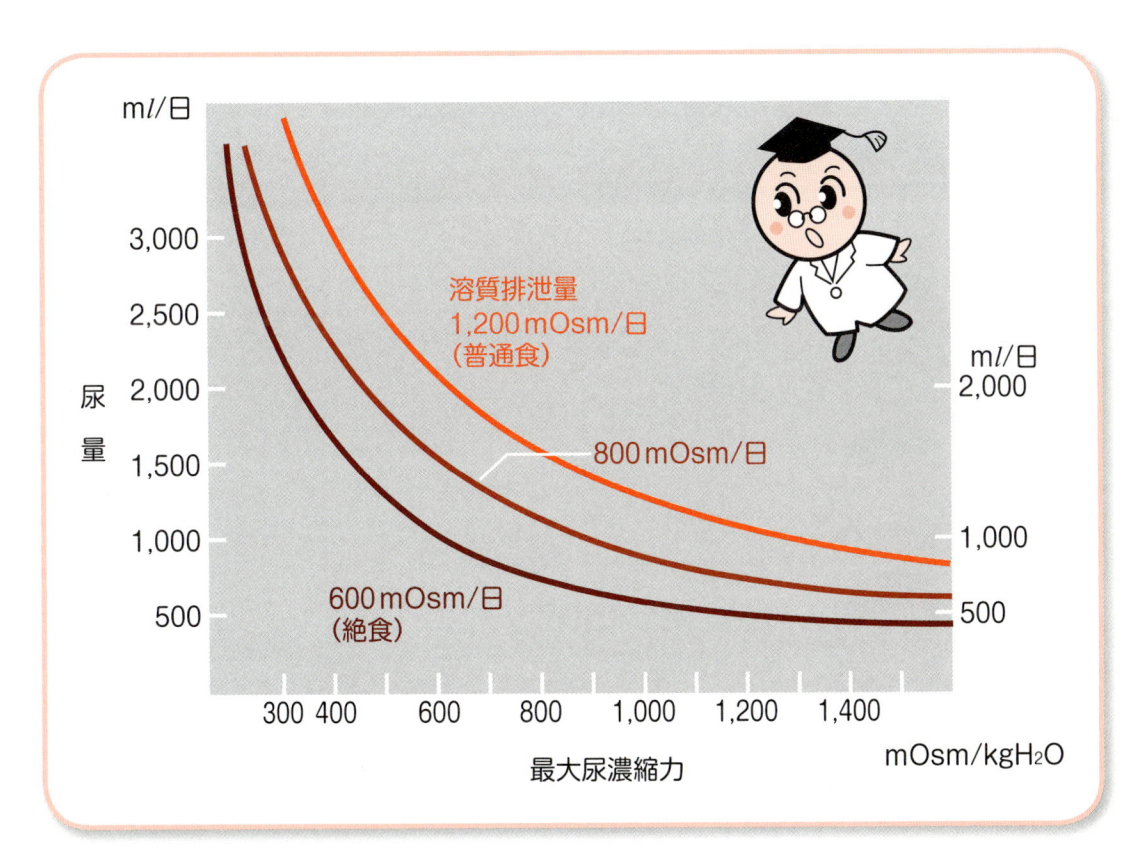

3-5. 不感蒸泄 と 発汗による水, NaClの喪失

知らないうちにもなくなっている

　発熱もなく, 室温が適温であっても, われわれは一定量の水分を気道や皮膚から喪失している. この状態は**不感蒸泄**といい, そのうちの半分を肺や気道から, 残りを皮膚から喪失している. 不感蒸泄の量は成人では15×体重(kg)ml, 15歳以下では(30－年齢)×体重(kg)ml という公式で概算することができる.

　新陳代謝が盛んで, 体重の割に体表面積の大きな乳幼児では, 不感蒸泄により失われる水分量は大きく, 1.0〜1.3 ml/kg体重/時の最低量を喪失するという. 泣きわめけば, 換気量が増して, 一層その量は増加することになろう.

　肺や気道から失われる水分量は換気量によっても変化し, 代謝性アシドーシスの代償性過換気や呼吸性アルカローシスにみられる過換気により増加する. 一方, **皮膚からの水分喪失量**は, 体表面積, 外界の温度や湿度の状態により影響を受けることになる. 外界の温度が30℃まではそれ程影響されないが, 30℃を超えると1℃上昇するごとに, 不感蒸泄量は15％程度増すとされている.

　体温が37℃より1℃上昇するごとに, 不感蒸泄は15〜20％増加するといわれる. このような発熱時には, 不感蒸泄というよりむしろ発汗を伴うことになるわけである. 発汗を伴っていれば, 不感とはいえないが便宜上, 不感蒸泄の連続として合わせて述べておく.

　発汗の程度により, 皮膚からの水分喪失量は変化する. 軽度発汗を伴った場合には1,000〜1,500 ml/日, 中程度発汗時には1,500〜3,000 ml/日もの水分喪失となる. 純粋な不感蒸泄では, 皮膚から喪失するのは水分だけであるが, **汗の場合には水分だけでなく, NaClなどの電解質も喪失する**ことになる点に注意する.

条件	水分喪失量 ml	NaCl 喪失量 mEq
無熱　室温　28℃以下　不感蒸泄	900	0
発熱　38℃以上　室温　28〜32℃　軽度発汗	1,000〜1,500	10〜20
室温　32℃以上　中程度発汗持続	1,500〜3,000	20〜40
室温　著しく高い　高度発汗	3,000 以上	40 以上

不感蒸泄は成人では 0.5〜0.6 ml/kg 体重 / 時,
乳幼児では 1.0〜1.3 ml/kg 体重 / 時の喪失となる.

3-6. 最少必要水分量

少しは余裕をもって

普通の日常生活においては，特に水分摂取量をどの程度にしようとは考えていない．われわれの周囲にはお茶，コーヒー，清涼飲料水などがあふれ，飲みたいと思えば自由に好きなだけ摂取できる．飲水量が多ければ，腎臓が過剰分を排泄してくれる．ところが水分が容易に手に入らない場合や，輸液により維持されている患者では，最低限度必要な水分量というのを知っておかなければならない．

体内水分を節約するために，腎臓の尿濃縮力というはたらきがある．**尿濃縮力がまったく正常であったとしても，食事あるいは代謝により生じた老廃物などの溶質を排泄するために最低500 ml/日の水分は必要である**．これ以下の尿量はいわゆる**乏尿**であり，尿素窒素などの代謝老廃物の排泄が十分できず，体内に蓄積し**高窒素血症**となる．

体外に喪失する尿量以外の水分量がある．これは不感蒸泄として喪失する水分量約900 ml/日と便中に排泄される量約100 ml/日である．これらは通常の状態でみられる．体外への喪失分であり，最低尿量とあわせて合計で1,500 ml/日となる．もしも著しい発汗があったり，嘔吐や下痢が続けば喪失する水分量は増すことになる．

それでは最少必要水分量は，この1,500 ml/日であるかというと否である．理由は代謝水というのが体内で作られているので，実質的に体外から補給しなければならない水分量は，代謝水の約300 ml/日をさし引いた量となる．すなわち1,500 − 300 = 1,200 ml/日が**最少必要水分量**となる．

これは輸液療法などでは重要なことで，体内に入る分と体外へ出る分のバランスを考えて投与量を決める．しかし腎濃縮力を最大限に見積った値であるので，もう少し余裕を持たせた方がよい．実際的には，尿量を800〜1,200 ml/日，約1,000 ml/日となるように計算するのがbetterであろう．すなわち最少必要水分量は，2,000 − 300 ml/日 = 1,700 ml/日となる．水分だけに注目して輸液量を決めれば，1,700 ml/日の補給で無理なくバランスは維持できる．輸液バッグは500 ml単位であるから，1,500〜2,000 ml，3袋か4袋の使用で済む．

先に述べたように，過剰発汗，下痢，嘔吐などを伴った場合には，それらの喪失分も計上しなければならないのは当り前のことである．

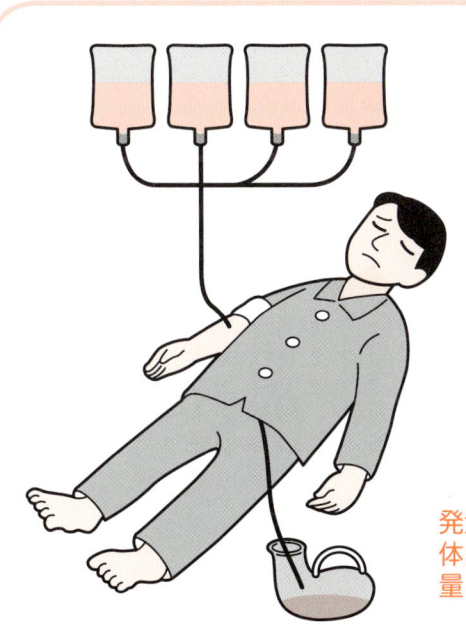

水分出納

入	(ml)	出	(ml)
代謝水	300	最低必要尿量	500
最少必要水分量	x	不感蒸泄	900
		便	100
	$x+300$		1,500

$x = (500 + 900 + 100) − 300$
$x = 1,200\ ml$

発汗，嘔吐，下痢などの体液喪失がない場合でも，体内から水分は喪失する．このため最少必要水分量として1,200 ml/日は必要となる．

水分代謝の調節機構とその異常

3-7. 水分保持機構

水分防衛の相互援助関係

　何らかの原因で体内の水分量が減少した場合の生体の防衛機構はどうなっているのであろうか．この生体に備わった調節機構は，いわゆる**浸透圧調節機構**として知られている．

　水分摂取量の低下あるいは不感蒸泄の増加などにより，体内から水分のみが減少した場合を考えてみる．純粋の水分欠乏が出現すると，体液の浸透圧は増加する．この結果，血漿浸透圧の増加により次の２つのシグナルが警告反応を発する．

　その１つは視床下部の視索上核に存在する**浸透圧受容器** osmoreceptor がその情報を感知し，神経性に下垂体後葉に刺激を送る．この部には**抗利尿ホルモン** anti-diuretic hormone（ADH）が貯蔵されており，刺激により血中に分泌される．この ADH は水分平衡の調節を司る重要なホルモンで，**アルギニン・バソプレシン** arginine vasopressin（AVP）ともいわれる．

　ADH は腎臓の遠位部ネフロン，特に遠位尿細管と集合管に作用し，その部における水分透過性を亢進させる効果がある．この結果，尿細管腔より水分を再吸収することになり，尿は濃縮される．このことは尿として排泄されるべき水分を節約することになり，体内に水分が回収されることを意味している．

　第２の反応は**渇感**を刺激することである．**渇中枢** thirst center は，視床下部の腹側内側領域に存在しており，神経細胞のサイズの変化により体液浸透圧の異常をキャッチすることができる．血漿浸透圧が増加すると，神経細胞は脱水状態により萎縮することになり，この刺激は大脳皮質に伝わり口渇感をもたらす．口渇感が生じると，水分摂取が可能な環境や状態であれば，飲水行動を起こし，水分を摂取する．この結果，欠乏した水分を補給することができ，体液量は正常の状態に戻ることになる．

　以上の水分保持機構は，体液量と体浸透圧が正常に戻れば，反応はストップする．

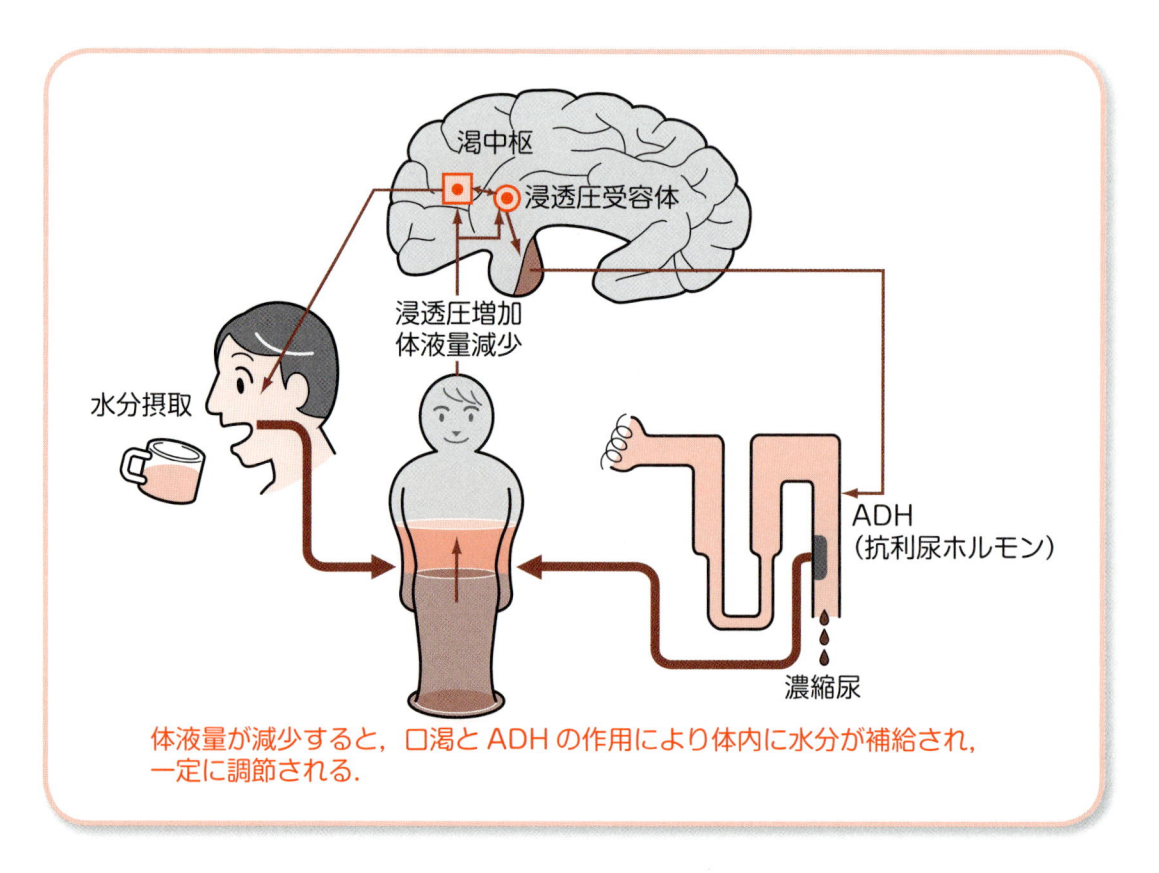

体液量が減少すると，口渇と ADH の作用により体内に水分が補給され，一定に調節される．

3-8. ADH分泌の刺激・抑制因子

寒い時におしっこが多いのは？

抗利尿ホルモン（ADH）の分泌に影響する因子には，水分欠乏時にみられたような血漿浸透圧の変化という因子以外にもいくつかあることが知られている．

ADHの分泌が刺激される場合は，①血漿浸透圧の増加と②非浸透圧性の因子に分けられる．①は水分欠乏性脱水症や高張食塩水の投与時である．②には種々な因子があるが，循環血漿量の減少の影響が一番大きい，特に出血などのショックで，血漿量の減少および血圧の低下を生じると，血漿浸透圧の増加を伴ってなくてもADHの分泌は急増する．

②の因子にはそのほかに，胸腔内血液量の減少時（立位，陽圧呼吸），心拍出量の減少，種々のストレス（疼痛，手術），低血糖，頚動脈球への低酸素刺激，視床下部を灌流する血液温度の上昇がある．薬物としてはニコチン，バルビタール，コリン作動性薬剤，モルフィン，カルバマゼピン，クロフィブラート，プロスタグランジン，アンジオテンシンⅡなどが知られている．

ADHの分泌が抑制される場合は，①血漿浸透圧の減少と②非浸透圧性の因子に区別できる．①は水分摂取量の増加やブドウ糖や低張液の大量投与の場合がある．②には循環血漿量の増加，等張液の投与，心拍出量の増加，胸腔内血液量の増加（陰圧呼吸，横臥位），視床下部を灌流する血液温度の低下時，感情ストレス，寒冷時などがある．薬物としてはアルコール，アトロピン，ジフェニルヒダントイン，コルチゾール，エピネフリンなどが知られている．

ADHの分泌が刺激されると尿量は減少（抗利尿状態）し，逆に抑制されれば尿量は増加（利尿状態）することになる．

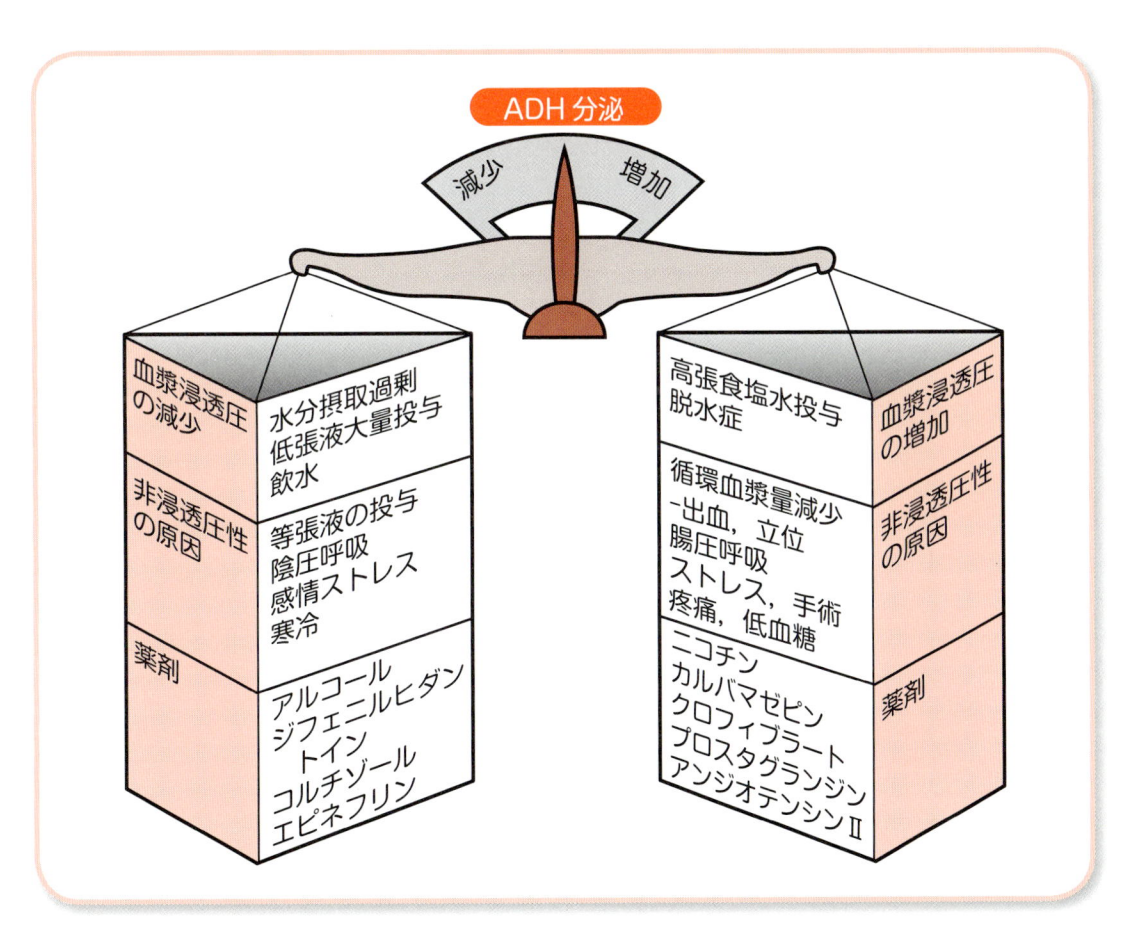

ADH分泌

減少	増加
血漿浸透圧の減少：水分摂取過剰，低張液大量投与，飲水	高張食塩水投与，脱水症：血漿浸透圧の増加
非浸透圧性の原因：等張液の投与，陰圧呼吸，感情ストレス，寒冷	循環血漿量減少－出血，立位，陽圧呼吸，ストレス，手術，疼痛，低血糖：非浸透圧性の原因
薬剤：アルコール，ジフェニルヒダントイン，コルチゾール，エピネフリン	ニコチン，カルバマゼピン，クロフィブラート，プロスタグランジン，アンジオテンシンⅡ：薬剤

水分代謝の調節機構とその異常

3-9. ADHの分泌調節のはたらき

もっと詳しく

　抗利尿ホルモン（ADH）またはアルギニン・バソプレシン（AVP）は下垂体後葉ホルモンで9個のアミノ酸からなるペプチドホルモンである．下垂体後葉に貯蔵され，浸透圧や非浸透圧刺激に反応して血液中に放出される．浸透圧受容器は前視床下部の第3脳室基底核終板に存在する．この部位は脳血液関門の外側にあり，血漿浸透圧の変化を感受する．正常人の血漿浸透圧は285～290 mmol/kgで，正常の血漿AVP値は0.5～2.0 pg/mlである．浸透圧が1～2 mmol/kgの変化に敏感に反応し，正常浸透圧以上の浸透圧上昇を示す高浸透圧血症になると分泌が刺激されることになる．

　非浸透圧刺激による分泌には次のようなものがある．もともと血液量の変動は左房，肺静脈に存在するlow-pressure baroreceptorおよび大動脈弓・頸動脈洞のhigh-pressure baroreceptorにより感知される．血液量の10％以上の減少は，これらの系を介してAVP分泌の刺激となる．ストレス，嘔吐，疼痛，情動，薬物などもAVP分泌刺激因子となる．この系を介したAVP分泌刺激は迷走神経求心路を経て延髄腹側の孤束核に入力し，視床下部室傍核，視上核に伝達される．この系は通常，AVP分泌を持続的に抑制している．血圧の低下，循環血漿量の減少，左房圧の低下などにより，圧受容器を介する抑制系の活動が弱まるとAVPの分泌が増加するとされる．

　このような浸透圧刺激と非浸透圧刺激は互いに独立してAVP分泌の調節に関係する．循環血漿量の減少は浸透圧刺激によるADH分泌閾値を低下させ，浸透圧上昇に反応したADH分泌亢進を増強する．

　AVPは水チャネル（AQP2）を活性化して水の透過性を増し，水再吸収を促進することにある．その結果，体液量は増加して，血漿浸透圧は低下する．AVPが作用すると尿浸透圧は最大1,200 mOsm/kgまで濃縮され，AVPが存在しないと50～60 mOsm/kgまで希釈される．

　健康人では通常1日約600 mOsmの溶質が排泄される必要があり，尿量はおよそ500 mlから10 lまで変化しても，AVP分泌とその作用および渇機構が正常であれば，血清Na濃度と血漿浸透圧は正常に維持される．

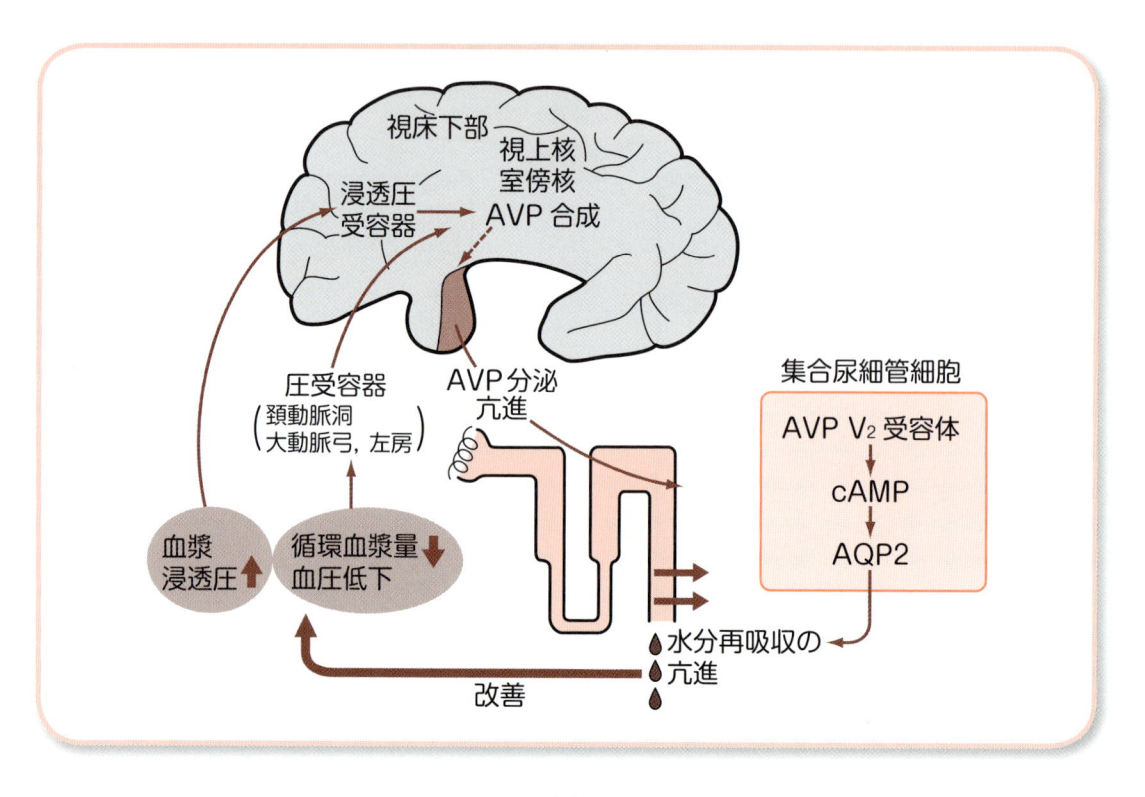

3-10. ADH分泌 と 尿浸透圧の関係

間接的な証明法

体内水分の節約に重要なはたらきをするのは，抗利尿ホルモン（ADH）である．ADHの産生や分泌は生体へのさまざまな刺激因子により調節されることを知った．ADHが何らかの刺激により分泌されると，腎臓の遠位部ネフロンにおいて作用し，その部の水分透過性が増すため，水分は再吸収される．この結果，尿は濃縮されることになる．

ADHは現在では放射性免疫抗体法（RIA）により正確に測定される．しかし測定に用いる抗体によりその測定精度が異なるようである．臨床的にも少量の検体で検査が可能となっているが難点は検査が高価なことである．

ADHの分泌刺激のうち，最も一般的な因子は血漿浸透圧（Posm）の増加である．血漿浸透圧が285 mOsm/kgH₂O以上となるとADHは分泌され，この両者の関係は図の上図にみられるような直線関係にある．

またADHが作用すると，腎臓の遠位部ネフロンに問題がなければ，尿は濃縮されるはずである．分泌されたADHの量が多いほど，尿濃縮の程度は強くなる．したがってADHと尿浸透圧の関係は図の下図にみられるような相関関係にある．腎臓の濃縮力は正常でも限界があり，ヒトでは1,200〜1,400 mOsm/kgH₂O程度までである．いくらADHが分泌されたとしても，Uosmの最大値には限界がある．

現在のようにADHの測定が容易になされなかった時代では，血漿浸透圧と尿浸透圧によりADHの分泌状況を推察したのである．この理由はADHと血漿浸透圧の比例関係，ADHと尿浸透圧の比例関係があることから理解されるはずである．

尿浸透圧／血漿浸透圧の比によりADHが作用しているか否かが推測できる．この比が1以上あればADHは分泌されていることを意味する．

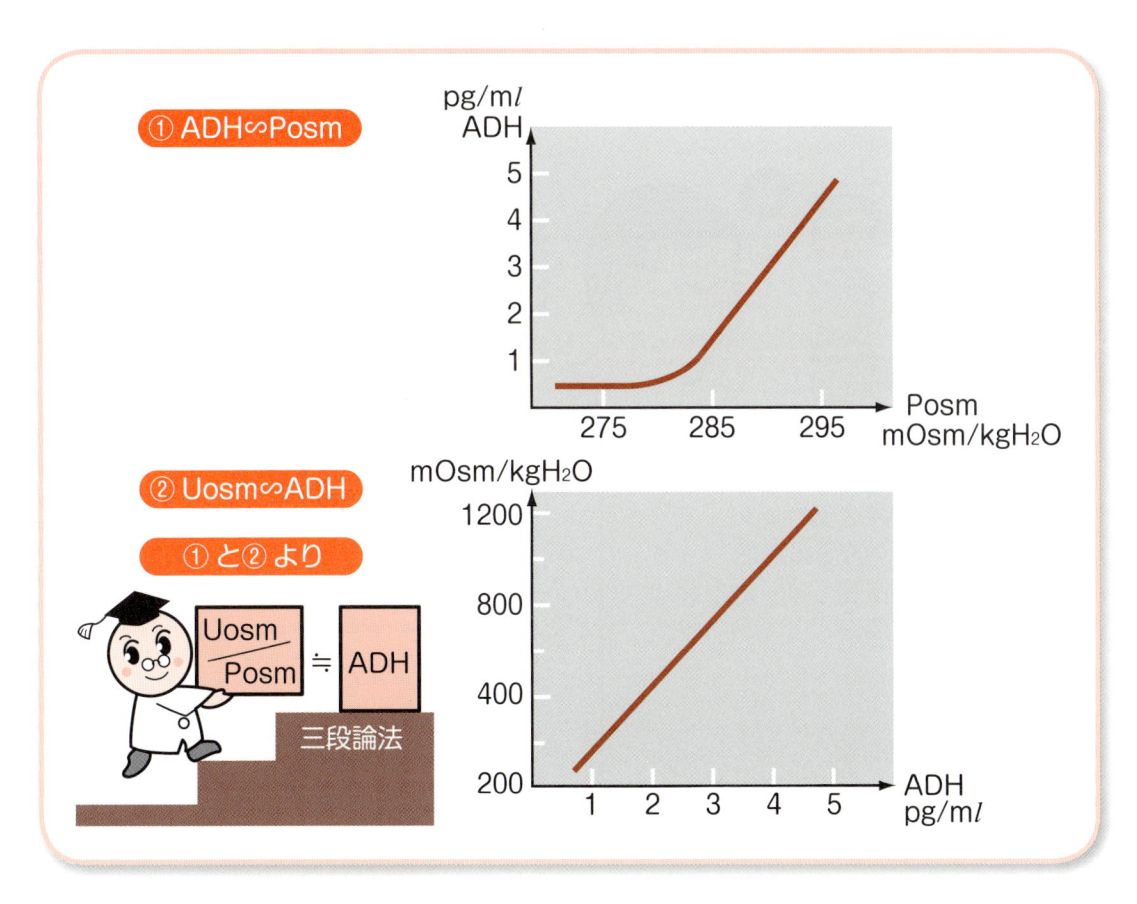

① ADH∝Posm

② Uosm∝ADH

①と②より

$$\frac{Uosm}{Posm} \fallingdotseq ADH$$

三段論法

3-11. 口渇の抑制と刺激

のどが渇いているから飲むのか

浸透圧調節機構のもう1つの重要な役割を担うのが，**渇機構**である．このことは例えばADHが分泌されないか，あるいはADHが腎臓において作用しない状態である中枢性尿崩症や腎性尿崩症を考えてみれば，容易に理解できるはずである．これらの状態でも，渇機構が正常に作動している限り脱水症に陥ることはないからである．

逆に**ADHの分泌や作用が正常に行われていても，渇機構の方に障害があると，浸透圧調節機構は正常に維持できず，容易に脱水症を生じてしまう**．すべての陸上に棲息する動物は絶えず脱水症の危険にさらされているので，この防御機構の重要性が納得できる．

ところが，これほど重要な機構であるにもかかわらず，その求心性経路についてはまだ明らかではないし，渇そのものの定量化が行えない現状である．口渇を刺激または抑制する因子には次のようなものがある．

口渇の刺激を生じる因子には，①血漿浸透圧の増加，②細胞外液量や血漿量の減少，③口内乾燥やストレス，④精神的因子（心因的因子），⑤薬物（アトロピン，迷走神経遮断薬），⑥習慣・社会的慣習である．

口渇の抑制を生じる因子には，①血漿浸透圧の減少，②細胞外液量の増加，③胃部膨満などがある．

これらの因子をみると，口渇もADHも同じような因子により影響されていることがわかる．これは水分欠乏に対する二重の防衛機構の結果といえる．ところが渇中枢が正常でも，渇中枢からの情報が正しく伝達されなければ意味がない．例えば意識障害，言語障害，運動・知能の障害時には発揮されない．

渇感としばしば混同されるのは**飲水行動**である．先に述べた口渇刺激因子のうち，必ずしも渇感がないのに水分を摂取する場合が含まれている．心因性多飲症や社会的習慣により水分を摂取する場合がそれである．

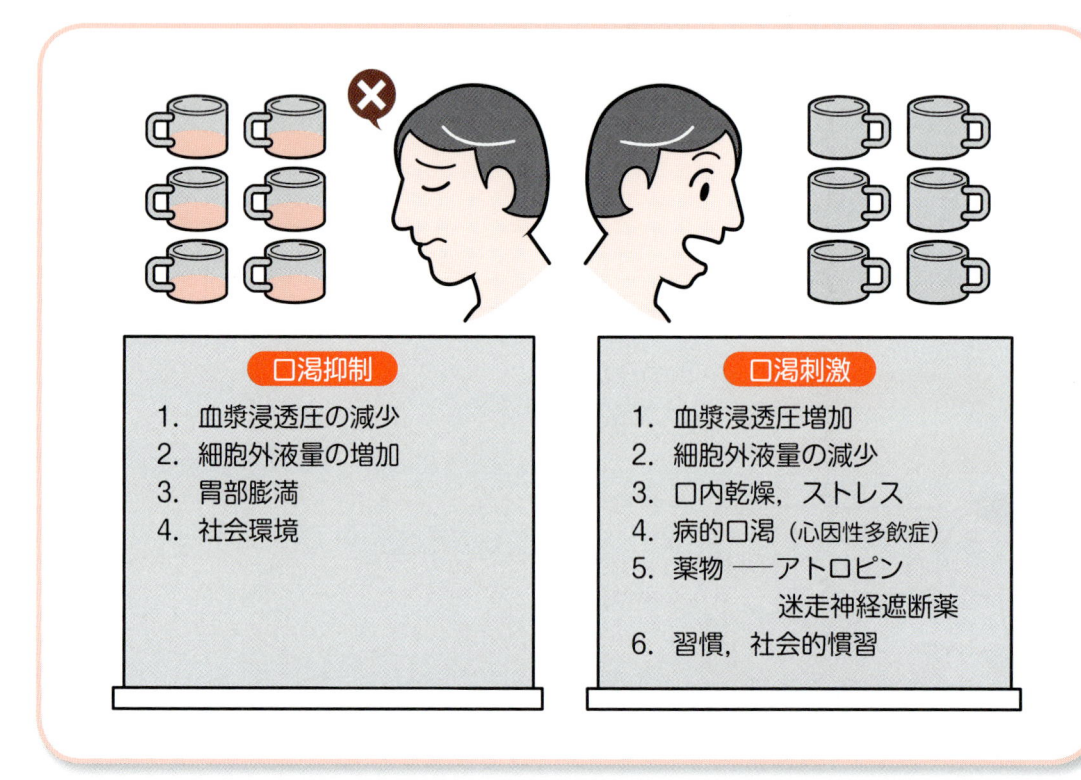

口渇抑制
1. 血漿浸透圧の減少
2. 細胞外液量の増加
3. 胃部膨満
4. 社会環境

口渇刺激
1. 血漿浸透圧増加
2. 細胞外液量の減少
3. 口内乾燥，ストレス
4. 病的口渇（心因性多飲症）
5. 薬物 ——アトロピン
         　　 迷走神経遮断薬
6. 習慣，社会的慣習

3-12. 口渇の発生機序

渇にかつ人間の意志の力

渇中枢は視床下部の腹側内側領域に存在するが，その求心性経路は複雑で，十分解明されたとはいえない．しかし先に述べようなさまざまな因子により渇中枢が刺激され，口渇を生じる機序が部分的に知られている．

渇中枢の刺激因子とADHのそれとが類似していることから，水分調節にかかわる**浸透圧調節機構**と体液量の調節にかかわる**容量調節機構**とが関連すると考えられている．特に生体における生命維持には，体液の質と量の両方の調節が大切であるが，生命の危機的状況においては体液浸透圧を犠牲にしても，まず体液量を維持することが重要といわれる．

渇感の生じる基本的な刺激は渇中枢の神経細胞の収縮である．これは浸透圧変化により直接的に影響される一方，浸透圧受容体からの情報にも影響を受ける．このほかにも，上部消化管，左房壁，門脈流域などからの求心性刺激の影響も加わる．

脱水症や出血などにより循環血漿量が減少すると，体内各部の容量受容体が感知し，容量調節系が作動する．腎臓によるNaや水分の保持だけでなく，渇感を増して，積極的に体内に水分を取り込もうという反応が生じるのは合理的である．この容量受容体からの刺激の一つに，腎臓の傍糸球体装置から分泌されるレニンの増加により生じた**アンジオテンシンⅡ**がある．

このような**口渇刺激**は，渇中枢より大脳皮質に投影されて，飲水行動が始動する．動物ではこの原始的な感覚である渇感の発現（飲水量）と実際の脱水症の程度とは非常に密接であるといわれる．ところが大脳皮質の発達しすぎたヒトでは，さまざまな抑制因子，情動，社会習慣などのため，軽度の渇感があっても直ちに飲水行動に結びつかない面がある．

人間の大脳皮質の意志の力は，渇感にも勝るが，これは生物としては不幸な一面でもあるといえよう．

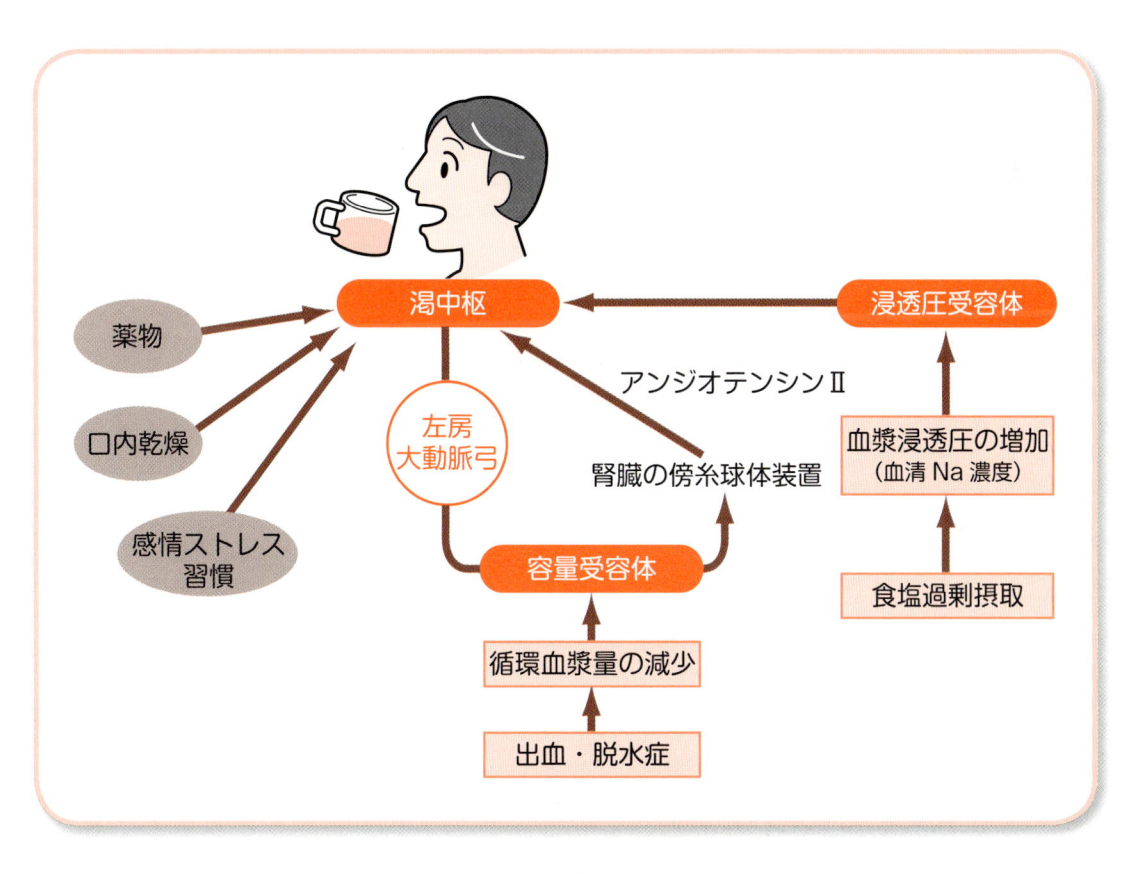

3-13. 心因性多飲症 と 尿崩症

終わりなき始まり

リーマンショック以来，世界的に経済活動が低下してきている．ギリシャやイタリアなどEU諸国の債務超過から世界経済に大きな影響が出始めている．わが国も先の震災，原発事故などから，もともと赤字国債乱発に加えて，災害対策などの膨大な経費の必要性が生じている．これに対して税金からの収入も落ち込み新たに消費税を増すことが計画されている．消費の低迷に対して，さらに消費税を増税させれば，消費はますます不活性化し，景気の回復は望めない．まさに負のスパイラルが加速して低経済の世の中に陥ることになってしまう危惧がある．

生体におけるこのような現象は，いわゆる**悪循環**といわれる現象であり，特に重症の病態，水・電解質代謝異常，内分泌異常時などでしばしば認められる．これを断ち切るには，根本的な原因を元から断たなきゃ駄目！ということになる．

以上のたとえ話は，この項の枕としては不出来であるが，多飲多尿を示すことを特徴とした2つの疾患の説明として述べてみた．このうちの**心因性多飲症**は何らかの精神的・心理的理由により，非常に大量の飲水を摂取する．この結果，体内の水分量は過剰となり，血漿浸透圧は低下し抗利尿ホルモンの分泌が低下するため，大量の希釈尿を排泄する疾患である．

一方，**尿崩症**は中枢性と腎性とに区別できるが，病態としては抗利尿ホルモンが欠如したと同じことになる．前者は確かにADHの産生または分泌がなされない状態であり，後者はADHの分泌はあるが，作用部位である腎臓の尿細管が無反応となる状態である．この結果多尿となるが，この状態が続くと体内水分の欠乏を招くため，やむを得ず大量の水分を摂取することになる．

心因性多飲症では，多飲多尿となるのは大量の水分摂取であり，尿崩症ではその原因は腎臓からの大量の水分排泄である．これらの成因は明らかに異なるが，両者とも現象的には多飲多尿となる．原因が結果となり，その結果がまた原因となる何とも不思議な，終わりなき始まりといえる病態である．

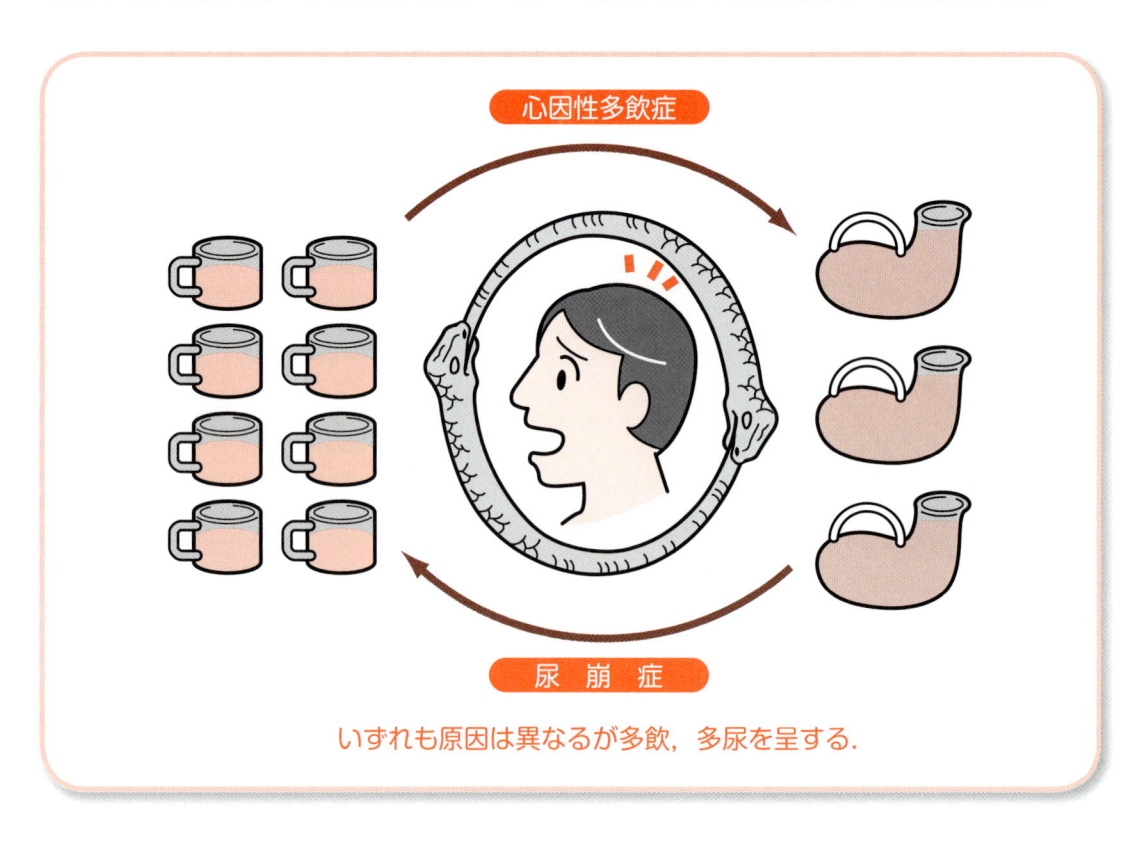

いずれも原因は異なるが多飲，多尿を呈する．

3-14. 尿崩症

よくでるニョウ……

　尿崩症というのは血漿浸透圧の上昇があっても，常に低張尿を排泄する病態である．これは中枢性尿崩症と腎性尿崩症に分類される．**中枢性尿崩症**は突発的に多尿（3〜6 l ときに10 l 以上）を示し，口渇により多飲し，このため夜間の排尿回数，排尿量も増加し睡眠障害を招く．多尿により喉が渇き多飲となるが，口腔内の灼熱感を伴う渇感で多飲となり冷水を好む傾向にある．皮膚や口腔内の乾燥，脱水による倦怠感を示す．

　一般的に渇中枢の障害はないため多飲により著しい脱水症をきたすことはない．AVP濃度は感度以下，多尿は5〜10 l におよび，血漿浸透圧は290〜310 mOsm/kg前後であるが，渇中枢の刺激で飲水行動が生じるため水分バランスは維持される．意識障害や渇中枢異常がない限り持続的な高Na血症は生じない．

　病型は家族性，特発性，続発性に分類されるが，続発性が圧倒的に多く，特発性，家族性の順である．続発性の原因は視床下部の占拠性病変によるもので，大部分は脳腫瘍（胚芽腫，頭蓋咽頭腫）と肉芽腫性病変である．視床下部の脳腫瘍（占拠性病変）では下垂体前葉機能低下症を併発することが多く，視床下部ホルモンの分泌障害により下垂体前葉ホルモン分泌が低下するためである．プロラクチンを除く，下垂体前葉ホルモン分泌が低下する．

　家族性尿崩症はAVPの合成障害によるもので，常染色体優性遺伝形式をとる．このAVP遺伝子異常は30種類以上の変異があるという．AVP合成障害にいたる理由は次のように説明されている．変異遺伝子から作られた異常AVP前駆体タンパク質がAVP産生細胞に蓄積され細胞変性をもたらす可能性，異常なニューロフィジンがAVPとの結合に障害を生じて後葉への軸索内輸送の過程でAVPへの保護作用が行われない可能性が考えられている．このため生後数ヵ月から数年後に発症することになる．

　診断は近年の進歩した画像検査による．MRIのT1強調画像は尿崩症の変化を描出できるとされる．尿崩症では正常時に認められる下垂体後葉の高信号が消失する．AVPの産生・分泌が障害される状況下では分泌顆粒の消失に依存する現象と理解される．

　治療はDDAVPによる．1日10〜20 μg を1〜2回点鼻して尿量を2,000 ml 以下に抑えるようにする．脱水下でも尿浸透圧は低値のままで，尿浸透圧と血漿浸透圧比は1以下である．体液喪失から高張性脱水症を招きやすく，輸液は0.45% NaCl，維持輸液を使用して高張性脱水の補正をする．同時にAVP（デスモプレシン；DDAVP）の点鼻を行うが，使用量は5〜20 μg/日を2回に分けて行う．

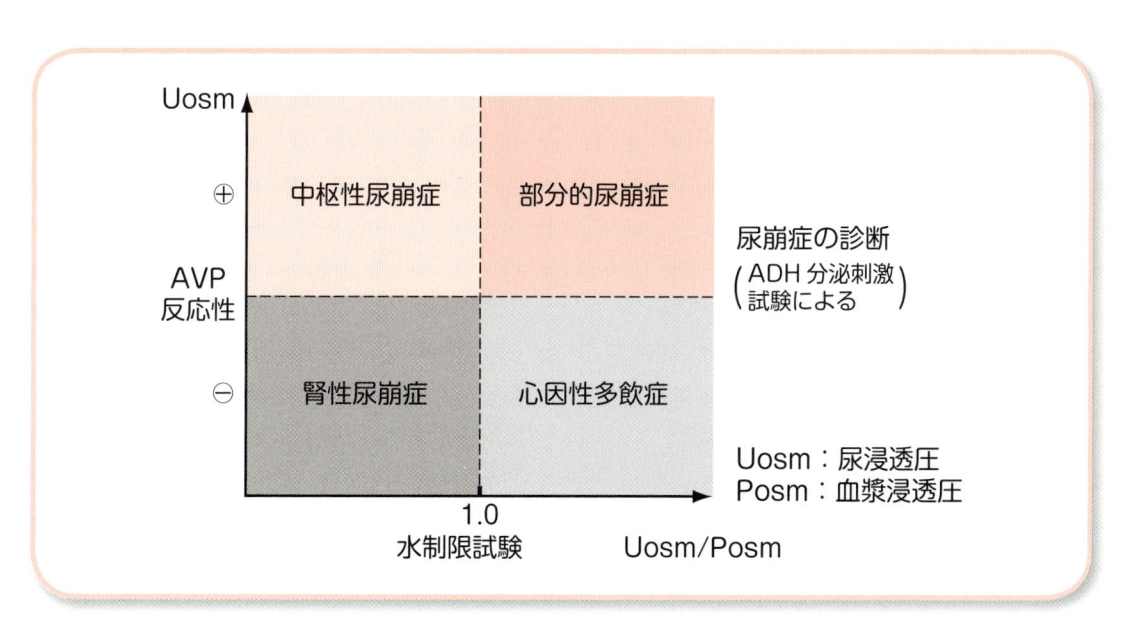

3-15. 尿崩症 と 心因性多飲症の鑑別

無理にやめさせたら……

多尿をきたす代表的な疾患は，尿崩症と心因性多飲症である．これ以外にも腎不全，浸透圧利尿，利尿薬使用時などがあるが，これらの場合には鑑別は比較的容易である．腎不全の場合には慢性腎不全の多尿期と急性腎不全の利尿期があるが，いずれも高窒素血症や腎不全の原因疾息や病歴から区別できる．浸透圧利尿も著しい高血糖，マンニトールなどの使用，利尿薬使用の病歴などから判断することができる．

したがって尿崩症と心因性多飲症の鑑別診断が難しいことになる．前者は，中枢性の型と腎性の型に区別される．**中枢性尿崩症**というのはADHの産生や分泌がないものであり，**腎性尿崩症**というのはADHの分泌は可能であるが，ADHに対する腎臓の反応性がなく抗利尿効果が発揮されないものである．この両者の一番の違いは血中ADHを測定してみればはっきりする．腎性尿崩症ではADHは正常かむしろ増加している．

尿崩症の原因は多数ある．中枢性の場合には頭部CT検査により，下垂体周囲の脳腫瘍の有無をチェックすることが重要である．腎性尿崩症では先天的なものもあるが，二次的な影響による場合もある．特に低K血症や高Ca血症に伴った尿細管障害によることが多い．

これに対して**心因性多飲症**は何らかの心因的・神経症的な原因により水分摂取量が多い結果，多尿になるものである．このため情緒障害を伴った女性に多くみられるといった特徴がある．摂取する水分量も日々一定したものでなく，ばらつきが多いため，尿量の変動も著しくなる．

このような多尿時に無理矢理に水分摂取量を制限させると，尿崩症の場合には危険な脱水症に陥る．しかし心因性多飲症の場合にはADHの産生・分泌自体に問題はないし，尿細管の反応性も障害されてないので脱水症には至らない．しかし飲水制限は相当つらく，ストレスが高じるようである．

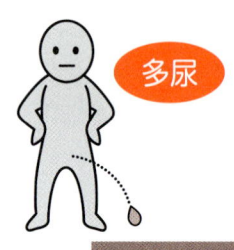

多尿の鑑別

	中枢性尿崩症	腎性尿崩症	心因性多飲症
原因	ADHの合成・分泌の障害	ADHに対する腎臓の反応性障害	心因的・神経症的な多飲
血中ADH	測定感度以下	正常～↗	↘
血清Na濃度	正常～↗	正常～↗	正常～↘
尿量変動	なし	なし	あり
参考	頭部腫瘍に注意 CT検査	遺伝性の検討 後天性の原因 (高Ca血症性腎症, 低K血症性腎症, 慢性腎盂腎炎)	情緒障害 女性に多い

3-16. 希釈尿 と 濃縮尿の原因

中身の濃い方が好き

スーパーの飲食物コーナーには，多種多様の飲料製品が所狭しと並べられている．ミカンやリンゴのジュース類，各地の牧場で作られた牛乳などが満ちあふれている．消費生活の向上，レジャー産業の増加，健康のための体力作りなどの理由で，これらの飲料製品の売れ行きは良好のようである．

ところで，あなた方はどのような製品を愛用してますか．人によっては中身が勝負といって濃厚牛乳，100％果汁入り，濃縮果汁入りなどを好んで買い求める．あまり気にしない人は果汁10％というようなアルミ缶を愛飲する．別にどちらがどうというわけではないが，これは人の好みによるというものである．

このような水を含めた飲料水を大量に飲むとどうなるであろうか．健康人なら，何も特別の副作用がでるものではない．体内に水分が過剰になれば，その分だけ大量の薄い尿（**希釈尿**）が排泄されるだけである．これは生理的な希釈尿であり，体液の量と質を維持するための自然な現象である．

一方，水分の摂取量がきわめて少ない場合はどうであろうか．健康な人（腎臓）であれば，体内の水分不足を防止するために腎臓の尿濃縮力を最大限に生かして，余分な水分を喪失せずに濃い尿（**濃縮尿**）を排泄する．これも生理的な濃縮尿といえ，体液の質と量を維持するうえでは必須の現象である．

このように**尿を希釈または濃縮する能力は正常では幅広く，最大尿希釈時の尿浸透圧は約50 mOsm/kgH$_2$O となり，最大尿濃縮時の尿浸透圧は約1,400 mOsm/kgH$_2$O まで変動する**．この腎臓の機能を検査する方法に水負荷試験とFishberg の尿濃縮試験（水制限試験）がある．このような負荷試験により正常反応がみられない病態が知られている．前者の異常は**尿希釈障害**といい，後者の異常は**尿濃縮障害**という．各々の原因疾患は図中の表に示してある．

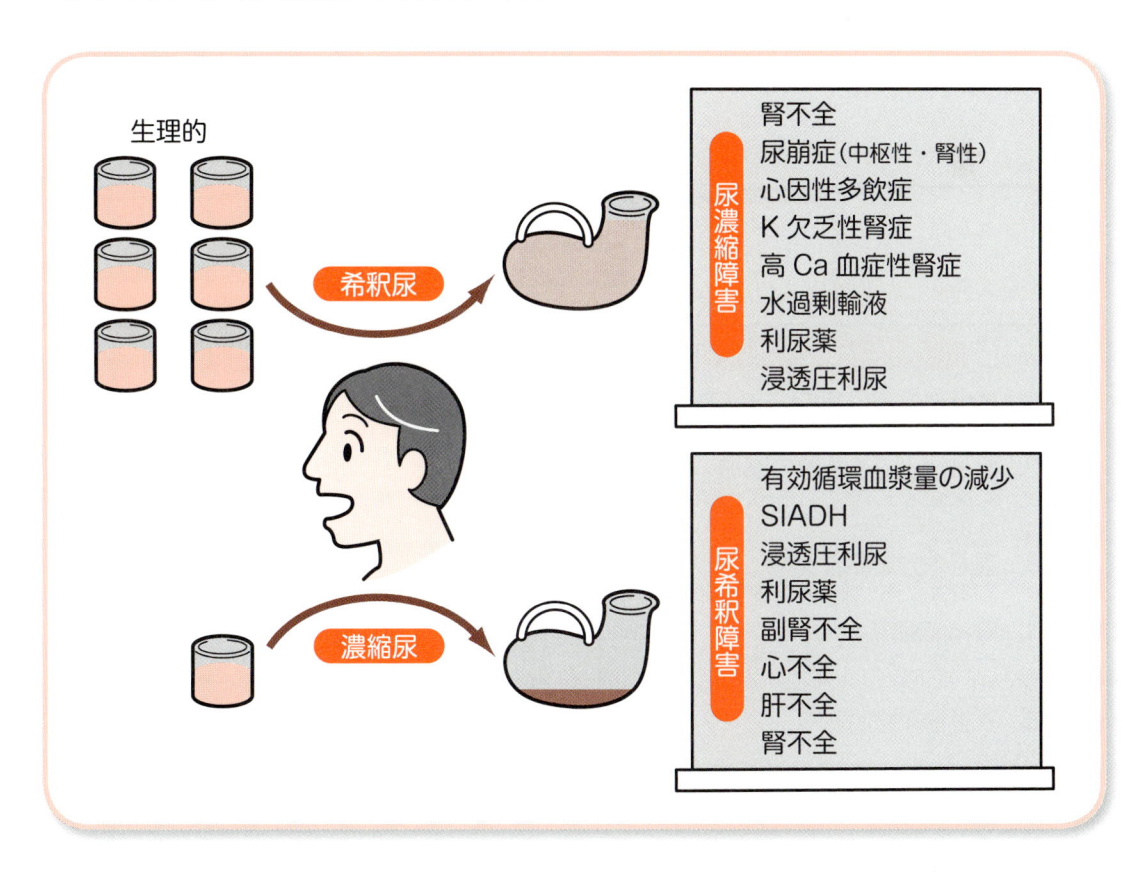

生理的

希釈尿 →

濃縮尿 →

尿濃縮障害
- 腎不全
- 尿崩症（中枢性・腎性）
- 心因性多飲症
- K 欠乏性腎症
- 高 Ca 血症性腎症
- 水過剰輸液
- 利尿薬
- 浸透圧利尿

尿希釈障害
- 有効循環血漿量の減少
- SIADH
- 浸透圧利尿
- 利尿薬
- 副腎不全
- 心不全
- 肝不全
- 腎不全

3-17. 尿量異常の原因

便秘はそれほどこまらない

人によっては1週間近くも便秘をしている人がいるらしい．さまざまな下剤を服用したり，他人にいい方法があると聞けばすぐさま実行したりするが，なかなか頑固なものらしい．慢性便秘の人は貯蓄心に富んだ，銀行が大好きな人という説もあるというが……．

ところが尿が1週間もでないとなったらどうしますか．これはもう生命の危険どころではない．2〜3日でも尿毒症になり，へたをするとあの世行きである．ことほど左様に尿というものは大切なのである．職場によっては無理して排尿をがまんしたり，水分を取らない人もいるらしい．代謝老廃物を思う存分，気持ちよく水に流したいものです．

尿量が減少し，1日尿量が500 ml以下となったら**乏尿** oliguria，100 ml以下なら**無尿** anuria という．これらの原因はいくつかあるが，大切なのは急激に発症したか，徐々に出現してきたかということである．慢性的に水分摂取量が少ない場合では尿濃縮力を最大限に活用して，乏尿傾向となっている場合もある．しかし厳密な意味で乏尿が持続しているのは，きわめて危険で即入院して，詳しい検査と治療を行わなければならない．

乏尿や無尿の原因の多くは急性に発症した腎機能障害（急性腎不全）である．原因には腎前性，腎性，腎後性の区別があり，いずれも早急で適切な処置が重要である．

一方，尿量が大量の場合を**多尿** polyuria といい，1日尿量が3l以上をいう．原因には，①水分摂取量の増加，②腎尿細管における水分再吸収の障害，③浸透圧利尿といわれる状態に大別できる．これらの具体的な原因は図を参照してもらうが，尿が多く出るからといっても腎臓のはたらきがよいとは必ずしもいえませんよ．

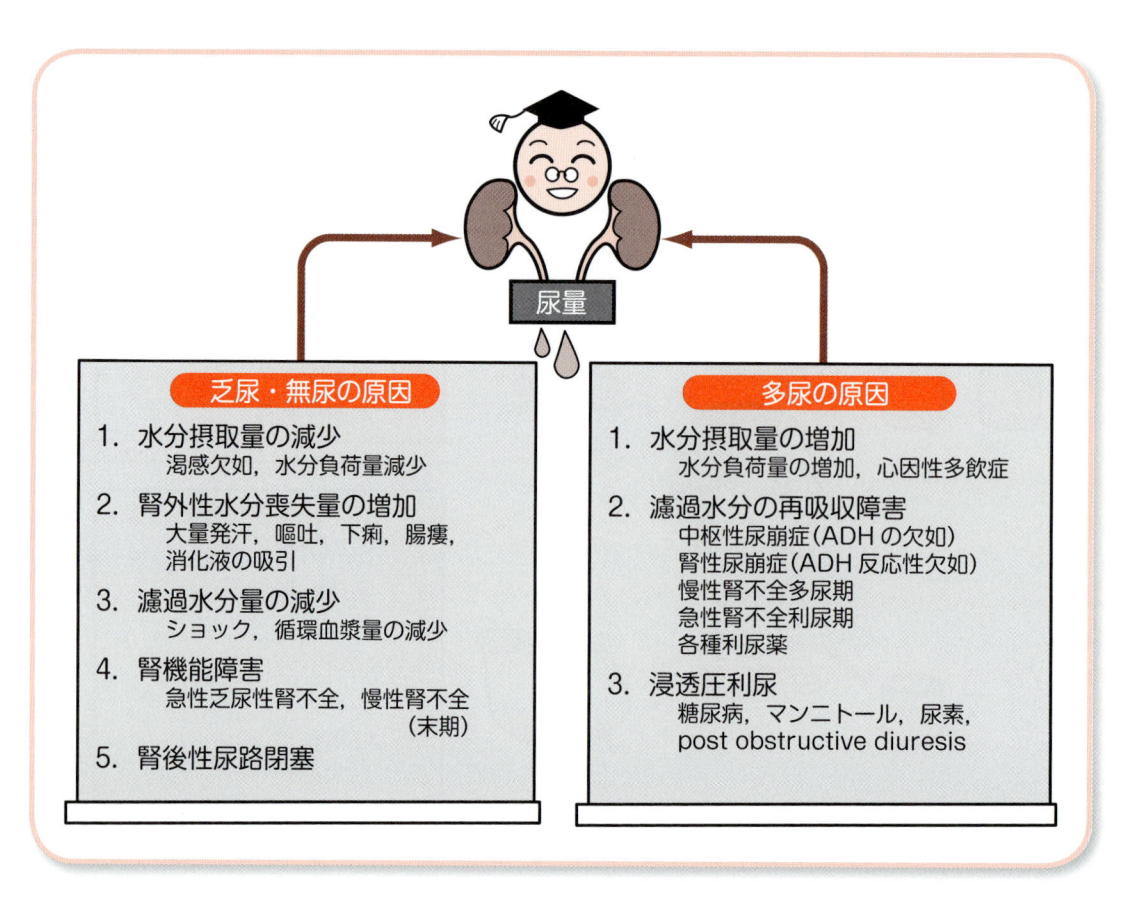

乏尿・無尿の原因

1. 水分摂取量の減少
   渇感欠如，水分負荷量減少
2. 腎外性水分喪失量の増加
   大量発汗，嘔吐，下痢，腸瘻，消化液の吸引
3. 濾過水分量の減少
   ショック，循環血漿量の減少
4. 腎機能障害
   急性乏尿性腎不全，慢性腎不全（末期）
5. 腎後性尿路閉塞

多尿の原因

1. 水分摂取量の増加
   水分負荷量の増加，心因性多飲症
2. 濾過水分の再吸収障害
   中枢性尿崩症（ADHの欠如）
   腎性尿崩症（ADH反応性欠如）
   慢性腎不全多尿期
   急性腎不全利尿期
   各種利尿薬
3. 浸透圧利尿
   糖尿病，マンニトール，尿素，post obstructive diuresis

3-18. 急性腎不全の乏尿発生機序

どこに原因があるのか

急性腎不全は乏尿・無尿の場合にすぐ思い浮かぶ疾患である．近年では薬剤や造影剤などによる急性腎不全が多く，このような場合には必ずしも乏尿を示さず，むしろ尿量は正常程度に増加していることが多い．このような**非乏尿性急性腎不全**の型があるので，尿量が十分あるからといって腎不全ではないと言い切れないのである．非乏尿性でも，高窒素血症の有無は確認しておく必要がある．

尿量の減少する**乏尿性急性腎不全**においては，乏尿ないし無尿の生じる原因により3型に分けられる．すなわち，①腎前性，②腎性，③腎後性である．これらを区別する理由は，治療法の違いがあるためである．

①**腎前性というのは，腎灌流圧の低下あるいは有効循環血漿量の減少により生じる**．前者はショック，著しい末梢血管の拡張または両側腎動脈の閉塞などでみられ，腎臓への血流低下により乏尿となる．後者はいわゆる脱水症（消化液の大量喪失，浸透圧利尿後，利尿薬の過剰使用後，過剰発汗など）や高度の浮腫時（うっ血性心不全，腹水を伴う肝硬変，ネフローゼ症候群など）でみられる．これはちょうど，ホースで水をまく場合に，水圧が低かったり，水道管内の水量が少ない場合には勢いよくホースから放水できないのと同じことである．

②**腎性というのは両側性，び漫性の腎実質の障害の結果，糸球体濾過量の低下から乏尿となるもの**である．これも糸球体性の原因（急性糸球体腎炎，結節性動脈周囲炎，急速進行性腎炎など）と尿細管性の原因（いわゆる尿細管壊死—腎毒性薬剤や虚血性のもの）がある．特に後者の原因は腎性乏尿の大部分を占める．

③**腎後性というのは尿路の閉塞による**．上部尿路（尿管の両側閉塞）と下部尿路（前立腺肥大，膀胱癌，神経因性膀胱など）の原因がある．③の場合は乏尿というより無尿を呈することが多い．原因を除去できれば改善する．

これらの原因の鑑別法としてFE_{Na}の有用性が述べられている．腎前性では$FE_{Na}<1\%$，腎性・腎後性$>3\%$というが，実際的にはこのようにclear-cutに区分できない．

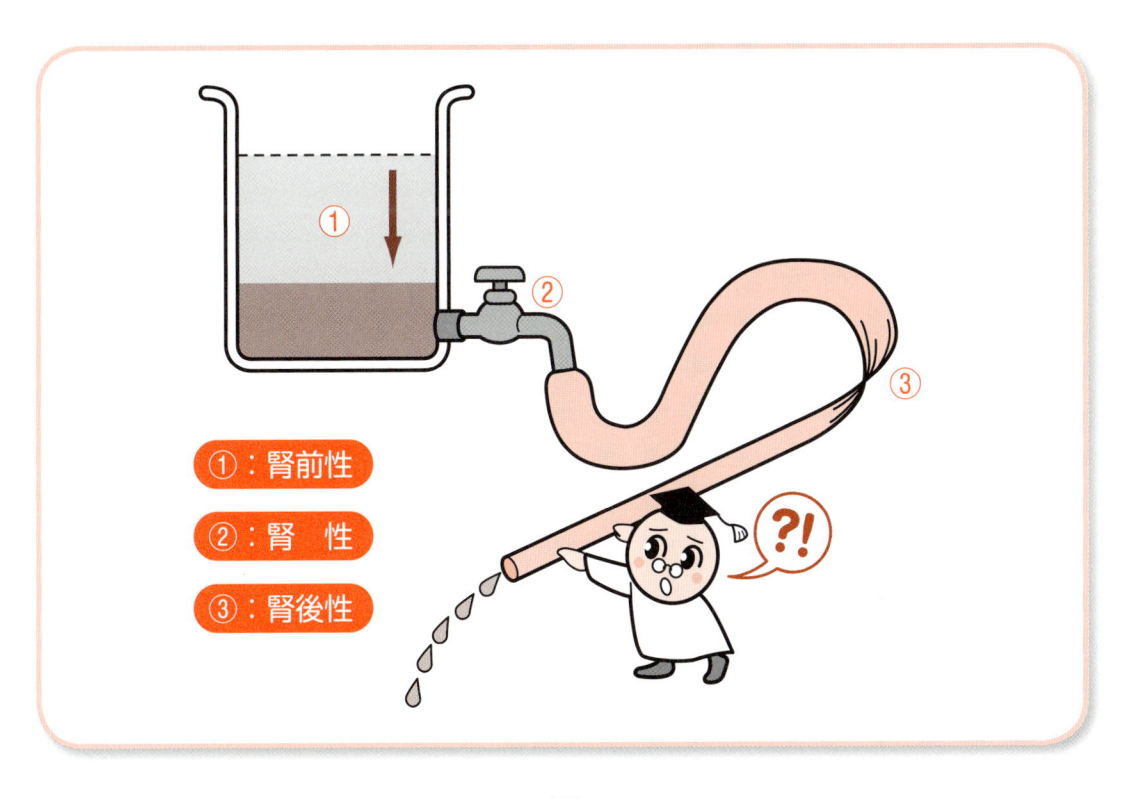

①：腎前性
②：腎　性
③：腎後性

3-19. バソプレシン受容体拮抗薬

水はけを良くする

腎臓の集合尿細管に作用する AVP により，管腔内の水分再吸収の増加が生じて尿量が変化する．これは脱水症などの循環血漿量の減少した病態においては有用なことであるが，病態によっては**尿中への水分排泄障害（水利尿不全）がもとで低 Na 血症を招くことが臨床的にしばしばみられる．水利尿不全というのは尿希釈障害によるもの**で，希釈部位といわれる尿細管への液量の低下，溶質負荷量の減少と集合管での水再吸収の亢進が関係する．特に後者は AVP の分泌過剰によるわけで，AVP の持続的な過剰分泌は循環血漿量を増加させ血清 Na 濃度を低下させることになる．特に心不全，肝硬変，ADH 不適切分泌症候群などの病態では水利尿不全が問題になる．

AVP 刺激となる要因を除去することは臨床的に困難なことが多く，このため AVP の作用を抑制する薬剤の開発が望まれたのである．利尿薬は水だけを排泄させるのが目的でなく，Na の排泄を主眼とした薬剤である．水利尿作用を目的とした薬剤が希釈性低 Na 血症の治療には必要である．1960 年代より ADH の構造アナログの研究が始まり，AVP 構造の特定のアミノ酸を別のアミノ酸に置換することにより拮抗作用を示す物質が得られることが判明した．山村らにより経口可能な非ペプチド性 AVP 拮抗薬として，V_1 受容体拮抗薬である血管に作用する拮抗薬と V_2 受容体拮抗薬である抗利尿拮抗薬とが開発された．特に V_2 受容体拮抗薬は集合尿細管における AVP 作用を阻害することにより水透過性を減弱させ，水利尿が生じることが期待される．動物実験から臨床の場に応用されている．現在，**バソプレシン受容体拮抗薬**はモザバプタン塩酸塩（フィズリン）として市販され，ADH 不適切分泌症候群の治療薬として適応が認められている．ただし，低 Na 血症を急激に改善させることは**中枢性橋髄鞘融解症**を招く点に注意する必要がある．

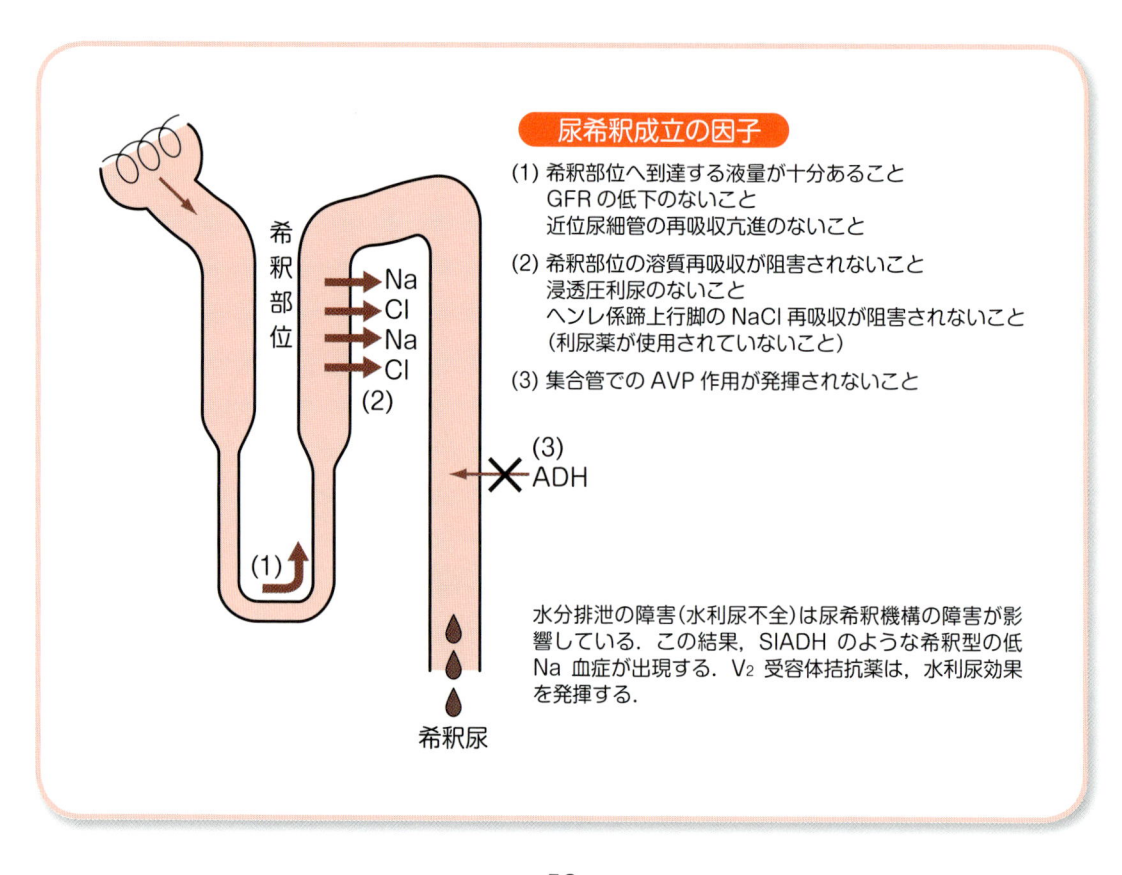

尿希釈成立の因子

(1) 希釈部位へ到達する液量が十分あること
　　GFR の低下のないこと
　　近位尿細管の再吸収亢進のないこと
(2) 希釈部位の溶質再吸収が阻害されないこと
　　浸透圧利尿のないこと
　　ヘンレ係蹄上行脚の NaCl 再吸収が阻害されないこと
　　（利尿薬が使用されていないこと）
(3) 集合管での AVP 作用が発揮されないこと

水分排泄の障害（水利尿不全）は尿希釈機構の障害が影響している．この結果，SIADH のような希釈型の低 Na 血症が出現する．V_2 受容体拮抗薬は，水利尿効果を発揮する．

3-20. AVP分泌 と 集合管の反応性

要約すれば？

　アルギニン・バソプレシン（AVP）は集合管の側基底膜に存在するバソプレシン2型受容体（V_2R）に結合してアデニル酸シクラーゼを介して細胞内のcAMP/Aキナーゼ系を刺激することになる．AキナーゼによるAQP2のリン酸化により細胞内の小胞に存在するAQP2が管腔膜への移動・融合して管腔膜，集合管全体の水透過性が増し，尿濃縮が亢進するとされる．

　血漿浸透圧が正常に維持されるには，①AVPの分泌状態と②集合管の水透過性の状態が必要であり，いずれかの障害があれば，血漿浸透圧の異常がみられる．

　AVPが不適切に亢進しているのが**SIADH**（ADH不適切分泌症候群）である．AVPの分泌低下あるいは欠損は**中枢性尿崩症**で，原因疾患はAVP遺伝子変異，視床-下垂体の後天的な疾患である．希釈尿，多飲多尿，血漿浸透圧は上昇傾向を示す．

　集合管の反応性が亢進しているとSIADHと類似した症状が存在すると考えられるが，カルバマゼピンやシクロホスファミドなどは反応性を増す作用がある．V_2Rの遺伝子のgain-of function変異により受容体の感受性が増し，AVPがほとんど存在しなくても尿濃縮が亢進した症例が**NSIAD**（nephrogenic syndrome of inappropriate antidiuresis）として報告されている．SIADHとの鑑別が必要になる．近年開発されたバソプレシン受容体拮抗薬はAVP過剰のSIADHに有効であるが，NSIADには無効である．

　集合管でのAVPへの感受性が欠如しているのは**腎性尿崩症**であり，中枢性尿崩症と同じような症状を呈するが，血液中のAVP濃度が高値になる，外因性に投与されるAVPに反応しないことから鑑別される．後天的な腎性尿崩症はリチウム，デメクロサイクリンなどの薬剤，低K血症，高Ca血症，尿路閉塞などがある．遺伝性のものはV_2RとAQP2の遺伝子変異がある．V_2Rは頻度が高く，X染色体劣性遺伝形式を示し，現在まで変異の種類は150を超える．AQP2は常染色体劣性ないし優性の遺伝形式を示し，多飲多尿，尿浸透圧は100 mOsm/kg以下である．水分の補給が十分であれば発育に異常を認めないが，多尿による水腎症を呈することになる．

　以上を要約するとAVP分泌が亢進して，尿浸透圧の上昇と血漿浸透圧が低下する病態はSIADHであり，AVP分泌が抑制され，尿浸透圧が低下し，血漿浸透圧が上昇する病態は中枢性尿崩症である．

　集合管の反応性が亢進し，尿浸透圧の増加と血漿浸透圧の低下した病態はNSIADがある．

　集合管の反応性が抑制され，尿浸透圧が低下して血漿浸透圧が増加する病態は腎性尿崩症である．

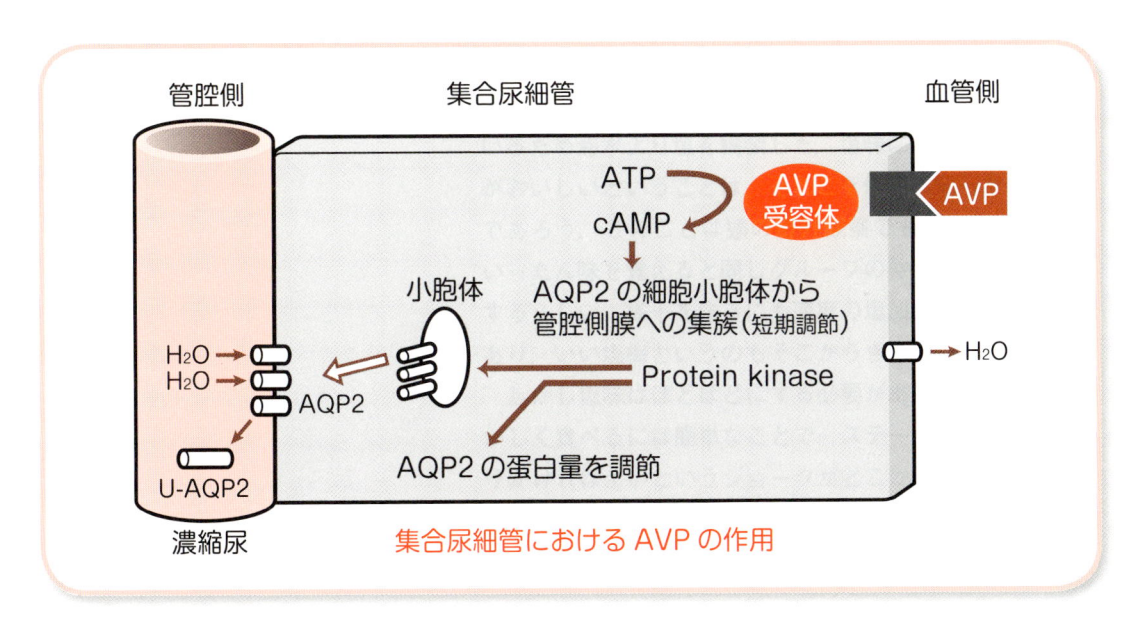

集合尿細管におけるAVPの作用

4-1. 体内におけるNaの作用

Silk road ならぬ Salt road

ナトリウム（Na）という電解質は，現代のわれわれの日常生活では馴じみ深い物質である．食卓の上には食卓塩（NaCl）として，適量使用することにより料理をおいしく頂ける．一方，大量の食塩の使用は高血圧の原因だといって嫌われる．

古代では現在のようにNaは毛嫌いされてはいない．むしろ聖なるものとか貴重なものとして取り扱われてきたのである．聖書にもキリストが"我，地の塩になりて…"とか記述されたり，あるいは英語のサラリー Salary の語源が食塩 Salt に由来するということもよく知られている．

わが国のように四方が海に囲まれた国でも，海のない県では貴重な塩を運搬する"塩の道 Salt road"が残っている．武田信玄と上杉謙信の敵に塩を送るという有名な故事もある．このようにNaは電解質の中では，最も生活に密着したものということができる．

Naがこれほどにも日常生活に溶け込んでいる事実から明らかなように，体内に取り込まれたNaの役割の重要性は推察するにあまりある．Naは原子量23，原子価1価の陽イオンであり，細胞外液中に主として存在する．このことは細胞外液ひいては体液の量と質を維持するうえで，きわめて重要であることを意味する．

すなわち**細胞外液の浸透圧の維持と細胞外液量の維持という作用**である．細胞外液の浸透圧は間接的に細胞内の浸透圧を規定し，その結果，**生体全体の体液量の維持**にもかかわることになる．

細胞外液量の維持のうちでも，循環血漿量の維持は生命活動を保つためには必須の事項である．循環血漿量の減少は血圧の低下，ショックを生じ，生命は危機に陥る．一方，Naの過剰は問題とならないかというと，先に述べた高血圧発症の成因であるとか，体液量の増加や浮腫を生じ，これも生命存続のうえでは好ましくない．

このような点から体内におけるNaの調節は特に精密に行われている．これは体液の浸透圧調節機構と容量調節機構というものからなり，神経，内分泌および腎臓を中心とした巧妙なループができている．Naの欠乏があれば，腎臓からの排泄を抑え，Naの過剰があれば，腎臓からの排泄が増加する．

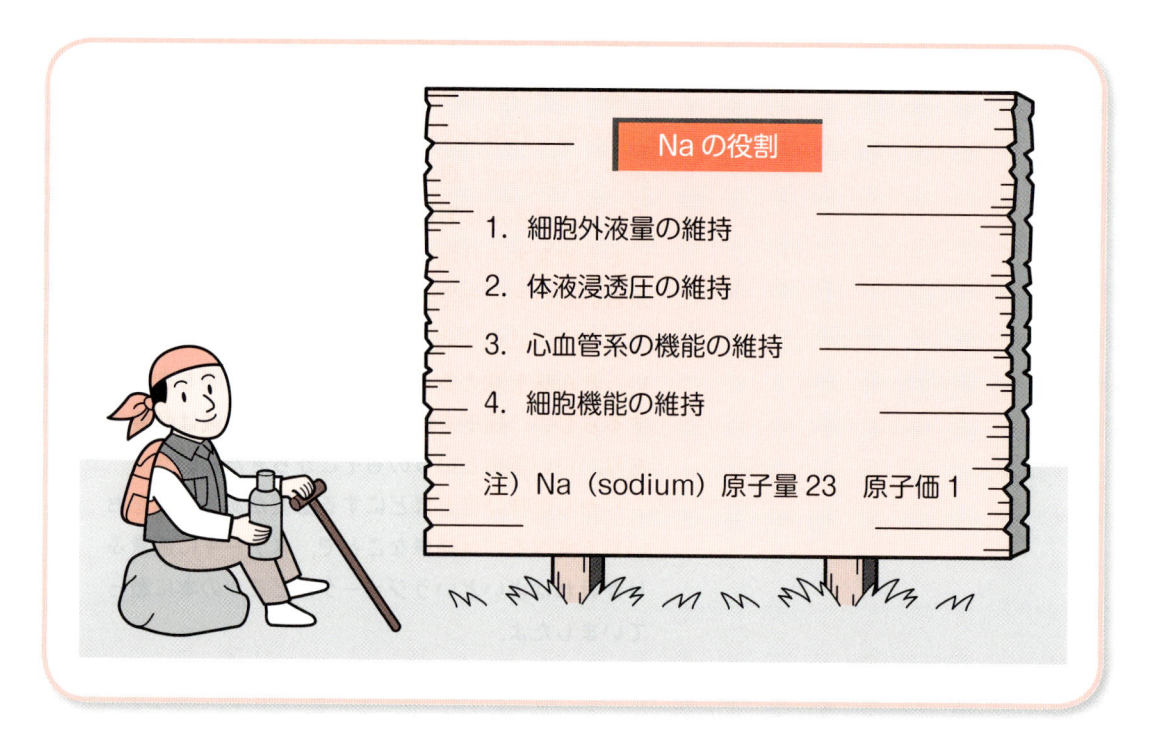

Naの役割

1. 細胞外液量の維持
2. 体液浸透圧の維持
3. 心血管系の機能の維持
4. 細胞機能の維持

注）Na（sodium）原子量23　原子価1

4-2. 体液量調節におけるNaの役割

Naを摂れば水も飲みたくなる

　Naは第1章で述べたように，細胞外液中に大量に存在し，主要な構成成分となっている．この結果，体液量と体液浸透圧の決定因子として重要である．体液の浸透圧はこのため血清Na濃度の約2倍として概算することもできるのである．

　正常時の血漿浸透圧を280 mOsm/kgH₂Oとすると，1 mOsmの溶質は1,000 ml/280 mOsm ≒ 3.5 mlの水を負荷していることになる．Naの1 mEqは1 mOsmを示すから，3.5 mlの水を運搬していることになる．しかも陽イオンと陰イオンが対になって溶解しているから，Na⁺とCl⁻が対をなしている．したがって**Na 1 mEqの移動は，Cl 1 mEqの移動を伴うので，合計7 mlの水の移動が生じる**ことになる．

　つまり経口的に食塩を大量に摂れば，その摂取量に応じてClと水を伴うことになり，体液量の増大から浮腫を招く．逆に，何らかの原因でNaを喪失すれば，Clと水の喪失を同時に伴うことになり，脱水症を招くのである．

　このような事実をわれわれは経験的に知っている．塩味の濃い食物，例えば中華料理やつけ物などを食べすぎると，その日に渇感を覚えて水分を大量に摂る．翌朝には手足が腫れぼったくなってくることを経験しているはずである．

　古代中国の医書の黄帝経にも，食塩を大量に摂ると脈が強くなると記載されているらしい．これは体液量の増大の結果であり，高血圧の原因となる．このようなことから**高血圧患者では食塩摂取量を制限しなければならない**ということになる．高血圧の原因は食塩の摂りすぎだけによるものではないが，重要な一因子であることは疑いのないことである．

　食塩摂取量と高血圧の関係を疫学的に調査した有名な研究がある．食塩摂取量の多いのは日本の東北地方が著名であり，1日20〜30 gもの食塩摂取量に及ぶらしい．あくまでも，その地方の平均摂取量であり，その値よりもはるかに少ない摂取量の人もいる．高血圧の発生と食塩摂取量が相関するとしても，それはあくまでも統計的な遊びといえ，地道な調査に基づいた研究ではないという反論も唱えられているようである．

　高血圧の原因はPageのモザイク説に示されるように多くの因子からなる．単に塩分摂取量だけにより決まるという単純なものではない．しかし主要な原因の一つであり，健康管理のうえからできる限り適量に抑えておくことは重要である．

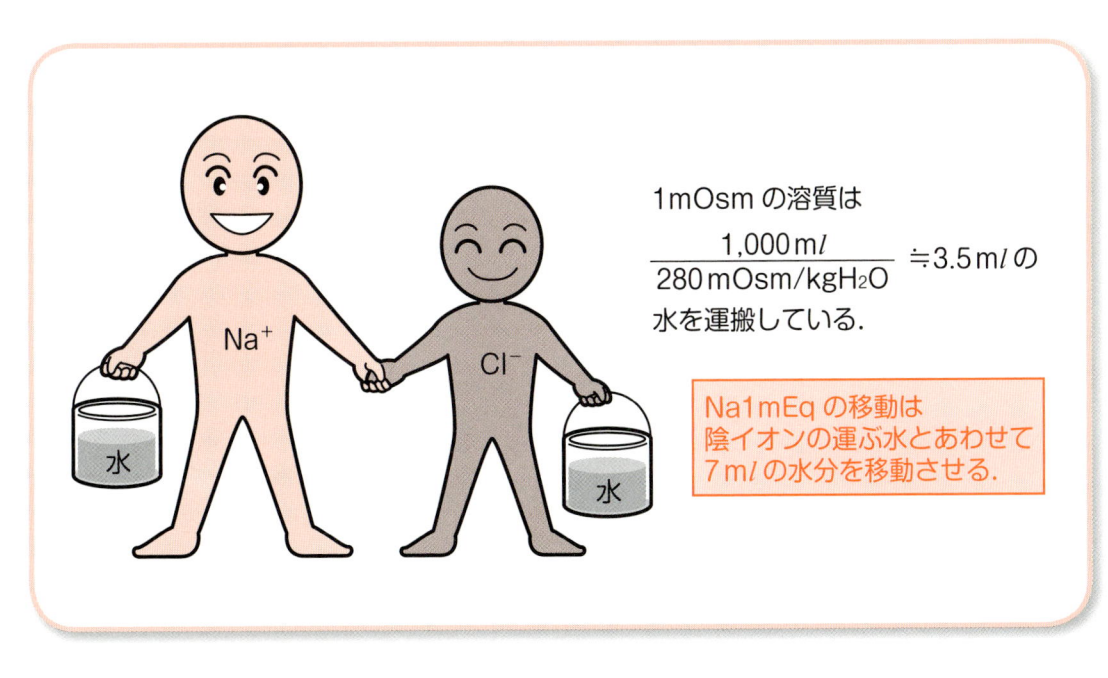

ナトリウム代謝の調節機構とその異常

1 mOsmの溶質は
$$\frac{1,000 \text{ m}l}{280 \text{ mOsm/kgH}_2\text{O}} ≒ 3.5 \text{ m}l$$
の水を運搬している．

Na1 mEqの移動は
陰イオンの運ぶ水とあわせて
7 mlの水分を移動させる．

4-3. Naの平衡

ヤノマニ族の食文化は幸せか

電解質代謝の特徴は，①摂取された量と排泄される量との間のバランスがとれていること，②代謝といっても糖が脂肪に変化したりするようなことはなく，NaはNaのままでほかの物質に変換することはないこと，である．

Naについても摂取量と排泄量の間には，バランスがとれている．摂取量は飲食物中に含まれる量であり，これは個人差や地域差が著しい．食塩摂取量を10 g/日とした場合，Na^+としては170 mEq/日となる．同一個人であっても，日々摂取量がまったく同じわけではないが，体内バランスが維持できるように排泄量を調節する．

Naの排泄は通常の状態では，ほとんどすべてが腎臓から排泄される．先のNa^+ 170 mEq/日の摂取時には，尿中に160 mEq程度，便中には10 mEq以下が排泄されてバランスを保っている．Naの摂取量が増加すれば，尿中への排泄量は増すし，摂取量が減少すれば，尿中への排泄量は減る．

このようにNaの摂取量に応じて，腎臓は排泄量を巧みに調節しているわけである．わが国は食塩摂取量の多い国とされており，特に東北地方では20〜30 g/日に及ぶとされ，その地域での高血圧や脳卒中の発生に関連すると考えられてきた．わが国の食文化の特徴として，味噌，醤油，塩づけ，つけ物などがあり食物の保存の必要性から，このような高食塩摂取国となっているのである．

ところで世界の人種の中で，食塩をほとんど摂らない種族がいるという．食塩に毒されていないのは南米の奥地に住むヤノマニ・インディアンで，食事を味つけして食べる習慣がなく，添加食塩をほとんど摂らないことで有名である．この種族では高血圧の発生はきわめて少なく，尿中Na排泄量もほとんどないことが確認されている．食事に塩味をつけなくても生存できるし，高血圧もみられないとは幸せなことである．しかし一寸，食事の楽しみがなくなるのは残念であるが…．

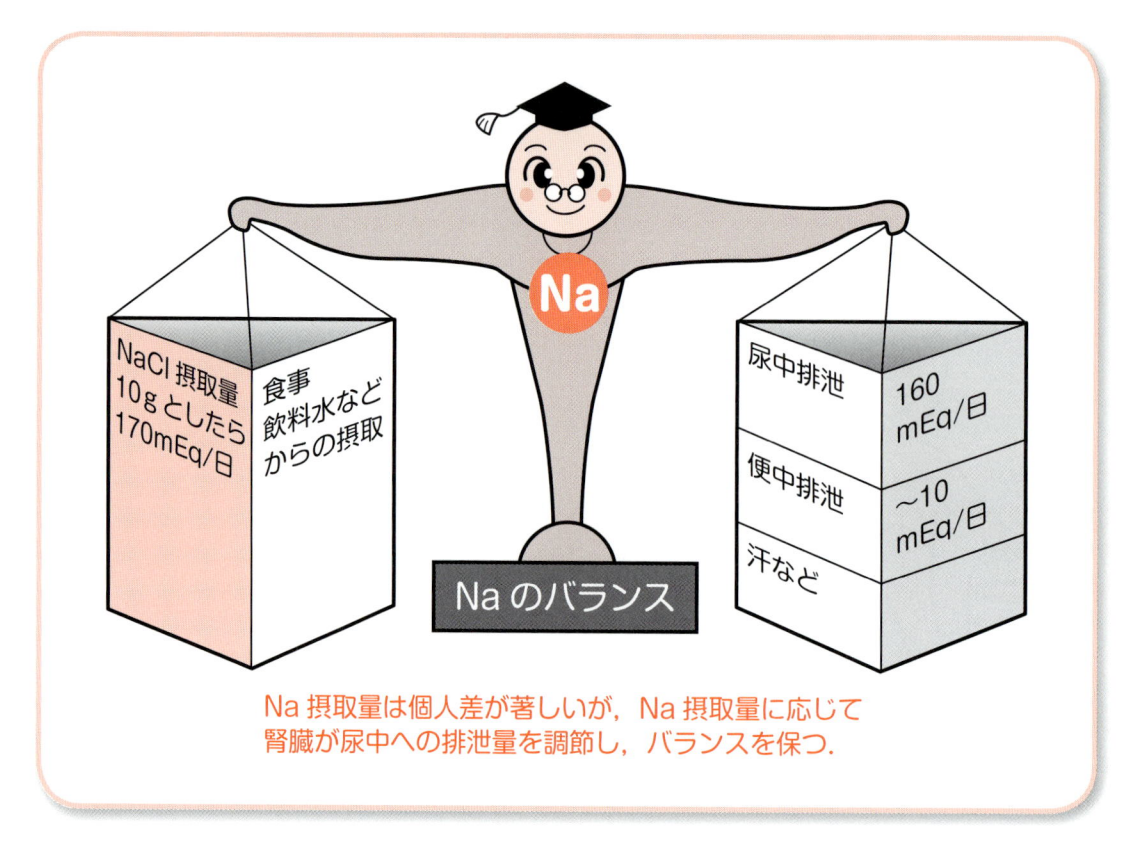

Naのバランス

左側（摂取）	右側（排泄）
NaCl 摂取量 10 g としたら 170 mEq/日 食事飲料水などからの摂取	尿中排泄 160 mEq/日 便中排泄 〜10 mEq/日 汗など

Na摂取量は個人差が著しいが，Na摂取量に応じて腎臓が尿中への排泄量を調節し，バランスを保つ．

4-4. Naの体内分布と出納

味気のない話

体内の総Na量は58 mEq/kg体重という報告があるが，かなりばらつきがある．このNaの体内分布は骨を除いた細胞外液（ECF）中に約55％，骨に約43％，細胞内液（ICF）中に約2％の割合であるといわれている．このことからNaは細胞外液中の主要な陽イオンであることがわかる．

骨に含まれるNaの60％はCa塩と結合し，容易に交換し難い部分を占める．体内総Naからみると約30％が容易に遊離しない形で存在するわけである．放射性Na^{24}を投与し，24時間以内に容易に交換し得るNaを**交換性Na**というが，この量は総Na量の約70％に相当する．このようにNaも体液区画の中ですべてが不動なものでなく，交換可能で，各々の区画の中を相互に移動し得るのである．

さて，われわれの日常の食塩摂取量は個人差が大きいが，先年のWHOの勧告にもあるとおり過剰の摂取量は好ましくないという点から，大体10g以下とするように指示されている．もちろん，高血圧患者や腎臓病患者では腎機能の状態により段階的に7g/日，5g/日，3g/日，付加食塩0というように区分されることになる．この付加食塩0といっても，摂取する食品中にもNaは含まれているから，体内にNaは負荷される．食品中のNaの含有量は，食事内容によっても異なるが，大体1〜2g/日のNaCl摂取量になってしまう．

したがってNaの摂取量がどのくらいかを知るためには，**食品成分表などによりおおよその含有量を知っておく**とよい．例えば梅ぼし（10g）1個を食べれば，NaClは約2gに相当する．ラーメンにしても，めんだけ食べて4g，スープが美味しいからといってすべて飲んでしまえば，その食塩摂取量は6g以上になる．このように中華料理というのは確かにおいしいが，その中に含まれるNa量は相当にある．味付けもNaCl以外に，多量のグルタミン酸Naを添加しておいしさの素を作り出しているという話である．

食事がおいしく頂けることは，人生における楽しみや幸福のひとつであるが，塩味に慣らされて舌は次第に鈍化し，食物のもつ本来の味を損うことにもなる．一度WHO勧告の食事を摂ってみれば，いかに味気ないかというか，塩気ない食事かが理解できるはずである．塩気がなければ，レモンや酢，その他の香料などを上手に使用する調料法を習得するしか仕方がないか…．

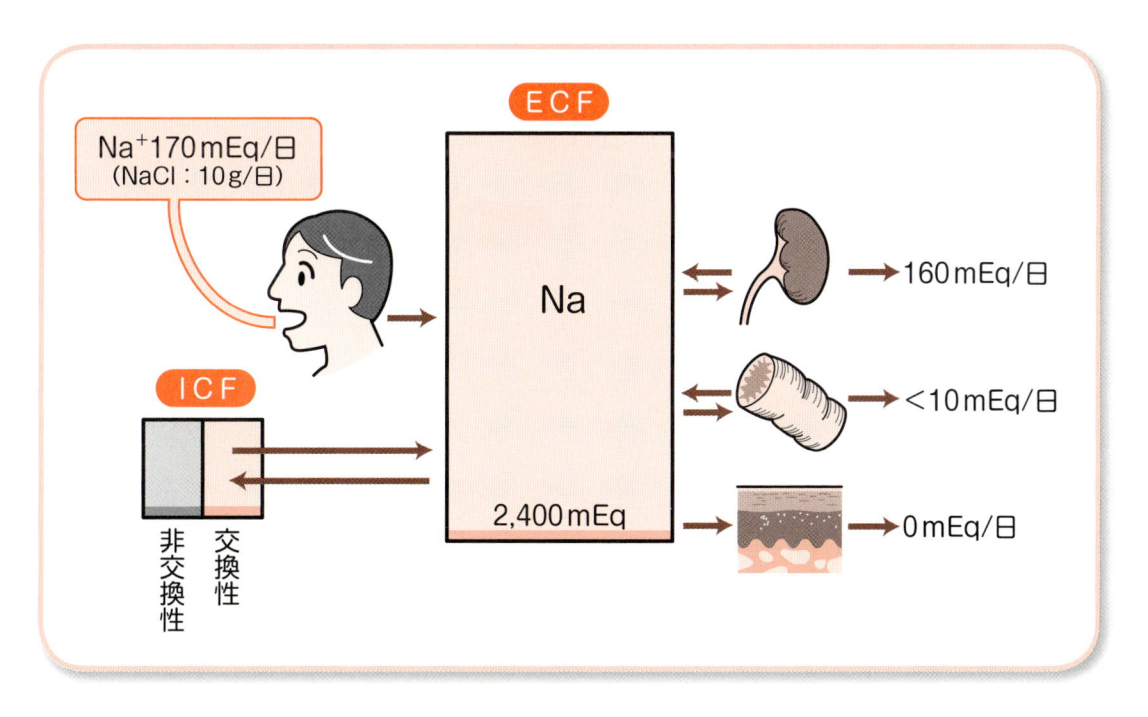

4-5. 浸透圧調節系 と 容量調節系の関連

中身か量か

体内のNaの調節機構はきわめて精密に作られている．これは体内水分の調節とともに，生命の維持のうえで必須のため互いに連動して機能している．水分の調節はすでに述べた浸透圧調節機構が受け持ち，**体液の濃度（血漿浸透圧）の維持作用を行っている．**

一方，Naの調節は同時に水分の補助を必要として，**細胞外液量（体液量）の維持を司る**ことになる．このためには体内各所に存在する **volume receptor** といわれる容量監視装置を介して，種々のホルモンが腎臓におけるNaの排泄を調節する．

例えば，多量の発汗により体液量が欠乏した状況を考えてみよう．汗の中には水分と同時にNaClも含有されるので，その補充をしなければ水分とNaClは欠乏状態となる．このような状況では体液量の減少に加えて，水分喪失の方が著しいため血漿浸透圧も高値となる．血漿浸透圧の高値は渇中枢と抗利尿ホルモンの分泌刺激となり，浸透圧調節機構のはたらきを亢進させることはもう理解できたはずである．

さらに体液量，特に循環血漿量が減少すると容量受容体 volume receptor を刺激することになる．これは血管系のいろいろな部分に存在していることが認められ，現在わかっているものとして，右房，左房，頚動脈洞，傍糸球体装置，頭蓋内などがある．これらのreceptorより神経性あるいは内分泌性に腎臓に対して，Naの再吸収を亢進させる情報が伝えられる．一方，その存在については不確実な面もあるが，渇中枢の口渇のように，**Na appetite** としてNaの摂取量を増すような刺激も生じると考えられている．この結果，体内にNaが補給される．

このように**体液量の調節は主として腎臓のNa再吸収の調節により行われ，同時に水分調節系と連動している**わけである．

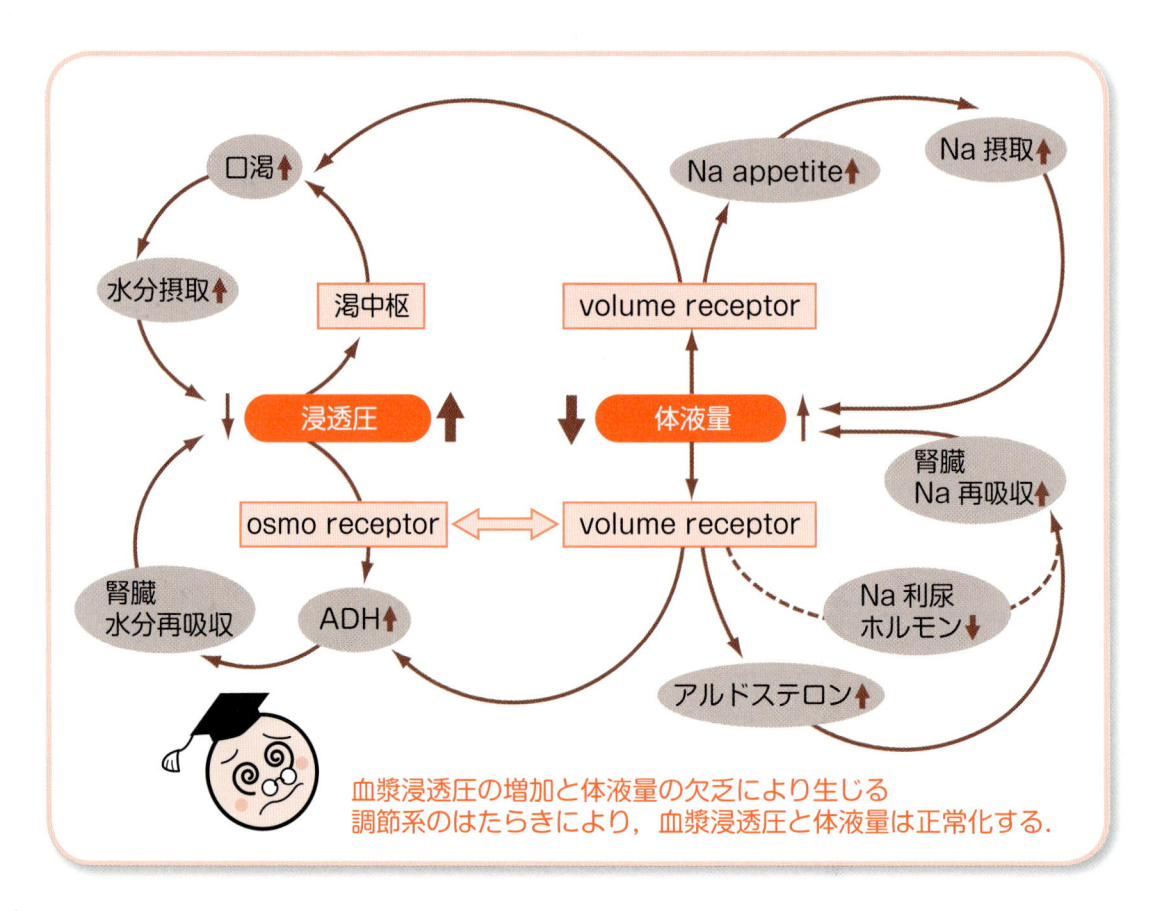

血漿浸透圧の増加と体液量の欠乏により生じる調節系のはたらきにより，血漿浸透圧と体液量は正常化する．

4-6. レニン-アンジオテンシン-アルドステロン系

電報遊びはうまくできたか…

体内の Na 調節機構の中でも，腎臓と神経・内分泌の協力機能の好例として**レニン-アンジオテンシン-アルドステロン系**（R-A-A 系）がある．この系は一種のネガティブ・フィードバック機構をもち，刺激の原因となった因子が回復すると，この系の作用は自動制御されることになる．近代科学のサイバネティクス理論が生体の中で実現しているのである．

この系の液量感知装置は腎臓の**傍糸球体装置**（JGA）である．JGA は動脈圧，液量変化を伸展として感じとる伸展受容器 strech receptor である．例えば細胞外液量の減少，腎血流の減少，低血圧などがあると，JGA が感知し，その部より**レニン** renin を分泌させる．

レニンはタンパク質分解酵素で，血中のグロブリン分画中のアンジオテンシノーゲン angiotensinogen に作用して，**アンジオテンシン I** angiotensin I（AgI）を作る．この AgI は血中（特に肺に多量に存在する）のペプチダーゼである変換酵素 converting enzyme（CE）により，**アンジオテンシン II** angiotensin II（AgII）となる．AgII はそれ自体で強力な昇圧作用（血管収縮作用）を有するが，同時に副腎皮質の球状層に作用し，そこから**アルドステロン** aldosterone の分泌を促進させる作用がある．アルドステロンは有名な鉱質ホルモンであり，腎臓の遠位尿細管に作用して，Na の再吸収を増すはたらきがある．

以上のように，R-A-A 系のループを要約すると，体液量の減少→JGA の伸展低下→レニン分泌の増加→アンジオテンシン I および II の増加→アルドステロンの分泌増加→腎臓の Na 再吸収の増加→体液量の増加というループに戻ることになり，完成する．逆に体液量の増加時には R-A-A 系のループの抑制反応が起こり，体液量は正常化する．

子供の遊びに"電報遊び"というのがある．10 人くらいの子供が輪になって並び，ある言葉なり文章を先頭の子供が次の子供の背中などに書いて，順々に送っていく遊びである．正しく伝えられればよいが，大体は途中でおかしくなってくるものである．生体の調節系は正常であればこんなへまはしない．最初の指令は正しく，順序よく伝達され，最後には指令どおり戻って完成されるのである．

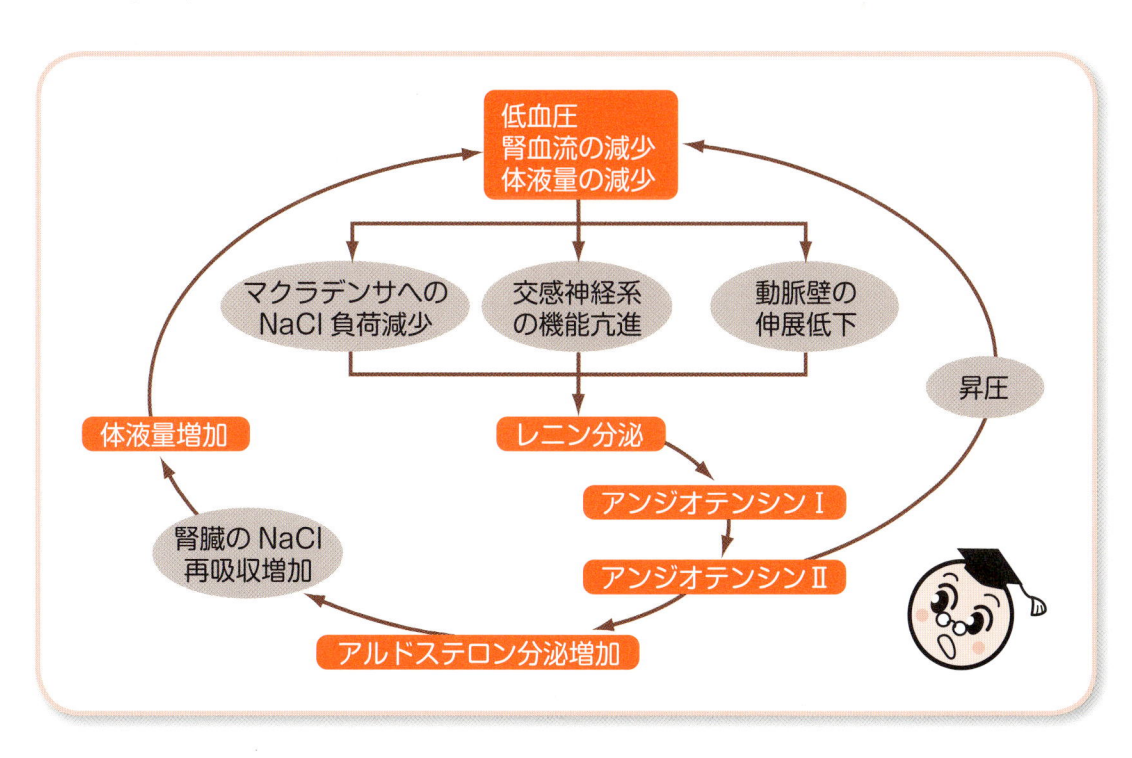

4-7. アルドステロンの作用 と その分泌調節因子

"カネオクレタノム"の内容は…

レニン-アンジオテンシン-アルドステロン系（R-A-A系）は，体液量の調節の重要な機構であることが理解できた．その最終走者の**アルドステロン**は，期待に応えて腎臓の遠位尿細管においてNaの再吸収を増し，体内にNaを回収して，体液量の正常化に向けてはたらいてくれた．

しかしアルドステロンの作用は完成するまでに時間のかかることが難点なのである．実際，体内にアルドステロンを投与しても，投与後1時間してから作用が開始するといわれている．結局R-A-A系が目的を完成させるには，2日ほどの日時を必要とする．

このようなゆっくりした制御系では，生体にとって重要な体液量の調節は思うようにいかない．生体の要求に応じるには，より速い作用を示す機構が必要といえるわけである．

われわれの情報システムを例にとれば，それこそ明治時代に逆戻りすることになるが，手紙と電報のようなものである．手紙は受け取るまでに日数はかかるが，確実な情報が得られる．ところが電報では時間が速いが，しばしば誤った情報も伝わる．"カネオクレタノム"の情報は誤ることはまずないが，"金をくれた．飲む"では困る問題である．いずれにしろ手紙も電報も社会生活には必要なものであり，両者の特徴は現代の情報社会でも生きている．

アルドステロンの作用には，Naの再吸収の増加作用を示すが，これと同時にNa再吸収と交換にカリウム（K）または水素イオン（H^+）の分泌を増す作用もある．尿細管細胞の血管側に**Na-K交換ポンプ**というものが存在し，尿細管腔より細胞内に入り込んだNaは細胞内より毛細血管側にくみ出され，これと逆に毛細血管側から尿細管細胞内にKを取り込むはたらきがある．このポンプの力を活性化させるのがアルドステロンなのである．

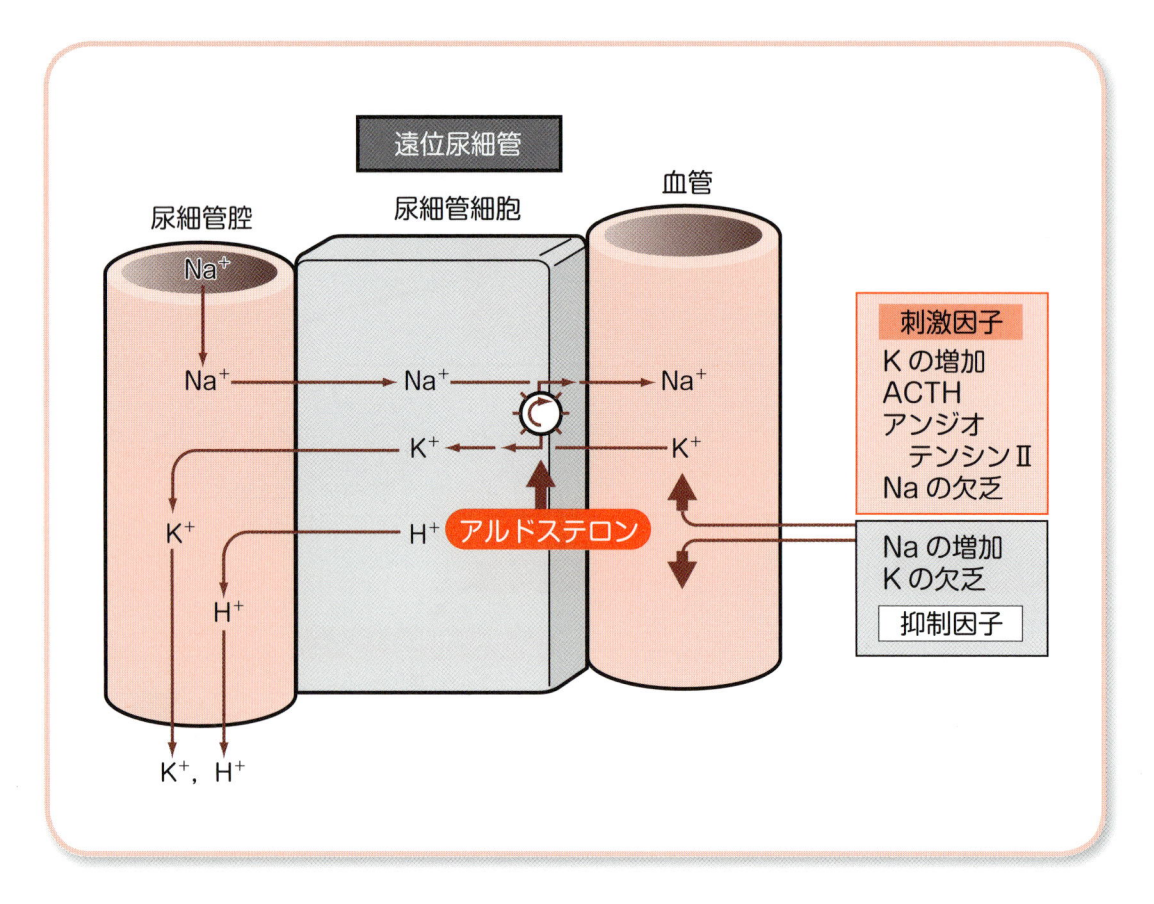

4-8. アルドステロンの作用部位

ホルモン以外の役割？

　アルドステロンは遠位尿細管においてNa再吸収とK分泌を亢進させることにより体液量の維持と電解質のバランスを調節する．アルドステロンを含む鉱質ホルモンの作用は受容体を介して行われる．この鉱質コルチコイド受容体（mineralcorticoid receptor；MR）は皮質集合管（CCD）を中心に，その前後の接合尿細管（CNT）と髄質外層集合管（OMCD）を含めて広く分布する．アルドステロン・MR複合体は細胞核内に作用して集合管上皮における上皮型Naチャネル（epithelial sodium channel；ENaC）やNa-K ATPaseなどの遺伝子発現を亢進させることによりnetとして尿細管の管腔側から血管側へのNa再吸収とその逆方向へのK分泌およびH分泌を亢進させる作用がある．

　副腎球状層におけるアルドステロン産生分泌の調節についてはAgⅡ，ACTHおよびKが促進的に，Na利尿ペプチドが抑制的に作用する．アルドステロン分泌が亢進した状態がアルドステロン症であり，分泌ないし作用不足の病態が低アルドステロン症である．

　アルドステロンの分泌を抑制する薬剤に抗アルドステロン薬（スピロノラクトン）がある．これはアルドステロンの作用部位において拮抗的に作用して，Na排泄の増加，K/Hの分泌を抑制することになり，血清K値を上昇させる．二次性アルドステロン症といわれるアルドステロン濃度が増加した病態に使用される．

　アルドステロンは鉱質コルチコイドとしての本来の作用以外に，近年その過剰分泌は心筋の線維化，リモデリング，不整脈や血管障害・線維化，弾力性低下作用のあることが報告されている．この結果，心・血管系の障害による心筋梗塞，心不全，脳卒中，腎不全の発生に関係するとされ，注目されている．臓器保護作用を目的に抗アルドステロン薬（スピロノラクトン）の投与が推奨されている．

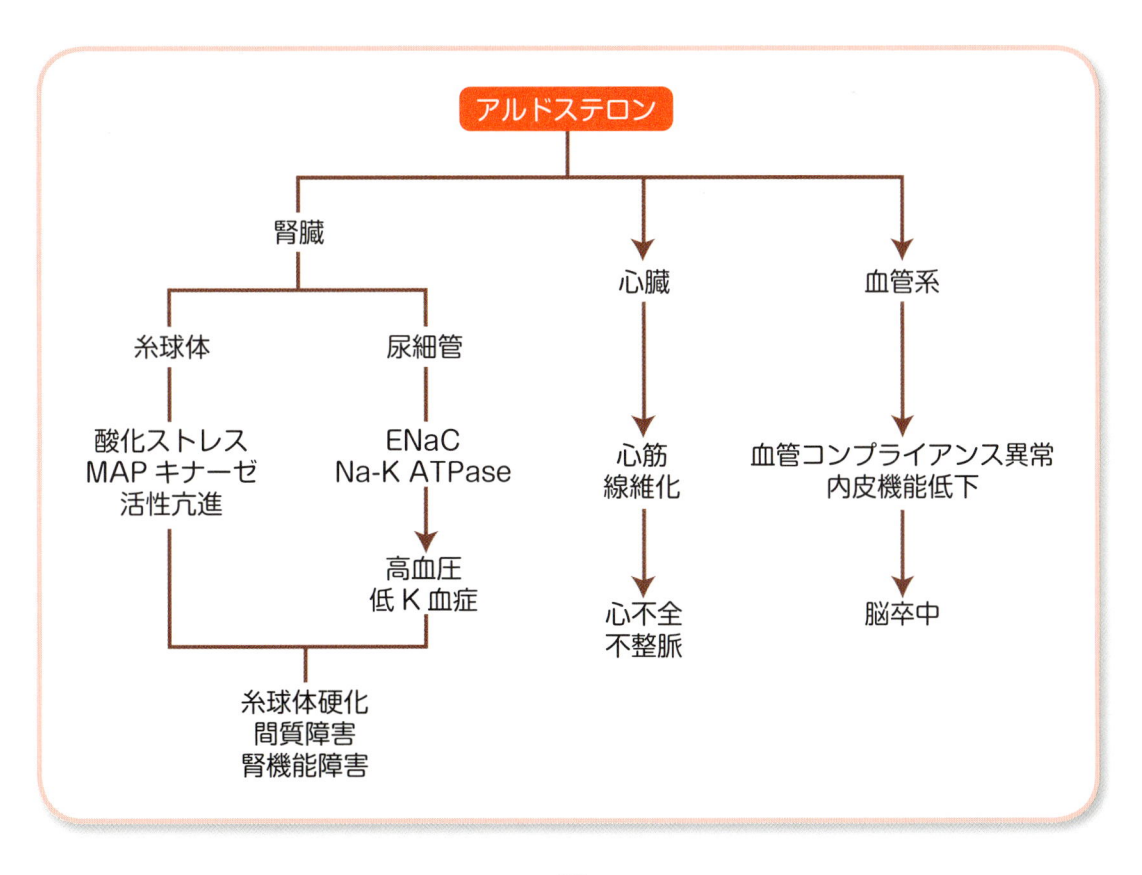

4-9. レニン-アルドステロンの産生・分泌に影響する因子

歯車のかみあわせ

Na代謝の調節系として重要なR-A-A系について述べてきたが，さまざまな条件，病態によりレニンあるいはアルドステロンは刺激を受けたり，抑制されたりする．レニン分泌の刺激が生じるとAgⅡの増加を介してアルドステロンの産生や分泌が亢進する．逆にレニン分泌の抑制が加わると，アルドステロンも二次的に抑制される．

このような内分泌系の調節においては，一般的に**フィードバック機構**で説明される．ある系における刺激の原因となった病態が改善されるまで，ホルモン分泌が続くが，改善が認められるとnegative feedbackとして今度はホルモンの分泌は抑制される．腫瘍が原因となって持続的にホルモンの分泌が増加している場合には，その支配下の系における出発点のホルモンは抑制され続けることになる．

R-A-A系のレニンおよびアルドステロンの刺激または抑制因子は次のとおりである．

レニン分泌刺激となるのは，① 腎灌流圧の低下，② 腎血流の低下，③ 有効循環血漿量の減少，④ プロスタグランジンなどが知られている．これらは体液量の減少または血圧の低下した状態であり，レニン分泌からアルドステロンの分泌を増して体液量を回復させるように作用する．

レニン分泌の抑制は，① 腎灌流圧の上昇，② 有効循環血漿量の増大，③ マクラデンサ内のNa/Cl濃度の変化，④ 交感神経系の抑制，⑤ 薬剤などがあり，Na排泄性に作用することになる．

アルドステロンに直接影響する因子もある．一般的にはR-A-A系としてAgⅡより刺激されるが，ACTH，高K血症は直接的にアルドステロンの産生・分泌を増す．一方，Kの欠乏やNaの増加はアルドステロンの産生・分泌を抑制する．

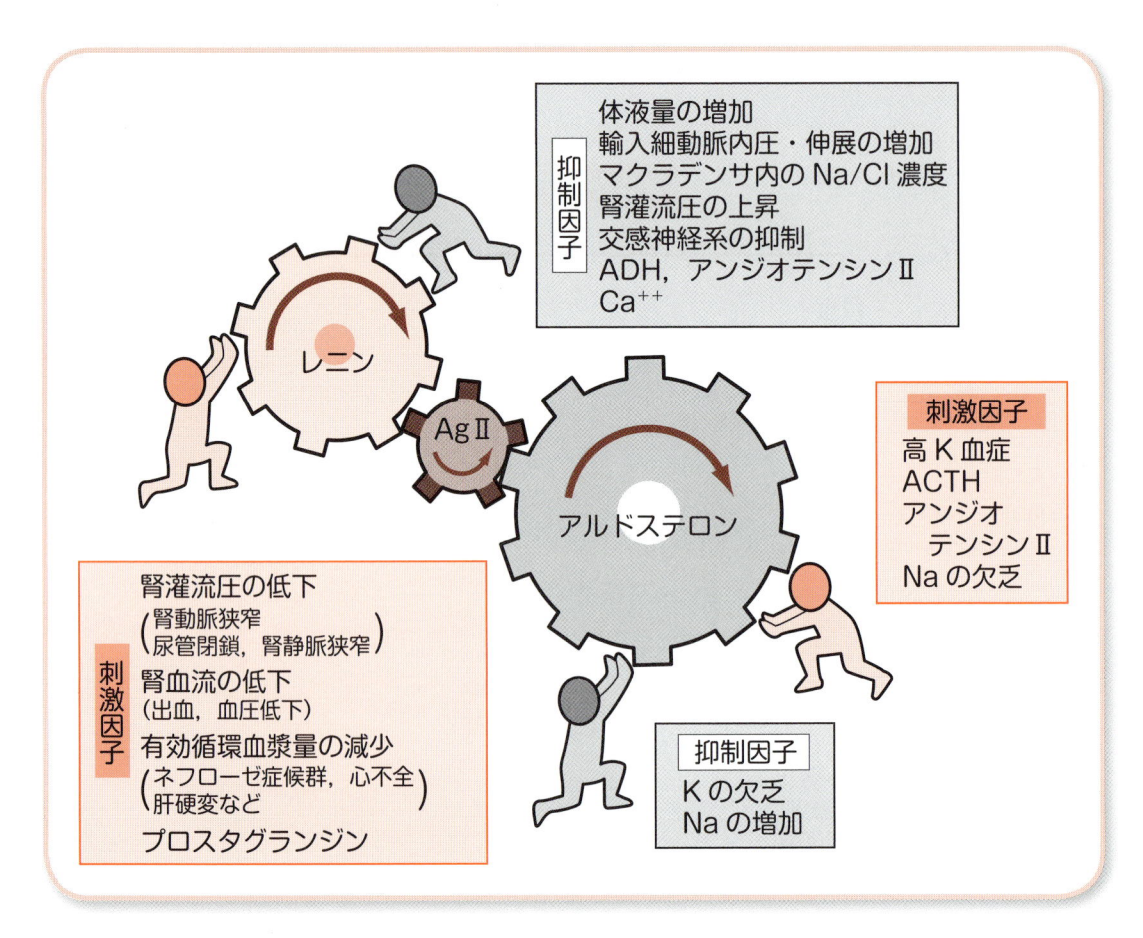

抑制因子
- 体液量の増加
- 輸入細動脈内圧・伸展の増加
- マクラデンサ内のNa/Cl濃度
- 腎灌流圧の上昇
- 交感神経系の抑制
- ADH，アンジオテンシンⅡ
- Ca^{++}

刺激因子
- 高K血症
- ACTH
- アンジオテンシンⅡ
- Naの欠乏

刺激因子
- 腎灌流圧の低下（腎動脈狭窄，尿管閉鎖，腎静脈狭窄）
- 腎血流の低下（出血，血圧低下）
- 有効循環血漿量の減少（ネフローゼ症候群，心不全，肝硬変など）
- プロスタグランジン

抑制因子
- Kの欠乏
- Naの増加

4-10. アルドステロン, DOCAによるエスケープ現象

逃げるが価値

アルドステロンを代表とする副腎皮質鉱質コルチコイドは, 塩分を貯留させる作用が強い. もしもアルドステロンの産生・分泌が持続的に存在した場合, Na再吸収の増加から体内にNaが貯留し, 体液量の増加→浮腫を呈し, しかもこの一連の反応がずっと続くのであろうか？もしもこのような状態があれば, 体液量過剰, 肺浮腫を発症して死の転帰をとることになろう.

生体の反応として, たとえアルドステロンの産生や分泌が腫瘍などにより持続的に増加しても, 体液量の過剰という因子がR-A-A系に抑制的に作用する. また体液量の増大はGFRの増加, 近位尿細管でのNa再吸収の抑制などによりNaを排泄させるように作用する.

副腎皮質球状層の腫瘍により, アルドステロンが持続的, 過剰に産生, 分泌される疾患が**原発性アルドステロン症** primary hyperaldosteronism (PA) である. 先に述べたようにアルドステロンが産生, 分泌され続けると, 体液量過剰・浮腫が生じるのであろうか？答えは否である. PAでは臨床的には浮腫は存在しない. PAでは**エスケープ escape 現象**により尿中へのNa排泄が増し, 浮腫を呈さないと説明されている.

このescape現象は正常人にアルドステロンと同等の作用効果をもつDOCA (deoxy corticosterone) を投与した場合にも認められる. 食塩摂取量を一定にしておき, コントロール期のバランスをみた後, DOCA 20 mg/日を持続的に投与する. DOCA投与開始後の数日間は, 体内にNaが貯留され, 尿中へのNa排泄量は減少するが, 徐々に排泄量は増し, 10日程度で尿中排泄量は元のレベルに戻ることになる. DOCA投与前の体重に比べると, DOCA投与中の体重は増加しているが, これは投与初期のNa蓄積の効果である.

つまりescape現象とはDOCA投与により, 新しい体液量のレベルとなるが, 尿中にNa排泄が増す適応現象である. この理由はGFRの増加やNa利尿ホルモンが関係するらしい.

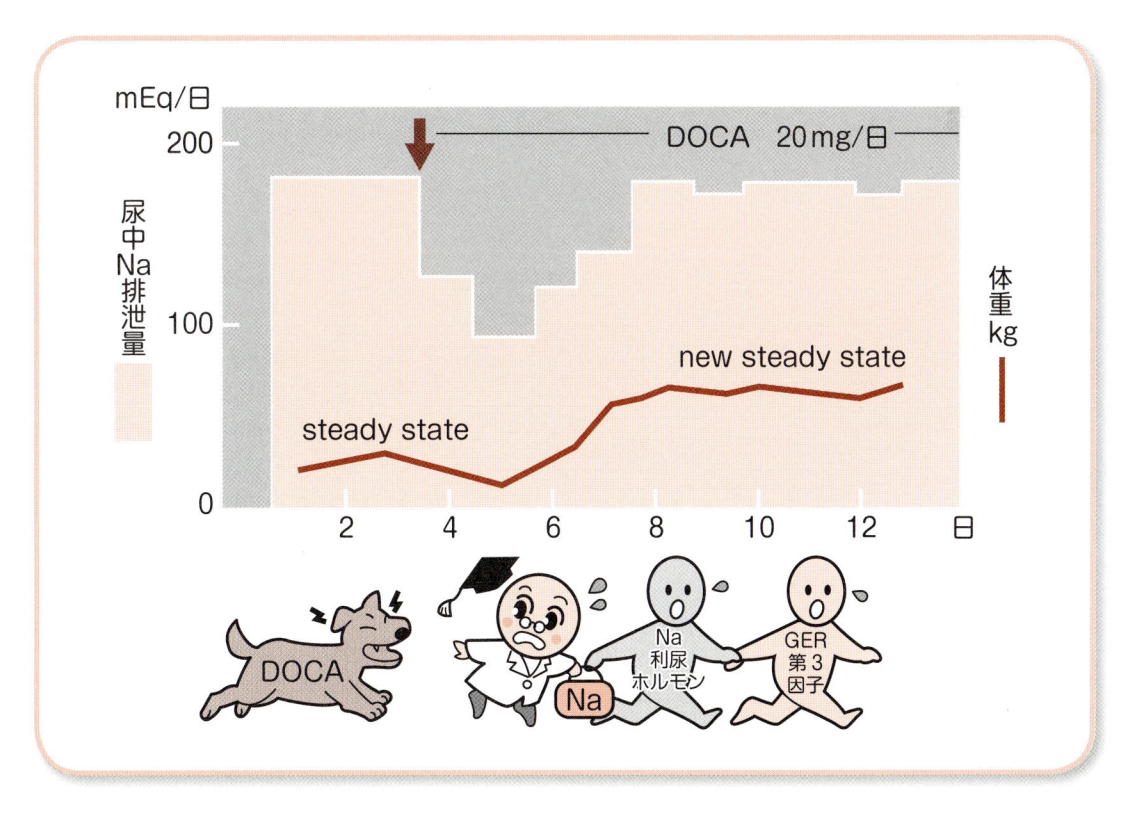

ナトリウム代謝の調節機構とその異常

4-11. Na調節因子

脇役の価値は？

腎臓におけるNa排泄の調節因子として，第1番の因子は**糸球体濾過値（GFR）**であり，第2番目の因子は**アルドステロン**である．これらの因子については，今までにたびたび説明してきているのでそれらの重要性はよく理解できたであろう．これら以外にもまだ多くの因子が正常時にも異常時にも作用している．

GFRとアルドステロン以外のNa排泄調節因子は，広く**第3因子**といわれる．この第3因子についての説明はp.74で述べるが，概念的には物理的因子と体液性因子とに大きく区別されてきている．近年では第3因子の中でも**Na利尿因子**といわれるものが注目を集め，狭義の第3因子として検討されている．さらに体液性因子の中でも，さまざまなホルモンがNa排泄に関係している．これらのうち後で述べられない副次的な因子をここでは簡単に説明しておく．

1）糖質コルチコイド

副腎皮質ホルモンのもう1つのホルモンである．このホルモンの欠乏があると腎血流量や糸球体濾過値は低下し，水利尿の障害やNa保持能の障害を生じる．臨床的にはアジソン病の病態にみられるNa代謝異常を考えればよい．

2）カテコールアミン

交感神経と関係深い物質である．腎交感神経を切除すると，尿中Na排泄量が増加する（除神経利尿）ことは，古くから認められていた．この現象についてはカテコールアミンの二次的な循環器系作用の影響と考えられてきたが，最近になり単離尿細管灌流法により直接的作用も証明されている．近位尿細管ではドパミンは直接的に水・Naの再吸収を抑制するし，集合尿細管ではADHの抗利尿作用を抑制する．さらにノルエピネフリンやイソプロテレノールは集合尿細管で能動的なCl再吸収の亢進をもたらすことも示されている．

3）プロゲステロン・エストロゲン

プロゲステロンは遠位尿細管と近位尿細管でNa再吸収を抑制する．アルドステロンの作用に拮抗するといわれる．エストロゲンにもアルドステロンに類似したNa再吸収促進作用があると考えられるが，効果は弱い．

4）インスリン・グルカゴン

インスリンの投与はNa貯留と浮腫を生じさせることがある（インスリン浮腫）．一方，飢餓状態にみられる尿中Na排泄量の増加は，グルカゴンの分泌増加が関係するといわれている．

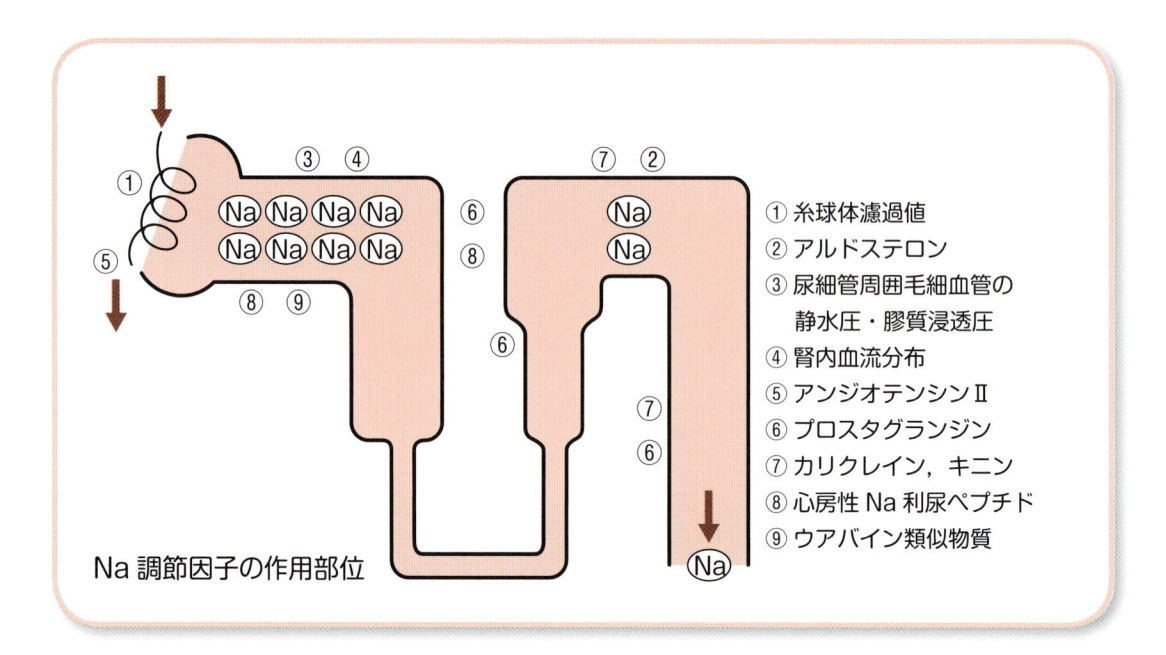

Na調節因子の作用部位

① 糸球体濾過値
② アルドステロン
③ 尿細管周囲毛細血管の静水圧・膠質浸透圧
④ 腎内血流分布
⑤ アンジオテンシンⅡ
⑥ プロスタグランジン
⑦ カリクレイン，キニン
⑧ 心房性Na利尿ペプチド
⑨ ウアバイン類似物質

4-12. Naの再吸収

支出は1％以下に抑える

Naの調節系は腎臓からのNa排泄の増減によって決まる．このため腎臓における**Naの排泄機構**について説明する．

血中のNaは循環して腎臓に入るが，腎臓全体で考えないで，その機能単位であるネフロンを例にした方が理解しやすい．Naはまず糸球体で濾過される．腎臓の糸球体濾過値（GFR）を180 l/日とし，血漿Na濃度を140 mEq/lとした場合，1日に濾過されるNa量（濾過Na量）は140 mEq/l×180 l/日＝25,200 mEq/日となる．

このような超大量のNaは，尿細管を通過する間に再吸収され，最終的に尿中に排泄されるNa量（Na排泄量）は1日に大体200 mEq以下である．いい換えると濾過Na量を100％とすれば，尿細管では濾過量の99.6％程度（25,200−200＝25,000 mEq）が再吸収されていることになる．尿細管での再吸収は近位尿細管，ヘンレ係蹄，遠位尿細管で一様に行われるのではなく，尿細管の部位により異なっている．

Na再吸収が最も大量に行われる部位は，近位尿細管においてであり，濾過量の65〜70％程度に及ぶ．ヘンレ係蹄，特に上行脚において30％近くが再吸収される．さらに遠位尿細管において5％程度が再吸収される．最後の部は主としてアルドステロンの作用する部であるが，量的にはわずかである．しかしNa再吸収の最終的な地点といえ，その微調整を行うという点において重要なのである．

次にNa再吸収に関連して重要な用語である**Na排泄率**（fractional excretion of Na；FE_{Na}）について述べておく．このFE_{Na}は，糸球体で濾過されたNa量のうち，どの程度が尿中に排泄されるかを％で示したものである．先に述べたとおり，尿細管において濾過量の約99.6％程度が再吸収されることを知った．したがって尿中に排泄される割合は1％以下であると結論づけられる．

つまりFE_{Na}というのは尿中へのNa排泄量をNaの濾過量で割ったものである．すなわち尿中Na排泄量＝尿中Na濃度（U_{Na}）×1日尿量（V），濾過Na量＝血漿Na濃度（P_{Na}）×GFR，GFRはクレアチニン・クリアランス（C_{Cr}）で代用すると，

結局，$$FE_{Na} = \frac{U_{Na} \times V}{P_{Na} \times GFR} = \frac{U_{Na} \times P_{cr}}{P_{Na} \times U_{cr}}$$

として求めることができる．

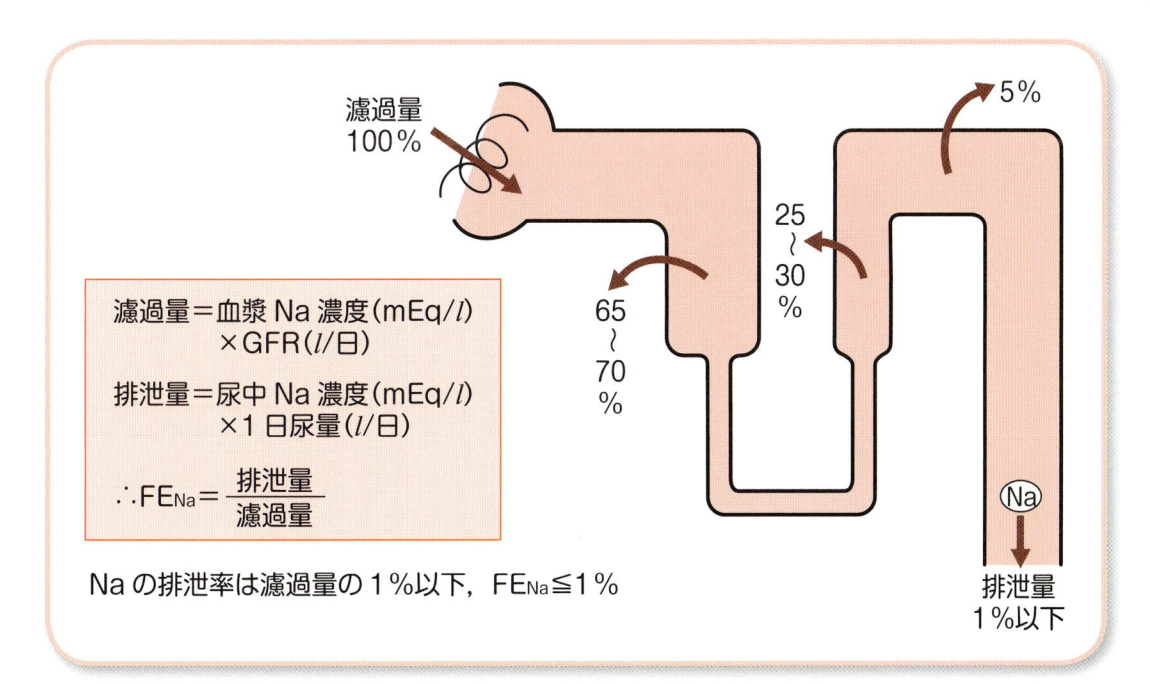

濾過量＝血漿Na濃度（mEq/l）×GFR（l/日）
排泄量＝尿中Na濃度（mEq/l）×1日尿量（l/日）
∴ $FE_{Na} = \dfrac{排泄量}{濾過量}$

Naの排泄率は濾過量の1％以下，$FE_{Na} \leq 1\%$

濾過量 100％
65〜70％
25〜30％
5％
排泄量 1％以下

4-13. 第3因子の分類

"第3の" とは意味ありげな…

"第3の"とくると映画ファンは，あの有名な"第三の男"を思い起こす．映画のBGMとして流れる切ない哀愁をおびたチターのメロディーが頭の中を横ぎるであろう．

ここで説明するのは第3因子である．これは腎臓における **Na排泄の調節因子** として，GFRとアルドステロンに続く第3番目の因子ということから命名されたいわれがある．DeWardnerは大量の食塩水をイヌに負荷した実験から，Na利尿反応の原因にGFRやアルドステロン以外の因子があると報告した．

以来，多くの研究者がこの第3因子の存在を探し求めてきた．DeWardnerの2頭のイヌの交叉灌流実験からは，体液性因子の存在が予想されていた．

第3因子 というのは体液性因子以外にも物理的因子が関係するという考え方も台頭してくる．これは体液因子の検討において，Na利尿作用の検定法に問題点があったためである．**物理的因子としてあげられているのは，腎血行動態，尿細管周囲毛細血管の静水圧，膠質浸透圧，組織圧などの変化である．**

第5章「体液量の異常」の浮腫の項でも，この物理的因子の静水圧，膠質浸透圧，組織圧などはStarling力として浮腫の局所因子にあげられている．この第3因子に含まれる物理的因子は，糸球体，ボーマン嚢および尿細管周囲毛細血管との間で作用する．糸球体で濾過された濾液（原尿）は近位尿細管で等張性に再吸収される．ところが，腎臓の灌流圧が上昇すると尿細管周囲毛細血管の静水圧も上昇する．このため間質から毛細血管への吸収液量は減少し，尿細管での吸収液は間質や組織間隙に貯留するようになる．

このような変化の結果，同部位の圧が上昇し，再吸収された液は尿細管細胞を結合するtight junctionの部より尿細管腔に逆流するようになる．このため尿細管再吸収量は減少し，結果的にはNa排泄性に作用する．

以上のような腎血行動態の変化は，腎内血流分布の再編成や髄質血流のwash outにも影響してNaや水分再吸収にも関連がある．

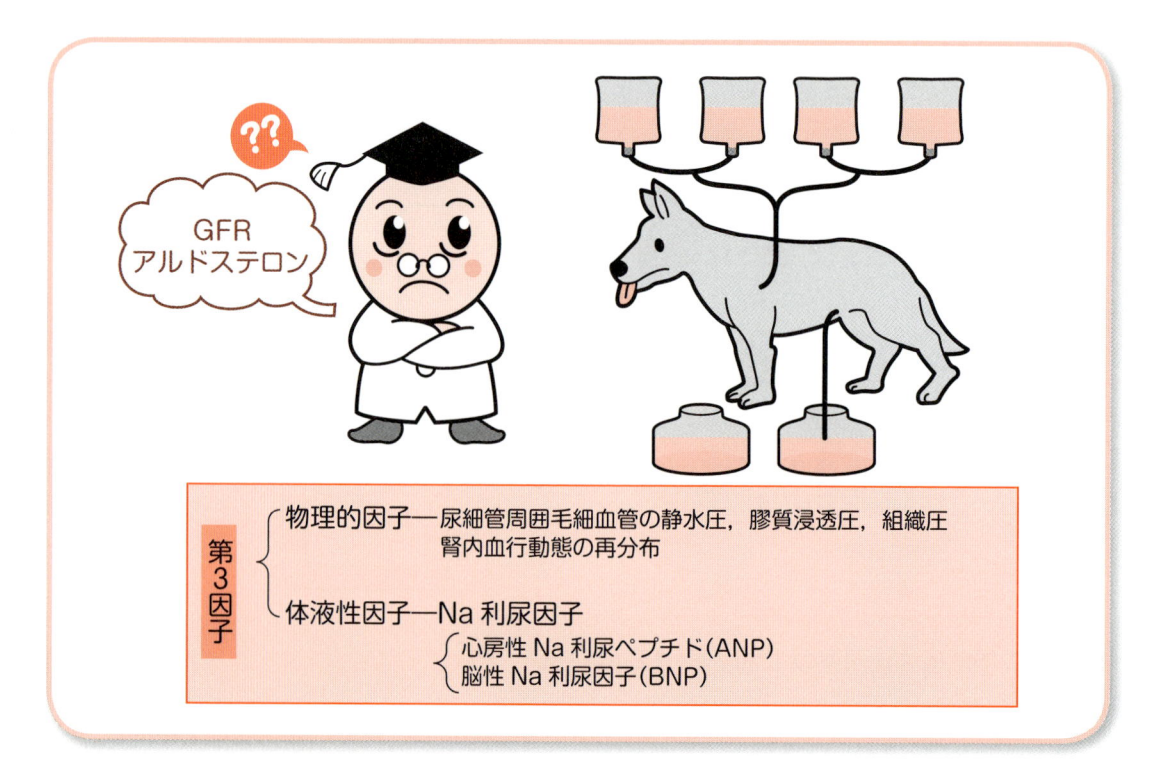

第3因子
- 物理的因子——尿細管周囲毛細血管の静水圧，膠質浸透圧，組織圧
  腎内血行動態の再分布
- 体液性因子——Na利尿因子
  - 心房性Na利尿ペプチド（ANP）
  - 脳性Na利尿因子（BNP）

4-14. Na利尿ペプチド系

3つのfamily

　Na代謝に関係する体液性因子として，Na利尿ペプチド（NP）はレニン-アンジオテンシン-アルドステロン系（R-A-A系）とともに重要である．これらは体液量とその組成および血圧の維持を司る役割がある．Na利尿ペプチドには，①心房性・A型NPとしてANP，②脳性・B型NPとしてBNP，③C型NPとしてCNPの3種類が知られている．

　ANPは主として心房から分泌され，BNPは主に心室から合成・分泌されるホルモンである．これらは腎臓・心臓・血管系に存在する受容体を介して細胞内のcGMP濃度を増加されて，体液量と組成の調節に寄与している．CNPは脳・血管に存在しており，特有の受容体を介して平滑筋・心血管系に作用することが認められている．

　これらのNPは名前のとおりNa利尿作用を示すことになるが，腎臓においては輸入細動脈の拡張によるGFR増加と集合管においてNa-水再吸収の抑制作用による利尿効果である．これに付随して近位尿細管におけるNa再吸収抑制と間質毛細血管の血流増大によるヘンレ係蹄でのNa・CL再吸収抑制の効果も関係があるとされる．

　また尿細管においても，遠位尿細管のアルドステロンとの拮抗作用，交感神経系の抑制とマクラデンサへのNa輸送増加によるレニン産生抑制，および集合管でのバソプレシン（ADH）拮抗作用を合わせもつことが知られている．

　このようなことからANPは利尿薬としての臨床応用が試みられることになった．1984年に松尾により28個のアミノ酸からなるペプチドとして同定され，1995年にうっ血性心不全を適応として市販された．市販名はハンプで，生理物質のため副作用は少なく，治療薬として使用されている．

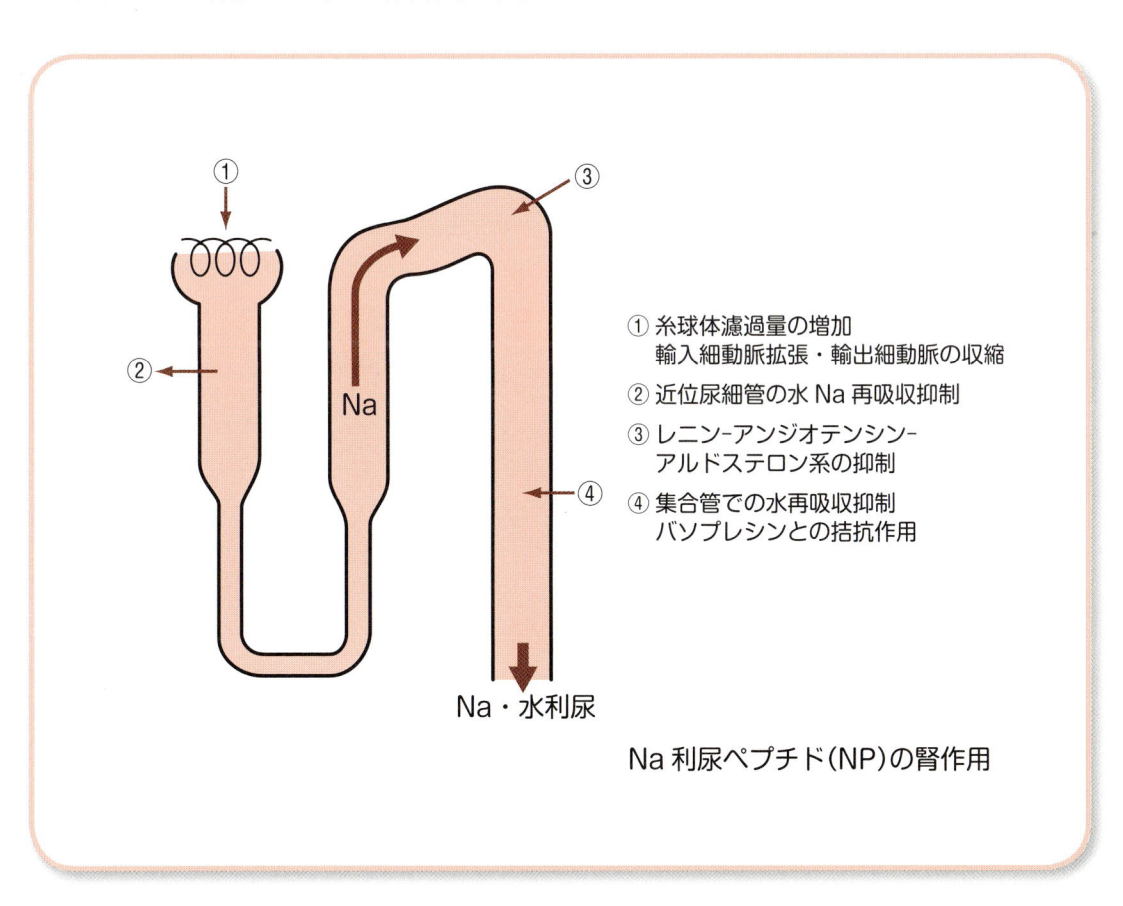

① 糸球体濾過量の増加
　輸入細動脈拡張・輸出細動脈の収縮
② 近位尿細管の水Na再吸収抑制
③ レニン-アンジオテンシン-
　アルドステロン系の抑制
④ 集合管での水再吸収抑制
　バソプレシンとの拮抗作用

Na利尿ペプチド（NP）の腎作用

4-15. 心房性Na利尿ペプチド（ANP）の分泌と作用

過大評価されてはいないか

心房性Na利尿ペプチド（ANP）には，水利尿作用，Na利尿作用に加えて，血圧を下げる作用もある．つまりこの物質は腎臓以外にも，血管の平滑筋に対する作用がある．血管平滑筋を弛緩させることにより，降圧作用を生じるわけである．しかし内因性ジギタリス様物質とは異なり，細胞膜のNa-K ATPaseの抑制作用は認められない．

この**ANPの分泌刺激因子**については，近年，多数の報告がある．種々の体液・Na代謝異常の病態において，ANPの動態が検討されてきている．心房細動や発作性心房性不整脈時にもANPは直接的に分泌されるが，大部分のANP分泌の原因は何らかの因子に基づく心房圧の上昇である．これは体液量の増大—容量負荷が関係する．

Naと水の代謝障害を示す各種疾患時において，血中ANP濃度が測定されている．例えば浮腫性疾患の代表であるうっ血性心不全では血中ANPの増加が認められる．正常時の血中ANP濃度は10±3.1 pg/ml程度であるが，心不全では軽度の障害であっても50 pg/ml程度にまで上昇している．そして心不全の重症度に比例してANPは増加することが知られている．

そのほかの浮腫性疾患，腎不全や透析期腎不全でもANPは増加すると報告されているが，腹水を示す肝硬変では有意の変化を示さないという報告もある．このことは循環血漿量が増加していることがANP分泌刺激となると考えられ，浮腫性疾患の中には必ずしも有効循環血漿量の増加を示さないものもあるためであろう．

高Na食や生理食塩水の負荷などによってもANPは増加する．高血圧性疾患についても，正常人に比較すると高値を示すといわれる．このANPの増加は高血圧のNa排泄の低下に対する代償反応ということができる．

このようにNa利尿ペプチドは血圧低下作用，利尿作用に加えて，レニン-アンジオテンシン-アルドステロン（R-A-A）系拮抗作用により腎保護作用などにも期待される．

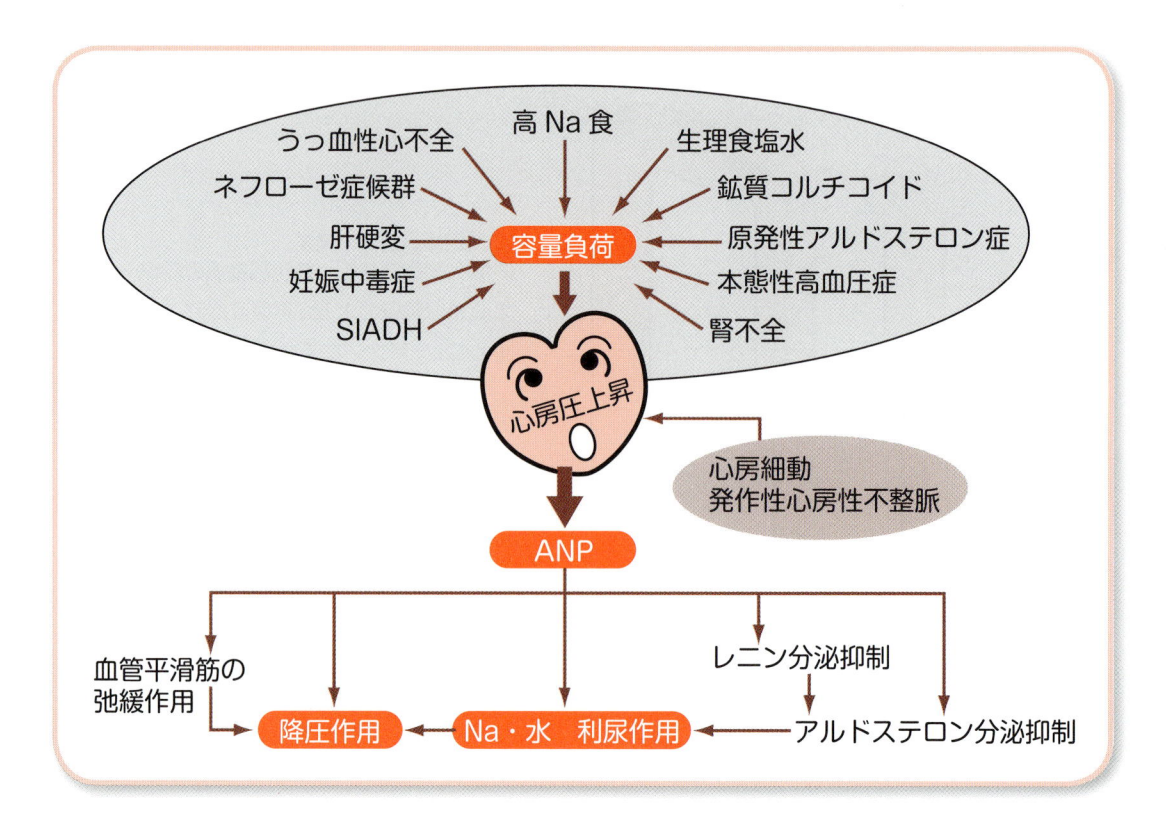

4-16. 体内のNa排泄系 と 貯留系の関係

∞は何を意味するか

　体内におけるNaの役割の重要性は強調されすぎることはない．生体にみられるNa調節機構は敏速・即時的に対処する機構と，時間はかかるが精密に調節する機構というような種類がある．しかもそれらの各々の機構に対しての神経性および体液性に幾重にも防御機構がめぐらされている．

　体内Na調節を正確に行うには，Na排泄系とNa貯留系とがバランスよく機能していることが重要である．例えば何らかの原因によりNaを過剰に摂りすぎれば，効率よくNaを排泄し，逆にNa摂取量の低下やNa喪失が生じれば，できる限りNaを体内に貯える．この両者の微妙なバランスにより，体液量と体液浸透圧はある一定の幅の中に保たれることができるのである．

　体内のNa排泄系というのは**Na利尿因子**といわれるものである．図ではカリクレイン-キニン系とプロスタグランジン系を示している．これらはNa排泄作用と同時に，末梢血管拡張作用を有している．一方，**Na貯留系**というのは**レニン-アンジオテンシン-アルドステロン系**を代表とする機構である．これは抗Na排泄作用とともに，末梢血管収縮作用を有する．

　これら2つの調節機構は互いに関連して作用する．しかもカリクレイン-キニン系のうちブラジキニンを不活性化させる酵素であるキニナーゼⅡというのが，レニン-アンジオテンシン系の中のアンジオテンシンⅠからアンジオテンシンⅡに変換させる酵素—アンジオテンシン変換酵素と同一なのである．名前こそ異なるが，その実体はまったく同じなのである．

　キニンの作用は腎髄質血流を増加させ，Na排泄を促進する．また尿細管に直接作用し，Na再吸収を抑制する．**プロスタグランジン特にPGE$_2$とPGI$_2$は血管拡張作用と尿細管への直接作用によるNa利尿，腎血流量増加によるNa利尿，抗ADH作用として水利尿を生じさせる**．

　これら2系はループを形成し，互いに影響して∞のループを形作っている．これは無限大のマークとして知られているが，Na調節を無限に継続することを意味している．

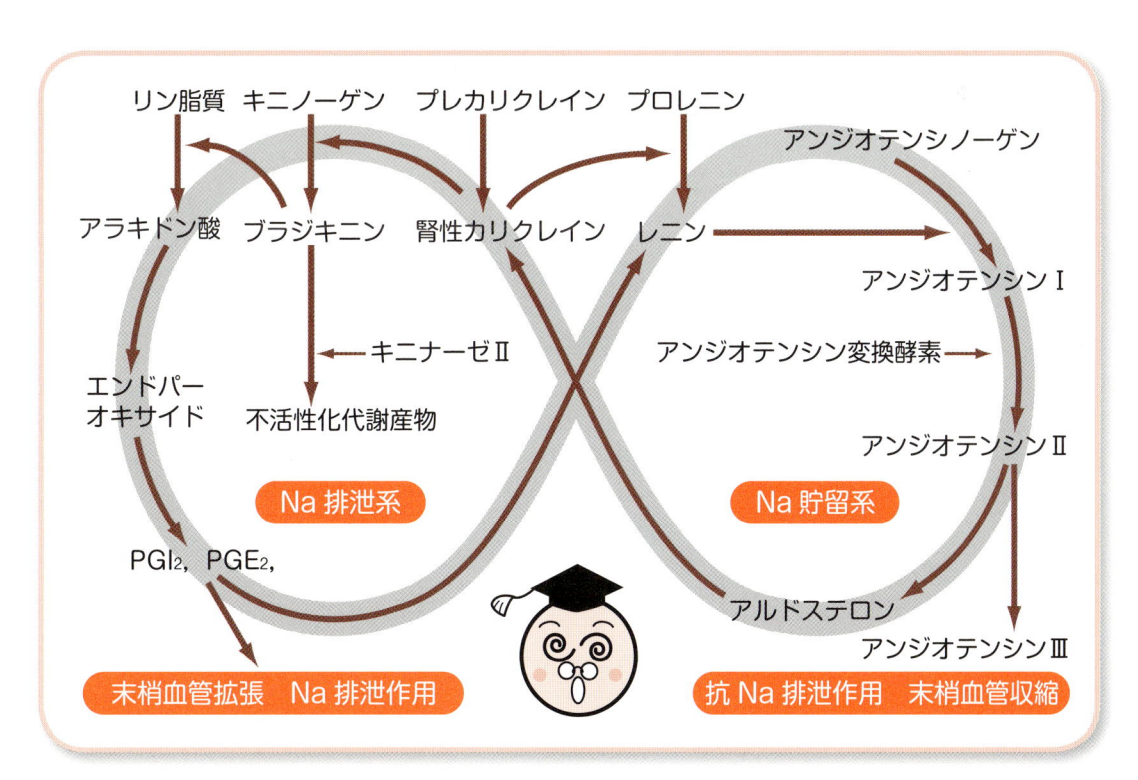

ナトリウム代謝の調節機構とその異常

4-17. 血管作動性物質

閉めたり開いたり

体液量と体液組成の恒常性を維持するために体内には多数の調節因子が互いに調整しながら存在している．血管に作動して，収縮ないし拡張させて血圧の調節を行い，同時に腎臓に作用してNa排泄を調節する物質があり，これを血管作動性物質という．

この血管作動性物質は近年多数の報告があり機能的に血管を収縮させる因子と血管を拡張させる因子に大別することができる．

前者の血管収縮因子ではアンジオテンシンIIが有名であるが，カテコラミン，エンドセリン，バソプレシンなどがある．後者の血管拡張因子にはNa利尿ペプチド（ANP, BNP），一酸化窒素（NO），アドレノメジュリン，ドパミン，プロスタサイクリン，ブラジキニンがある．

腎臓に対する作用として血管拡張因子は水，Naに対し排泄性として働くが，血管収縮因子はNa貯留性に作用する．この両方の因子が体内環境の状況に応じて，バランスよく体液量，血圧，電解質代謝の恒常性を維持することになる．

血管拡張因子はサイクリックヌクレオチドをメッセンジャーとして作用し，血圧低下，Na利尿作用および心血管系の細胞増殖抑制作用を示す．一方，血管収縮因子は血圧上昇，Na貯留性に作用し，細胞増殖に対して促進的に作用するという．全体的にみるとあい拮抗する作用があり，このバランスにより体内の血圧や体液量の恒常性が維持されていることになる．

容量調節系や圧受容体により体内の異常状態が感知されると，いずれかの血管作動性物質が分泌されることになり，体内環境が振り子のように逆方向に反応が進むことになり，恒常性が維持されるわけである．

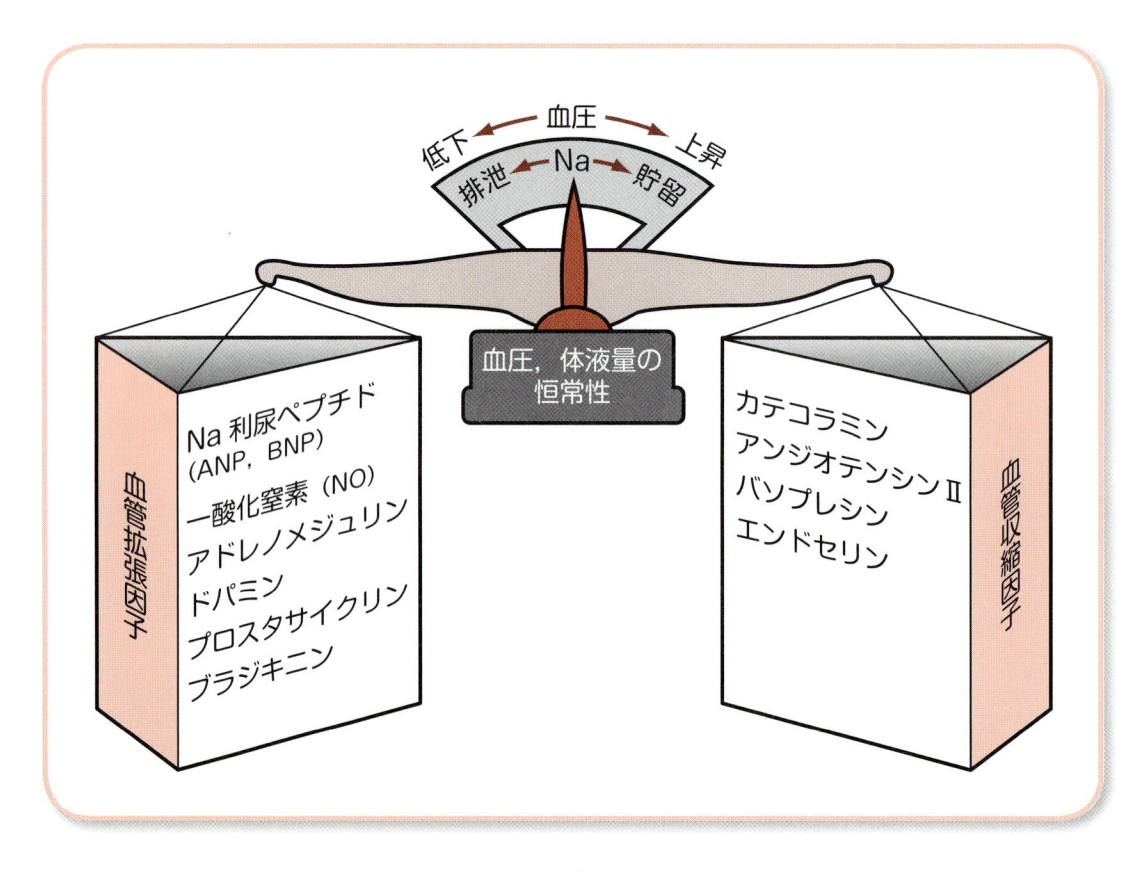

4-18. 糸球体—尿細管バランス

数打ちゃ当たる

われわれの食事や飲料水の摂取量は，最初から計画的に摂取するものではない．その日その日の料理や体調に従った，でまかせ的な量といえる．しかし，体内の体液の量と質は適切に調整されている．Naの動態をみてみると，Naの摂取量の増加，減少に応じて，腎臓からのNa排泄量が巧妙に増加・減少することにより維持されるからである．

このようなNa排泄を規定する因子は先に述べたが，Na摂取量によりこのNa調節因子が合目的に増減して調節していることになる．腎臓におけるNaの調節能は優れており，摂取量が増せば排泄量も増加し，摂取量が減れば排泄量も減少する．これは糸球体での濾過作用と尿細管の再吸収作用がバランスを保っているためで，**糸球体—尿細管バランス**という．

このことはちょうど，パチンコの場合と対比させるとおもしろい．現在の最新式自動パチンコではなく，旧式の台では玉を打ちこむ技術が大きくものをいった．単発的にポツンポツンと打っているよりも，連発式に次から次と速射砲のように打っていくと，いったん玉がチューリップに入れば，それこそおもしろいほど玉を手に入れることができる．数多く，続けざまに打つと失う分も多いかもしれないが，単発式よりたくさん玉がでるようだ．

Na摂取量をある一定の量から急速に変化させても，腎臓は比較的短期間のうちに，新しい平衡状態を維持することができる．この反応は通常2〜3日以内に完成する．例えば**通常のNa摂取量の時期から急速に低Na食期に変更すると，Na排泄量は減り，2〜3日で摂取量と排泄量のバランスがとれる**．

このように腎臓には強力なNa保持能があり，たとえNa摂取量が減少しても腎臓の機能が正常な限り，Na平衡は維持されNa欠乏となることはない．もちろん，腎外性のNa喪失（嘔吐，下痢，過剰発汗など）や腎性のNa喪失の場合にはこの限りでない．

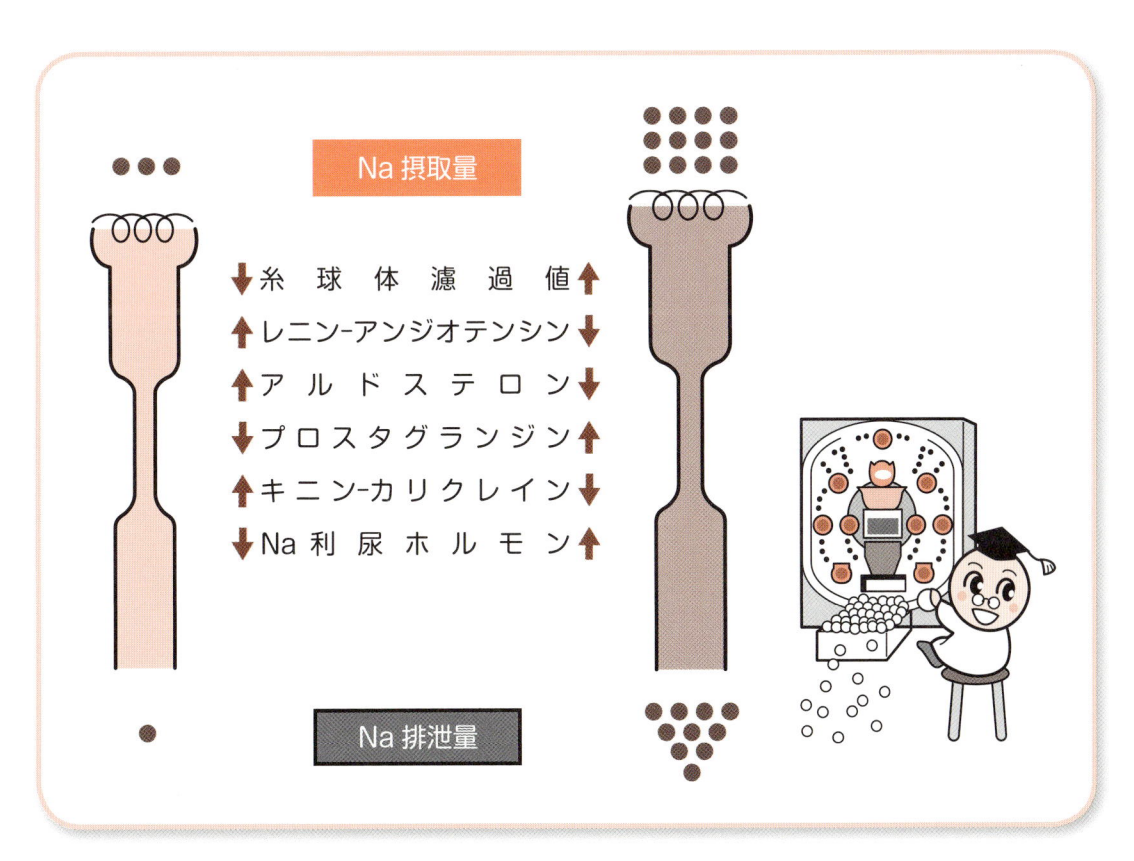

4-19. 尿中Na排泄量に関係する因子

やりくり上手なおかみさん？

体内Na平衡は，尿中へのNa排泄量を変化させることにより維持される．**Na排泄性に関係する因子**には，GFR増加による尿細管へのNa負荷量の増大，プロスタグランジンやキニン系の亢進，いわゆる**Na利尿ホルモン**といわれる近年注目の体液性因子がある．

逆に**Na保持性に関する因子**には，GFR減少による尿細管へのNa負荷量の減少，アルドステロンの亢進がある．このような諸因子が種々の病態時に影響して，尿中へのNa排泄量が規定されることになる．

尿中Na排泄量の減少は，次の場合に認められる．①低Na食下のNa負荷量の減少，②腎外性のNa喪失量の増加—この場合は腎臓のNa保持能を最大限に活用させるため，③尿細管でのNa再吸収の増加時—浮腫時，アルドステロン過剰分泌，抗炎症薬によるプロスタグランジンの抑制など，④腎灌流の減少時などがある．

一方，**尿中Na排泄量の増加**は次の場合に認められる．①高Na食などのNa負荷量の増加，②尿細管でのNa再吸収の減少—アルドステロンの分泌抑制（副腎皮質不全，アジソン病），Na喪失性腎症，薬剤による場合，浸透圧利尿などの場合，③Na濾過量の増加—細胞外液量の増加やADH不適切分泌症候群などがある．

このように腎臓は摂取量の状態により上手に排泄量を調節している．家計の収入が何らかの理由で減った場合には支出をできる限り減らすことはできるし，収入が増えればそれこそ宵越しのお金は持たぬ式に景気よく支出する．実生活では，このような腎臓のやりくりでは本当は困るのである．この方式では貯金ができず，一向に生活のゆとりがでてこない可能性がある．

電解質の代謝では，この方式しかない悲しき宿命なのである．

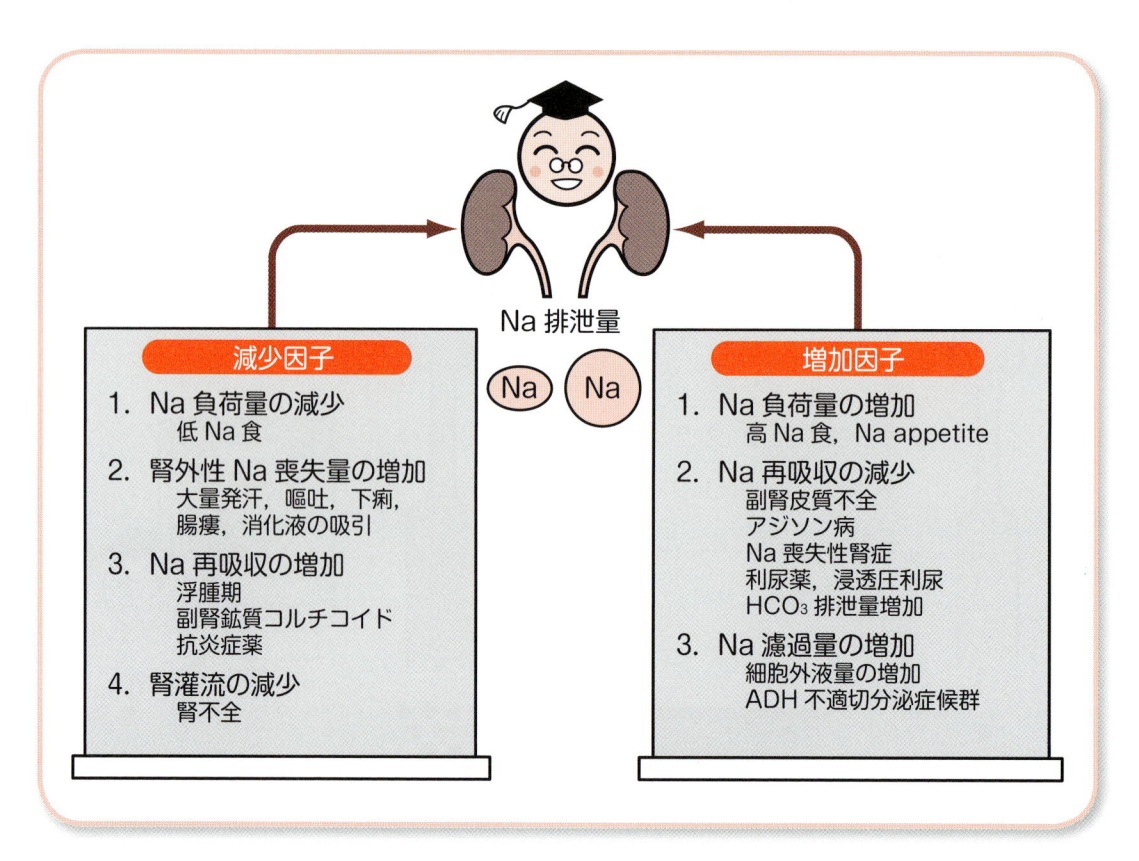

Na 排泄量

減少因子
1. Na 負荷量の減少
   低 Na 食
2. 腎外性 Na 喪失量の増加
   大量発汗，嘔吐，下痢，腸瘻，消化液の吸引
3. Na 再吸収の増加
   浮腫期
   副腎鉱質コルチコイド
   抗炎症薬
4. 腎灌流の減少
   腎不全

増加因子
1. Na 負荷量の増加
   高 Na 食，Na appetite
2. Na 再吸収の減少
   副腎皮質不全
   アジソン病
   Na 喪失性腎症
   利尿薬，浸透圧利尿
   HCO_3 排泄量増加
3. Na 濾過量の増加
   細胞外液量の増加
   ADH 不適切分泌症候群

4-20. 高Na血症の病態 と 体内Na量の関係

外観で判断するな

世の中の物品の価値は外観だけでは判断できない．品物の購入価格が高くても，そのサイズが金額に応じて大きくなるとはいえないし，むしろ逆に精密な小さな製品の価値の方が高いことの方が多いかもしれない．

血清 Na 濃度が高値だからといって，体内の Na 量が多いとは必ずしもいえないのと同じような関係にある．

血清 Na 濃度というのは簡単にいうと，体内 Na 量を体内水分量で割った値なのである．より詳しくは，この分子に K が加わることになるが，ここでは省略しておく．したがって分子と分母の量が変化することにより，その比が決まる相対的なものなのである．

しばしば血清 Na 濃度の絶対値だけをみて，その値が正常より高いから体内 Na 量が多いとか，あるいは逆に，正常値以下の値だから体内の Na 量は欠乏しているとかの判断をしている人がいると思う．これは誤りである．状況によっては正解の場合もあるが，誤りであることの方が多いといえる．

理由は，分母の体内水分量の状態を無視してしまっているからである．**血清 Na 濃度を解釈する場合は常に，体内水分量の状態を考えて解釈しなければならない．** 例えば体内 Na 量が正常以下の量であっても，そのときの体内水分量が正常時の比率よりはるかに少なければ，血清 Na 濃度は高値を示すことになってしまう．

つまり，**血清 Na 濃度が高値というのは，体内水分量が相対的に少ないということを意味している．** 臨床的に経験する高 Na 血症の原因の多くは，体内 Na 量の多い場合ではなく，水分欠乏が原因となったものである．

血清 Na 濃度が高い場合は，血漿浸透圧は高値を示す．逆は必ずしも真ならずだが，実地臨床では特殊例を除けば，**高 Na 血症＝高浸透圧血症**ということができる．例外は高血糖，高窒素血症，マンニトールやグリセロール投与時などの場合がある．このように Na 以外の浸透圧活性物質が血中に貯留した場合，細胞内より浸透圧の維持のために水分が移動し，血清 Na 濃度は正常あるいは低下する．

以下のことから，血清 Na 濃度を解釈するときには常に体液量の関係，特に水分バランスに留意することが大切である．

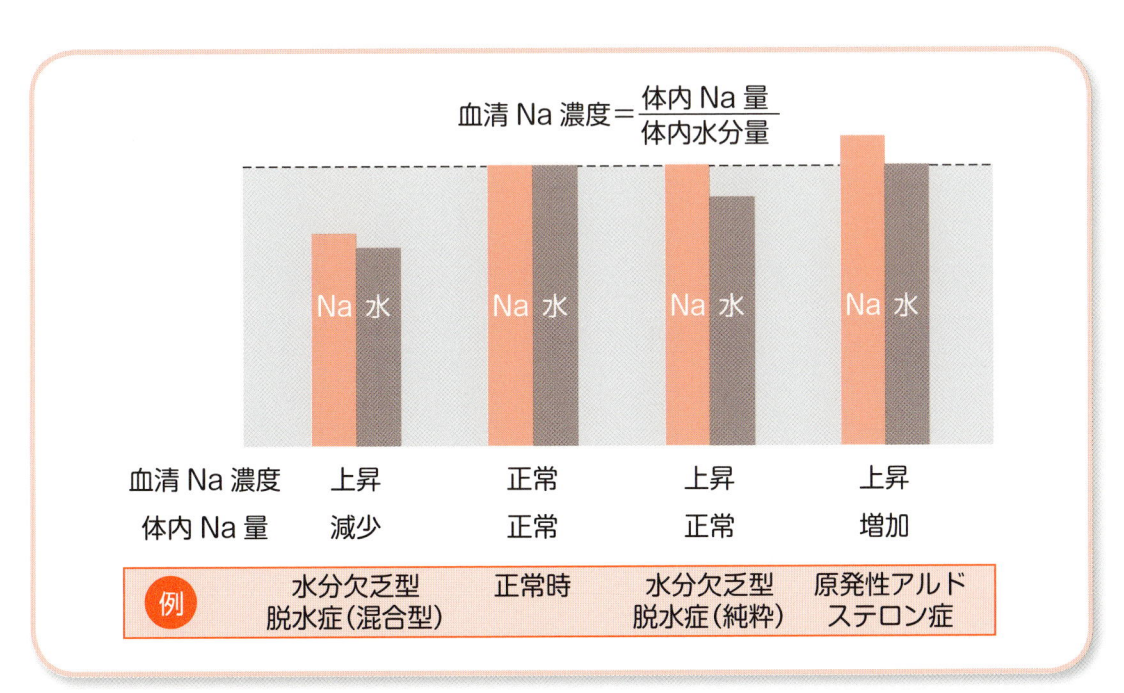

$$血清\ Na\ 濃度 = \frac{体内\ Na\ 量}{体内水分量}$$

血清 Na 濃度	上昇	正常	上昇	上昇
体内 Na 量	減少	正常	正常	増加
例	水分欠乏型脱水症（混合型）	正常時	水分欠乏型脱水症（純粋）	原発性アルドステロン症

ナトリウム代謝の調節機構とその異常

4-21. 低Na血症の病態 と 体内Na量の関係

顔は同じでも性格は異なる

血清 Na 濃度の低下（低 Na 血症）の場合も，その解釈に注意しなければならない．**低 Na 血症は体内 Na 量が体内水分量に比して，絶対的あるいは相対的に少ないことを意味している**．したがってこのときの血漿浸透圧は正常より低い（低浸透圧血症＝hypoosmolar）．

低 Na 血症は体内水分量の状態により 3 型に区別することができる．

1) 欠乏型低 Na 血症　depletion type

この型は Na 欠乏型脱水症に典型的にみられるもので，体内 Na 量は減少している．純粋の Na 欠乏型では体内水分量の減少は認められない．これは Na 欠乏にもかかわらず，経口的あるいは経静脈的に Na 補給をせずに水分のみを補給した結果生じることによる．一般的な Na 欠乏型脱水症では，Na の欠乏と同時に水分の欠乏も合併していることが多い．

2) 浮腫型低 Na 血症　edema type

この型はうっ血性心不全，腹水を伴った肝硬変症，ネフローゼ症候群や慢性腎不全にみられ，浮腫を伴うことが特徴である．低 Na 血症にもかかわらず，体内 Na 量はむしろ増加している．体内に貯留した Na 量以上に水分が貯留する結果，低 Na 血症を呈するのである．

3) 希釈型低 Na 血症　dilution type

この型では体内 Na 量は正常であるが，臨床的には明らかな脱水症や浮腫が認められないことが特徴である．低 Na 血症がみられる理由は，浮腫を生じるほどではないが，体内に水分が貯留しているためである．典型的な例としては，**ADH 不適切分泌症候群（SIADH）**がある．この場合には尿中への Na 排泄量が多いが，Na 摂取量とのバランスがとれていると考えられている．

以上のことから低 Na 血症をみた場合には，病歴や身体所見などから低 Na 血症の病型を区別することが治療上重要であることを意味している．浮腫型の低 Na 血症に Na の補給をすることは言語道断であるし，希釈型に対しても Na の補給が第一義的な治療法とはならない点に注意する．しかし SIADH の場合には，著しい低 Na 血症による中枢神経障害の出現の状態では，低浸透圧血症の改善を目的として高張性の Na 液を投与するときもあることをつけ加えておく．

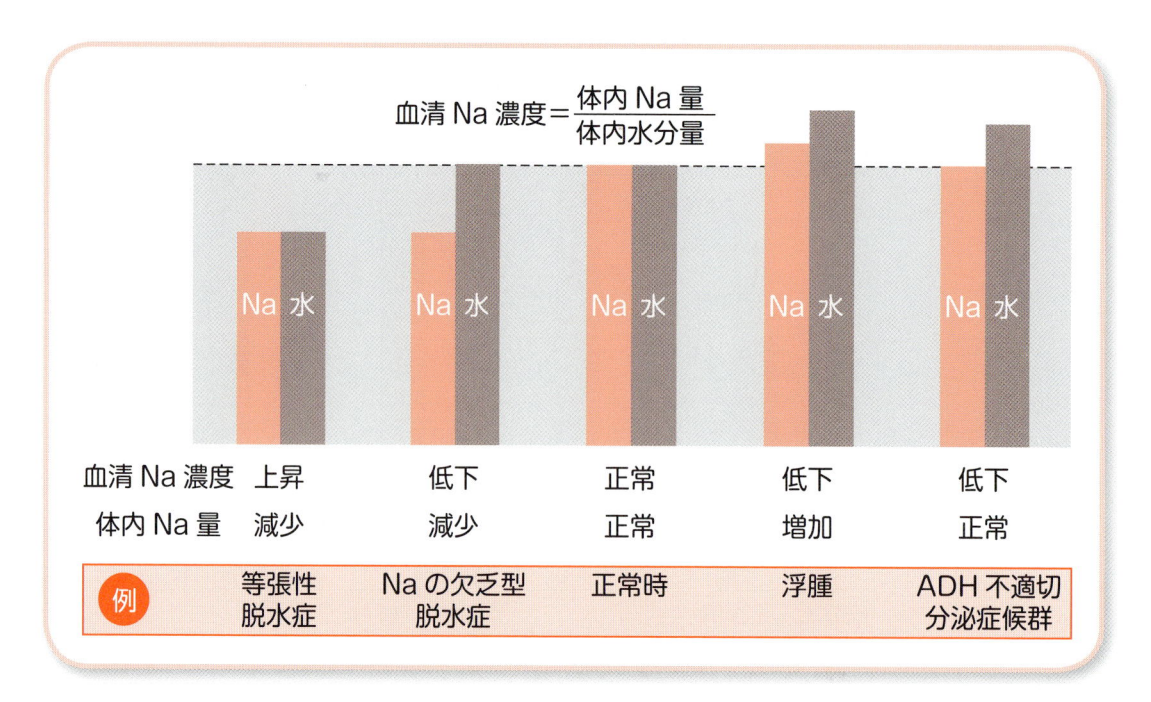

$$血清 Na 濃度 = \frac{体内 Na 量}{体内水分量}$$

血清 Na 濃度	上昇	低下	正常	低下	低下
体内 Na 量	減少	減少	正常	増加	正常
例	等張性脱水症	Na の欠乏型脱水症	正常時	浮腫	ADH 不適切分泌症候群

4-22. 細胞外液量の評価には

診療の基本のキ

低 Na 血症の鑑別診断において，原因となる 3 つの病型を区別することが重要になる．血清 Na 濃度の異常がみられた場合に，体液量の状態との関係から病態を理解することが必要になるわけである．Na は細胞外液に主として存在することから，細胞外液の異常状態を身体所見や検査成績から評価することになる．

細胞外液量の減少が存在する場合は，四肢などに浮腫の存在しないこと，皮膚ツルゴール低下，口腔粘膜の乾燥，低血圧，起立性低血圧，脈拍の増加などの身体所見がみられ，検査所見として腹部エコー検査において下大静脈径の虚脱，中心静脈圧の低値，血液検査などの所見として R-A-A 系の高値（血漿レニン活性の亢進），ANP/BNP 低値がみられる．

細胞外液量の増加が存在する場合は，四肢末梢に浮腫がみられ，大量に体液量の増大した状態では胸水や腹水の存在があり，皮膚ツルゴール正常，口腔粘膜湿潤などの身体所見を示す．一般的に血圧は増加ときに高血圧を示し，起立性低血圧はなく，脈拍は正常である．腹部のエコー検査により，下大静脈径拡張，あるいは中心静脈圧高値などの所見も示される．血液検査などの所見として R-A-A 系の低値（血漿レニン活性の抑制），ANP/BNP 高値がみられる．

このような所見により細胞外液量が増大しているのか，減少しているのかを判断して，低 Na 血症の評価を行うことになる．血清 Na 濃度の値だけからで体内の Na 動態を判断することはできないのである．細胞外液量の増大した低 Na 血症は，いわゆる浮腫型であり，細胞外液量の減少した低 Na 血症は，いわゆる欠乏型である．細胞外液量が正常である低 Na 血症ではいわゆる希釈型あるいは偽性低 Na 血症や見かけ上の低 Na 血症であるといえる．

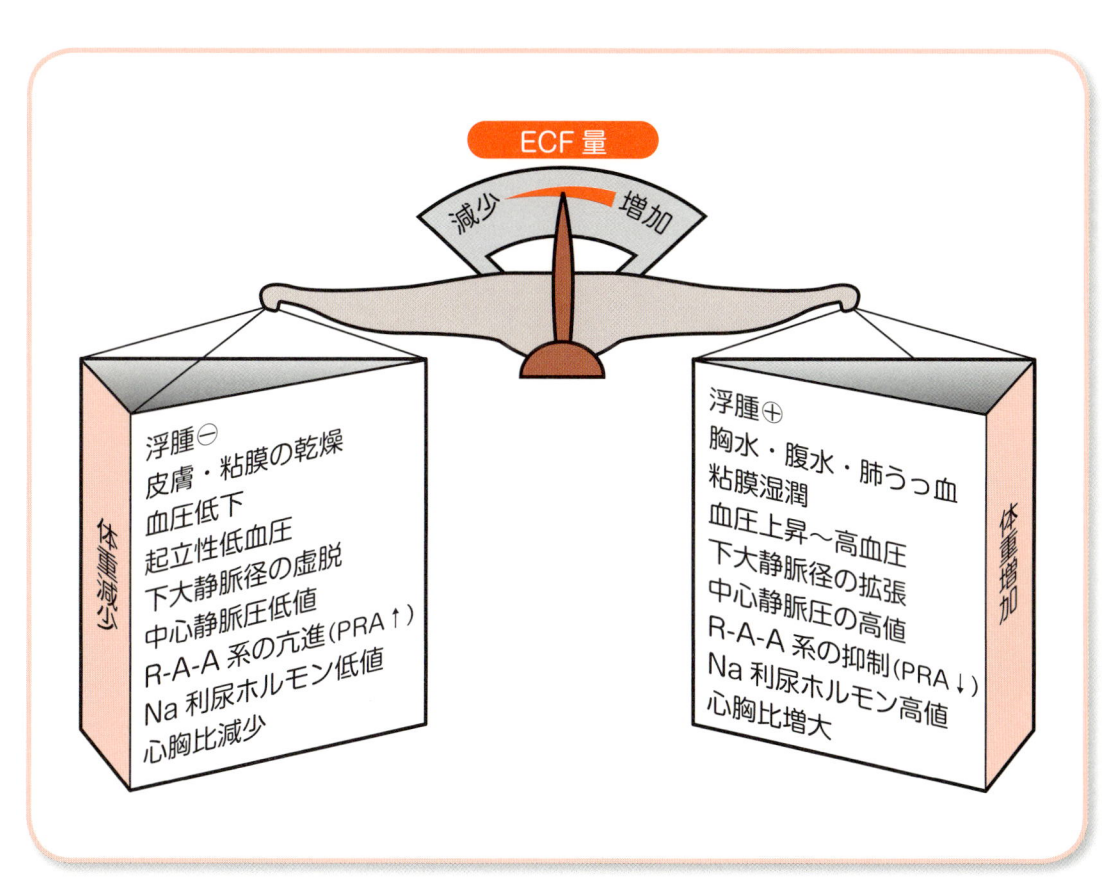

ECF 量

減少 ／ 増加

体重減少
- 浮腫 ⊖
- 皮膚・粘膜の乾燥
- 血圧低下
- 起立性低血圧
- 下大静脈径の虚脱
- 中心静脈圧低値
- R-A-A 系の亢進（PRA↑）
- Na 利尿ホルモン低値
- 心胸比減少

体重増加
- 浮腫 ⊕
- 胸水・腹水・肺うっ血
- 粘膜湿潤
- 血圧上昇〜高血圧
- 下大静脈径の拡張
- 中心静脈圧の高値
- R-A-A 系の抑制（PRA↓）
- Na 利尿ホルモン高値
- 心胸比増大

ナトリウム代謝の調節機構とその異常

4-23. 偽性低Na血症

本物とにせ物の見分けかた

低Na血症には本物（真性）とにせ物（偽性）があることを覚えておくとよい．近頃は海外有名ブランドのコピー商品が出まわっており，海外旅行に行って本物を手に入れたと喜んでいても，実はにせ物だったということだってある世の中である．最初からコピーと思っている分には実害は少ないが，本物と思って入手したのに，にせ物では憤懣のもって行き場がない．メーカーにとっても痛手であり，心あるメーカーはにせ物商品を摘発し，公衆の面前でにせ物をわざわざ粉砕することまで行っている．

偽性低Na血症は著しい脂質異常症や高タンパク質血症が同時に存在する場合に疑われる．血清中の水分は約94%で，残りの6%は脂質やタンパク質が占めている．Naは血清水分中に溶けているので，1l中の血清中のNa濃度は実は本当のNa濃度ではないのである．血清Na濃度142 mEq/lというのは，タンパク質などの固形分を含めた測定値である．血清中の水分に溶解したNa濃度は94%で割るか，1.06を掛けることにより求めることができるのである．したがって血漿水分中のNa濃度は151 mEq/lということになる．

脂質やタンパク質などの濃度が増加すると，血清中の水分含有率は変化する．この結果Naを含まない分まで測定すると，血清Na濃度は低くなってしまう．実際的にはNa濃度は低くないのに，低Na血症を示すためににせ物とされるのである．

炎光光度計によるNa濃度の測定では，タンパク質や脂質の濃度が変化すると，血清中の水分含量比も変化し，この量が大きいと測定値に影響する．これに対してイオン電極法による測定法では，血清水分中の電解質活性を測る方法であるため，タンパク質や脂質の含有量に影響されないという．このため**炎光光度計による偽性低Na血症**という病態は生じないことになる．

別の見分け方としては血漿浸透圧を測定することである．低Na血症では一般的に低浸透圧血症を示すが，このような**偽性低Na血症では血漿浸透圧は正常である．**

また偽性低Na血症では，著しい低Na血症をたとえ示していても，その程度に相応する低Na血症の症候を示さないという特徴もある．

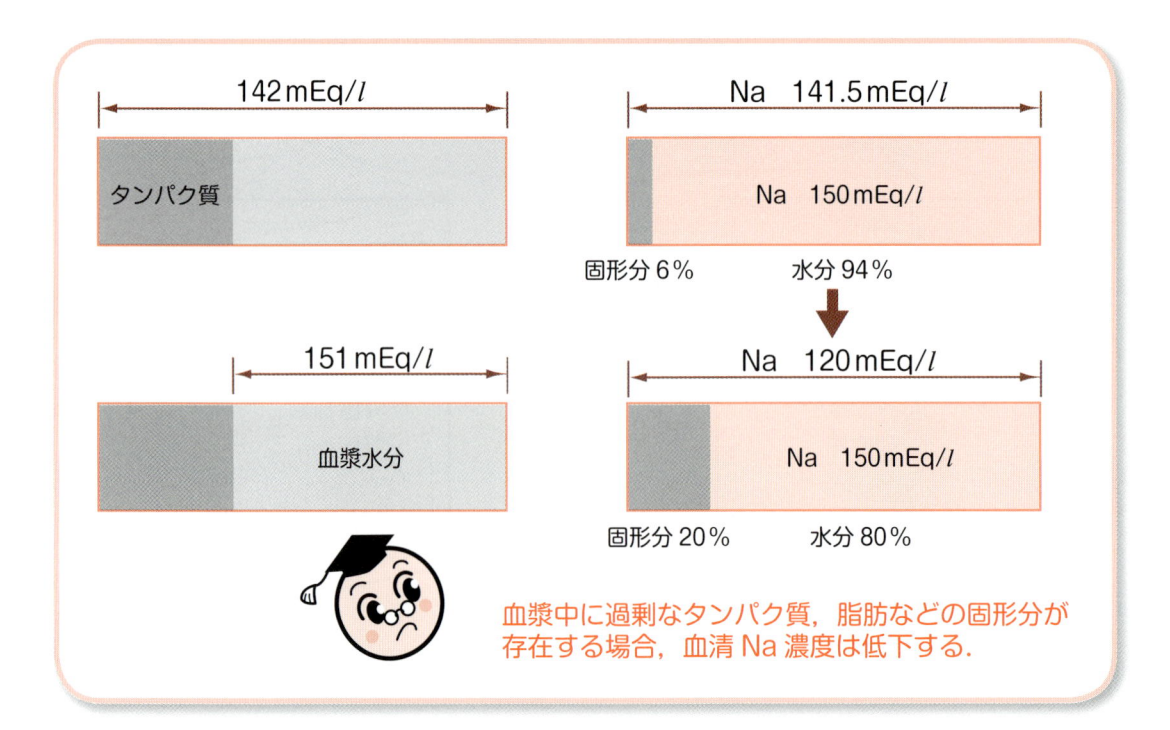

血漿中に過剰なタンパク質，脂肪などの固形分が存在する場合，血清Na濃度は低下する．

4-24. 高血糖 と 低Na血症

見せかけにダマされるな

偽性低Na血症と混同される低Na血症に，**高血糖による低Na血症がある**．

ブドウ糖やマンニトールは細胞膜を自由に通過できない．著しく高濃度になると，その浸透圧作用により細胞外液中の浸透圧は高くなり，細胞内より水分を引っ張り込み，細胞外液を希釈することになる．この結果，血清Na濃度は低下する．

ところが，この場合の**低Na血症では低Na血症＝低浸透圧血症という法則はなりたたない**点に注意したい．血中には浸透圧活性を示す高濃度のブドウ糖やマンニトールが存在するというのがその理由である．

もう少し具体的に数値により説明してみよう．正常時では血漿浸透圧は約 285 mOsm/l である．細胞外液の浸透圧も細胞内液の浸透圧も同じであるから，約 285 mOsm/l となる．血清Na濃度は 140 mEq/l，血糖値は 100 mg/dl とする．ブドウ糖による浸透圧は血糖値×10÷180 であるから，正常血糖値ではその浸透圧は約 5.5 mOsm/l となる．

一方，血漿浸透圧の概算式として血清Na濃度の約2倍の，140×2＝280 mOsm/l が得られる．すなわち合計で 280＋5.5＝285.5 mOsm/l である．

ところが血糖値が 900 mg/dl もの高値を示すと，ブドウ糖だけで上述の計算式より 50 mOsm/l となってしまう．ここでブドウ糖は解離せず，細胞内に容易に移動しないから，その時点での血漿浸透圧は 280＋50＝330 mOsm/l となる．細胞外液の浸透圧が高値となる結果，細胞内より水分が移動し，浸透圧を平衡に維持しようとする．このため細胞内外の浸透圧は約 300 mOsm/l となる．

この場合のNa濃度は正常の 140 mEq/l は示さない．細胞内液からの水分移動により，血清Na濃度も希釈されるからである．Na濃度の減少分は 1.6×（血糖値－正常血糖値）÷100 として計算することができ，血糖 900 mg/dl の場合には 12.8 mEq/l となる．したがって血清Na濃度は 140－12.8＝127.2 mEq/l となる．

以上のように高血糖にみられる低Na血症は希釈されることによる見かけ上の低Na血症であり，このときの浸透圧はむしろ増加しているのである．

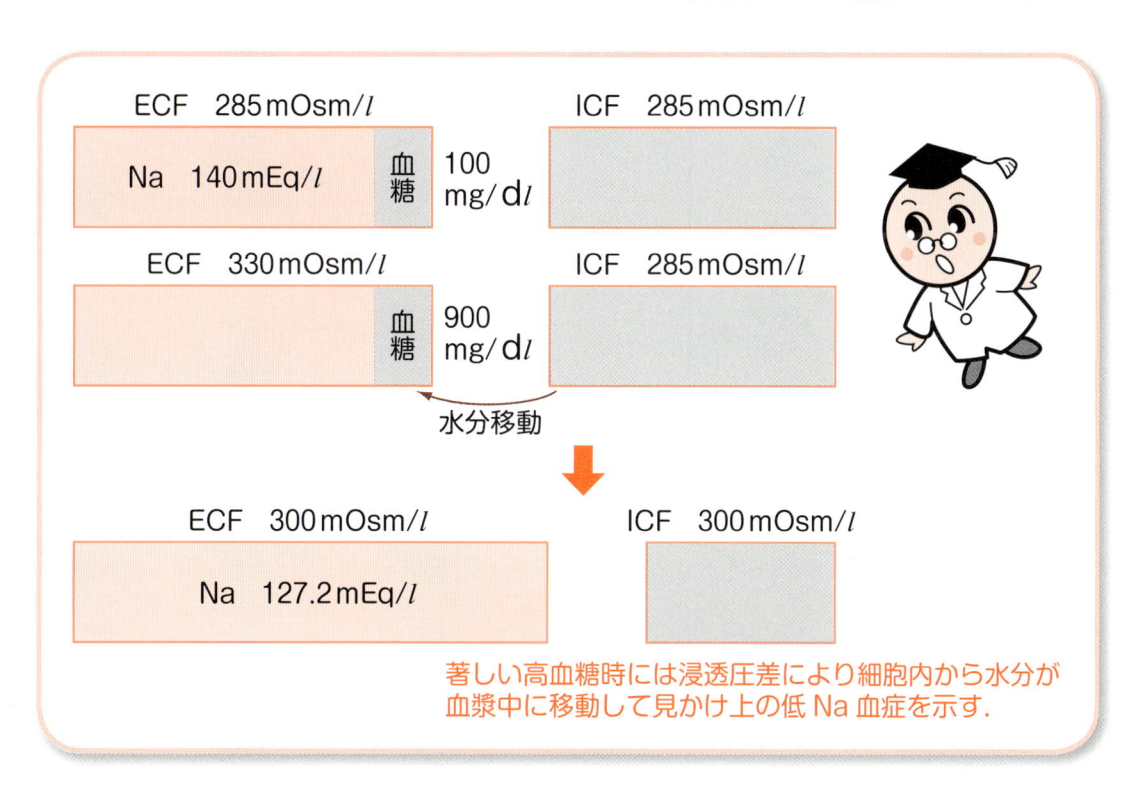

| ECF 285 mOsm/l | ICF 285 mOsm/l |
| Na 140 mEq/l　血糖 100 mg/dl | |

| ECF 330 mOsm/l | ICF 285 mOsm/l |
| 血糖 900 mg/dl | |

水分移動 ↓

| ECF 300 mOsm/l | ICF 300 mOsm/l |
| Na 127.2 mEq/l | |

著しい高血糖時には浸透圧差により細胞内から水分が血漿中に移動して見かけ上の低Na血症を示す．

4-25. 高Na血症の原因

どちらが重いか

高Na血症とは血清Na濃度が150 mEq/l以上を呈する場合をいう．血清Na濃度は，体内Na量と体内水分量の比をみたものであるから，分子のNaが増加した場合か分母の水分が減少した場合かのいずれかである．つまり高Na血症とは体内Na量に比べて，体内水分量が絶対的または相対的に欠乏した状態である．

高Na血症の成因は，水分欠乏の場合とNa過剰の場合に大別できる．

前者は，①水分摂取の障害と，②水分の過剰喪失のいずれかによる．意識障害，乳幼児，渇中枢障害などで渇感を訴えられないことが原因となれば，純粋の**水分欠乏型脱水症**を示す．

腎臓，消化器，皮膚，気道から水分を過剰に喪失する場合がある．これらの原因疾患は多数あるが，水分以外にも電解質の喪失を伴うことがある．このため純粋の水分欠乏型脱水症を含んだ，**高張性脱水症の病態**を示す．

後者は，①Na排泄の障害と②Naの過剰投与の場合がある．この中で特に気をつけたいのは輸液の誤りや高Na透析法などによる医原的な原因である．

高Na血症の一般的な原因は，前者の水分欠乏型である．

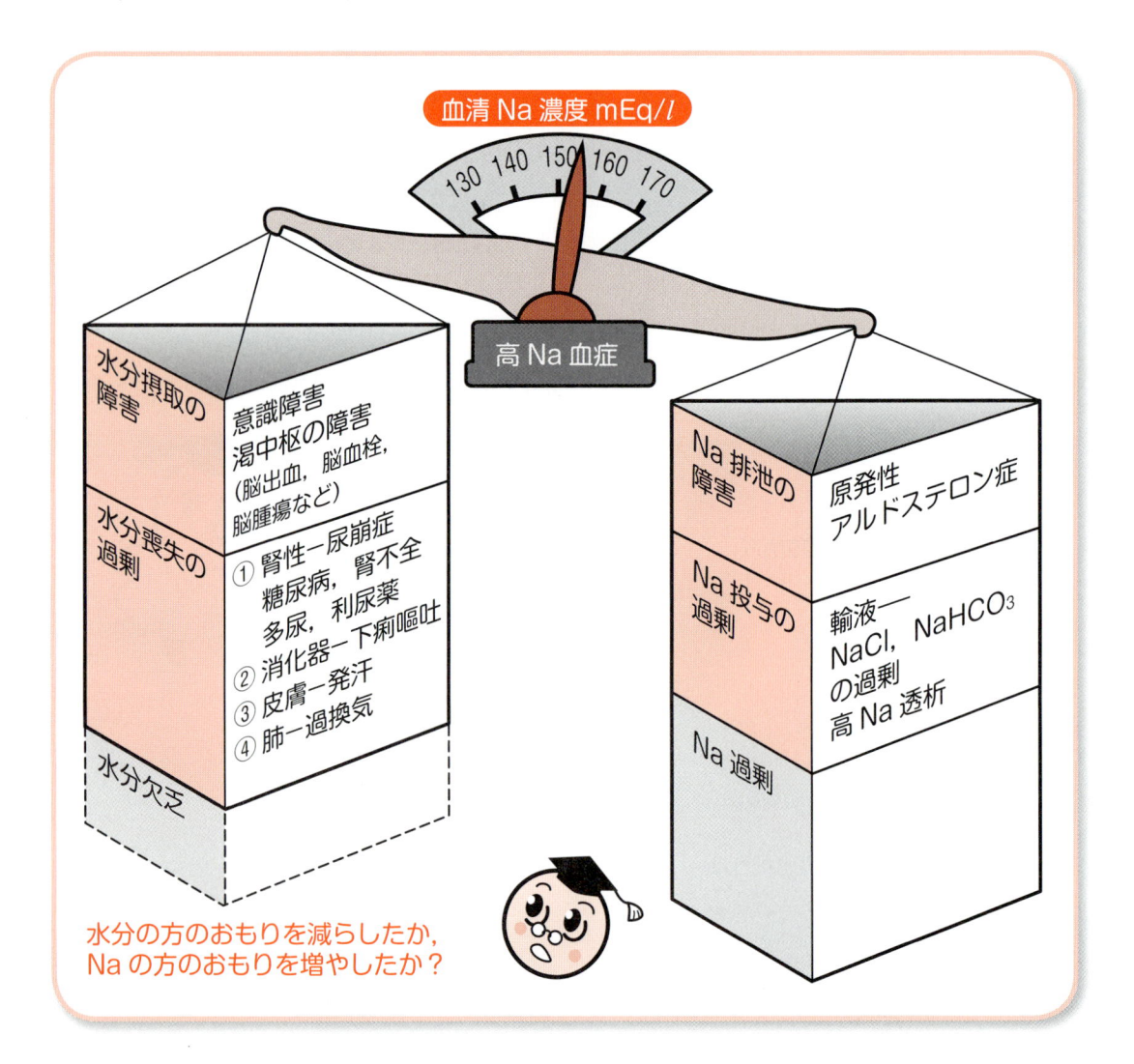

血清Na濃度 mEq/l

高Na血症

水分摂取の障害
意識障害
渇中枢の障害
（脳出血，脳血栓，脳腫瘍など）

水分喪失の過剰
① 腎性―尿崩症
　糖尿病，腎不全
　多尿，利尿薬
② 消化器―下痢嘔吐
③ 皮膚―発汗
④ 肺―過換気

水分欠乏

Na排泄の障害
原発性アルドステロン症

Na投与の過剰
輸液―NaCl，NaHCO₃の過剰
高Na透析

Na過剰

水分の方のおもりを減らしたか，Naの方のおもりを増やしたか？

4-26. 高Na血症にみられる脳・神経症候

目には目を

　高Na血症はさまざまな原因により生じるが，基礎疾患に関係なく，特有の臨床的な症候が認められる．高Na血症はNaに比べて水分が絶対的ないし相対的に欠乏しているため細胞外液は高浸透圧である．このため細胞内より水分が細胞外液中に移動し，細胞の脱水状態がみられる．この影響を受けるのは特に筋肉や神経の細胞である．

　中枢神経細胞の脱水の結果，口渇感に始まり，性格変化，意識障害―嗜眠・昏睡，精神神経症状―譫妄・興奮などが認められる．**筋細胞の脱水**の結果，筋攣縮，痙攣，腱反射の亢進などがみられる．水分欠乏の程度が著しくなれば，細胞外液量も低下し，口腔粘膜の乾燥，血圧低下，尿量減少なども生じる．

　これらの症候は**水分欠乏型脱水症の場合に典型的に認められる**．その欠乏の程度によりいろいろな症候の発生が段階的に出現することも知られている．さらに重症の場合には脳静脈破裂やクモ膜下出血などの合併症も出現する．

　このような**高Na血症の症候**は，高浸透圧血症の程度が大きければ多彩に認められるが，高Na血症への進行速度も関係する．急性の高Na血症では出現する症候は著しい．これに対して，徐々に出現してきた慢性高Na血症では，それほど華々しい症候をみせない．高Na血症の程度が著しくても，意外と患者は自覚症状などが軽微であることが多い．

　高Na血症で影響を最も強く受ける中枢神経細胞がダメージを受けないようにすることは，大切である．この細胞は一度破壊されてしまうと，再生はきかない．このため生体，特に中枢神経細胞には特有の防御態勢が備えられている．

　あまりにも急速に進行した高Na血症に対しては防御効果は乏しいが，比較的ゆるやかに出現した高Na血症では，中枢神経細胞中に**idiogenic osmoles**という浸透圧活性を有する物質が出現するらしい．このため**細胞外液の高浸透圧性に対抗して，細胞内の浸透圧を増し，水分が細胞外液に移動するのを防止する役目がある**．この結果，細胞の脱水が生じにくくなり，慢性高Na血症では症候の出現が少ないことになるという．

急性高Na血症

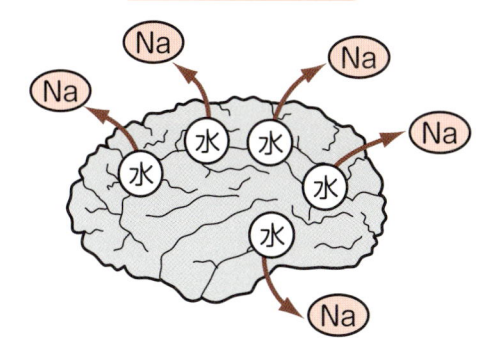

脳神経細胞の脱水
- 筋攣縮，痙攣，腱反射の亢進，嗜眠，昏睡，脳静脈破裂，クモ膜下出血

慢性高Na血症

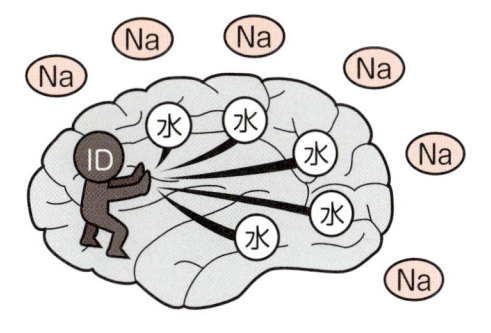

ID(idiogenic osmoles)による脳神経細胞の脱水防止

4-27. 高Na血症の病態別治療方針

どのように解決するか…

高Na血症は大きく3型に区分される．これは細胞外液量の状態に基づくもので，**① 細胞外液量の減少した型，② 細胞外液量はほぼ正常な型，③ 細胞外液量の増加した型**である．いずれの場合も，体内Na量に比較すると体内水分量が相対的ないし絶対的に不足していることには変わりない．

①の型はごく**一般的な，臨床的に頻度の高いものである**．体液の喪失時にNaと水が同時に失われるが，Naに比べて水の方の喪失の程度が大きい場合である．細胞外液量の欠乏（hypovolemia）の症候が認められる．体液の喪失経路から腎外性の原因と腎性の原因に分けられる．代表的な疾患や病態には下痢，過剰発汗，浸透圧利尿時がある．

治療の方針は水分の補給を主体にした低張性電解質輸液剤の投与である．体液量の喪失の程度が大きい場合には，細胞外液量の補充が先である．このため生理食塩水のような細胞外液類似液をまず投与し，その後で自由水の補給を目的とした低張性電解質輸液剤につなぐとよい．

②の型は**特殊なものである**．純粋の水分欠乏の分類に入るものと浸透圧調節域が高い方にリセットされた病態がある．この型はNaの欠乏はなく，水分の欠乏が主なもので，高度の欠乏のない限り細胞外液量は減少しない．尿崩症や腎性尿崩症も意識障害などにより渇感を喪失しなければ，水分欠乏には至らない．このため通常の状態では高Na血症になることはないが，飲水量が低下した場合には容易に高Na血症を示すことになる．

治療の方針は水分の補給であり，5％ブドウ糖により自由水を供給すればよい．

③の型は**医原的要素の強いものである**．原発性アルドステロン症やクッシング症候群ではNaや水分の貯留傾向があるため，細胞外液量が増加し，口渇やADH分泌を抑制する．通常の血漿浸透圧より高いレベルでしか，口渇やADH分泌が発現せず，軽度の高Na血症を示すことが多い．また重曹やNaClの過剰投与，高Na透析，輸液過誤でも高Na血症を示す．

治療は原疾患や原因の解除が中心となる．

		成因	検査	治療方針
細胞外液量減少	腎外性喪失	下痢 過剰発汗	高張尿 U-Na<10mEq/l	生理食塩水 ↓ 低張性食塩水
	腎性喪失	浸透圧利尿 　糖尿病，マンニトール 　高タンパク経管栄養 急性腎不全利尿期	等張尿 U-Na>20mEq/l	
細胞外液量ほぼ正常	腎外性喪失	水分摂取不足	高張尿	5％ブドウ糖液
	腎性喪失	尿崩症，腎性尿崩症	低張尿	
	中枢性	本態性高Na血症	Na濃度に比して低張尿	
細胞外液量増加	内因性	原発性アルドステロン症 クッシング症候群	等張尿〜高張尿 U-Na>20mEq/l	原疾患の治療 利尿薬 　＋5％ブドウ糖液 正〜低Naの透析法
	外因性	高張食塩水 重曹過剰投与 高Na透析		

4-28. 低Na血症の原因

どちらが増えて，どちらが減った？

低Na血症とは血清Na濃度が135 mEq/l以下の場合をいう．血清Na濃度は体内Na量と体内水分量の比を意味しているので，分子のNaが減少した場合か分母の水分が増加した場合かのいずれかである．つまり低Na血症とは体内Na量に比べて，体内水分量が絶対的または相対的に過剰になった状態である．

したがって**低Na血症の成因**は，**水分過剰の場合**と**Na欠乏の場合**とに大別できる．

前者は，①水分再吸収の増加（水分排泄の障害）と②水分の過剰摂取のいずれかによる．単に水分を過剰に摂っただけでは，低Na血症とはならない．このためADH-腎における希釈尿生成の障害という病態が基礎にあることになる．

後者は腎臓，消化管，皮膚などから過剰にNaを喪失することが原因である．これらの原因は先に述べた高Na血症の原因と重複しているが，Na欠乏にもかかわらず，Naを含まない輸液剤で治療した場合に著しい低Na血症が出現することになる．

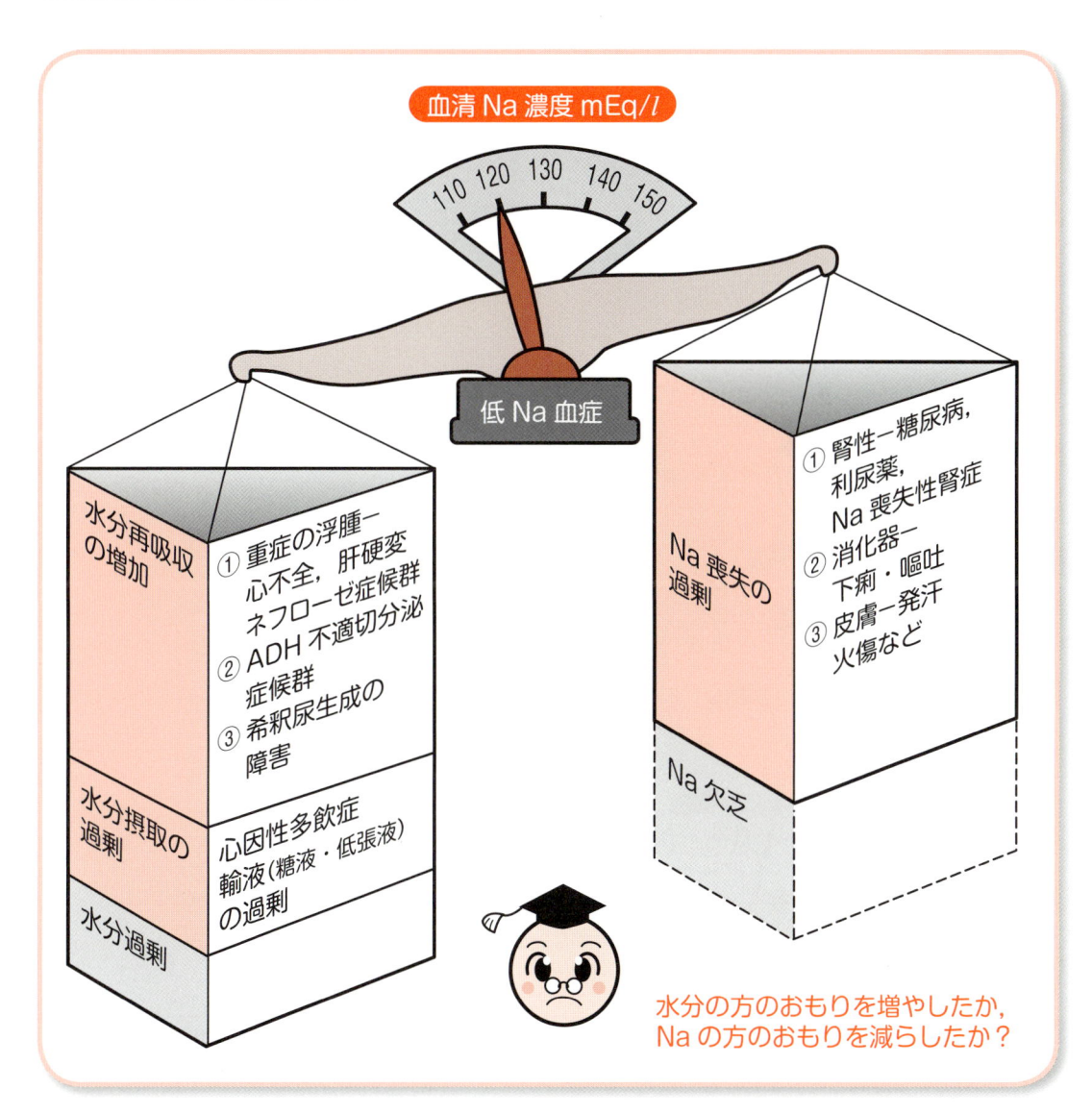

血清Na濃度 mEq/l

低Na血症

水分再吸収の増加
① 重症の浮腫—心不全，肝硬変，ネフローゼ症候群
② ADH不適切分泌症候群
③ 希釈尿生成の障害

水分摂取の過剰
心因性多飲症
輸液（糖液・低張液）の過剰

水分過剰

Na喪失の過剰
① 腎性—糖尿病，利尿薬，Na喪失性腎症
② 消化器—下痢・嘔吐
③ 皮膚—発汗，火傷など

Na欠乏

水分の方のおもりを増やしたか，Naの方のおもりを減らしたか？

ナトリウム代謝の調節機構とその異常

4-29. 低Na血症の発生期間による症候の違い

声なき声にも耳を傾けよう

低Na血症もさまざまな原因があり，基礎疾患とは別に，低Na血症に伴う症候が認められる．**偽性の低Na血症や見かけ上の低Na血症を除けば，低Na血症は低浸透圧血症を意味する**．この結果，細胞内に水分が移動し，細胞外液量の減少と細胞溢水が特徴となる．

このような細胞内の溢水は，頭蓋骨により規定されるため脳容積が一定の状態に保持される中枢神経においては大きな影響を受ける．つまり神経細胞は水ぶくれ状態となり，脳圧が亢進し，特に高度になるといわゆる**水中毒**といわれる状態に陥る．**低Na血症の症候**もNa濃度の程度により症状の出現が異なる．一般的に全身倦怠感，頭痛，嘔吐，食欲不振などの脳圧亢進による症状は血清Na濃度が130 mEq/l以下の急性低Na血症で認められる．

血清Na濃度が120 mEq/l以下の**急性低Na血症**では，さらに全身脱力感，集中力の低下，易刺激性，失見当識，嗜眠，傾眠，痙攣，奇異な行動，意識障害，昏睡などが出現する．このような症候は脳浮腫・水中毒によるものである．

低Na血症が出現するまでの期間も症状発現に関係がある．急速に進行した型では重篤な症候を認めるが，比較的緩徐に進行してきた低Na血症では症状は軽微なことが多い．**慢性低Na血症では，血清Na濃度が120 mEq/l程度でも無症状のことも多い**のである．

老齢者で食欲がないため食事の不足分を補う目的で，電解質の補給もせずに糖液のみを投与していることが多い．このような場合に知らず知らずのうちに低Na血症が進行してしまう．低Na血症の症状が多少あったとしても，老齢者のため十分な訴えもなく，見過ごされてしまうのである．慢性的な低Na血症は症状のみでは判断できない．適切な治療により見違えるほどに改善することが多い．

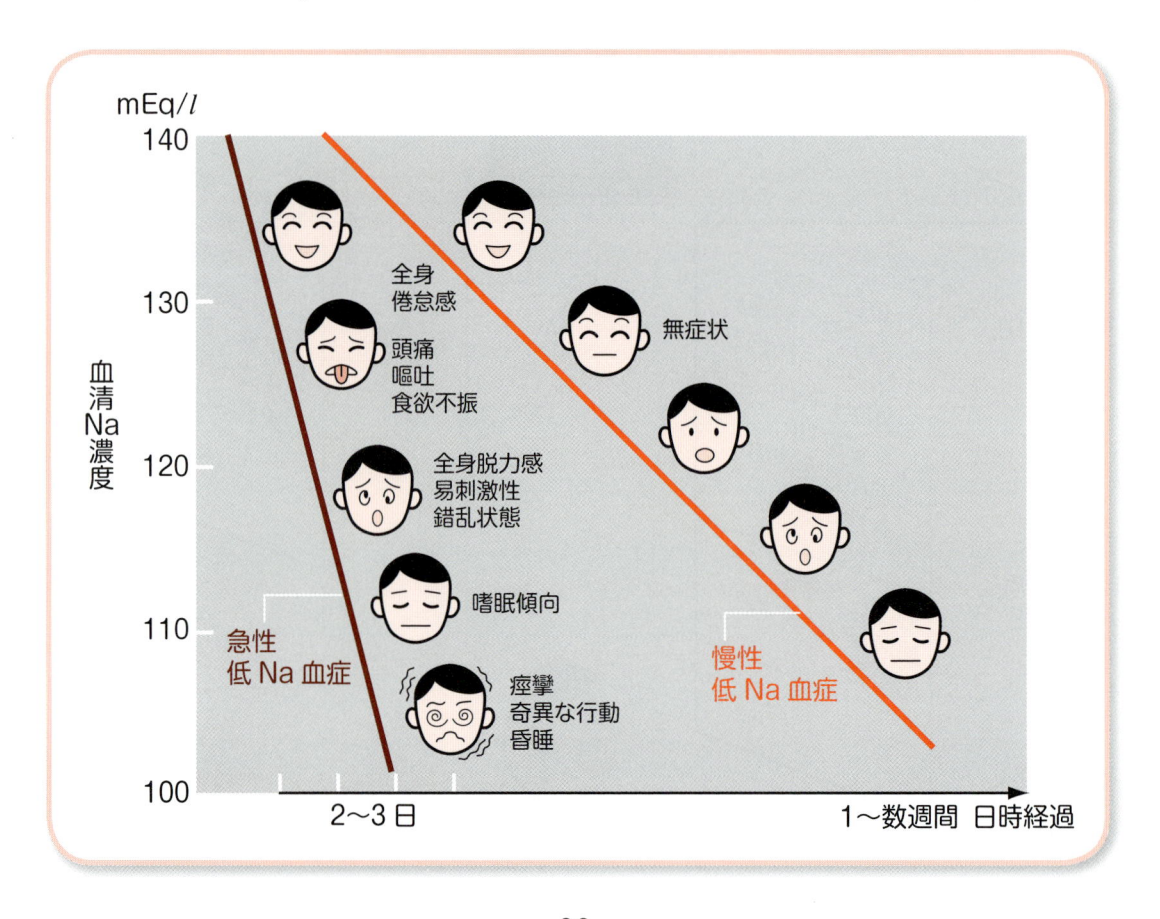

4-30. 低Na血症の病態別治療方針

病気の細胞というのは

低Na血症も大きく3型に区分される．この場合も細胞外液量（体内Na量）の状態に基づいて，①細胞外液量の減少した型，②細胞外液量はほぼ正常な型，③細胞外液量の増加した型に分けられる．いずれの場合も，体内Na量に比較すると体内水分量が相対的ないし絶対的に増加している．

①の型は**欠乏型のNa血症**である．体液喪失時にNaと水が同時に失われるが，Naの補給もせずに水分のみを補給した場合にこの型がみられる．体液喪失経路により腎外性と腎性に分けられる．腎外性の場合の尿中Na濃度は10 mEq/l以下であり，腎性の場合尿中Na濃度は20 mEq/l以上を示すという特徴がある．

治療は基礎疾患の是正が第一である．Na欠乏性脱水症に対しては生理食塩水などによりNaを補給することである．

②の型は**希釈性の低Na血症**である．細胞外液量は臨床的には増加も減少もしていないが，多少水分量が増大している．このため血清Na濃度がうすめられ，低Na血症を示すのである．原因にはADH分泌異常を示す病態や浸透受容体の異常を示す病態がある．前者はいわゆるSIADHといわれる病態に相当する．後者は浸透圧調節域が低い方にリセットされているもの（reset osmostat）と慢性消耗疾患にみられるsick cell syndromeといわれるものである．

治療方針はSIADHでは原因疾患の治療と水分の制限が基本となる．sick cellの状態では細胞内の浸透圧自体も低下しており，Na補給により血清Na濃度を上げても無意味である．基礎疾患を治療することにより，細胞機能を回復させることである．

③の型は**浮腫性の低Na血症**である．これは各種の浮腫性疾患に認められる低Na血症である．体内にはNaも水分も過剰に存在するため細胞外液量は増加（浮腫）し，しかもNa量に比べて水分量が多いことによる．

治療は浮腫をきたす基礎疾患の治療が原則であり，Naと水の制限が意味をもつ．腎臓からNaと水分を排泄させるため利尿薬も投与される．腎機能障害が著しく，利尿薬に反応しない場合は透析療法が実施される．

		成因	検査	治療方針
細胞外液量減少（Na含量減少）	腎外性喪失	下痢，嘔吐，過剰発汗火傷，third space	U-Na<10 mEq/l 高張尿	生理食塩水
	腎性喪失	利尿薬 Na喪失性腎疾患 アジソン病 低アルドステロン症	U-Na>20 mEq/l	
細胞外液量ほぼ正常（Na含量正常）	ADH分泌異常	SIADH 薬剤性	U-Na>20 mEq/l 高張尿 Uosm↑	水分制限 薬剤中止
	浸透圧受容体の異常	reset osmostat sick cell		基礎疾患の治療
細胞外液量増加（Na含量増加）	浮腫性の疾患	心不全 肝硬変 ネフローゼ症候群 腎不全	U-Na<10 mEq/l	Naと水の制限 利尿薬 透析療法

4-31. Naと水分代謝異常の位置関係

鏡の中の世界

　自然界には左右対称の像は多い．多くの動物は正中線を境に左右対称となり，シンメトリーの美がある．ヒトの手は右手と左手はちょうど境に映したような鏡面対称をなしている．また建築物においても対称の美がしばしば意図されている．宇治の平等院も左右対称であり，この建造物が池に映ると，鏡面対称の像が得られるように構成されている．

　Naと水分代謝の異常を示す疾患や病態を，Naと水分の増減を座標軸として示すと図のような関係がある．座標軸の交叉する範囲が正常時である．水分の増加も，減少も伴わず（体液量の変化はない），Naの量的異常がみられるのが純粋のNa過剰とNaの欠乏となる．一方，Naの量的変化を伴わず，水分の量的異常がみられる状態は純粋の水分欠乏と溢水（水中毒）という病態である．これらの位置関係は正常に対して鏡面対称にある．

　体内のNaと水が過剰になった状態，特に体液が間質区画に貯留した病態は**浮腫**という．これと鏡面対称的な病態を示すのは，体内のNaと水の欠乏した状態，すなわち**混合性脱水症**である．

　一方，臨床的には明らかな浮腫や脱水症が認められないのに，血清Na濃度の異常をみる病態がある．**本態性高Na血症**や**ADH不適切分泌症候群**（SIADH）といわれる症候群である．これらも鏡面対称的な位置関係にあるといえる．これらの症候群は，成因から種々の病型が区別されるが，各々の発生メカニズムや病態を考える場合に比較してみるとおもしろい．

　このような模式化は治療を行ううえでも参考になる．Naや水分の補給あるいはそれらを除去する場合に，Naと水の両方が必要か，一方だけでよいかは一目瞭然である．

　実像と虚像の織りなす世界であり，対称美が生体の中にも存在する．

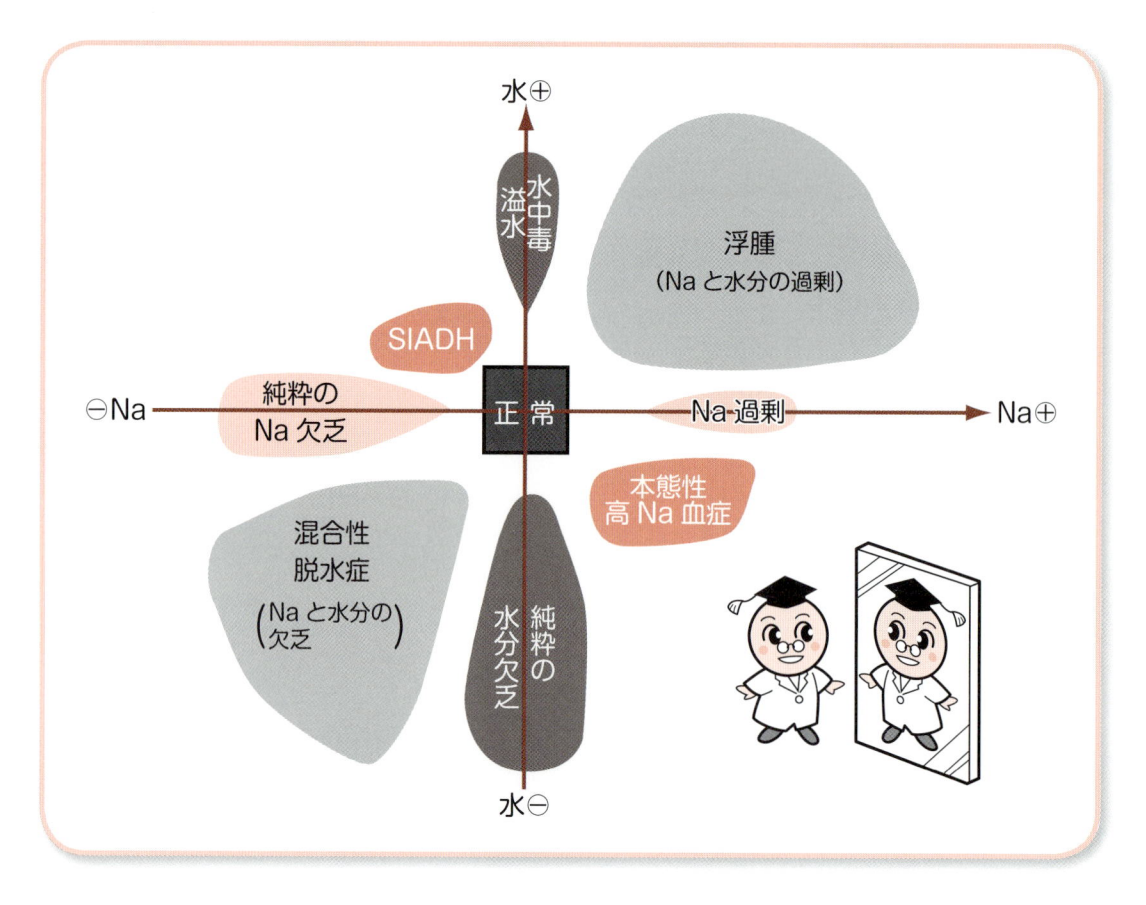

4-32. ADH不適切分泌症候群（SIADH）

略語と隠語の効用

　低Na血症の代表例として**ADH不適切分泌症候群** syndrome of inappropriate secretion of ADH（**SIADH**）を取り上げてみる．以下は臨床的に長々しい用語を使わずに，SIADHと略して使用する．水・電解質代謝においては略語で意味は通じる．

　医学用語における略語の使用はときに問題となることがある．患者に知られてはまずい病名であれば，身内同士でその意味が通じあうなら略語の価値はある．いわゆる隠語的な使い方である．また長々しい病名をいちいち使用するのは，落語の"ジュゲム"にもあるように時間のロスである．しかしMSというのは何の略語と考えますか？　心臓の専門家では mitral stenosis 僧帽弁狭窄症を意味するが，神経の専門家は multiple sclerosis 多発性硬化症を思い起こすことになる．温度板の略語病名も若い医者を悩ませることになりますね．

　さて，SIADHというのは別に**Schwartz-Bartter症候群**とも呼ばれる．低Na血症（低浸透圧血症）にもかかわらず，何らかの原因によりADHの分泌が持続している病態である．それでは不適切というのは何を意味しているかというと，低Na血症の場合，下垂体・ADH系の機能が正常である限り，本来はADH分泌は抑制されるはずだからである．この結果，遠位部ネフロンでの水分再吸収が抑制されて，水利尿となり低Na血症を改善させることになる．

　ところが，**低Na血症と同時にADHの分泌の異常がみられるのは，脱水症や浮腫時の循環血漿量の減少した病態においても認められる**．このような病態ではADH分泌により，体内に水分を補給し，有効循環血漿量を維持することになり，合目的な適切なappropriate反応である．つまり不適切の意味は，有効循環血漿量は減少していないにもかかわらず，体内に水分が補給されるということにある．

　つまりSIADHでは脱水や浮腫は認められず，有効循環血漿量は減少してないのである．この傍証として，レニン活性の上昇があってはならないし，副腎機能や腎機能の異常があってはならないのである．ADHの存在により尿浸透圧は高値を示し，明らかな浮腫はないが水分再吸収の結果，血清Na濃度は希釈されて低Na血症を示すことになる．体液量の増大は低Na血症にもかかわらず尿中へNaを持続的に排泄させるわけである．

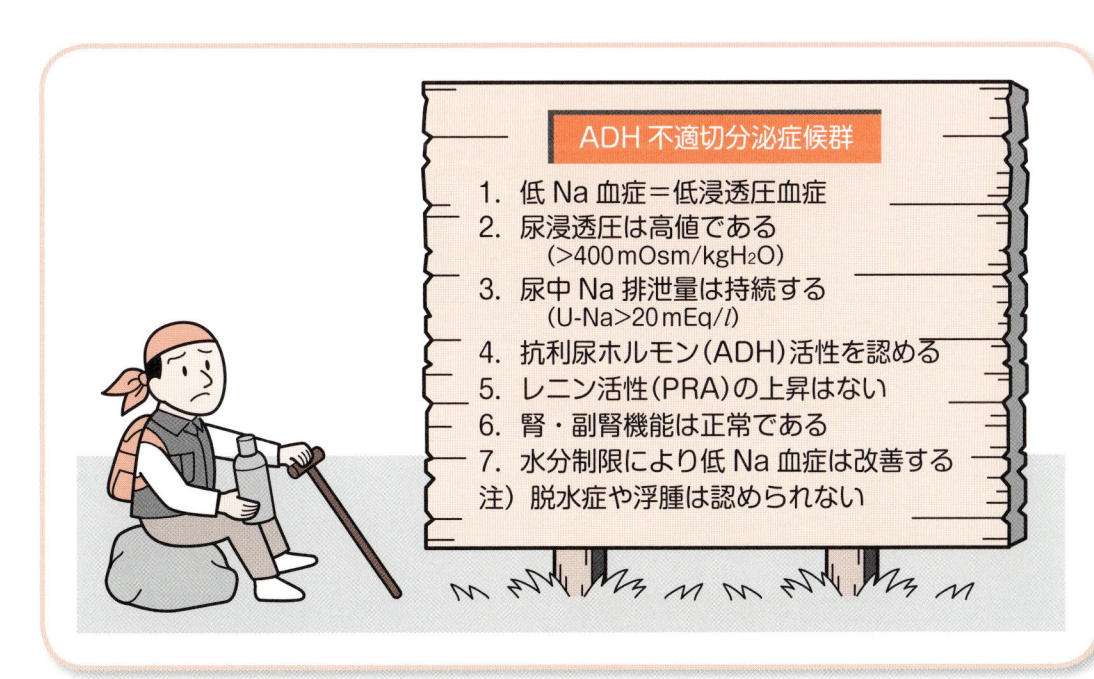

ADH不適切分泌症候群

1. 低Na血症＝低浸透圧血症
2. 尿浸透圧は高値である
　　（>400 mOsm/kgH$_2$O）
3. 尿中Na排泄量は持続する
　　（U-Na>20 mEq/l）
4. 抗利尿ホルモン（ADH）活性を認める
5. レニン活性（PRA）の上昇はない
6. 腎・副腎機能は正常である
7. 水分制限により低Na血症は改善する

注）脱水症や浮腫は認められない

ナトリウム代謝の調節機構とその異常

4-33. ADH不適切分泌症候群（SIADH）の成因と病態

侵入禁止は無視できない

SIADHにみられる不適切なADHの分泌は，腫瘍から持続的にADHが産生・分泌される場合，ADH分泌を抑制する経路が障害されている場合，またはADHの分泌を異常に刺激する何らかの因子が存在する場合などがある．

SIADHの原因疾患には，① 悪性腫瘍，② 中枢神経系の疾患，③ 肺疾患，④ 薬物などによる医原性の場合などがある．

① の場合には腫瘍からADHおよびADH類似の作用を示す物質が産生されると考えられ，分泌パターンにも一定性はない．特に肺癌の未分化細胞癌（oat cell）が有名である．そのほかにも頻度は少ないが，膵癌，十二指腸癌，リンパ肉腫，ホジキン病，胸腺腫などの報告もある．

② の場合には脳外傷，脳出血，クモ膜下出血，硬膜下血腫，脳腫瘍，脳炎，髄膜炎などによる報告がある．脳外科領域では，このSIADHは意外と多いものである．

③ の場合は肺結核，肺炎，肺化膿症などの報告例がある．

④ 薬剤によるSIADHにはクロルプロパミド，クロフィブラート，ビンクリスチン，カルバマゼピンなどの場合がある．これらの薬剤はADH分泌を刺激するか，腎尿細管においてADH作用を増強させる作用をもつことが知られている．

SIADHにみられる**病態生理**は次のようになる．何らかの原因によりADHの不適切な分泌が生じると，腎臓の遠位部ネフロンでの水分再吸収が増加する．この結果，体内に水分が取り込まれ，体液量は増大傾向となる．明らかな浮腫を示すほどの体液量の増大はないが，体液を希釈する．このため血漿の浸透圧は低下し，低Na血症が出現する．

一方，体液量の増大は糸球体濾過を増すし，アルドステロンの分泌を抑制する．またNa利尿ホルモンの分泌は増加しているとも考えられる．カリクレイン-キニン系やプロスタグランジン系は亢進してくるとも考えられる．この結果，尿中へのNa排泄は低Na血症にもかかわらず持続して認められる．

このようなSIADHの**成因**は，血漿浸透圧の低下と体液量増大という抑制経路が通行禁止となって機能しないことに問題がある．

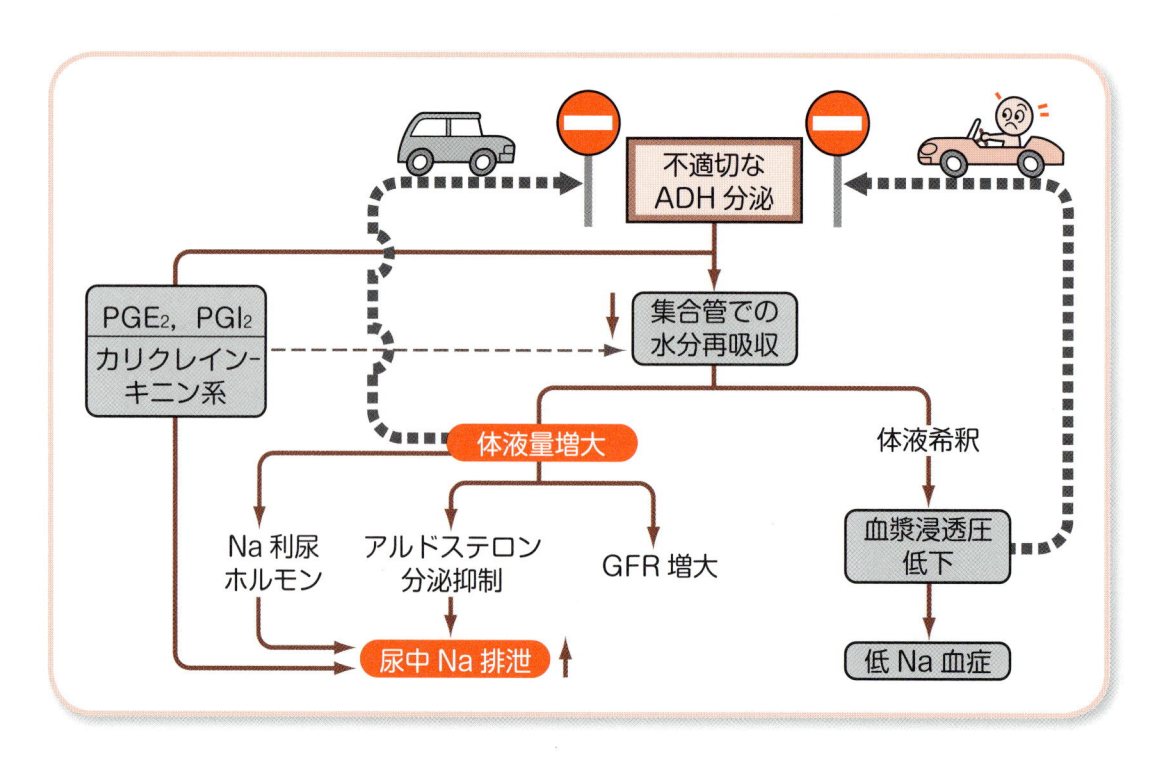

4-34. ADH不適切分泌症候群（SIADH）の診断基準

不適切とは……

SIADHでは循環血漿量の減少がなく，AVPの分泌が抑制されるべき状態においても，AVP分泌が持続し，水分排泄に比して相対的なNa排泄が過剰状態となるため不適切というわけである．血漿AVP濃度は必ずしも著しく高値とはならず，正常値であることも多く，血漿浸透圧に比して相対的に高値である．悪性腫瘍によるものが大部分を占め，肺小細胞癌は有名である．肺疾患では胸腔内圧の上昇，静脈灌流の減少が左房の容量受容体に感知され，迷走神経を介してADH分泌抑制機序が解除されることが原因とされる（reset osmostat）．

症状は主として低Na血症，低浸透圧血症による中枢神経症状であるが，慢性的な低Na血症では無症候であることが多い．細胞内膨化による脳浮腫症状がある．循環血漿量が増加するため尿酸値は低下する．血漿ANPやBNPは上昇し，R-A-A系は抑制される．低Na血症にかかわらず持続的な尿中Na排泄（20 mEq/l以上）を認めるのが特徴である．

診断基準は古くからある．低Na血症，低浸透圧血症，高張尿（尿浸透圧400 mOsm/kg以上）を示し，脱水・浮腫を認めない．副腎・腎機能は正常であるという基準である．血漿レニン活性3 ng/ml/hr以下，血清尿酸値4 mg/dl以下，低血漿浸透圧にもかかわらず血漿AVPが相対的高値を示す特徴がある．さらに腎集合管細胞からAQP2の一部が尿中に排泄されることが報告されている．尿中AQP2は血漿AVPと相関する．SIADHでは正常人の約3倍に増加する．

無症状のSIADHでは原因として薬物が疑われれば，投薬の中止，原因疾患があればその治療が試みられ，飲水制限が基本となる．改善が認められなければ，溶質を負荷する目的で塩分や高タンパク食を併用する．異所性ADH産生腫瘍によるSIADHのみに対して**非ペプチド性バソプレシンV_2受容体拮抗薬**（モザバプタン塩酸塩）の使用が可能である．

先天性SIADHは生後3ヵ月と25ヵ月の男児に低Na血症（120 mEq/l程度），尿中へのNa排泄の低下はなく，ほかの電解質の異常を認めず，水制限によりAVPを測定したところ感度以下であったという症例である．V_2受容体遺伝子解析によると，一塩基のミスセンス変異によりN端から137番目のアルギニンがそれぞれシステインとロイシンに置換されていることが判明し，gain of functionの遺伝子異常であることがわかったというものである．

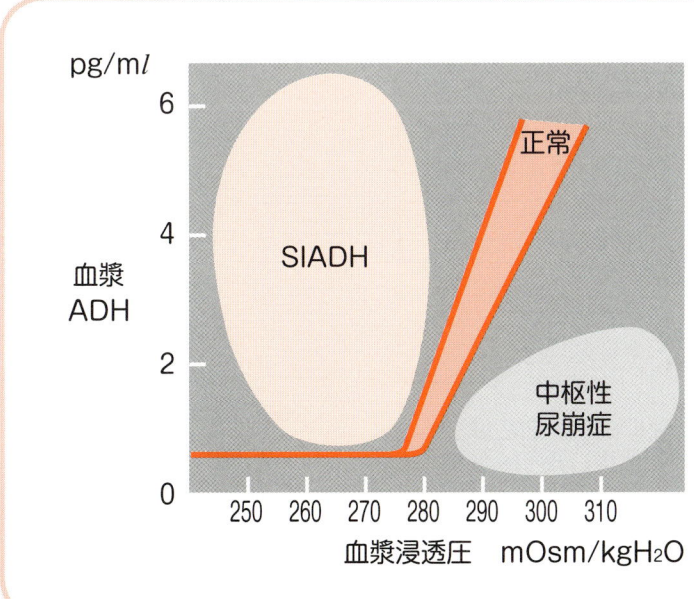

SIADHの治療方針
1. 原疾患の治療
2. 原因となる薬剤の中止
3. 水分制限が基本！
4. 水利尿薬（バソプレシンV_2受容体拮抗薬）
5. 高張食塩水の投与（高度の低浸透圧血症時による有症候の場合）

4-35. 本態性高Na血症の概念

原因は頭の中にある

SIADHと鏡面対称の関係にあるのが，**本態性Na血症** essential hypernatremia という症候群である．これは高Na血症の中で発生頻度はきわめて少ないが，病態生理学的に非常に興味のある病態である．この本態性高Na血症に類似した用語に**中枢性高Na血症**というのがある．

中枢神経系には浸透圧受容器，渇中枢，ADH産生・分泌などを司る中枢が存在する．この水分代謝の調節中枢が，脳血管障害，外傷，腫瘍，炎症などにより障害を受ければ当然水分代謝の異常を生じると考えられる．渇中枢が障害されれば水分欠乏の原因となるし，ADHの産生が障害されれば尿崩症となる．このような場合には高Na血症を呈するのが一般的である．**何らかの中枢性の病変により生じる高Na血症を中枢性高Na血症という**．多くの場合は，この高Na血症の成因は体液量の欠乏を伴った水分欠乏型により生じる．

本態性高Na血症というのは広義には，中枢性高Na血症にも含まれることもあるが，明らかに区別しておかなければならない特徴がある．本症には臨床的に明らかな脱水症は存在しないことである．慢性的な高浸透圧血症，高Na血症があり，水分を過剰に負荷すれば一時的に血清Na濃度は低下するが，再び元のレベルに戻ってしまう．しかも高Na血症が存在するにもかかわらず，尿は不適切な低張性の希釈尿がみられる．また高浸透圧血症にもかかわらず，意識障害がなく，渇感もみられないかきわめて乏しい．

以上の**特徴は，① 口渇の欠如，② ADH作用の低下とまとめることができる**．このため本症は尿崩症に渇障害が加わった病態と考える研究者もいる．しかし本症では尿崩症を伴うことはなく，ADH分泌能は認められるのである．例えば水分制限により血漿浸透圧をより高いレベルにするとか，高張Na液を投与するとか，著しく体液量を減少させるなどの操作によりADHは分泌される．

このようなことから本症は osmostat の high level resetting という成因によると考えられている．血漿浸透圧のADH分泌域が正常よりも高値に偏移しているというもので，このためADH分泌の低下が認められるというのである．しかしその resetting だけではすべての病態の説明はできず，渇感の低下 adipsia という障害が加わっていなければならない．

事実，本症の場合には渇中枢周辺（視床下部）に病変を示すことが多いのである．

本態性高Na血症

1. 高Na血症にもかかわらず，不適切な希釈尿を呈する
2. 臨床的に明らかな脱水症候はない．細胞外液量は低下傾向を示す
3. 渇感の障害を伴うことが多い
4. 水分摂取量が少なく，多飲多尿は示さない
5. 水分負荷により一過性に高Na血症は改善するが，放置すると再び高Na血症となる

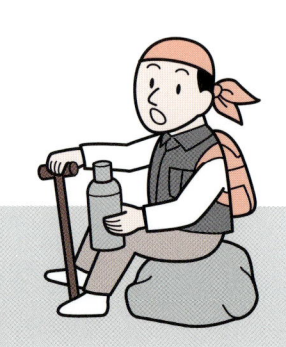

4-36. 血漿浸透圧の異常 と ADH 分泌の関係

どのように反応するかが問題

血漿浸透圧とADH分泌の関係は，縦軸にADHの分泌量をとり横軸に血漿浸透圧をとると，図のようになる．正常の場合には，図中央の斜線部に該当する．つまり，**血漿浸透圧が 285 mOsm/kgH$_2$O 以上になるとADHの分泌が始まり，浸透圧の増加にしたがってほぼ直線的にADHの分泌は増加する**．

血漿浸透圧（血清 Na 濃度）の異常を示す病態の中で，特異な位置を占める SIADH, reset osmostat, 本態性高 Na 血症，尿崩症などを模式的に図に表わしてみた．図から示されるように，SIADH や本態性高 Na 血症には原因の違いにより，いくつかの病型のあることがわかる．

SIADH の亜型を Robertson らは 4 型に区分している．この根拠は血漿浸透圧変化に対応する ADH 分泌のパターンの違いによるものである．**図中の B-(1)** と示されるのは悪性腫瘍などに基づく型で，血漿浸透圧の変化とは無関係に ADH が分泌され，しかも分泌量は多いという特徴がある．SIADH の約 20 % を占めるとされ，osmoreceptor の調節とは無関係に ADH は分泌されている．次の **B-(2)** は血漿浸透圧の増加にしたがって ADH 分泌は増し，正常パターンに類似するが，ADH 分泌の閾値が低いという特徴がある．SIADH 症例の約 35 % に相当するといわれる．

B-(3) は血漿浸透圧の低値にもかかわらず，ADH 分泌量は増加しているが，血漿浸透圧が増加してもそれに伴って分泌量は増大しないものである．これは ADH がいつも leak した状態といえ，全症例の約 35 % にあたる．**B-(4)** は血漿浸透圧の低下時には ADH 分泌は正常程度に抑制されているが，血漿浸透圧が正常閾値以上になると分泌は急増するものである．これは ADH の腎臓の感受性亢進が疑われ，全症例の約 10 % を占めるという．

一方，本態性高 Na 血症も ADH 分泌の直線が右方に偏移した，いわゆる **high level resetting** といわれる **C-(1)** の型がある．また ADH 分泌の始まる閾値が必ずしも高値に setting されてなくてもよいが，ADH 分泌直線の勾配がゆるやかな **C-(2)** の型もある．この後者の型は感受性低下といわれるもので，血漿浸透圧の増加にもかかわらず ADH 分泌が不十分である．

尿崩症は ADH 分泌が欠如した完全型の尿崩症 **D-(2)** と血漿浸透圧の増加の程度によっては多少分泌が可能な不完全型の尿崩症 **D-(1)** がある．

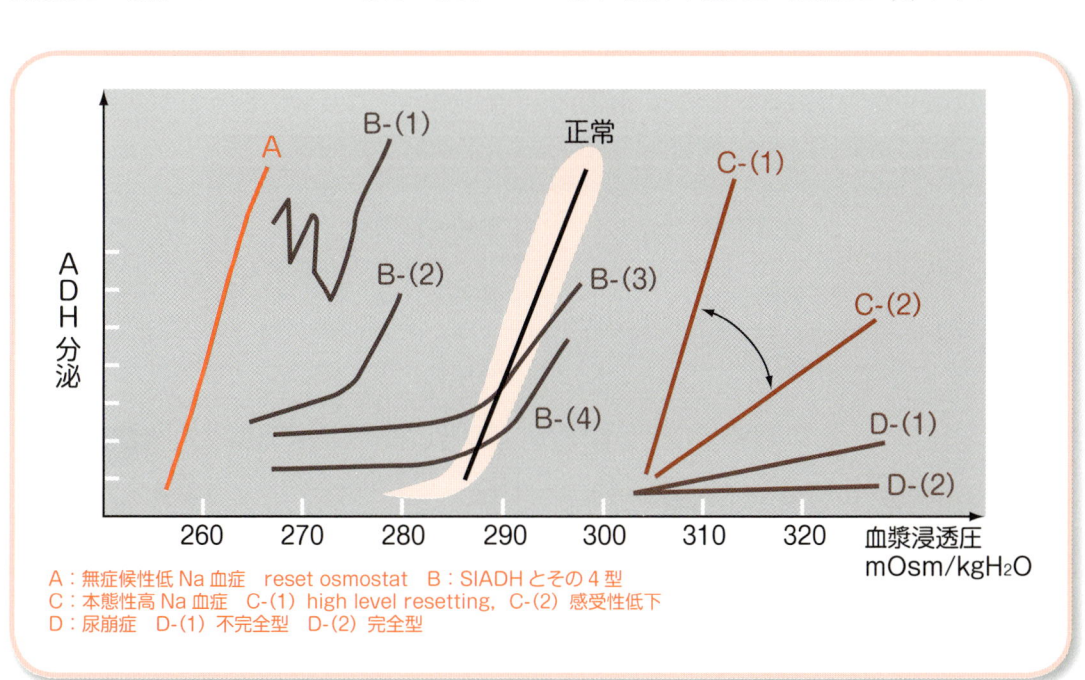

A：無症候性低 Na 血症　reset osmostat　B：SIADH とその 4 型
C：本態性高 Na 血症　C-(1) high level resetting, C-(2) 感受性低下
D：尿崩症　D-(1) 不完全型　D-(2) 完全型

4-37. 塩類喪失症候群 と 鉱質コルチコイド反応性低Na血症

似て非なるもの

　ADH不適切分泌症候群（SIADH）と臨床的に鑑別を必要とする症候群に塩類喪失症候群（cerebral salt wasting syndrome；CSWS）という症候群がある．これは中枢神経疾患にみられることが多く，Na喪失と脱水をきたす低Na血症を特徴とする病態で，1950年に報告された．SIADHの病態のように，持続的に尿中への水，Naを喪失する．

　しかし臨床的にはSIADHとは異なり，明らかな脱水症を示すことから鑑別されることになる．基礎疾患としてクモ膜下出血，頭部外傷，脳炎，髄膜炎，脳腫瘍などの急性中枢神経疾患を有する．尿中へのNaと水の喪失により循環血漿量は減少し，水バランスが負平衡を示し脱水となる．すなわち体重の減少，中心静脈圧の低下，皮膚粘膜の乾燥などの症候を示すことになる．

　CSWSでは，SIADHとは異なり血漿ADH値の上昇はなく，初期にANPやBNPが上昇を示す．このようなNa利尿ホルモンは心房より分泌され，腎臓において作用し，Naと水の排泄を増す．中枢神経には心房からのNa利尿ホルモンの分泌を調節する作用があり，これが破綻したときに心房からNa利尿ホルモンが大量に分泌されると考えられる．治療は生理食塩水などの輸液である．

　高齢者に特有な鉱質コルチコイド反応性低Na血症を示し，SIADHと臨床的に類似する病態にMRHE（mineralcorticoid-responsive hyponatremia of the elderly）がある．数％の体液量の減少を認めるが，臨床的には体液量は正常範囲内といえる状態である．軽度の皮膚や口腔内の乾燥があるが，わずかな体液量の減少を除くと，SIADHの基準を満たす．

　この病態は腎臓のNa保持能力が加齢により減退しており，R-A-A系がNa保持に対して不十分なため二次的に体液量の減少を招き，AVP分泌が賦活されて相対的な水分増加をもたらし低Na血症を示す．古典的なcentral salt wasting症候群に高齢者特有の病型を呈するものと考えられる．

　フルドロコルチゾンの投与によりNa保持能を回復させることにより低Na血症が改善する．フルドロコルチゾン0.05〜0.3 mgの投与により1ヵ月程度で低Na血症と全身状態は改善する．飲水制限は禁忌である．

CSWSとSIADHの比較

	CSWS	SIADH
尿中Na排泄量	著明増加	増加〜正常
尿量	著明増加	減少
脱水	あり	なし
成因	Na利尿ペプチドの関与	ADHの相対的分泌亢進
治療	水・Naの補充 鉱質コルチコイド	水分制限・原因療法

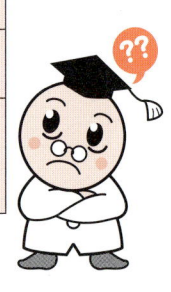

5 体液量の異常

脱水症と浮腫

　近代文明の発達による消費社会は，大気の汚染，海水への有毒物質の垂れ流し，二酸化炭素ガスによる温室効果などから環境の破壊をもたらしている．現在の地球は危機的な状況にある．文明の発達が世界的に広まり，工業生産量の増加，消費を是とする社会，自動車産業や石油利用による二酸化炭素の増加などによって，大気の汚染や温室効果として地球の温暖化が生じているのである．それに伴ってヒマラヤなどの高山の氷河が溶けるとか，極冠の氷河が溶け始めているといわれる．年々，温室効果による影響が深刻になってくると指摘されている．

　天候の異常もしばしばみられ，ある地域にはバケツをひっくり返したような豪雨が降るかと思えば，一方では土地の乾燥による砂漠化が進んでいるらしい．大洪水による災害の一方では，逆に地域によっては水不足からの食料不足や飲み水不足による生活環境の危機も招くことになる．神をも恐れぬ人間の所業に対して，地球は病んでいると思われる．その原因をわれわれ人間が作ってしまったのである．知恵の実を食べた人間が行ってしまった所業を改め，再び地上をエデンの園にするべく努力する必要がある．環境の破壊は地球の荒廃を招くだけではなく，そこに棲む生物の生存を危うくすることになる．

5-1. 血漿浸透圧 と 体液異常の原因疾患

9通りの組合せ

正常人では浸透圧調節機構と容量調節機構の両者によって，体液の浸透圧と体液量はある一定の範囲に維持されている．血漿浸透圧と体液量の状態を組み合わせると，表のような9型に区分することができる．正常時は表の中央部の区画に該当する．この正常区画の中には偽性低Na血症といわれる病態が入ってくることは前章から明らかであろう．

正常血漿浸透圧よりも低値（<280 mOsm/kgH$_2$O）の場合には，体液量の状態により3型に区分される．これは前章の低Na血症（≒低浸透圧血症）にみられた型と同じである．すなわち体液量の過剰を伴った低Na血症は**浮腫型**といわれる．これに対して体液量が正常な低Na血症は**希釈型**といわれるものが含まれる．さらに体液量の欠乏した低Na血症は**欠乏型**といわれ，同義語として**低張性脱水症**という用語が用いられることがある．体液量の欠乏する喪失経路から腎性と腎外性に分けられる．

一方，血漿浸透圧が正常よりも高値（>295 mOsm/kgH$_2$O）の場合も，細胞外液量の状態により同様に3型に区分される．これは高Na血症（≒**高浸透圧血症**）にみられた型と同じである．すなわち体液量の過剰を伴った高浸透圧血症，体液量がほぼ正常な高浸透圧血症，体液量の減少した高浸透圧血症である．この中で注意することは，前章で述べた見かけ上の低Na血症では浸透圧はかえって高値を示し得るということである．

体液量の減少した高浸透圧血症には**水分欠乏型脱水症**または同義語的に**高張性脱水症**という病態がある．この場合も体液喪失の経路により腎性と腎外性に分けられている．

さらに血漿浸透圧が正常でも，体液量の異常な場合がある．これには**等張性溢水症**と**等張性脱水症**という用語が用意されている．

この章で扱うのは体液量の減少した脱水症と体液量の過剰な浮腫・溢水である．

	低浸透圧血症 Posm<280	正常血漿浸透圧 280〜295 mOsm/kgH$_2$O	高浸透圧血症 295<Posm
体液量の過剰	浮腫型低Na血症 （心不全，肝硬変，ネフローゼ症候群）	等張性溢水症	末期腎不全 高Na透析法 重曹・ステロイド剤過剰投与 甘草の大量長期摂取 原発性アルドステロン症 クッシング症候群
体液量正常	ADH不適切分泌症候群 粘液水腫 糖質コルチコイド欠乏 薬剤（ビンクリスチン，シクロホスファミド） sick cell syndrome reset osmostat	正常 偽性低Na血症 （脂質異常症，高タンパク血症）	見かけ上の低Na血症 （高血糖，マンニトール，グリセロール） 本態性高Na血症
体液量の減少	低張性脱水症 欠乏型低Na血症 腎 性：利尿薬，浸透圧利尿 　　　　Na喪失型腎症 腎外性：嘔吐，下痢，火傷 など	等張性脱水症	水分欠乏型脱水症 高張性脱水症 腎 性：利尿薬，浸透圧利尿 　　　　高血糖性昏睡 腎外性：嘔吐，火傷，下痢，発汗，不感蒸泄の増加

5-2. 体液量の異常の評価

体重測定を忘れないで……

　体液量が増加あるいは逆に減少した状態にあるかを臨床的に評価することは重要である．いずれの場合も，一般的な臨床の場では頻度が高く，早期に発見することは治療を適切に行ううえで大切なことである．

　体液量は腎臓を中心とした調節系により維持されているが，何らかの病態により調節系の範囲を超えてしまうと出現することになる．例えば，高温下での激しい運動を行うと発汗の増加，不感蒸泄の増加などから水分や電解質を喪失することになる．あるいは高度の下痢や嘔吐が持続した場合にも体外へ体液を喪失することになる．このように体液量の異常を生じる原因となる病歴を知ることにより体液量の異常を予測することができる．その内容により予想される体液量の異常を推測することができるのである．

　さらに身体所見や症状により体液量異常を予測することもできる．皮膚や口腔粘膜の状態，血圧の程度，起立時の血圧の低下の有無や脈拍数の変化の有無，喉の渇き，体重の変化なども有用な情報である．

　尿量やその性状も重要であり，薄い尿が大量に排泄されるのか，濃い濃縮された尿なのかによっても体液量の状態がどのようになっているかを判断することが可能である．体重の変化も重要である．日ごろの体重と比較することが大切になり，短期間で生じた体重の変化は体液量の変化として判断することができる．体液量の減少は体重の減少を，体液量の増加は体重の増加をもたらすことになるからである．

　頸静脈の怒張の程度，爪の毛細血管再充満時間（爪を押して蒼白になってからの refilling するまでの時間）も血管内の容量を判断する指標になるとされている．

　体液量の異常が疑われる場合には，検査成績を参考にして診断をする．尿の電解質検査は特に重要である．この場合，蓄尿により1日量を得る必要はなく，随時のスポット尿によって判断することができる．血漿の浸透圧の測定，血清電解質の測定は論を待たない．また健康時の血漿タンパク質やヘマトクリット値と比較することによっても，体液量の変化を評価することができる．また心胸比や下大静脈径の測定も体液量の状態を評価する指標になる．

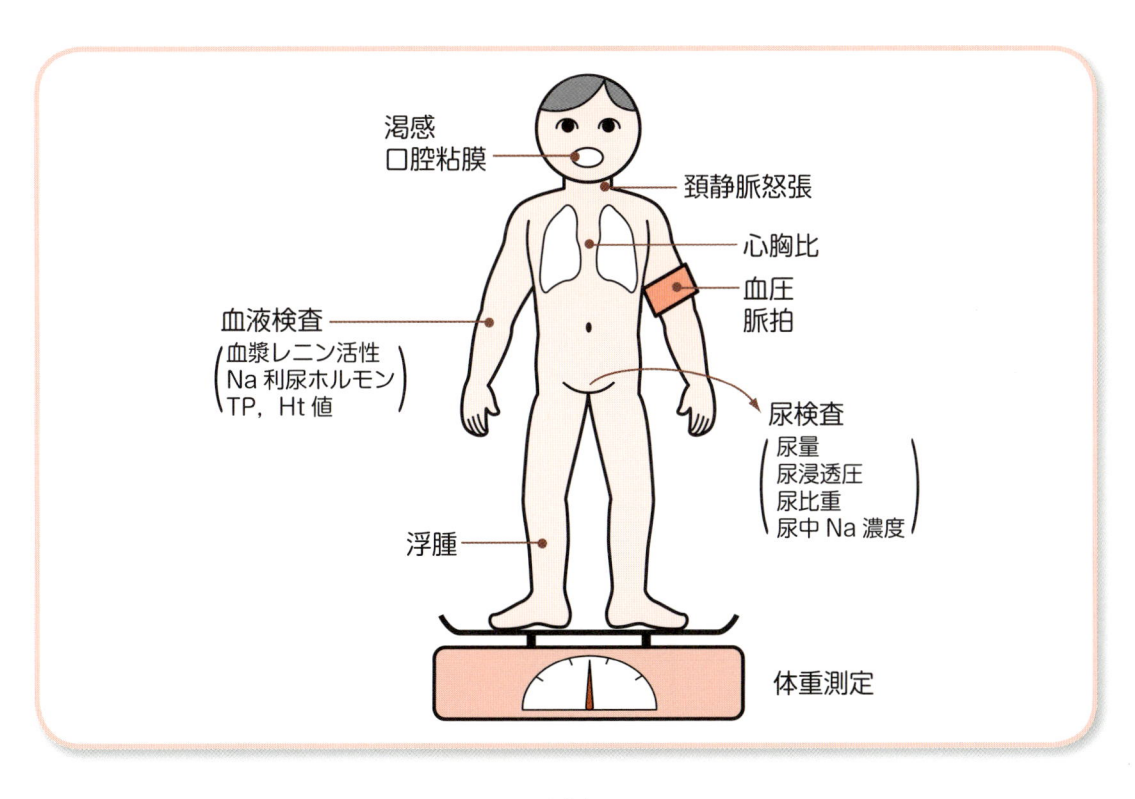

5-3. 水分欠乏型脱水症 と Na欠乏型脱水症

混合性の混乱

体液量の減少した病態には**脱水症**という用語が慣用的に使われる．この用語を字義的に解釈すると，厳密には水分欠乏のみを表すと考えられる．したがって研究者によっては，この脱水 dehydration という用語ではなく，喪失した体液の内容を表現する用語を用いる．例えば有名な **Goldberger は水分欠乏症候群，Na 欠乏症候群**とするし，**Marriott は純粋水分欠乏，純粋食塩欠乏，混合性欠乏**と区別する．

このように体液の減少は水分のみが喪失する場合以外に，水分と塩（NaCl）も喪失する病態があるからである．Marriott の用語で問題となるのは Na 欠乏の型と混合性欠乏の違いが混乱してくるためである．Marriott のいう**混合性欠乏**は2つの規定があり，① 水分と食塩の欠乏があり，しかも水分欠乏の程度が食塩の欠乏に必然的に伴う以上に大きい場合，② 純粋の水分欠乏と食塩欠乏の両方が混合した場合としていることである．

このような Marriott の規定した混合性欠乏の概念は脱水症の分類を混乱させることになっている．細かな議論は省略するが，混合性欠乏の意味が不明確であるため，**Scribner は Na 欠乏と混合性欠乏**を合わせて食塩水欠乏 saline depletion と単純化して区分している．また用語の混乱は内科領域と小児科領域でも存在し，小児科領域では脱水症の区分は高張性，等張性，低張性に統一されているようである．

ここではより簡単に，水分欠乏型と Na 欠乏型の脱水症として説明していく．臨床的に認められる体液量の減少は，純粋の水分欠乏型とか Na 欠乏型とか明確に区分できない型が大部分である．しかし，この2型に区分する実用的なメリットがある．つまり診断上，この両者の症候の明らかな相違点から，水分と Na のいずれがより多く失われているかを知ることにより，治療の方針をたてることができるからである．

水分欠乏型では何らかの原因により，細胞外液中より水分を喪失する．この結果，細胞外液の浸透圧は高値を示す特徴がある．一方，**Na 欠乏型**では細胞外液より Na を主とした体液（生理食塩水に類似）を喪失する．この結果，細胞外液の浸透圧は低値を示し，細胞内外の浸透圧差から細胞内にも水分が移動し，細胞外液量の欠乏が著しいという特徴がある．

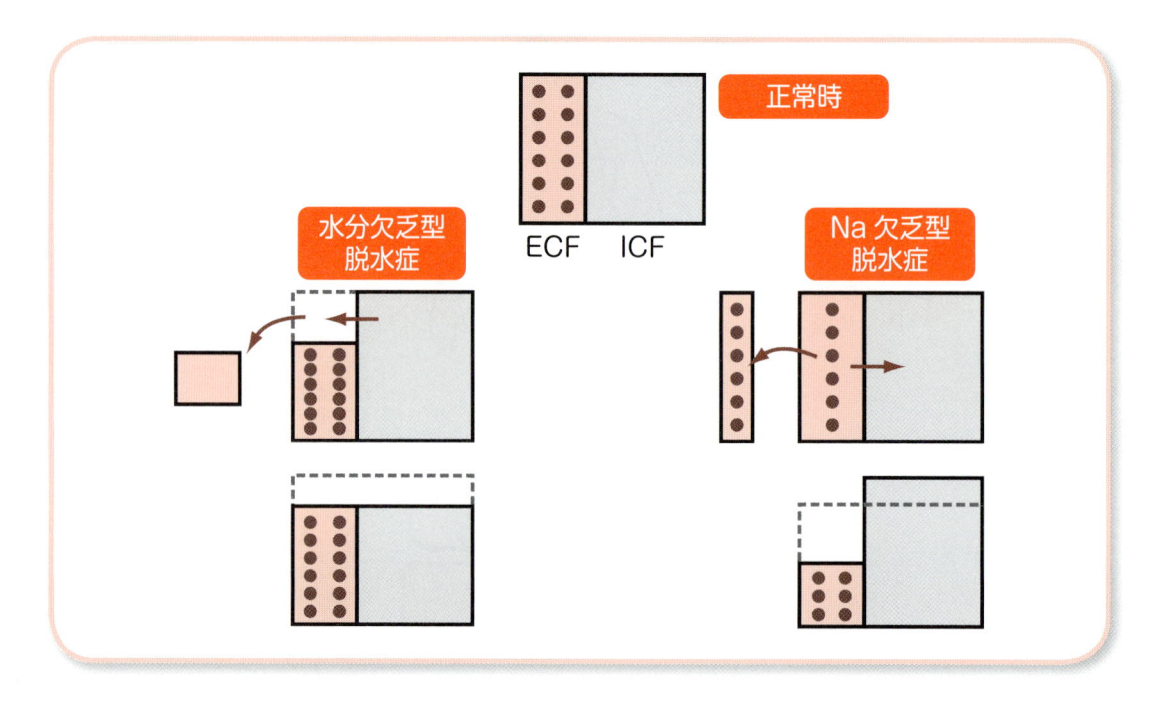

5-4. 脱水症の症候発生の機序

一汗かいてスカッとさわやか

最近は余暇の利用と健康増進の体力作りの目的で、老いも若きもスポーツブームである。確かに一汗かいた後の気分は爽快で、健康的にリフレッシュした感じになる。このためあちらこちらにエアロビクスや水泳教室などの施設が作られ、スポーツ業界は大繁盛である。これに輪をかけてというか、桶屋がもうかる式に清涼飲料水などの健康産業も、ホクホクの体である。スポーツの後には水分だけでなく、イオンの補給をというコマーシャルは定着してしまっているようだ。肥満防止を目的にスポーツして、汗をかいた後のビールは格別であるが、飲みすぎてはかえって太ってしまう人もいるのでご注意を。

さて脱水症という体液量の減少は、病態生理の説明の上からも、治療方針の決定からも水分欠乏型とNa欠乏型に大別することが有用であると述べた。ここでは**脱水症の成因の違いにより生じる症候の発生の機序**を考えてみる。

水分欠乏型脱水症には前章の高Na血症の項に述べた多数の原因がある。利尿薬のうちでも浸透圧利尿薬であるマンニトールは水利尿が主なものであるし、渇障害などの水分摂取障害や不感蒸泄の増加や多量発汗も水分過剰喪失の原因となる。このような状態は細胞外液より水分を失う結果、細胞外液の浸透圧は増加する。高浸透圧血症になると口渇、濃縮尿、さらに程度の著しい高Na血症になれば、さまざまな精神・神経症状を示す。

また細胞外液中の間質液量の減少は、皮膚粘膜の乾燥、眼圧低下の原因になる。**水分欠乏型では細胞内液の減少が強くなるという特徴**がある。

一方、**Na欠乏型脱水症**も多くの原因により生じる。嘔吐や下痢の強い場合、利尿薬の過剰使用、輸液内容のミスなどの医原的原因もある。このような状態では細胞外液の浸透圧を低下させ、細胞外液量も減少する。さらに細胞内外の浸透圧差より、細胞内に水分が移動し、ますます細胞外液量の減少が著しくなる。この結果、循環虚脱を招き、起立性低血圧、めまい、血圧低下、頻脈を生じる。また**細胞内液量の増加は水中毒の素地となる**。

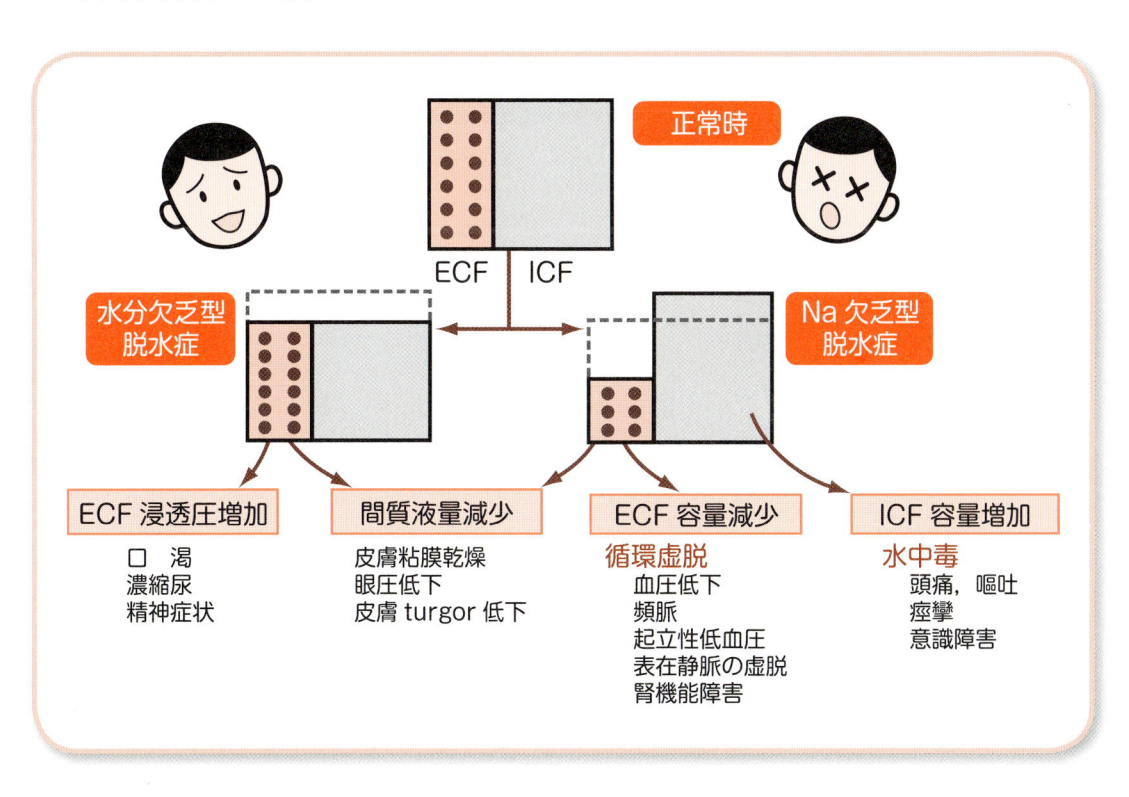

正常時 ECF / ICF

水分欠乏型脱水症
- ECF 浸透圧増加
  - 口渇
  - 濃縮尿
  - 精神症状
- 間質液量減少
  - 皮膚粘膜乾燥
  - 眼圧低下
  - 皮膚 turgor 低下

Na 欠乏型脱水症
- ECF 容量減少
  - **循環虚脱**
  - 血圧低下
  - 頻脈
  - 起立性低血圧
  - 表在静脈の虚脱
  - 腎機能障害
- ICF 容量増加
  - **水中毒**
  - 頭痛、嘔吐
  - 痙攣
  - 意識障害

5-5. 水分欠乏型脱水症 と Na欠乏型脱水症の比較

聞くと見るでは大違い？

病態生理学的に水分欠乏型脱水症とNa欠乏型脱水症とでは，体液量の減少が体液区画の部位により異なることを知った．**水分欠乏型**では ①細胞外液の浸透圧の高値，②細胞外液量の減少，③細胞内液量の減少といった特徴がある．**Na欠乏型**では，①細胞外液の浸透圧の低値，②細胞外液量の減少が著明，③細胞内液量はかえって増加といった特徴がある．

このような体液の質と量の特有の変化により，各々の脱水症で臨床症候や検査所見に明らかな違いが認められるのである．この両者の比較は，脱水症の記述には必ずといってよいほど引用される有名なMarriottの業績によるものである．Marriottの記載した水分欠乏型とNa欠乏型の症状や身体所見の特徴は，各々の純粋の欠乏の場合である．われわれが臨床の場で経験する状況と異なることが多いので，必ずしもclear cutに相違点が認められるとは限らない．

水分欠乏型の症状の中で注目することは，渇感があるかないかという点である．水分欠乏型では高浸透圧血症による細胞内液量の減少により口渇が特に著しい．高度の欠乏時には精神，意識状態は興奮状態から昏睡に至る．

Na欠乏型の症状の特徴は循環不全によるものと高度の場合の水中毒症状である．特に立ちくらみ，全身倦怠感，頭痛，悪心，痙攣が目立ち，精神，意識状態は嗜眠から昏睡の経過をとるとされている．

身体所見の違いは，水分欠乏型では脱水による体温上昇，尿量減少を特徴とし，Na欠乏型では血圧低下（特に起立性），頻脈，皮膚turgor（弾力性）の低下を特徴とする．

検査成績による相違点も両者に特徴がある．水分欠乏型では高Na血症，尿中Na濃度は高濃度である．ヘマトクリット値は赤血球自体の細胞容積が縮小するため，血液濃縮の割には上昇しない．しかし血液総タンパク質濃度は増加する．これに対してNa欠乏型では低Na血症，尿中Na濃度は低濃度（腎性喪失は除く），ヘマトクリット値は上昇するという特徴が知られている．

	水分欠乏型脱水症	Na欠乏型脱水症
倦怠感	＋	＃
渇感	＃	－
頭痛・悪心	－	＃
痙攣	－	＃
精神・意識	興奮→昏睡	嗜眠→昏睡
立ちくらみ	－	＃
血圧	〜	低下
脈拍	〜	頻脈
皮膚turgor	良	低下
体温	上昇	不変
尿量	減少著明	減少
ヘマトクリット	不変	上昇
血清Na濃度	上昇	低下
循環血漿量	不変	減少著明
尿中Na濃度	高濃度	低濃度
治療	水分〜低張液の補給	食塩〜生理食塩水補給

5-6. 水分欠乏型脱水症の症候 と その重症度

失ったものは大きい

これまで説明してきた脱水症に認められる臨床症候の出現は，当然のことながら**喪失した体液量の程度に大きく影響される**．脱水症の程度が小さければ，体液区画中の体液量減少の程度は小さく，発現する症候も軽微である．このため脱水症の発見や診断も難しいことになる．逆に，喪失する体液量が多ければ，体液区画への影響が大きくなり，それに伴って出現する症候も著しくなる．

水分欠乏型脱水症の症候は前頁に述べたとおりであるが，喪失した体液量の程度と関連させたのがこの図である．これもまたあの有名な Marriott の業績によるものである．これは脱水症の重症度の判定に利用できると同時に，治療的にどの程度欠乏した体液成分を補給すればよいかの目安となる．体液量の欠乏の程度は，軽度，中程度，高度の3段階に分けられている．

1） 軽度の水分欠乏型脱水症

この場合に最初に認められるのは口渇が生じることである．体液量の減少が明らかに存在し，しかも口渇を訴える場合は，水分欠乏型の診断をして誤りではない．同時に体重が健常時に比べて減少しており，尿量も減少してくる．この段階の水分欠乏量は，体重の2％程度に相当し，**成人においては 1～2 l の水分欠乏と評価される**．

2） 中程度の水分欠乏型脱水症

この段階になると，先の渇感はますます増強し，体重減少も著しくなる．これに加えて口腔粘膜の乾燥化が認められ，尿量減少から乏尿へと進む．水分欠乏量の程度は体重の6％の欠乏になる．**成人においては 2～4 l の水分欠乏に相当する**．

3） 高度の水分欠乏型脱水症

この段階になると相当の重症感があり，下手をすると死亡に至ることがある．精神・神経症状を伴うので，渇感については不明となる場合もある．全身衰弱が著しくなり，いわゆる脱水熱として体温の上昇が認められる．粘膜乾燥化が進み，乏尿は著しい．高度の欠乏と判定する状況は高浸透圧血症と脱水症による精神・神経症状が出現することである．

水分欠乏型による神経症状には錯乱，興奮，指南力の低下，幻覚などがみられ，昏睡に陥る．このような高度の水分欠乏時には，体重の7～14％の水分欠乏が存在することを意味している．**成人では 4 l 以上の水分欠乏となる**．詳しくは検査成績から求められる．

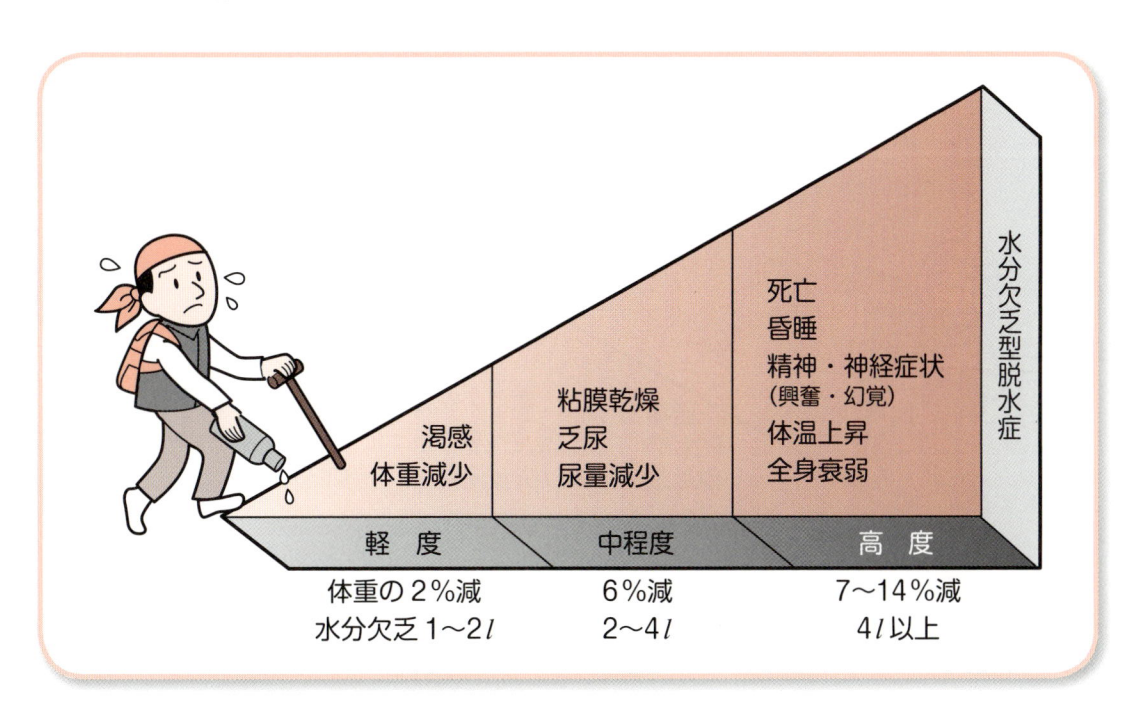

軽度	中程度	高度
渇感 体重減少	粘膜乾燥 乏尿 尿量減少	死亡 昏睡 精神・神経症状 （興奮・幻覚） 体温上昇 全身衰弱
体重の2％減 水分欠乏 1～2 l	6％減 2～4 l	7～14％減 4 l 以上

水分欠乏型脱水症

5-7. Na欠乏型脱水症の症候 と その重症度

干物に塩

Na欠乏型脱水症の症候はすでに述べたが，水分欠乏型の場合と同じように，喪失したNa量の程度により出現する症候に違いがある．これもMarriottによる業績で，Na欠乏型脱水症の重症度の判定に利用できると同時に，治療的にどの程度のNa量を補給すればよいかの指標となる．この場合も欠乏量の程度により軽度，中程度，高度の3段階に区分される．

1) 軽度のNa欠乏型脱水症

Na欠乏型の早期から認められる症状は，全身倦怠感，脱力感，頭痛などである．細胞外液からNaを喪失する場合には，細胞外液の低浸透圧血症とともに細胞外液量特に循環血漿量の減少が特徴である．しかし軽度の場合には特徴的な症状に乏しく，特に老齢者などに認められるNa欠乏型脱水症の早期からの診断は難しい．また老齢者では皮膚自体のturgorに乏しいことも，客観的な判定を困難とする理由である．

軽度のNa欠乏型脱水症の診断は，病歴，バランススタディ，治療の経過などから予想される．Na欠乏の程度はNaClとして0.5 g/kg体重により計算される．**生理食塩水に換算すると成人では4 l程度に相当する．**

2) 中程度のNa欠乏型脱水症

中程度のNa欠乏型脱水症になると，循環血漿量の減少による影響が前面に出るようになる．すなわち，めまい（眩暈），起立性低血圧，悪心，嘔吐，頻脈，皮膚turgor（弾力性）の低下などの症候である．

この場合のNa欠乏の程度は，NaClとして0.5〜0.75 g/kg体重と計算される．この量は，**成人では生理食塩水として4〜6 l程度に相当すると考えられる．**

3) 高度のNa欠乏型脱水症

高度の場合には上記症候はさらに著しくなり，血圧低下，腎機能障害へと進展する．著明な低Na血症の結果，細胞内への水分移動から循環血漿量の減少の程度は大きくなり，細胞内溢水が著しい．中枢神経においてはいわゆる水中毒の症候も認められる．精神・神経症状として無関心，嗜眠傾向から昏睡，死へと至る．きわめて重篤感の強い状態である．

このような段階のNa欠乏の程度は，NaClとして0.75〜1.25 g/kg体重に及ぶ．**成人の場合には生理食塩水として6〜10 lの程度に相当する．**

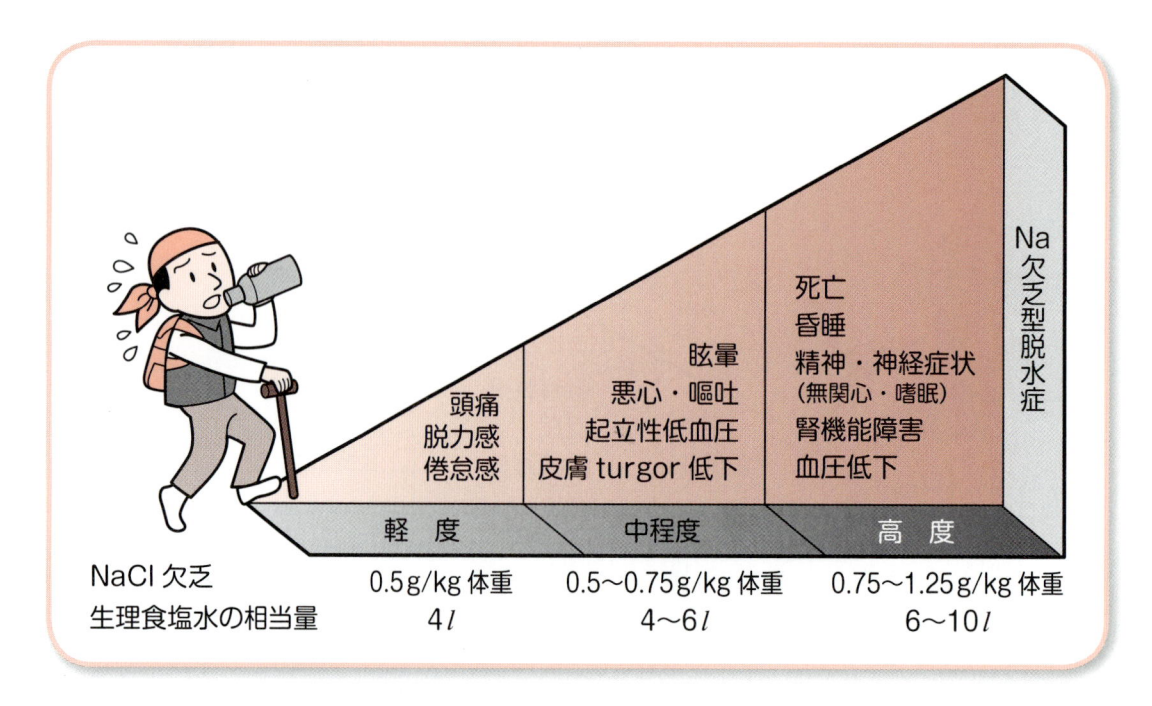

	軽度	中程度	高度
症候	頭痛 脱力感 倦怠感	眩暈 悪心・嘔吐 起立性低血圧 皮膚turgor低下	死亡 昏睡 精神・神経症状 （無関心・嗜眠） 腎機能障害 血圧低下
NaCl欠乏	0.5 g/kg体重	0.5〜0.75 g/kg体重	0.75〜1.25 g/kg体重
生理食塩水の相当量	4 l	4〜6 l	6〜10 l

5-8. 浮腫の症候

若い女性の悩み

女性が美容を気にしなくなっては，もうおしまいである．このため年頃の女性に限らず，自分自身の健康やスタイルなどには人一倍気をつけるものである．若い女性に多い悩みは肥満，便秘，むくみ，にきび…などあり，悩みは尽きない．したがって効果のある食事療法があると聞けば，理論上少々変なものでも果敢に試みてみるようである．

この項の話は数多くある悩みの一つである"**むくみ**"についてである．むくみと肥満とは違うのである．しばしば肥ってきたにもかかわらず，最近ちょっとむくみっぽくなったなどと自嘲気味に外来を訪れる婦人もいる．むくみとは医学用語で**浮腫** edema という．これは体液量の過剰の一種で，特に組織間液量が増加した状態を意味する．

浮腫の原因は多数あるが，単に水分を過剰に摂取したとか，塩からい食事を摂りすぎただけでは持続的な浮腫は正常人には認められない．正常人でも食塩含有量の多い食事を摂った翌朝などは，顔面，手指のはれぼったい感じになることが経験される．これは一過性の体液量の増加であり，腎機能に問題がなければ容易に過剰の食塩と水分は腎臓より排泄されてしまう．この状態は**浮腫感**ともいわれるが，ここで扱う持続性の浮腫とは区別されるべきものである．

浮腫は成因により**全身性の型**と身体の一部に限局する**局所性の型**に分けられる．浮腫の原因や疾患による発生機構は後で述べるが，浮腫が存在すると次のような影響が認められる．このため医師でなくても浮腫が存在するか否かは判断できる．

浮腫が存在すると，自覚的にはれぼったい顔つき（特に眼の周囲に著しい）となる．この状態で外来を受診しても，日頃の顔つきを知らなければその存在を認識できない．二重まぶたの人が一重になるような程度になれば浮腫の把握はできよう．女性の場合は指輪がきつく感じるとか，靴がきゅうくつになるとかの訴えもある．手指や足の腫脹も程度が少なければ客観性に乏しい場合も多い．

客観性に浮腫が存在するといえるのは，① **圧痕を残す皮膚**，② **数日の間で体重が急速に増加する**ことである．①は脛骨前面部を指頭で数秒間押してみることでわかる．②は正常人の体重の日内変動は 1.5 kg 以下とされるが，浮腫時にはこれ以上となり，急激に体重が増してくる．高度になれば胸水，腹水が出現し**全身水腫** anasarka となる．

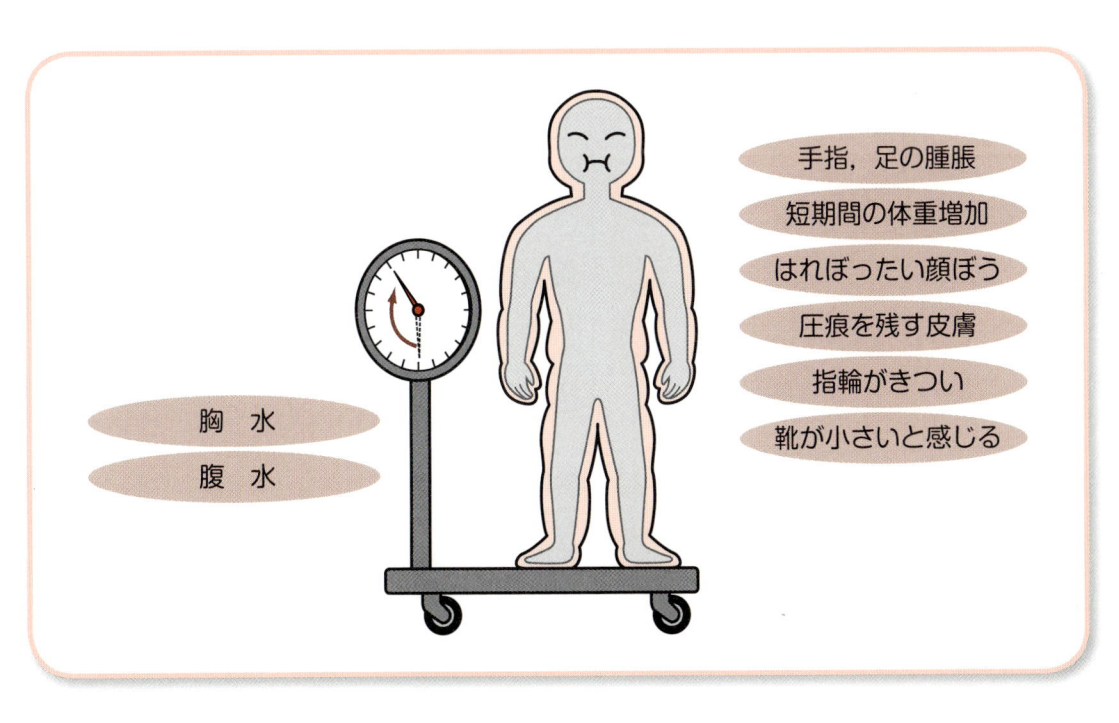

体液量の異常

- 手指, 足の腫脹
- 短期間の体重増加
- はれぼったい顔ぼう
- 圧痕を残す皮膚
- 指輪がきつい
- 靴が小さいと感じる
- 胸水
- 腹水

5-9. 浮腫発生の因子

全身の一部も拡大してみれば

浮腫はさまざまな原因疾患により生じるが，それらの基礎となるいくつかの因子が関係して浮腫が発生する．この因子は大きく 1) **全身性因子**と 2) **局所性因子**とに区別される．臨床的にみられる浮腫も全身性の型と局所性の型に分けられるが，**全身性浮腫**の発生には 1) と 2) が関係し，**局所性浮腫**は 2) が関係する．

1) 全身性の浮腫発生の因子

これは研究者により分類が異なるが，体液量調節に最終的に重要な腎臓に対して影響する因子をいう．例えば，a) 血行動態の因子，b) 物理的変化といわれる因子，c) 体液性の因子，d) 神経性の因子がある．これらの因子はいずれも腎臓における Na 調節因子として知られているものばかりであり，**Na 排泄が不十分となることが浮腫発生の基本**となることを意味している．

a) **血行動態の因子**とは，腎血漿流量（RPF）や糸球体濾過値（GFR）に影響するものをいう．RPF や GFR の低下は Na 排泄を障害することになるが，それらの原因となる疾患により機能的または器質的に影響を受ける．腎不全では GFR も RPF も低下しているので，浮腫の原因疾患の代表となる．

b) **物理的因子**とは第 4 章の Na 調節のところで述べた第 3 因子といわれる因子の一つである．腎灌流への影響，腎循環の変化，尿細管周囲毛細血管への Na 取り込みに関係する膠質浸透圧や組織圧の変化なども含まれる．この因子により Na の排泄が阻害される場合には，浮腫発生の因子となる．

c) **体液性因子**には Na や水分の調節に関係が深いホルモンの変化がある．レニン-アンジオテンシン-アルドステロン系，Na 利尿ホルモン，ADH などである．浮腫発生時には，Na 貯留性ホルモンは亢進し，Na 排泄性ホルモンは抑制されている．ADH は浮腫形成期に分泌が増すことになる．

d) **神経性因子**とは腎を支配する交感神経（腎神経）の作用である．腎神経の刺激はレニン分泌性に作用するので，Na 貯留性に働くことになる．

2) 局所性の浮腫発生の因子

この局所性という意味は，腎臓以外の局所において作用する物理的因子をいう．すなわち全身の一部の局所毛細血管の静水圧や透過性，血漿膠質浸透圧，組織圧，組織膠質浸透圧，リンパ流などの因子である．これらの因子は全身性浮腫の局所にも作用している．

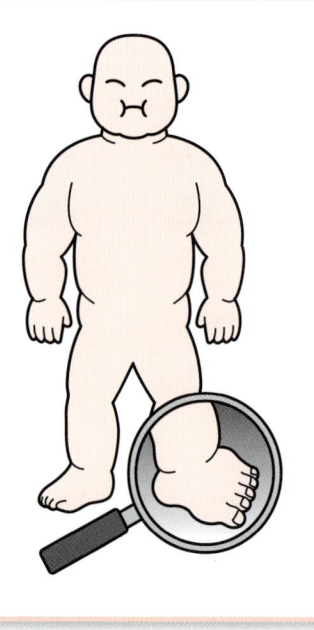

全身性因子

Ⅰ．血行動態
　GFR，RPF，腎血管抵抗，血流分布

Ⅱ．物理的因子
　腎灌流圧，血漿膠質浸透圧
　尿細管周囲毛細血管静水圧

Ⅲ．体液性因子
　レニン，アンジオテンシン，
　アルドステロン，Na 利尿ホルモン，
　カテコールアミン，ADH

Ⅳ．神経性因子
　腎交感神経

局所性因子

毛細血管の静水圧
血漿膠質浸透圧
組織間液の静水圧
組織間液の膠質浸透圧
リンパ流

5-10. スターリングの法則

土星の輪ではない

浮腫発生の局所性因子がどのような機序で浮腫形成に関係するかを述べることにする．全身性浮腫であれ局所性浮腫であれ，浮腫のみられる局所においては，これらの局所性因子が関係しているとされている．

局所の毛細血管レベルにおける水分や溶質（電解質）の輸送方法は，いわゆるスターリング（Starling）の法則による．正常人に浮腫の認められない理由は，これらの局所性因子がうまく作動している結果，間質組織中に水分やNaを過剰に貯留させないためである．つまり正常時では局所のスターリングの法則が正しく働いていることを意味している．

"スターリングの法則"というのは，動脈側の毛細血管では組織間質に水分や溶質が漏れるが，静脈側毛細管では組織間質に漏れた水分や溶質が再び血管内に取り込まれる現象を説明する法則である．もともとの法則では組織間質へ漏れた水分や溶質を運搬するリンパ流の役割については無視されているが，最近ではそのリンパ流の作用の重要性が強調されている．この法則により，**正常人では組織間質へ漏れた水分や溶質が貯留しないので，浮腫が生じることはない**．

スターリングの法則を構成するのは，毛細血管での静水圧，毛細血管内の膠質浸透圧，間質組織の静水圧（組織圧）および組織内の膠質浸透圧である．これに近年ではリンパ流の要素が加えられる．ここで間質組織における体液組成について思い出してほしい．これは第1章の「体液の量と組成」の項で説明したように，組織間液中にはタンパク質が含まれていなかった．したがって組織間液の膠質浸透圧は無視してしまってよいことになる．

動脈側の毛細血管の静水圧は45 mmHgである．これは毛細血管側より間質へ体液を押し出す力となるので⊕の記号をつける．毛細血管内の血漿膠質浸透圧は25 mmHgを示す．これは毛細血管内へ体液を引っ張り込む力となるので，⊖の記号となる．組織圧は5 mmHgであるが，この力は血管側へ体液を送り込む力となり，⊖の記号となる．これらの合計は＋15 mmHgとなり，毛細血管より組織間質へ体液は漏れる．

一方，静脈側毛細血管では静水圧は＋15 mmHgに変化するため，合計で－15 mmHgとなる．この結果，**組織間質に漏れた体液は血管内に戻り，局所のバランスが保たれる**．

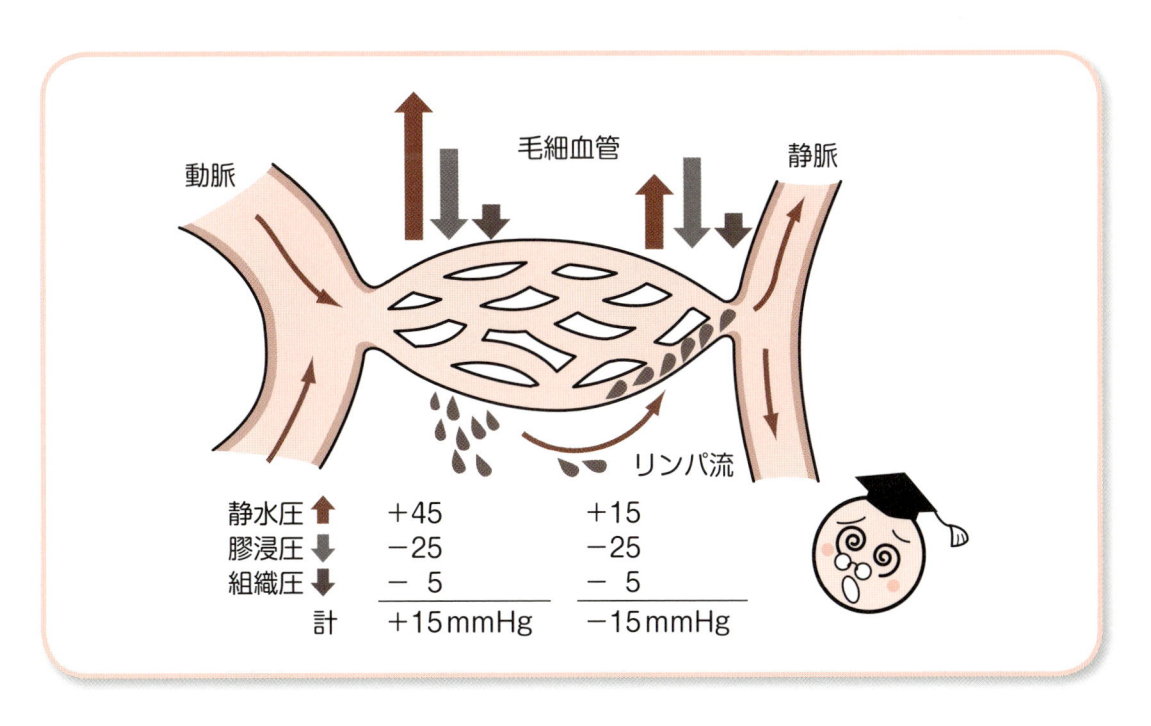

	動脈側	静脈側
静水圧 ↑	＋45	＋15
膠浸圧 ↓	－25	－25
組織圧 ↓	－ 5	－ 5
計	＋15 mmHg	－15 mmHg

5-11. 心不全における局所因子

いろいろ言い訳がましいが…

正常人における毛細血管レベルでの体液の輸送がスターリングの法則により保たれ，組織間質への体液の貯留が生じないことを説明してきた．理論的には狭義のスターリングの局所性因子のみで説明できるが，実際的にはリンパ流の役割が大きいといわれている．特にリンパ管閉塞を生じる種々の疾患やリンパ管を断裂させる外傷などでは，著しい局所の浮腫を生じることからも明らかであろう．

局所性に認められる浮腫以外に，全身性に浮腫を生じる疾患でも，このスターリングの力は重要な役目がある．また腎臓の糸球体における限外濾過の機序も，これと同様の機構により行われていることも覚えておいてもらいたい．また，スターリング力の狭義の因子中には含まれない毛細血管の透過性も，組織間質への体液の漏出に大きく影響することになる．

さて，浮腫性状態においてはこのスターリングの力はどのように変化するのであろうか．次に**全身性浮腫を生じる代表疾患として，うっ血性心不全の場合を考えてみよう．**

心不全における**動脈側の毛細血管の静水圧**は正常人と同じ+45 mmHgとする．心不全の病態では心拍出量の低下があり，病態によっては正常人にみられる静水圧が得られないことがあるかも知れないが，この値を採用しておく．**毛細血管内の血漿膠質浸透圧**も正常人と同じで，−25 mmHgとする．この値も心不全では血清タンパク質の濃度低下を伴うことが多く，異論もあろうがそのままとする．組織圧も同じく−5 mmHgである．つまり動脈側の毛細血管では正常人と同じ力で，血管側より組織間質へ体液を押し出す力が作用しているとする．

一方，**静脈側の毛細血管の静水圧**は正常人の+15 mmHgよりも高く，+25 mmHgとなる．**心不全では病態のいかんを問わず，静脈圧の上昇は必発である**．このため毛細血管レベルまでも静脈圧は高くなっている．毛細血管内の膠質浸透圧も組織圧も，正常人と同じ値を採用し，それぞれ−25 mmHg，−5 mmHgとする．この結果，静脈側毛細血管の合計は−5 mmHgとなる．正常人に比べると組織間質に漏れた体液を血管内に戻す力が弱くなっている．このため**心不全は組織間質に体液が貯留することになり，著しい浮腫を呈する**．

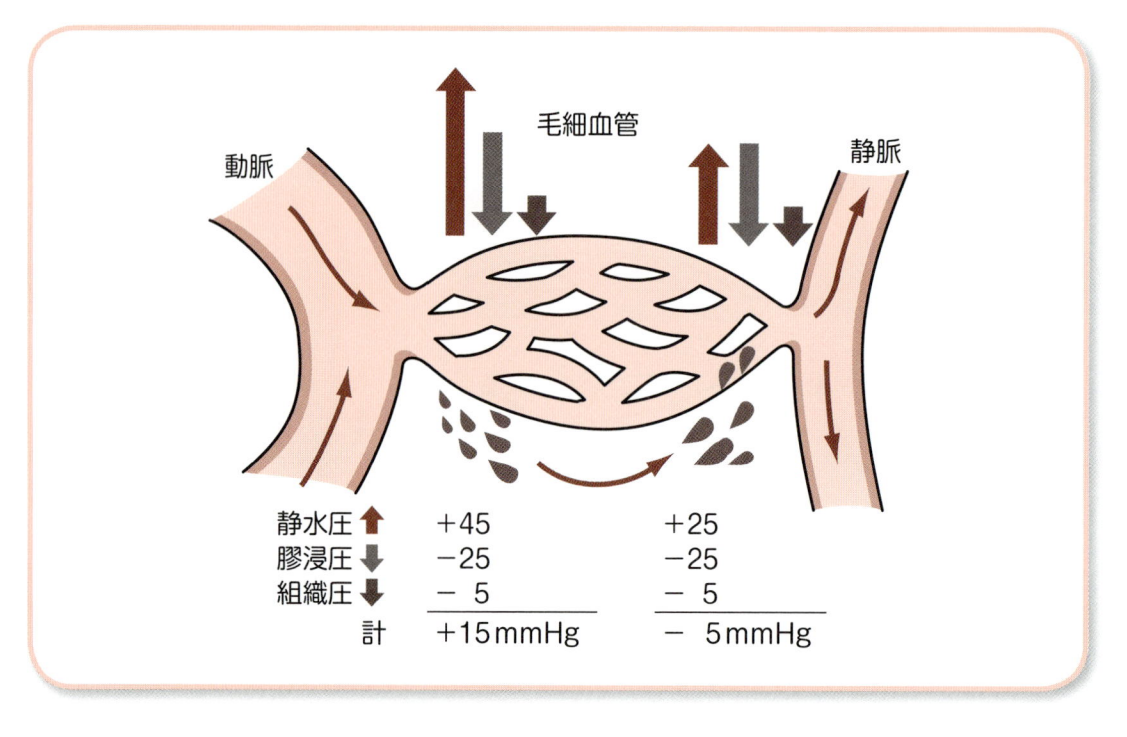

	動脈側	静脈側
静水圧 ↑	+45	+25
膠浸圧 ↓	−25	−25
組織圧 ↓	− 5	− 5
計	+15 mmHg	− 5 mmHg

5-12. 浮腫の原因

逆は真ならず

浮腫の原因は，その成因から大きく ① **全身性浮腫**と ② **局所性浮腫**に区別できる．再三繰り返すことになるが，① はその成因上，浮腫発生の局所性因子の作用に加えて，全身性因子の役割が重大であり，② は局所性因子の役割が重大なのである．**局所性浮腫というのは四肢の末梢部にみられる浮腫をいうのではなく，主として局所性因子によって生じる浮腫**を意味するのである．したがって全身性浮腫といわれる場合であっても，四肢末梢部に浮腫が認められることになるわけである．

それでは臨床的に下肢の末梢部にのみ浮腫が認められる場合，この浮腫は全身性なのか局所性なのかをどう区別すればよいであろうか．浮腫の原因となる病態や基礎疾患を解明する必要があるが，次の区別は臨床的に役立つ．つまり**全身性浮腫では片側性に浮腫がみられることはまずなく**，左右同等に認められるものである．逆は真ならずで，**両側に認められるからといって，局所性浮腫の否定にはならない**ことは注意しておきたい．

1) 全身性浮腫の原因

原因はさまざまな疾患や病態があり，すべての原因は列挙できない．主要な原因には，ⓐ 心臓性浮腫（心不全が代表），ⓑ 肝臓性浮腫（腹水を伴う肝硬変，門脈圧の亢進を伴う肝疾患），ⓒ 腎臓性浮腫（急性腎炎，ネフローゼ症候群，腎不全など），ⓓ 内分泌性浮腫（甲状腺疾患—機能亢進時にも脛骨前面の浮腫をみることがある．月経前浮腫など），ⓔ 特発性浮腫（明らかな原因がみつけられない特異的な女性に多い浮腫の症候群），ⓕ 栄養障害性浮腫（低タンパク血症などの低栄養状態，ビタミン B_1 欠乏），ⓖ 妊娠性浮腫（妊娠中毒症），ⓗ 薬剤性浮腫（消炎鎮痛薬，副腎皮質ステロイド薬など）などがある．

2) 局所性浮腫の原因

これにも数多くの原因がある．ⓐ リンパ性浮腫（リンパ管閉塞を生じる疾患），ⓑ 静脈性浮腫（血栓性静脈炎，上大静脈症候群など），ⓒ アレルギー性，炎症性浮腫，ⓓ 血管神経性浮腫（クインケの浮腫）などの区分が行われる．

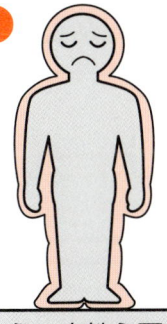

全身性浮腫
1. 心臓性——うっ血性心不全
2. 肝 性——肝硬変，門脈圧亢進
3. 腎 性——腎炎，ネフローゼ症候群，腎不全
4. 内分泌性——甲状腺疾患，月経前
5. 特発性——特発性浮腫
6. 栄養障害性——低タンパク血症，ビタミン B_1 欠乏
7. 妊娠性——妊娠中毒症
8. 薬剤性——消炎薬，副腎皮質ホルモン

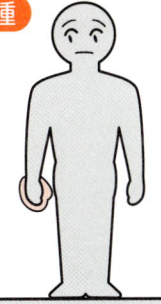

局所性浮腫
1. リンパ性——リンパ管閉塞
2. 静脈性——血栓性静脈炎，上大静脈症候群
3. アレルギー性
4. 炎症性
5. 血管神経性——クインケの浮腫

5-13. 心臓性浮腫の成因と病態

ブロークンハート

浮腫性疾患の代表である心不全による浮腫発生の病態とその機序について述べることにする．何らかの原因により心機能が低下すると，心臓から送り出される血液量（心拍出量）は減少する．この結果，生体に生じる反応は交感神経系の刺激と組織灌流圧の低下である．このため，① **腎血管の収縮**，② **レニン活性の増加**，③ **ADH 分泌の亢進** が認められる．

① は GFR の低下因子となる一方，② の刺激因子となる．② はアルドステロンを分泌させるもとになる．これらの因子は総合的に腎臓の尿細管に作用して，Na や水分の再吸収を増大させ，尿中への Na・水分排泄を減少させることになる．

さらに心機能の低下は，ほかに全身の静脈圧増加の原因となる．血管という一種の閉鎖回路の中を流れる血液の流れが低下すれば，送血ポンプの後方の血流が停滞することは容易に理解できるであろう．これが **静脈圧の増加という現象** である．先に述べた尿中への Na・水分の排泄障害の結果，体内に Na・水分は貯留し，体液量と循環血漿量は増大する．この **血漿量の増加と静脈圧の増加は，全身の組織間質におけるスターリング力に影響し，組織間質への体液量の貯留の原因となる**．

以上の機構が心不全に認められる浮腫発生メカニズムである．このことから心不全で認められるいくつかの所見が理解できるであろう．心不全の身体所見として頸静脈の怒張，肝腫大，肺の湿性ラ音，肺浮腫による呼吸困難，循環時間の延長などがある．心不全の基礎となる心疾患は，心肥大，心雑音，不整脈，心電図異常などの存在から診断できる．

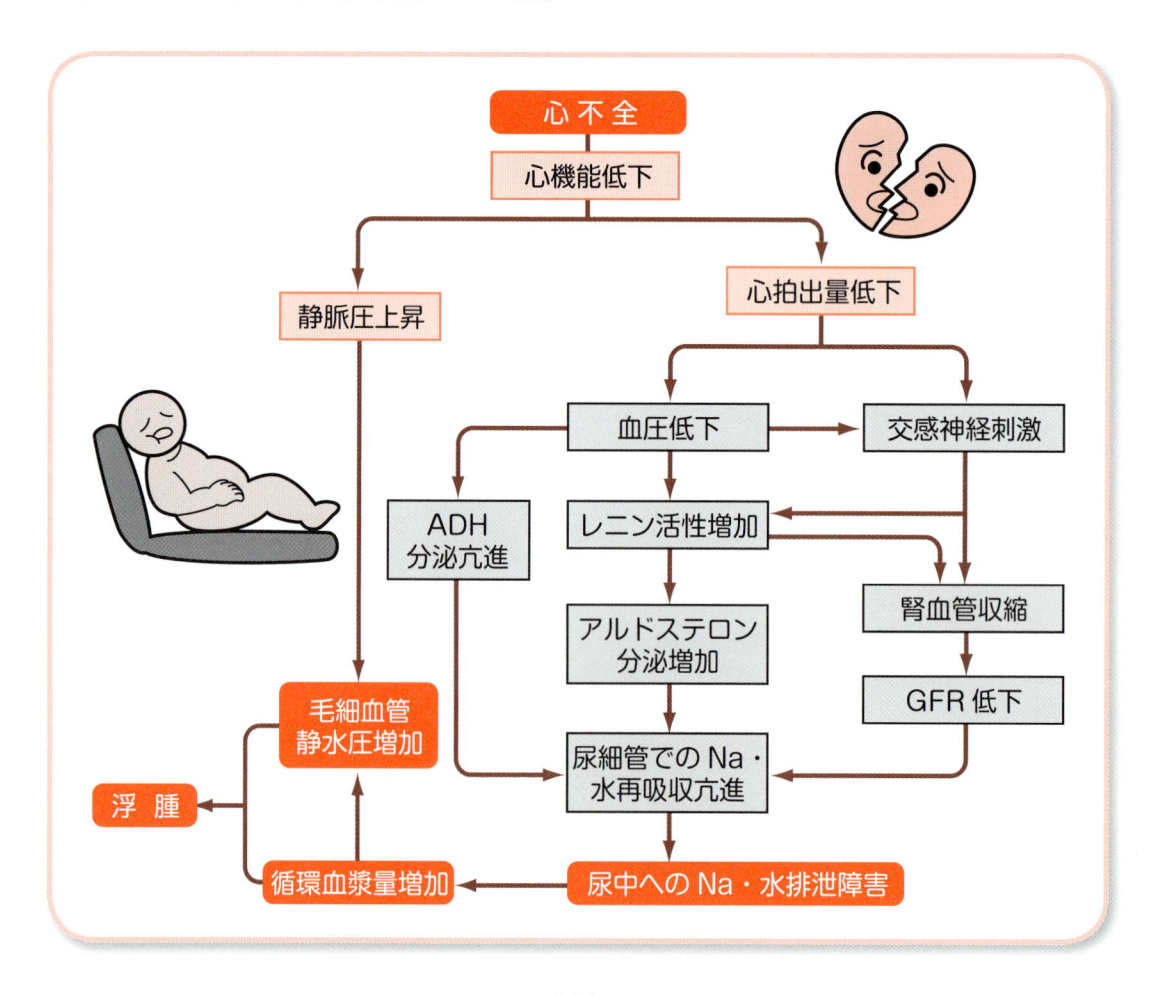

5-14. 肝硬変の浮腫の成因と病態

メザシの頭ではない

　肝臓性浮腫の代表は**肝硬変にみられる腹水や末梢部の浮腫**である．肝硬変の原因はいくつかあるが，ウイルス性肝炎に由来したものやアルコール性肝障害によるものが代表であろう．

　肝硬変になると体液電解質代謝に影響する因子が出現する．血液中のタンパク質，特にアルブミンは肝臓で合成されるが，肝硬変ではその合成は低下し，血中アルブミンは減少する（**低アルブミン血症**）．このため血漿膠質浸透圧は低下する．肝臓自体は本来の肝細胞が線維組織に置き換わり，肝線維症の像を示す．この結果，肝臓内の血管系の抵抗が増し，門脈圧が亢進するようになる．

　門脈圧の亢進は，例えば食道に静脈瘤を作ったり，痔静脈の圧を増して，いわゆる痔が出現する．腹壁静脈の怒張も生じ得る．このため腹壁上に静脈が浮き出たように見え，これを**メズサの頭**という．ギリシャ神話に出てくる蛇の形をした毛髪をもつGorgon, Medusaの頭の形状と臍周囲に怒張した皮静脈が似ているため，この名がつけられた．

　また肝硬変ではアルドステロンの代謝が遅延するため**アルドステロン過剰分泌状態**にある．エストロゲンも相対的に優位となる．

　以上のような変化は肝硬変に一般的に認められる病態であり，この結果，浮腫や腹水が出現する．低タンパク血症による血漿膠質浸透圧の低下は，循環血漿量を減少させる．このためレニン活性の増加，ADH分泌の増加，腎機能低下のもとになる．これらの因子は尿細管におけるNa・水分の再吸収を亢進させ，尿中へのNa・水分の排泄を障害する．したがって体内にNa・水分が貯留し，血漿膠質浸透圧も低下しているので，浮腫が生じることになる．

　一方，肝硬変では肝臓自体から腹腔内にリンパ液が流出しやすい状態にあり，これに門脈圧亢進が加わることにより腹水が生じる．

　腹水の発生原因は最近では新しい仮説が提唱されている．

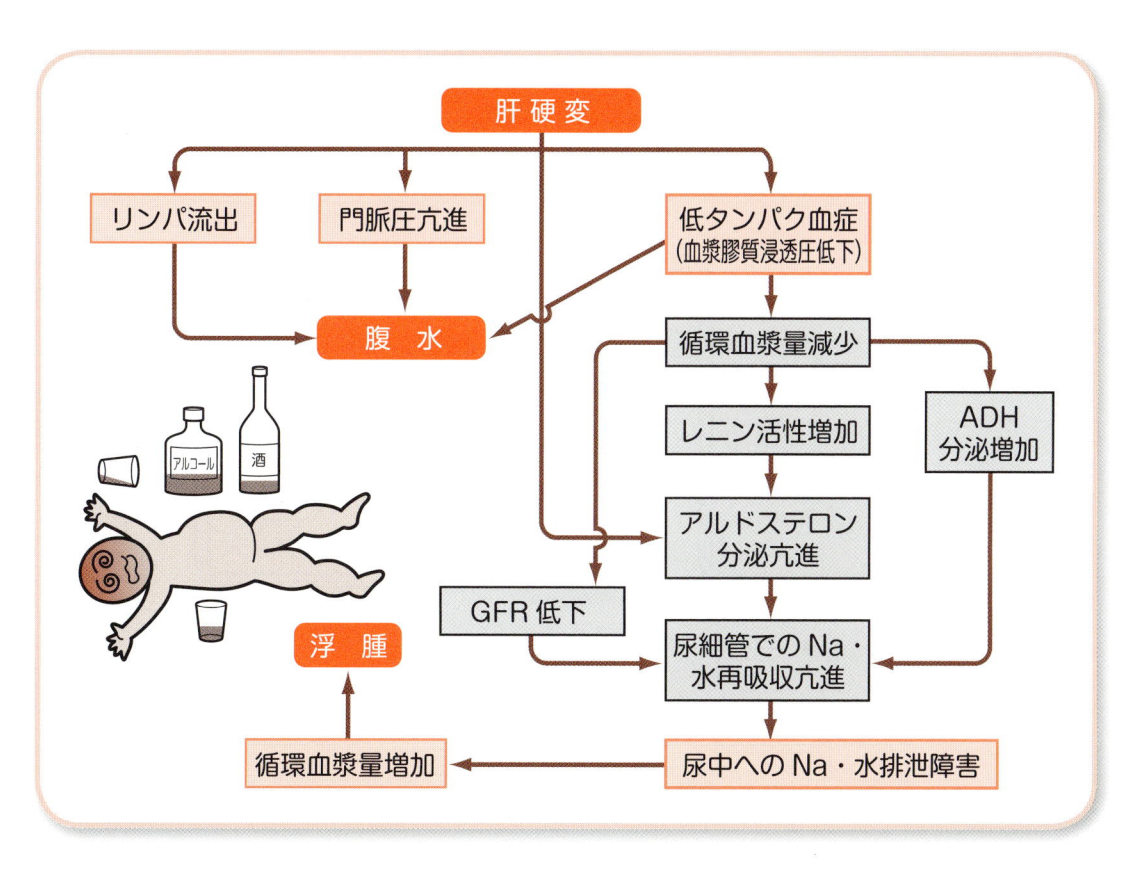

体液量の異常

5-15. 腹水発生に関する新旧2説

風呂の水かげん

肝硬変における**腹水発生の機序**は，現在新旧両説が唱えられている．1)は traditional な説で"under-filling 説"といわれ，2)は new fashion の"over-flow 説"である．

1) under-filling 説

肝硬変にみられるリンパ流の増加，低タンパク血症，門脈圧亢進により**循環血漿量が低下**する．このため容量感知器により腎臓の尿細管からの Na・水分再吸収の増加の刺激が発生する．したがって体内に Na・水分が貯留し，腹水がさらに増す．このことは，腹水を有する肝硬変患者を"water immersion"という，首から下を水浴させる操作により証明することができる．

Water immersion による周囲水圧の影響で，四肢末梢部から中心部への静脈還流が増加し，循環血漿量が増し，尿量は増加する．これは容量調節系が循環血漿の増大を感知することにより，レニン・アルドステロン・カテコールアミン・ADH の分泌を抑制させ，尿中への Na・水分の排泄を促すからである．

これに対して肝硬変患者では，循環血漿量は減少しておらず，むしろ循環血漿量が増加したために腹水が生じるという，従来説に対してまったく逆の説が唱えられた．

2) over-flow 説

この説は 1970 年 Lieberman らにより報告され，その後 1977 年 Levy らの実験的肝硬変動物の成績から支持された．この実験によると腹水貯留の 10 日前にすでに，腎臓の Na 再吸収が亢進しており，体内に Na・水分の貯留が認められている．一方，胆管結紮により肝内圧を上昇させると腎臓の Na 再吸収が亢進することも知られている．

このようなことから腹水は何らかの原因，おそらく肝内圧の上昇により腎臓の Na・水分の再吸収が増加することが第一次的なものであり，体液量の過剰，循環血漿量の増加から腹水が出現するというものである．

1)の説では**尿中 Na 排泄量を低下させるのは循環血漿量を維持するうえで合目的な反応である**．2)の説では**肝内圧の上昇により交感神経系の刺激がレニン分泌を介して尿中 Na 排泄量を減少させる**という違いがある．

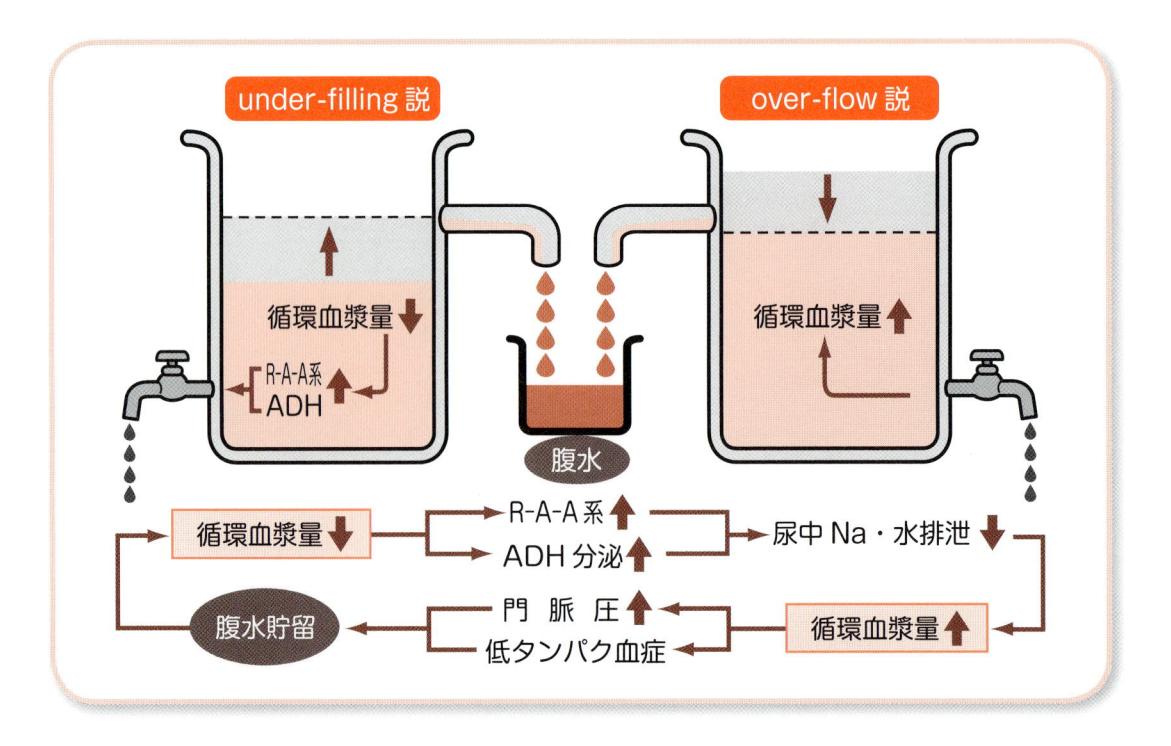

5-16. ネフローゼ症候群の浮腫の成因と病態

こちらにも新旧両説が…

ネフローゼ症候群というのは，尿中への大量のタンパク質喪失（>3.5g/日）の結果，低タンパク血症を呈し，浮腫や脂質異常症を合併する症候群である．この原因は原発性の糸球体腎炎によるもの以外にも，膠原病や糖尿病などの全身性疾患に続発して認められることも多い．

ネフローゼ症候群の浮腫の成立は比較的単純に考えられてきた．何らかの腎障害の結果，糸球体基底膜の変化により尿中に多量のタンパク尿（アルブミン尿）が出現する．このため低アルブミン血症が著しくなり，血漿膠質浸透圧の低下を生じ，循環血漿量の減少から腎臓におけるNa・水分の再吸収が亢進する．したがって尿中へのNa・水分排泄量の減少から，体内にNa・水分が貯留し，浮腫が増強する．

このネフローゼ症候群の浮腫期には，レニン・アルドステロン・カテコールアミン・ADHの分泌増加が認められている．循環血漿量の減少と血漿膠質浸透圧の増加を目的として，アルブミンを補充すると浮腫の軽減効果が認められる．このように単純にネフローゼ症候群の浮腫成立機序が考えられてきたが，最近になり異論が唱えられてきている．

つまりネフローゼ症候群においても，常に循環血漿量が減少しているとは限らず，増加している場合がある．しかもこのような例ではレニン・アルドステロン・カテコールアミンなどの分泌は亢進しておらず，低下している．このような事実は肝硬変の腹水成立の新旧2説と同じことである．

以上の説は循環血漿量の増加を示すネフローゼ症候群の存在することを意味し，基礎疾患とその病期に関係すると考えられている．例えば，微小変化型はunder-filling型であるが，糸球体腎炎ではover-flow型になりやすいといわれている．何らかの容量非依存性の刺激が，腎臓におけるNa・水分再吸収に影響しているのであろう．

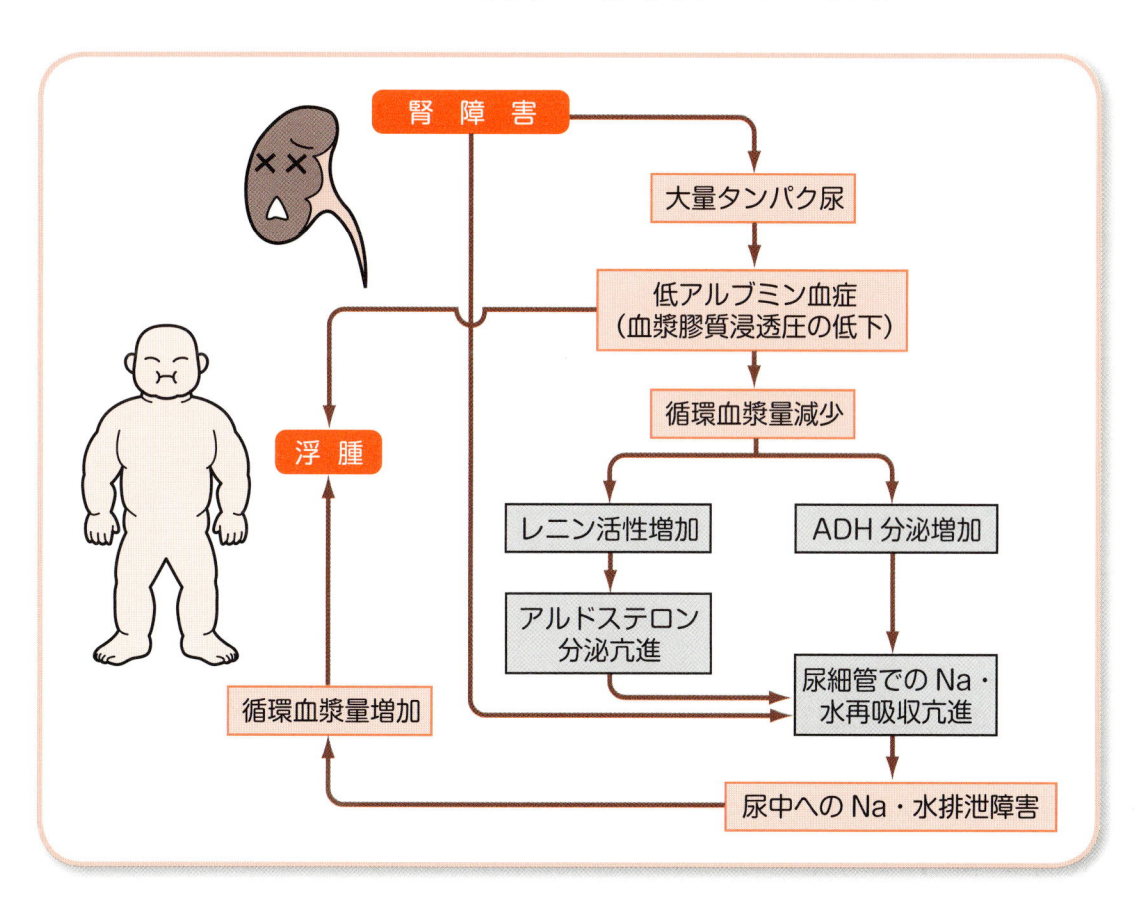

5-17. 特発性浮腫の成因と病態

ストレスの多い悩み

全身性浮腫を示す浮腫性疾患の中でも，**明らかな原因を見出せない浮腫**がある．これは**特発性浮腫**といういかめしい名前がつけられているが，**特発性＝原因不明**ということである．この疾患の原因は明らかではないが，女性（思春期～中年）に多く，男性にはほとんど認められないという特徴がある．

このため浮腫の原因を女性に特有な生理や女性ホルモンとの関連に求めたこともあったが，現在ではそれとは別の機序で生じると考えられている．したがって月経前浮腫，更年期浮腫，周期性浮腫などとは明確に区別されている．

臨床的には次のような特徴のあることから診断的にはかなり容易といえる．しかしこの疾患の診断は除外診断により行われるので，浮腫の原因となる心臓・肝臓・腎臓・内分泌性・薬剤などによる浮腫ではないことを鑑別しなければならない．この疾患の容易ならざることは治療面であり，主治医を悩ませることになる．

臨床的特徴として，① 20～40 歳の女性，② 体重増加の日内変動が著しく，1.5 kg 以上となる，③ 浮腫時の口渇感が強い，④ ストレスの多い職業婦人にしばしば認められる，⑤ 神経質・精神的不安定性・心気症的性格がみられる，⑥ 容姿や美容的な面への執着心が異常に強いなどである．

この**浮腫の原因**はまだ確定していないが，いくつかの誘因があり，浮腫成立の可能性が考えられている．特徴的なことは**水負荷試験を行うと，臥位では正常人と変わりなく水分を排泄することができるが，立位では水分排泄の障害を示す**ことである．このため水負荷試験は診断的な価値がある．

自律神経系の障害，毛細血管の透過性亢進，毛細血管の括約筋障害から立位での血液プーリングが生じ，有効循環血漿量が減少する．これらが主因となり腎臓での Na・水分再吸収が亢進すると考えられる．このほかエスケープ現象の障害，ドパミンの影響などもあり単一の機序では説明できない．

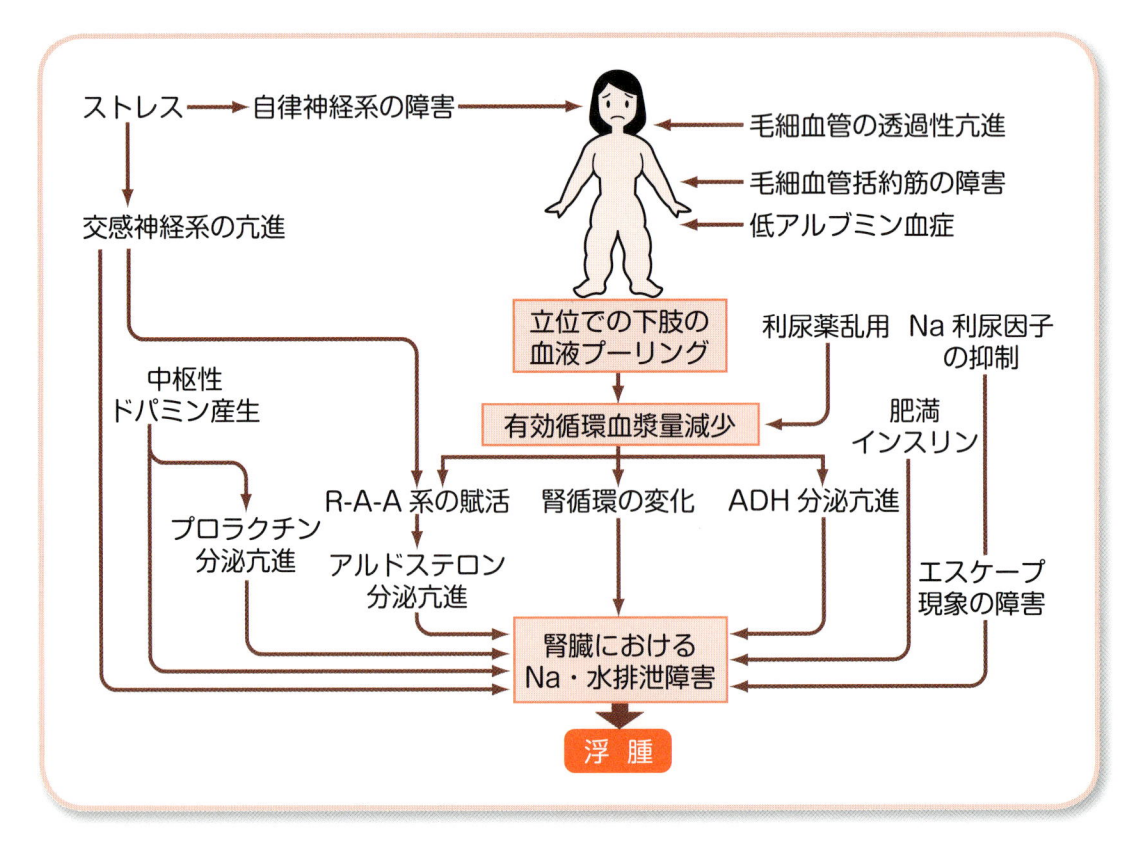

5-18. 利尿薬の分類 と その作用部位

浮腫の妙薬

浮腫とは体内に，Naと水分が過剰に貯留した状態である．この状態を断ち切るには基礎となる原因を是正することが第一であるが，著しく高度の浮腫あるいは腎機能を障害しているときに，過剰な体液の除去を目的に利尿薬を投与する価値はある．

利尿薬にはいくつかの種類があるが，その作用機序はネフロンのいずれかの部位においてNaや水分の再吸収を阻害することにある．**利尿薬の分類**はその薬剤の構造式，作用部位，効果などに従って分類されている．一般的には，1) 浸透圧利尿薬，2) 炭酸脱水酵素阻害薬，3) サイアザイド系利尿薬とその類似薬，4) ループ利尿薬，5) K保持性利尿薬，6) 水利尿薬とに分けられる．

1) 浸透圧利尿薬

マンニトールは糸球体で濾過された後，尿細管で再吸収されないため，管腔内に留まることになり浸透圧作用を示す．この結果，水分再吸収は抑制され，2次的なNa再吸収障害のため利尿効果がみられる．作用部位は近位尿細管とヘンレ係蹄に主としてみられる．現在では強力なループ利尿薬が存在するため，その使用は限られている．急性腎不全の鑑別診断と予防的治療にも応用される．

2) 炭酸脱水酵素阻害薬

アセタゾラミドが代表であるが，利尿効果は弱く，使用を続けるとアシドーシスを生じる．作用機序的には興味深いが，利尿薬として臨床的に応用されることはない．

3) サイアザイド系利尿薬

現在の利尿薬隆盛の基礎になった薬剤で，種類も多い．作用部位は遠位尿細管の希釈部で，利尿効果は比較的弱い．腎機能障害時には使用しても効果は乏しい．現在では降圧利尿薬としての応用がなされている．

4) ループ利尿薬

作用部位がヘンレ係蹄上行脚にあるため，この名がつけられている．最も強力な利尿効果を示し，腎機能障害時にも効果が認められる．市販製剤として**フロセミド，エタクリン酸，ブメタミド**がある．

5) K保持性利尿薬

利尿薬は一般的に低K血症を生じ得るが，この薬剤はK貯留作用がある．利尿効果は弱く，腎機能障害時には使用できない．**スピロノラクトン**と**トリアムテレン**がある．

6) 水利尿薬

腎髄質集合管においてADHの作用に拮抗する薬剤，あるいはADH分泌を抑制する薬剤がある．1989年ADH受容体拮抗薬モザバプタン（フィズリン）が合成され，2010年トルバプタン（サムスカ）が市販されている．

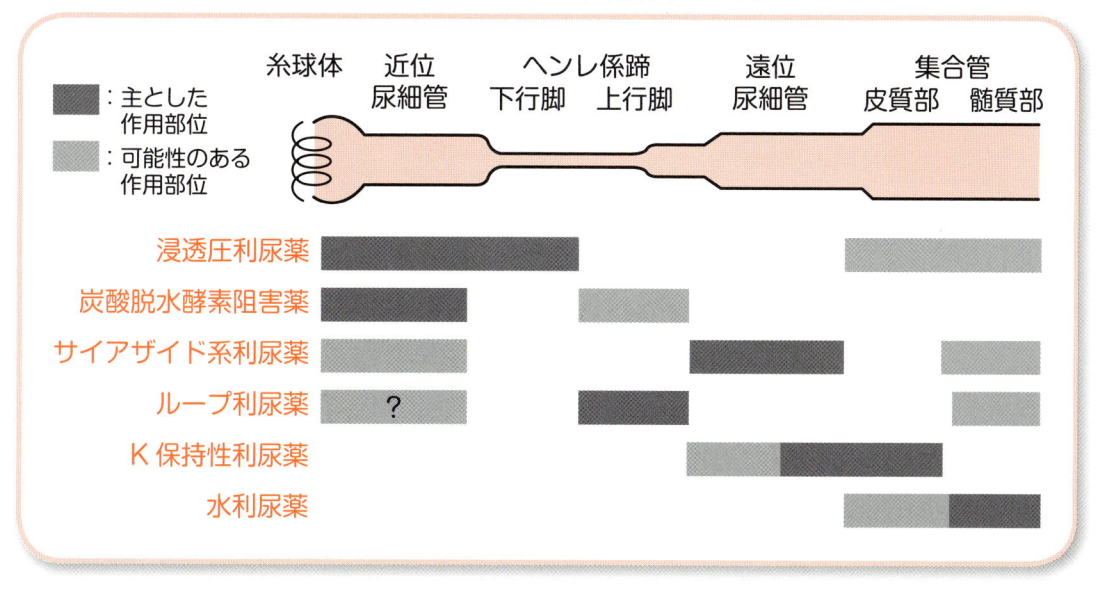

5-19. 利尿薬使用の要点

過ぎたるは及ばざる……

浮腫の治療は組織間液に貯留した過剰な体液を除去することであると考えられるが，それはあくまでも対症療法に過ぎない．根本的には浮腫を生じる原因疾患の治療が第一である．さらに体液量を増大させることになるNaの過剰摂取を制限することが基本である．利尿薬を使用するのは，体液量の過剰により胸水とか腹水などをもたらし，生体に不都合を招く場合に使用するということになる．

多くの全身性浮腫では血管内の有効循環血漿量は減少して，二次性アルドステロン症を呈しいている．生体全体からみれば，体液量は増加しているが，血管内の体液量は減少しているわけである．このように浮腫は血管外の間質区画に体液が増大した病態であり，組織間液中に存在する体液を血管内に移動させ，腎臓から排泄させることが治療目的になる．

現在では多種類の利尿薬が利用できるが，ループ利尿薬がもっとも強力であり，使用頻度も高い．しかしこの薬剤の使用は血管内から強制的に体液を減少させるため二次性アルドステロン症を増悪させることになり，さらにK排泄の増加を招くことになるため，抗アルドステロン薬を併用することが望ましい．

サイアザイド系利尿薬の作用するサイアザイド感受性Na-Cl cotransporter（TSC）でのNa再吸収は通常は尿細管全体の3〜5％に過ぎないが，ループ利用薬を併用するとその作用するNa-K-2Cl cotranspoter（NKCC2）を抑制する代償機構として20％程度までNa再吸収がなされることになる．このためこれらを併用すると遠位尿細管でのNa再吸収をほとんどなしにしてしまうことになる．

腎臓の機能や構造が廃絶した腎不全ではサイアザイド系利尿薬の効果は乏しくなるが，ループ利尿薬はかなり有用性がある．しかしループ利尿薬とサイアザイド系利尿薬の併用療法はTSCでのNa再吸収の感受性を増すため効果を期待することができるとされている．しかし抗アルドステロン薬については高K血症の危険性もあり，3者を併用することについてはよく検討することが必要である．

利尿薬の過剰使用は腎機能のためにはむしろ悪影響をもたらす危険性がある．大量の利尿がついて浮腫が是正されるが，これは腎機能の改善が得られたためではない．利尿がみられるのは利尿薬が尿細管でのNa再吸収を抑制しているだけであり，急激な利尿による腎機能障害，電解質異常，低K血症，酸塩基平衡異常などの副作用をチェックしていくことが大切になる．

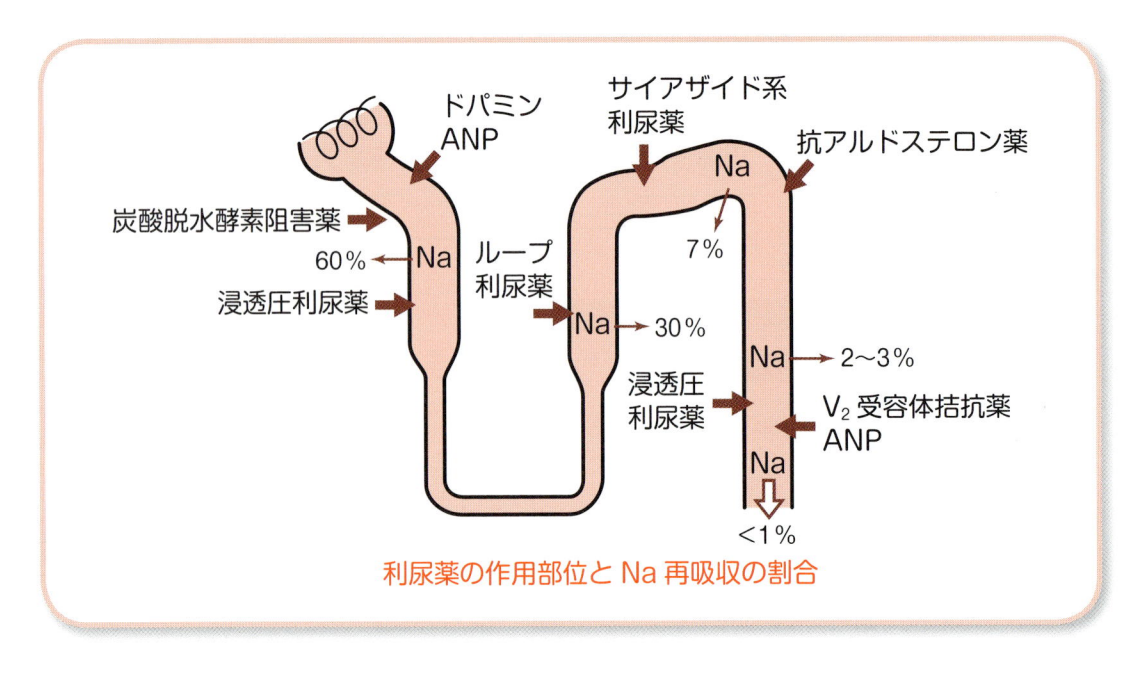

利尿薬の作用部位とNa再吸収の割合

5-20. 浮腫の治療方針

元から断たなければ…

浮腫治療の原則は，① **基礎疾患の是正**，② **食塩摂取量の減少**，③ **安静**である．これらの三大原則に加えて，基礎疾患の特殊性に応じた治療あるいは著しい浮腫（胸水や腹水など）に対して利尿薬を投与することが加わる．末梢性の浮腫に対して，原因も確認しないで盲目的に利尿薬を投与すべきではない．利尿薬により浮腫が消失したからといって，浮腫の基礎疾患が改善・治癒するものではない．**利尿薬はあくまでも対症療法にしか過ぎないのであり，薬剤による副作用の危険性もある**．

1）心臓性浮腫

心不全の治療は心拍出量を維持することである．このためには末梢血管拡張薬（ヒドララジン・プラゾシン・アンジオテンシン変換酵素阻害薬など），心収縮力を高める強心薬（ジギタリス・ドパミン），静脈系の拡張薬（ニトログリセリン）および利尿薬が用いられる．著しい循環血漿量の減少時にはアルブミンの投与も行われるし，高度の浮腫時には体外循環による除水操作（CAVH）も行われる．

2）肝性浮腫

肝硬変に対しての根本療法はないが，高タンパク食と低Na食の食事療法は重要である．著しい低タンパク血症時には，アルブミンの補給も行われる．腹水に対しては抗アルドステロン薬（スピロノラクトン）やサイアザイド系利尿薬も投与される．あまりにも強力な利尿薬は循環虚脱を招くので注意する．腹水濃縮再注入法も試みられるが，発熱源（パイロゲン）が問題となる．

3）ネフローゼ症候群

ステロイド薬や免疫抑制薬の投与を検討する．著しい低タンパク血症にはアルブミンの補給が必要とされるが，尿中に漏出することになる．各種利尿薬も試みられる．

4）急性腎炎

一過性の浮腫のことが多く，自然に消退する．ときに高窒素血症を示すことがあり，必要に応じて利尿薬，透析療法も検討する．

5）腎不全

保存療法として食事療法とループ利尿薬，末期腎不全となれば透析療法により高窒素血症と体液電解質異常を是正する．

6）特発性浮腫

原因不明のため治療は難しく，強力な利尿薬でなく，抗アルドステロン薬程度に留めておく．

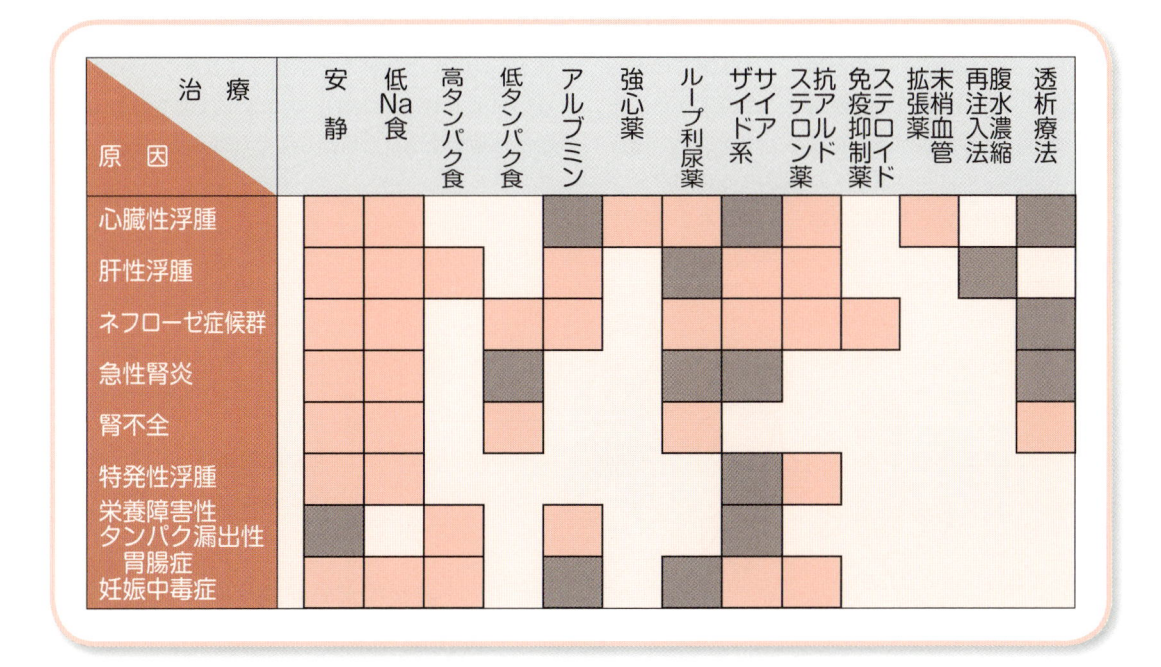

5-21. マラソンランナーにおける低Na血症

水分補給はほどほどに……

近年ではメタボリックシンドロームが注目されるようになり，メタボ健診として腹囲の測定が義務付けられることになった．メタボリックシンドロームというのは，腹囲だけで決まるものではなく，高血圧，脂質異常症，糖尿病などを2つ以上合併示する場合に診断される．わが国では戦後の好景気とバブルに伴って食糧事情が豊富になったことが関係して，中年以降の成人に糖尿病や脂質異常症，高尿酸血症などの病気が増加し，問題になっている．最近では過食や運動不足から若年者にも発症することが問題になっている．

このようなことからスポーツを奨励され，散歩や山登りなどの歩行だけでなく，一般人もジョギングや長距離のマラソンレースに参加する人が増加している．しかし普段から練習して体力を維持している場合はともかく，普段食べ放題の運動不足の人が無理をして長距離レースを走行すると大変な状況を生じることがあるのを肝に銘じておくべきである．

昔は山登りやスポーツをする場合には，できるだけ水分を摂らないように指導された．しかしいつの頃からか脱水症の予防から，水分摂取を奨励するような方針に変更になった．この結果，名水とかスポーツドリンクの売れ行きが好調である．また，健康番組などで脳梗塞の予防と称して，睡眠前に水分をたくさん摂るという指導があり，このようなことをまともに信じる人が多くなった．マラソンの場合も，水分補給所にペットボトルが並べられ，水分が必要とばかりにレース中にスポーツ飲料水を補給するという光景がよくみられるようになっている．

ところが一般人も参加する都民マラソンなどで気分不良，筋肉痙攣，嘔吐，頭痛，意識障害などを示す走者が注目された．アメリカでもこのような例が問題になり，ボストンマラソンに参加した500人を対象にレース前後の血液検査が施行された．検査の結果，約10％に135 mEq/l 未満の低Na血症の発症を認めたと報告された．このNa濃度の異常の危険因子としてレース中の体重増加，レース時間があり，水分補給のために摂取する水の量が過剰であることが示唆された．レースにおいて緊張感，呼吸・発汗・体温などの変化により正常の渇感を得ることが困難で，脱水症に対する警戒感から機械的に水分を摂取するために過剰な水分摂取になったと考えられる．長距離レースにおける脱水を防止するための水分補給についての再検討が必要と警告されている．特にレースの前後での体重測定において，レース後に体重増加している場合は水分過剰負荷による低Na血症が考えられ，高度の場合には水中毒として脳圧亢進症から死に至る危険性があるという．あまり水分補給ということを脅迫的に考えず，渇感のあるときに水分を補給する程度にとどめておくことが肝要のようである．

もちろん汗などにより塩分を喪失してNa欠乏性脱水症を示す場合もあり，すべてが水分過剰による低Na血症ではないことを知っておかなければならない．欠乏性低Na血症では体重は減少しており，治療は適切なNaを補給しなければならない．

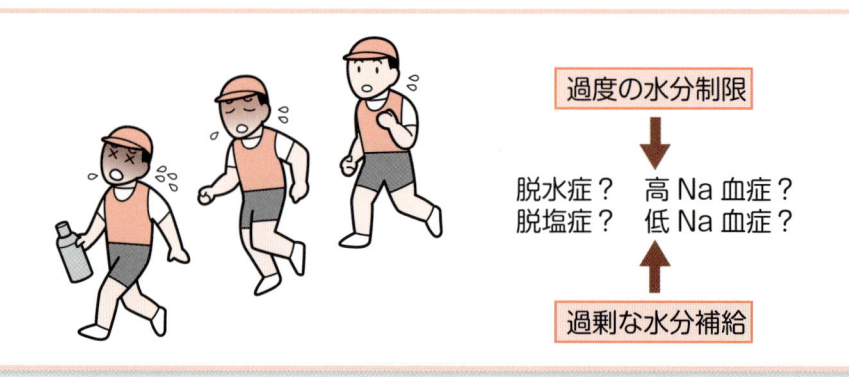

過度の水分制限
↓
脱水症？　高Na血症？
脱塩症？　低Na血症？
↑
過剰な水分補給

6 カリウム代謝の調節機構とその異常

パンドラの箱

　世の中に衣食住の何の悩みもなく，病気もなく，愛と希望のある世界が実現できたら，人間はどんなに幸せであろうか．現実の日常生活は，このような理想郷の実現にはほど遠いといわざるを得ない．

　ギリシャ神話にパンドラの箱の話がある．ゼウスの神はエピメテウスという男のもとにパンドラという女性を贈りつかわした．パンドラというのは"すべての贈り物"という意味があり，この世に神から贈られたものを暗示する．パンドラは地上に降りたときに箱を一つ持ってきたが，ゼウスから決して開けてはならないといわれてきた．こういわれると中味を見たくなるのは世の常，人の常，ある日我慢できずに開けてしまう．

　その瞬間，箱の中から世の中のあらゆる悪の根源が飛び散り，箱の中に希望だけが残ったという話である．このため世の中にはいろんな悩みが尽きないとされている…．一説によると，箱の中に残されたのは希望というのではなく，絶望が残ったといわれる．箱の中身は悪の根源であれば，希望が悪の源とはいえないからである．そうであれば世の中には絶望はなく，まだ希望が存在することになり，世の中希望のもてることになるのだが……．

6-1. 体内におけるKの作用

興奮と弛緩

カリウム（K）というのは，Naが細胞外液中の東の横綱なら，細胞内液中の西の横綱に相当するほどの重要な電解質の一つである．このため何かとNaと比較して述べられるが，Naが食塩として日常生活に馴じみ深いのに対して，Kは少々なじみが薄いといわざるを得ない．

体内における**Kの役割**は不明の部分も少なくないが，いくつかにまとめることができる．Kの体内分布から理解できるように，**細胞内の主要な電解質である**ため，生体の各種細胞機能の維持には不可欠である．特に**神経・筋肉の細胞機能，すなわち細胞の興奮，その伝達，収縮には重要である**．

この神経・筋の機能はKだけにより決まるのではなく，NaやCaと相互に関連しているが，細胞膜内外の電位（膜電位）を調節することにより行われる．心筋の興奮と収縮，神経系の刺激伝達と活動，筋肉の収縮と弛緩などはすべて膜電位の変化による．

細胞の興奮時には膜の透過性が急激に増加し，細胞外から細胞内にNaは移動して膜電位が速やかに低下する（**脱分極**）．その後にはこれと逆方向に移動し，膜電位は徐々に回復し，細胞膜のNa・Kポンプにより細胞内外のNaとK分布が正常化して膜電位は元どおりに戻る（**再分極**）．このような脱分極と再分極の反復した膜電位変化により，次々と細胞に興奮と収縮が移動・伝達されるのである．

このような**細胞の興奮と収縮の機序**は，いわゆるイオン説として広く生体の細胞において認められている．例えば心臓の収縮過程，神経・筋肉系の刺激・伝達の過程などで確認されている．

細胞膜内外の膜電位（E）は次の等式で表される．

$$E = -61.5 \log \frac{[K]i}{[K]e}$$

つまり細胞内のK濃度〔K〕iと細胞外のK濃度〔K〕eの比により膜電位は決まる．〔K〕i/〔K〕e比の上昇は興奮性を低下させ，この比の低下は興奮性を高めることになる．

Kは細胞内の主要な成分であることから**細胞機能の維持**にも重要である．K欠乏が生じると，アミノ酸の取り込みやグリコーゲン形成が低下し，筋組織や腎尿細管ではK欠乏による細胞変性が著しくなる．また細胞内の酵素活性特に膜ATPase，pyruvic phosphokinase, aldehyde dehydrogenaseなどの活性を促進する．

内分泌刺激としてはインスリン分泌の刺激，成長ホルモンやアルドステロン分泌を促進する．また酸塩基平衡の調節や血圧の調整にも関係が深い．

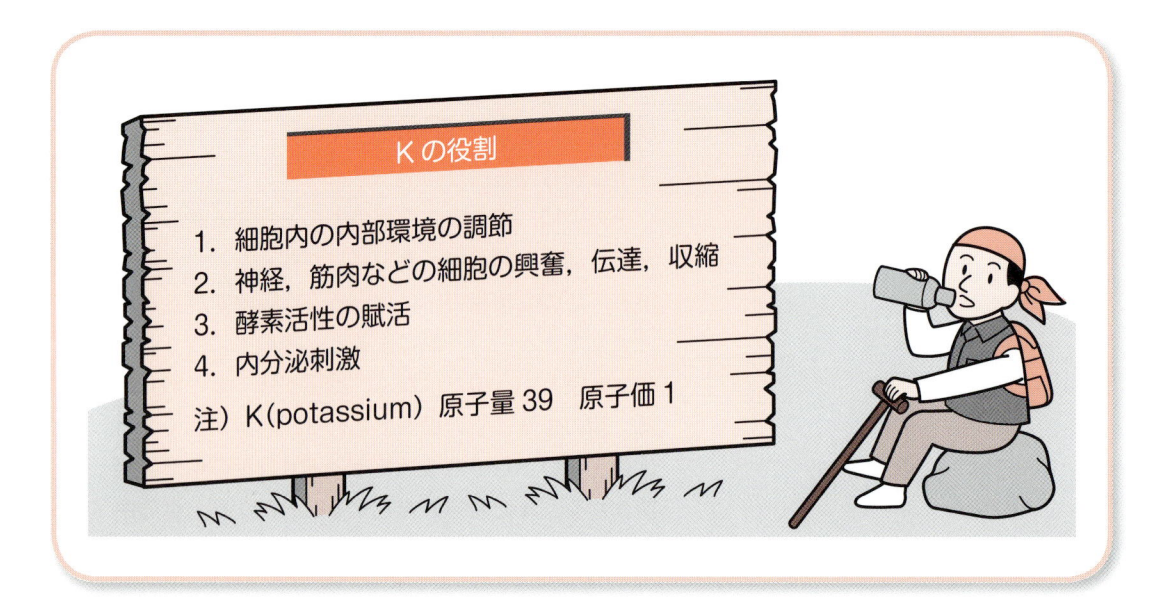

Kの役割

1. 細胞内の内部環境の調節
2. 神経，筋肉などの細胞の興奮，伝達，収縮
3. 酵素活性の賦活
4. 内分泌刺激

注）K(potassium) 原子量39 原子価1

6-2. Kの体内分布と出納

表面からではわからない

体内の総K量は測定法により多少異なっているが，成人男子（体重60 kg）の場合には約3,000～3,500 mEq存在する．その大部分は細胞内にある．代謝的に活性な交換性Kについてみると，その98％が細胞内に存在し，その中でも筋肉に70～80％貯えられている．つまり**Kの体内プール（貯蔵庫）の大半は筋肉にある**といえる．

細胞外液中に存在するKは総K量の2％程度，約60 mEqにしかすぎない．細胞内液中のK濃度は110～150 mEq/lであるのに対し，細胞外液中のK濃度は3.5～4.5 mEq/lと著しい差異が認められている．またこのような体内K量は，加齢に伴い細胞内液量の減少に従って，その総量は減少してくることが認められる．

細胞内Kは48.3 mEq/kg体重とされ，総K比からみると，約90％を占める．この大部分は筋細胞中にあり（約2,600 mEq），肝細胞に約160 mEq，赤血球中に約200 mEq存在する．これらの細胞内Kは，細胞崩壊の生じやすい状態（異化亢進状態）では細胞内より細胞外に遊出してくる．この遊出量は1 gの窒素（6.25 gのタンパク質）につき約3 mEq，グリコーゲン3 gにつき1 mEqのKが放出される．

細胞外Kは5.5 mEq/kg体重存在し，総K比からみると約10％である．この内訳は骨に4.1 mEq/kg（総K比の約7.6％），組織間液・体腔液に0.5 mEq/kg（総K比の約1.0％），血管内・結合織に各々0.2 mEq/kg（総K比の約0.4％）という体内分布になる．

Kの体内分布から示されるように，われわれが容易に検査することができる血漿中のK値は総K量からみると，そのごく一部に過ぎないのである．もしも体内のK量の変化が生じても細胞内のKにより補充され，代償されるため，細胞外のK濃度はあまり変化しない．血清K濃度が影響を受けるには，体内K欠乏が200～300 mEq以上にならないと低K血症が出現しないといわれている．

逆に，**Kの過剰**があったとしても，細胞内のKプールへの取り込みが亢進すれば，100～200 mEq程度の過剰では血清K濃度に影響しないといわれている．このようなことから，**K代謝をみる場合には単に血清K濃度の変化だけから判断しては危険である**ことを意味している．また**血清K濃度に変化がみられる場合には，体内K代謝に大きな乱れが生じている**といっても過言ではない．

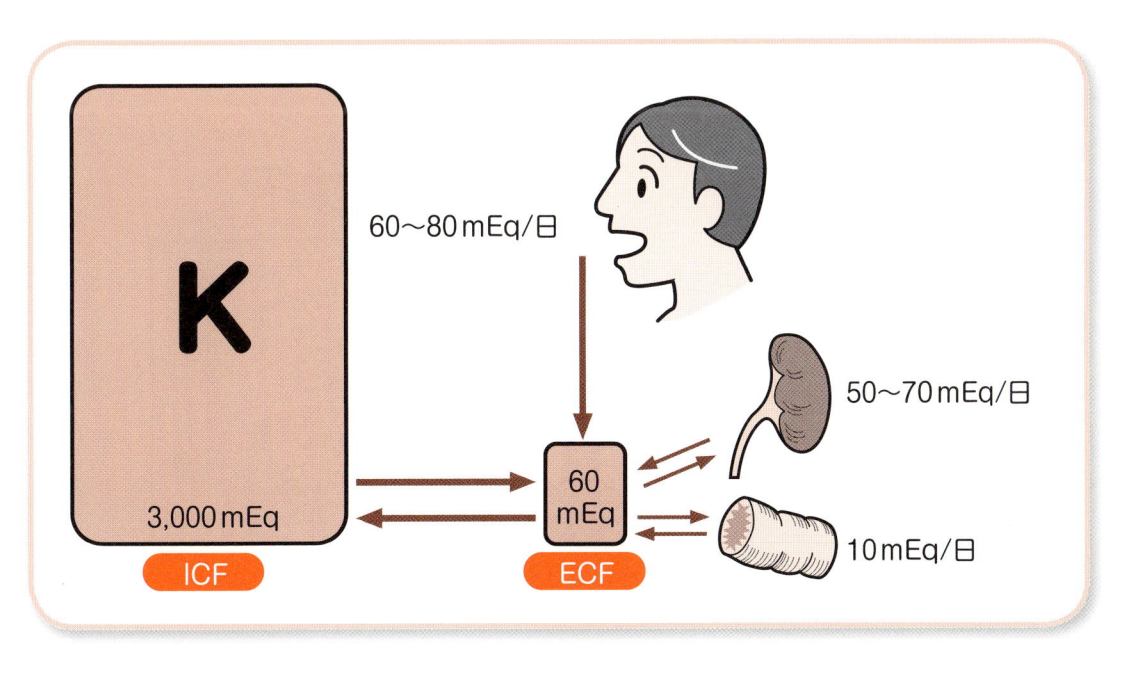

6-3. Kのバランス

計算通りにはいかない難しさ

ほかの電解質の場合と同様に，**Kのバランスは正常時では摂取量と排泄量が等しく維持されている**．K摂取量は食事や飲料水中より60～80 mEq/日程度となる．

Kの摂取量の求め方は非常に難しい．経口的な飲食物の摂取がなく，輸液剤のみで維持されているのであれば，輸液剤の組成から計算すれば簡単に求めることができる．ところが食物中のK量の計算は概算しかできないからである．

食品中のK量は食品交換表を参考にすればよいと考える人もいるであろうが，そうは簡単にいかない．食品，特に野菜や果物にしても産地や季節により，単位重量あたりのK含量の異なることが知られているし，食物を調理した場合には調理法により煮汁中にKが遊出してしまうからである．食品交換表はこのようなところまでは記載されていないので，正確に摂取量を求めることは不可能といえる．このことは逆に，K制限の必要な場合には食物を煮て，煮汁をとらないようにすれば，かなりのK制限が可能となることを意味している．

K排泄量は摂取量とバランスがとれている．K排泄の90％は腎臓から尿中に排泄され，残りの10％が便中に排泄される．発汗があれば，ごく一部が汗の中に排泄される．したがって，下痢や嘔吐などの消化液の喪失や過剰発汗がなければ，K代謝のバランスをみるには尿中K排泄量を測定すればよい．

K代謝においては腎臓のはたらきはきわめて重要であることが理解できるが，**腎臓のK排泄の調節はNaに比べるとそれほど精密ではない**．Naの場合には，腎臓が正常であれば摂取量を0としても，数日以内に尿中へのNa排泄量を0近くまで減少させることができる．このようなNa保持能に比べると，腎臓のK保持能は弱い．K摂取量を0としても，1週間近くも尿中に40～50 mEqものKを排泄し続けてしまうのである．

尿中K排泄量を最終的にはきわめて少なくすることはできるが，それまでに相当量のKを喪失してしまうことになる．しかも尿中排泄に影響する因子は多数あるので，完全に0にすることは不可能に近いことである．

このことはしばしばK欠乏を知らず知らずのうちに出現させてしまうことになる．しかも**細胞内のK欠乏が相当の程度になるまで血清K濃度に変化がみられないため，ますますK欠乏に拍車をかけてしまう**のである．

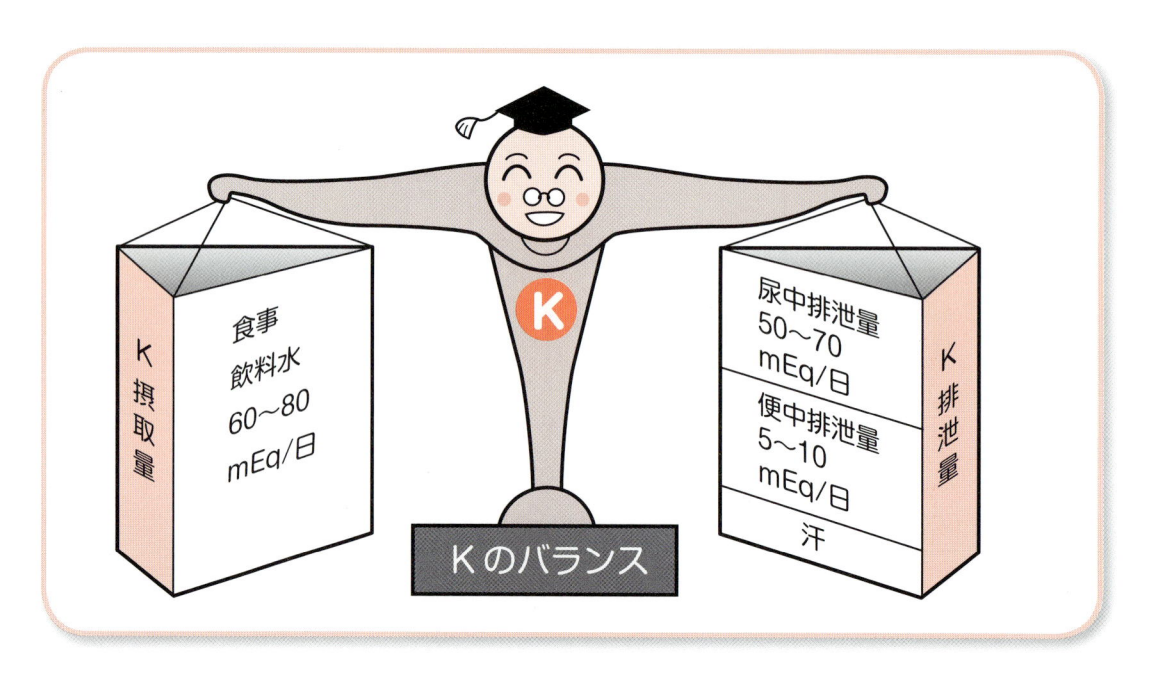

6-4. Na-Kポンプ

このマークは何を表すの？

NaとKはしばしば対比されるといったが，それらの体内分布や体液区画中の濃度からもうかがうことができる．再三の繰り返しだが，Naは細胞外液中に多く，平均140 mEq/lの濃度を示す．一方，Kは細胞内液中に多く，細胞内液中の濃度は110～150 mEq/lである．このような細胞内外でのNaとKの濃度差は，どのような変化をもたらすことになるであろうか．

細胞膜を境にして濃度差が存在すれば，濃度の高い方から低い方に向かって移動が生じ，最終的に平衡に達しようとする．すなわち**Naは細胞外液より細胞内液に向かって移動し，Kは細胞内液より細胞外液に向かって移動する．**

ところが細胞が機能を発揮するためには，細胞内のK濃度は高く，Naの濃度は低くしておく必要がある．なぜこのようになったのかは生命誕生時の不思議な謎であるが，すべての地球上の生物に共通の現象である．濃度勾配に従って細胞内に流れ込んでくるNaを細胞外にくみ出し，細胞外に漏れてしまうKを細胞内に取り込む必要がある．

このような特殊なはたらきを示す装置が細胞膜に備わっている．これが図の細胞膜のところに記されたマークすなわち**Na-Kポンプ**である．

このNa-Kポンプのはたらきにより，細胞内からNaがくみ出されるのと連動して，細胞外よりKが取り込まれる．この結果，細胞内のK濃度は常に高濃度の一定の値に維持されることになる．このような濃度勾配に逆って物質の輸送を行う方式は，**能動輸送**といい，エネルギーを必要とする．

Na-Kポンプのはたらきは細胞膜に存在するNa-K ATPaseという酵素により行われている．ATPからADPに変化する際に，高エネルギーリン酸を生じるので，このエネルギーによりポンプ活動が行われるのである．細胞内のNa・K濃度を規定するNa-K ATPaseの役割は生体にとってきわめて重要であり，あらゆる細胞膜に存在する．代謝の活発な臓器ほど，この酵素活性は高く脳，筋肉，腎臓などはATPase研究のよい資料として珍重されている．

このATPase活性はジギタリスにより抑制されることが知られている．腎臓のNa再吸収もこのNa-Kポンプのはたらきによるが，Na利尿因子の中にこの酵素活性を抑制する物質があったことを思い出しましたか？

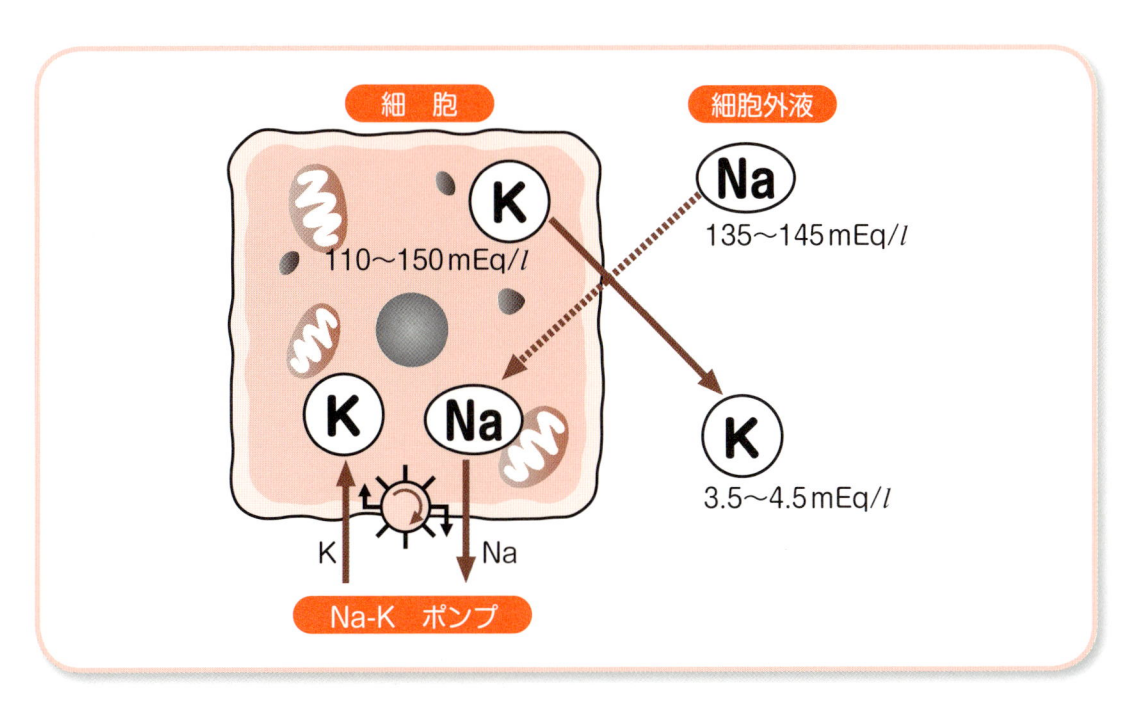

カリウム代謝の調節機構とその異常

6-5. 細胞内外へのK分布輸送

出入りの激しい原因

細胞内にK濃度が高濃度に維持される主要な機構は，細胞膜に存在するNa-K ATPaseの作用による．この結果，細胞内外のNaとKの分布は正常に維持することができる．ところが，種々の因子により細胞内外のK分布が影響されることが知られている．例えばホルモン，薬剤，酸塩基平衡の状態が関係する．

細胞内にKを移動させ，細胞外液のK濃度を低下させる原因（分布異常）は，アルドステロン・インスリン・エピネフリンの過剰，アルカローシスがある．逆に，**細胞内のKを細胞外に移動させ，細胞外液のK濃度を増加させる原因**には，アルドステロン・インスリン・エピネフリンの抑制，高浸透圧血症，異化亢進状態，ジギタリス，サクシニルコリン，アシドーシスがある．

アルドステロンは主として遠位部ネフロンにおいて作用するが，それ以外の細胞でもNaとKの交換を行う．これはアルドステロンにNa-K ATPaseを促進する作用があるためである．アルドステロン以外の鉱質コルチコイドについても同様の作用がみられる．

インスリンはブドウ糖と一緒に投与されると，筋や肝のグリコーゲン貯蔵量が増し，Kプールの増大から細胞内にKが移動する．インスリン不足では逆に，細胞内へのK移動は抑制され，高K血症を示す．このことは糖尿病性ケトアシドーシスなどの治療前後で，血清K濃度が高値から低値に変動することからも理解されるはずである．また近年注目されている糖尿病患者に多い，低レニン-低アルドステロン症の高K血症も，インスリンとアルドステロンの分泌抑制の影響が強いと考えられる．

薬剤によりKの細胞内外の分布異常の生じることも多い．ジギタリスは中毒量が一時に投与されるとNa-K ATPaseを抑制するため高K血症の原因となる．筋弛緩薬として麻酔時に使用されるサクシニルコリンは筋細胞膜を脱分極させ，細胞外にKを遊出させる．正常人では0.5 mEq/l 程度増加させるにすぎないが，筋萎縮例や広範な熱傷時には著しく増加する．

高浸透圧血症では細胞内より水分を細胞外液中に引っ張るが，このときのbulk flowにより細胞内から水とともにKが遊出する．またKプールである細胞が感染症や異化亢進状態で崩壊しても，Kが細胞外液中に遊出する．

酸塩基平衡異常によるK分布異常は，特に有名であるが後で詳述する．

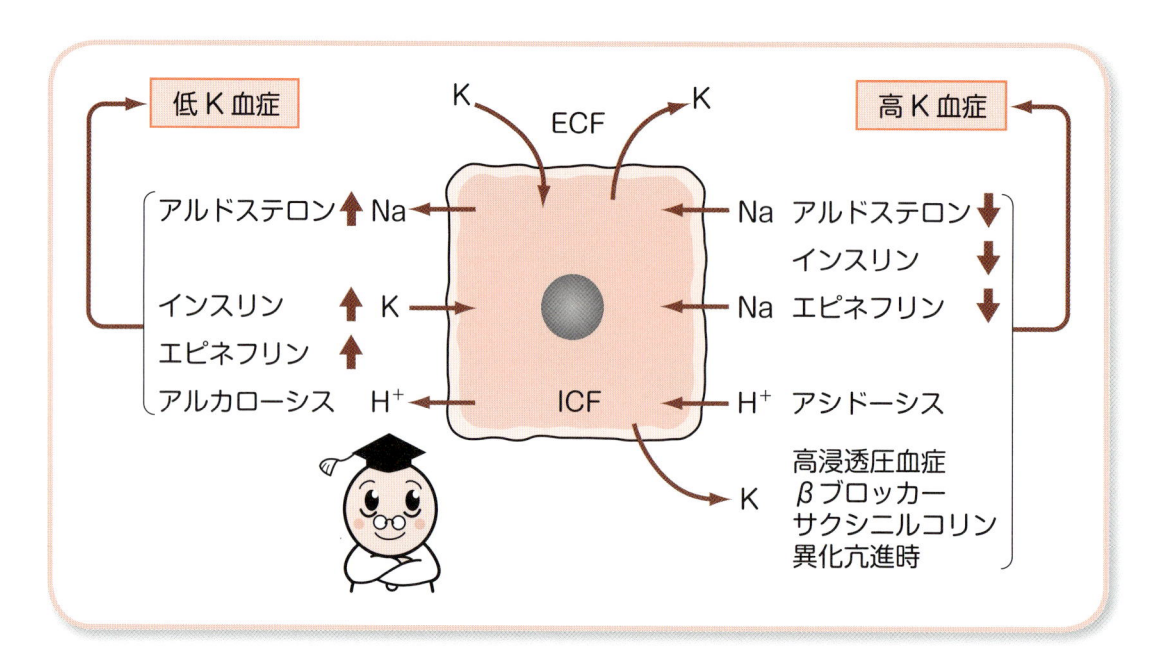

6-6. K分泌促進因子

マイナスに魅せられて

　K代謝の中で，主要な排泄経路が腎臓であることから尿中へのK排泄を検討することは重要である．K摂取量の85〜90%が尿中に排泄されて平衡を保っているからである．

　糸球体で濾過されたKは，大部分が近位尿細管で再吸収される．その後のネフロンでも再吸収されるので，**尿中に排泄されたKは遠位尿細管以降で分泌されたもの**と考えられている．主としてアルドステロンが作用する遠位尿細管のNa-K交換部位で，Na再吸収と交換されて尿細管腔に分泌されるKからなることを示している．

　したがって尿中へのK排泄に影響する因子には，アルドステロンやこの部に到達するNa量などの影響がある．

　高K血症あるいは尿細管細胞内のK量が欠乏してない状態では，Na再吸収と交換されるK量が多いため分泌されやすく，尿中への排泄は増す．逆に，尿細管細胞内のKが欠乏した状態では，K分泌の代わりにH^+が排泄されることになる．高K血症が存在すると，アルドステロンの分泌は促進されるので，Na-K ATPase活性を高め，交換が活発化することも理由となる．アルドステロンの過剰な原発性アルドステロン症でも，尿中へのKの排泄が増加する．

　遠位尿細管のK分泌はNa再吸収と連動しているため，Na再吸収が増大するほど，K分泌が増すという関係にある．つまり遠位尿細管に負荷されるNa量が多いほど，あるいは尿細管液量が多いほど，尿中へのK排泄量は増すことになる．

　さらに**尿細管の管腔内へのK分泌は，管腔と尿細管細胞間の電位の影響も受ける**．正常時ではこのtransmembrane potential difference（PD）は-60 mV程度存在しているとされる．この部でのNa再吸収により，管腔内の負電位が形成されるが，この⊖電位の影響により尿細管細胞から⊕電位のKまたはHが分泌される原動力ともなっているのである．

　したがって**遠位尿細管の管腔内に負電位の増加した状態が強ければ，Kの分泌は亢進する**ことになる．例えばヘンレ係蹄上行脚で能動的再吸収を受ける⊖電荷をもつClが再吸収されずに，遠位尿細管に流入する場合がある．これはループ利尿薬の投与時や後で述べるBartter症候群で実際認められる．いずれの場合もCl再吸収の障害に伴って尿中K排泄は増加する．またSO_4^{--}やペニシリンなどは難吸収性陰イオンとして働くので，同様の機序で尿中へのK排泄は増す．

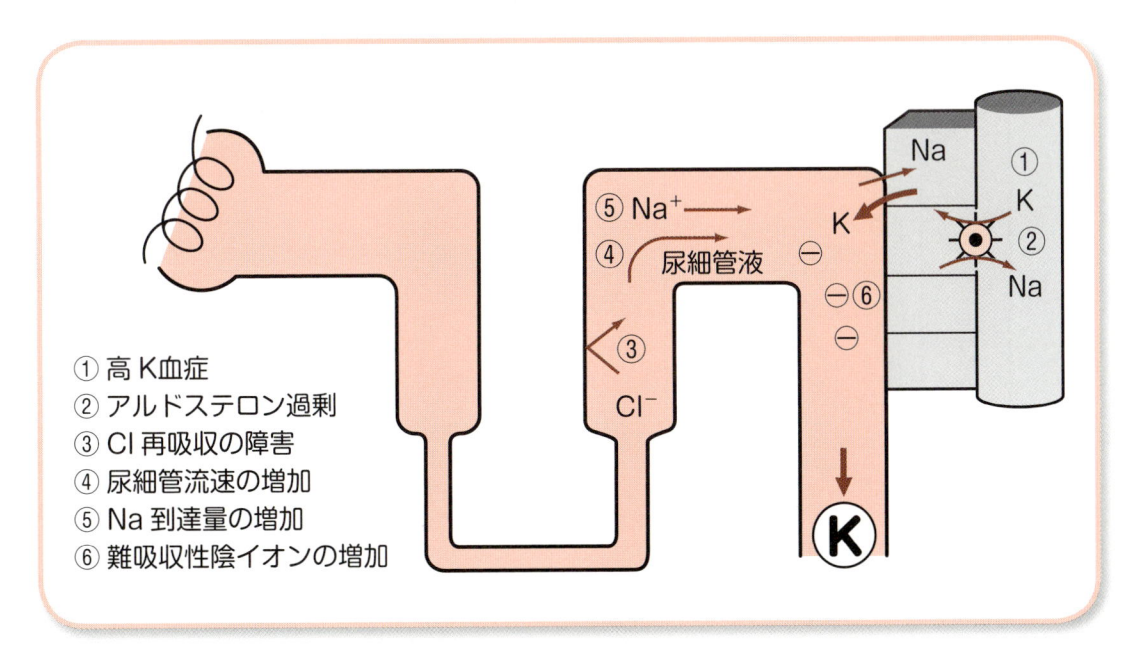

① 高K血症
② アルドステロン過剰
③ Cl再吸収の障害
④ 尿細管流速の増加
⑤ Na到達量の増加
⑥ 難吸収性陰イオンの増加

6-7. 腎臓からのK排泄の影響因子

どこから漏れたか

K代謝異常の原因は ① **摂取量の異常**，② **排泄量の異常**，③ **細胞内外の分布異常** の3型に大別できる．Kの排泄量の異常は，主要な排泄経路である**腎臓からの排泄に問題のある場合**と，**消化管や皮膚などの腎臓以外の排泄経路に問題のある場合**とに区別できる．

消化管からは通常では5～10 mEq/日程度のKが排泄されるだけである．普通便でない下痢，消化液の吸引，嘔吐などによる腎外性K喪失があれば**K代謝異常の原因**となる．

汗の中のK濃度は5～20 mEq/l程度の幅がある．夏季の多汗，激動や発熱による発汗時ではKの喪失が生じるが，それ以外の不感蒸泄では皮膚から失われることはない．

以上のような特殊な腎外性のK喪失がなければ，K代謝に影響するのは腎臓からの排泄状態である．

前頁には尿中へのK排泄に影響し得る機構について説明したが，ここでは疾患や病態からみたK排泄量の変化について述べる．

腎臓からのK排泄量が減少する原因にはK摂取量を制限した場合がある．この場合は特に高K血症の原因とはならないが，多くのK排泄量の減少は高K血症を生じる．例えば，K保持性利尿薬（抗アルドステロン薬やトリアムテレン），低アルドステロン症，腎不全の末期である．

腎臓からのK排泄量が増加する原因もK摂取量の増加による場合を除けば，一般的に低K血症を出現させる．実例としては，利尿薬（上述のK保持性利尿薬を除く），副腎皮質ホルモンの過剰時（アルドステロン症やクッシング症候群），酸塩基平衡異常（アルカローシスや慢性アシドーシス），Bartter症候群，難吸収性陰イオンの排泄増加などの場合がある．

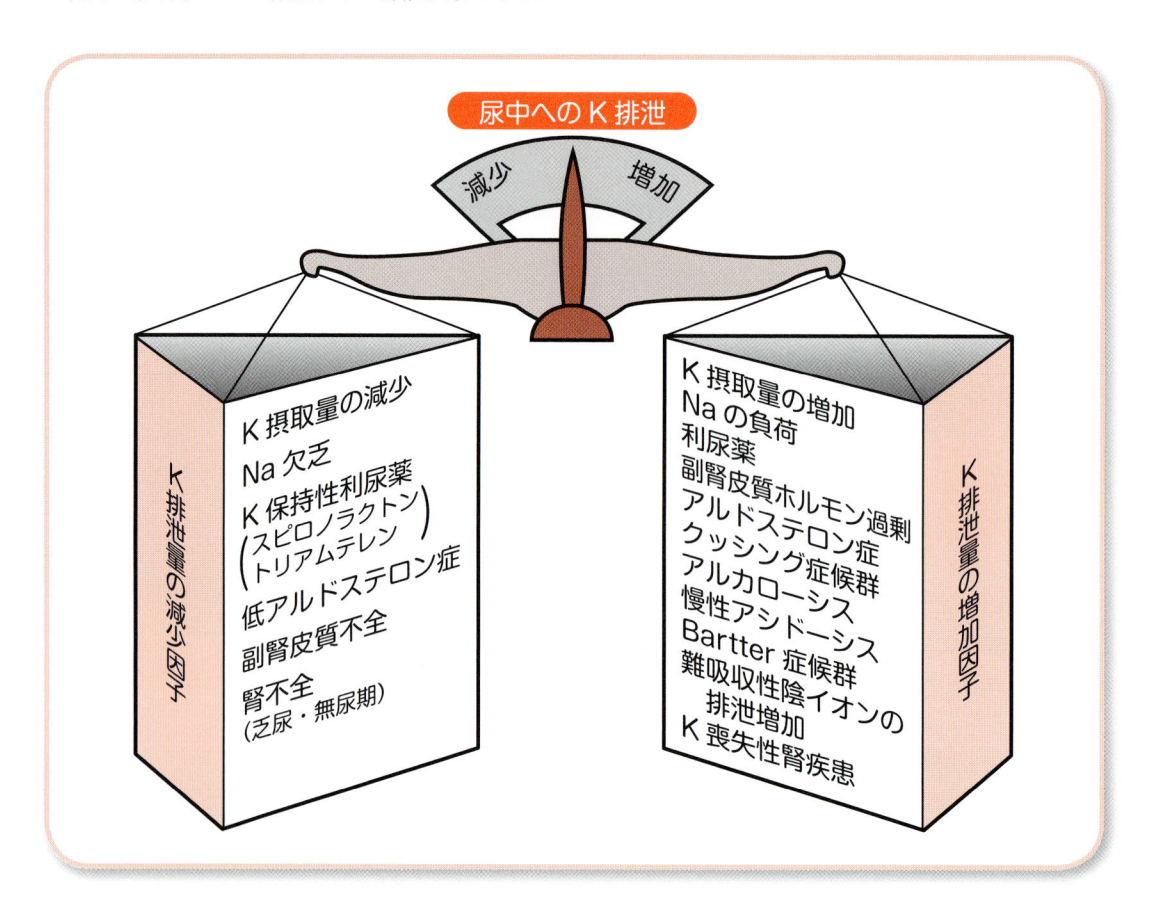

尿中へのK排泄
減少 / 増加

K排泄量の減少因子
- K摂取量の減少
- Na欠乏
- K保持性利尿薬（スピロノラクトン、トリアムテレン）
- 低アルドステロン症
- 副腎皮質不全
- 腎不全（乏尿・無尿期）

K排泄量の増加因子
- K摂取量の増加
- Naの負荷
- 利尿薬
- 副腎皮質ホルモン過剰
- アルドステロン症
- クッシング症候群
- アルカローシス
- 慢性アシドーシス
- Bartter症候群
- 難吸収性陰イオンの排泄増加
- K喪失性腎疾患

6-8. 尿中K排泄の調節

アルドの仕事……

濾過されたKは近位尿細管で約70％, ヘンレ係蹄で20％再吸収されるため遠位尿細管に到達するのは約10％である. Kの最終的な調節は主として遠位部ネフロンにおいて行われる. 皮質集合管 (CCD) に局在する主細胞では管腔側に存在する上皮性Naチャネル (ENaC) を介したNa再吸収により尿細管側が負電位に傾き, 細胞内のKは濃度勾配に従って尿細管腔に分泌される. アルドステロンの作用は主細胞の管腔側膜のNaチャネルとNa-K ATPaseを刺激することであり, この部位でのNa-K交換が促進される.

K摂取が増すと, アルドステロン分泌の亢進によりK分泌が増し, 余分なKが尿に排泄される. Kの過剰摂取が長期間続くと尿中へのK排泄が増す. これは腎臓の適応現象 (K adaptation) という. この理由は主細胞のNa-K ATPase数の増加によるとされる. K欠乏時には介在細胞の管腔側膜に存在するH-ATPaseを介してK再吸収が行われる. 尿中K排泄はK摂取量, 細胞外液K濃度, アルドステロン, 酸塩基平衡 (アルカローシスが促進), 非吸収性陰イオンにより変動する. Na-K交換部位に到達する流量 (Na量) も重要である.

尿中K排泄の指標として**K排泄率 (FE_K)** がある. 正常は10～20％である. このFE_Kの計算式は $FE_K = UK \times pCr/pK \times uCr$ から計算できるのである. ただし, FE_Kは糸球体濾過値に反比例するため腎機能低下時には評価が難しい.

TTKG (transtubular K gradient) はCCD管腔内で血管側に比べ, 何倍高いかを表す指標で, 正常は4～10である. TTKGは集合管K分泌部位におけるK分泌効率を反映するもので, 計算式はTTKG=CCD $[K]/p[K]$ CCD $[K]$ = 尿K濃度 / $[Uosm/Posm]$.

腎機能が正常であれば, TTKGは低K血症で4以下, 高K血症で10以上となる. 低K血症でTTKGが4以上なら集合管でのK分泌の亢進が原因と推測できる.

尿中K排泄量は尿中K濃度×尿量であり, これはCCD管腔内のK濃度×CCDまでの到達流量により決まることになる. 前者は尿細管因子でTTKGが良い指標となる. 後者は脱水, GFR, 浸透圧物質排泄量などの影響があり, 尿中Na排泄量でおおよその推測が可能である.

脱水の場合, 二次性アルドステロン症によりCCD分泌は刺激されるが, 同時に到達Na量が減少するため総排泄量はほとんど変化しない. Na摂取量が多いとアルドステロンは抑制されるが, Na到達量は増す. 利尿薬ではアルドステロンもNa到達量も増加するし, 腎不全では両者が種々影響される.

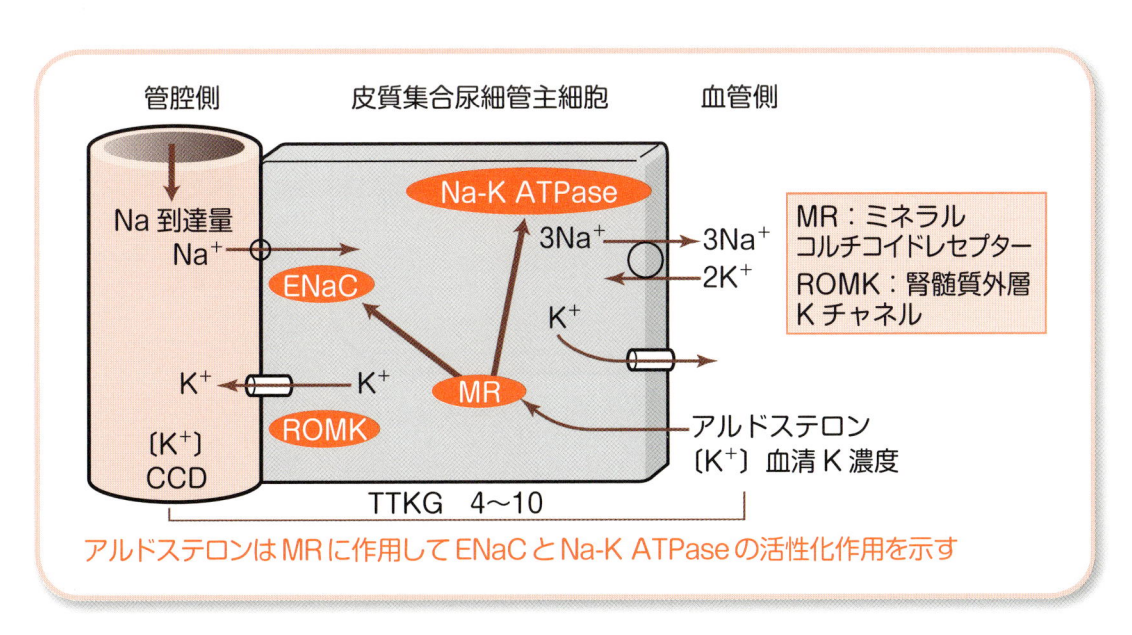

アルドステロンはMRに作用してENaCとNa-K ATPaseの活性化作用を示す

6-9. 細胞内外でのK移動

容易に出入する……

細胞外液中のK濃度は3.5〜4.5 mEq/lに維持されているが，細胞内液中のK濃度は著しく高濃度で110〜150 mEq/lの範囲にあるとされる．細胞内外のK濃度の分布は正常の細胞機能を維持するうえで重要なものであるが，病態によりKの細胞内外への移動が生じ得ることが知られている．

アシドーシスではNaポンプ活性が抑制されて高K血症が出現する．インスリン欠乏や$β_2$遮断薬，ジギタリス中毒でも同様にNaポンプ活性が抑制される．透析患者において内因性インスリン濃度により血清K濃度に影響があり，透析終了後に内因性インスリンの低下，高K血症が出現することがある．これは赤血球内のK濃度の低下によるものとされる．血漿浸透圧の上昇により細胞内から細胞外に水分の移動に伴って溶媒牽引（solvent drag）による細胞内からのK移動がみられる．

アルカローシスでは細胞外液のH濃度の低下に対して骨格筋などの細胞膜に存在するNa/H交換輸送体が活性化され，細胞内からのHの放出とともに細胞内へのNa流入が生じる．Na流入が二次的にNaポンプを活性化してKを細胞内に取り込むことにより低K血症が出現する．インスリンはブドウ糖とは無関係に細胞のNa/H交換輸送体を刺激して，二次的にNaポンプの活性化を介して低K血症を生じる．交感神経$β_2$刺激薬は$β_2$受容体・cAMPを介して，テオフィリンはcAMPを5'-AMPに変換するホスホジエステラーゼ活性を阻害することにより，細胞内cAMPの増加を介してNaポンプを活性化してKの細胞内取り込みを促進するため低K血症が出現する．バリウム中毒や急性クロロキン中毒ではKチャネル活性が阻害され低K血症を生じる．

このようなK分布の異常は細胞外液と細胞内液間での移動によるものであり，体内全体としては量的に変化していない．時間経過とともに病態の改善があればもとに戻ることもあり得るわけである．特に高K血症は生命の危険性を伴うため，体外にKを排泄除去することが重要になる．

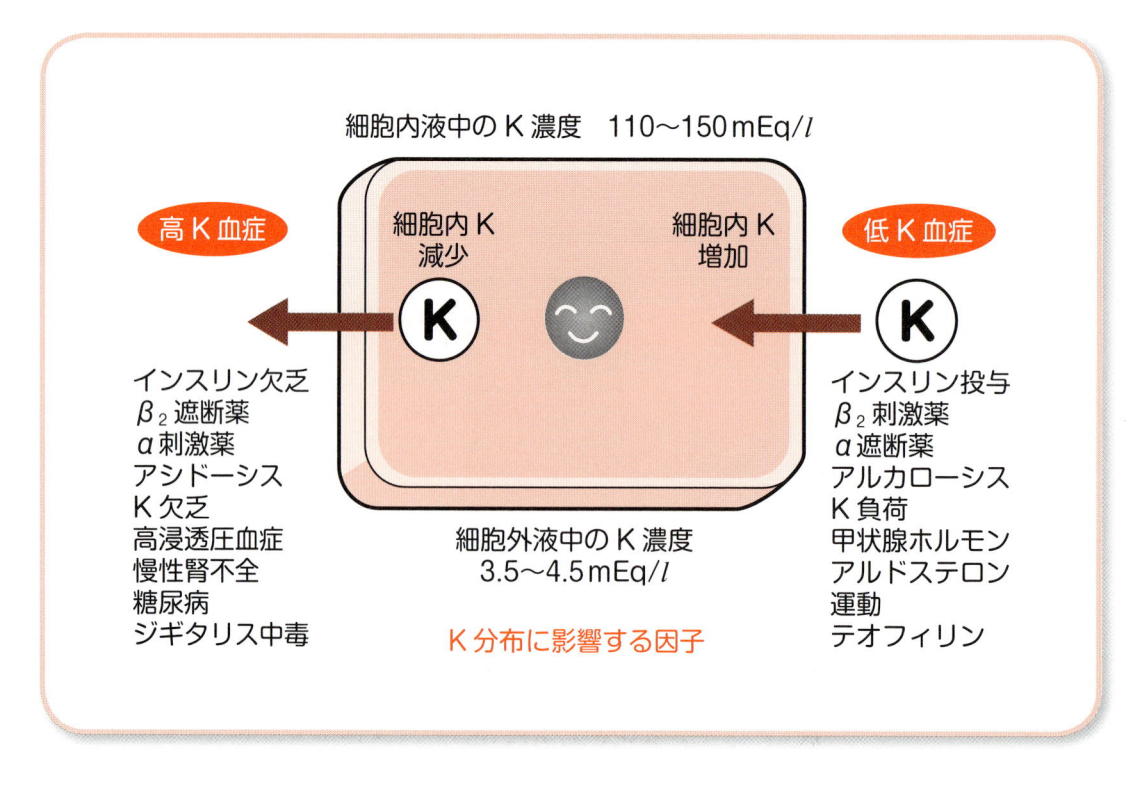

細胞内液中のK濃度　110〜150 mEq/l

高K血症 ← 細胞内K減少
- インスリン欠乏
- $β_2$遮断薬
- $α$刺激薬
- アシドーシス
- K欠乏
- 高浸透圧血症
- 慢性腎不全
- 糖尿病
- ジギタリス中毒

低K血症 ← 細胞内K増加
- インスリン投与
- $β_2$刺激薬
- $α$遮断薬
- アルカローシス
- K負荷
- 甲状腺ホルモン
- アルドステロン
- 運動
- テオフィリン

細胞外液中のK濃度　3.5〜4.5 mEq/l

K分布に影響する因子

6-10. 血清K濃度に影響する因子

K惑星をめぐる衛星

血清K濃度は多数の因子により調節されている．Kバランスとして，摂取量と排泄量の収支に影響される．腎臓からのK喪失は，Naのように厳密に保持されないため著しい低K食が続けば，低K血症を生じやすい．

Naバランスも K代謝に影響する．Na摂取量が多いと，遠位部ネフロンへの負荷量が増すため尿中へのK排泄量は増加する．逆にNa摂取量を著しく制限すると，尿中へのK排泄量は減少する．これと類似した機構に，細胞外液量の状態によるK代謝への影響がある．細胞外液量の増加は近位尿細管でのNaと水分再吸収を抑制するため，遠位部への負荷量増加となり尿中K排泄量は増加すると考えられる．逆に細胞外液量の減少時には，尿中K排泄は減少する．

ところが，**細胞外液量の影響**には次のような異論があるかもしれない．というのは細胞外液量の変化は，レニン-アンジオテンシン系にも影響が及ぶからである．細胞外液量減少はレニン活性を亢進させ，アルドステロンの分泌刺激となり得るからで，アルドステロンにより尿中K排泄は増加することも予測されるのである．

アルドステロンを代表とする副腎皮質ステロイドは，遠位部ネフロンでのK分泌を促進させる．これはNa-Kポンプの刺激により，Na再吸収に伴ってK分泌を増すためである．糖質コルチコイドは一過性に血清K濃度を上昇させるが，長期使用では低下してくる．このため尿中K排泄は増加するが，Na再吸収促進作用はないと考えられている．

インスリンは細胞内外のK移動を調節し，血清K濃度に影響する．インスリン分泌の抑制は血清K濃度を上昇させるし，インスリン分泌の過剰は低K血症を生じさせる．これはカテコールアミンとともに，腎外性のK調節に対する重要な作用である．

細胞内外のK分布に影響する因子はすでに述べたが，アルドステロン，インスリン，カテコールアミン（エピネフリン），酸塩基平衡の異常などがある．

酸塩基平衡の異常は細胞内外のK分布の調節だけに関係するのではなく，腎臓からのK排泄にも影響がある．急性アルカローシスでは尿中K排泄は増すが，アシドーシスでは減る．ところが慢性のアシドーシスでは，近位尿細管のNa再吸収が抑制されるため遠位尿細管への負荷量の増加から，K排泄は逆に増加する．

このほかに種々の薬剤による影響もある．

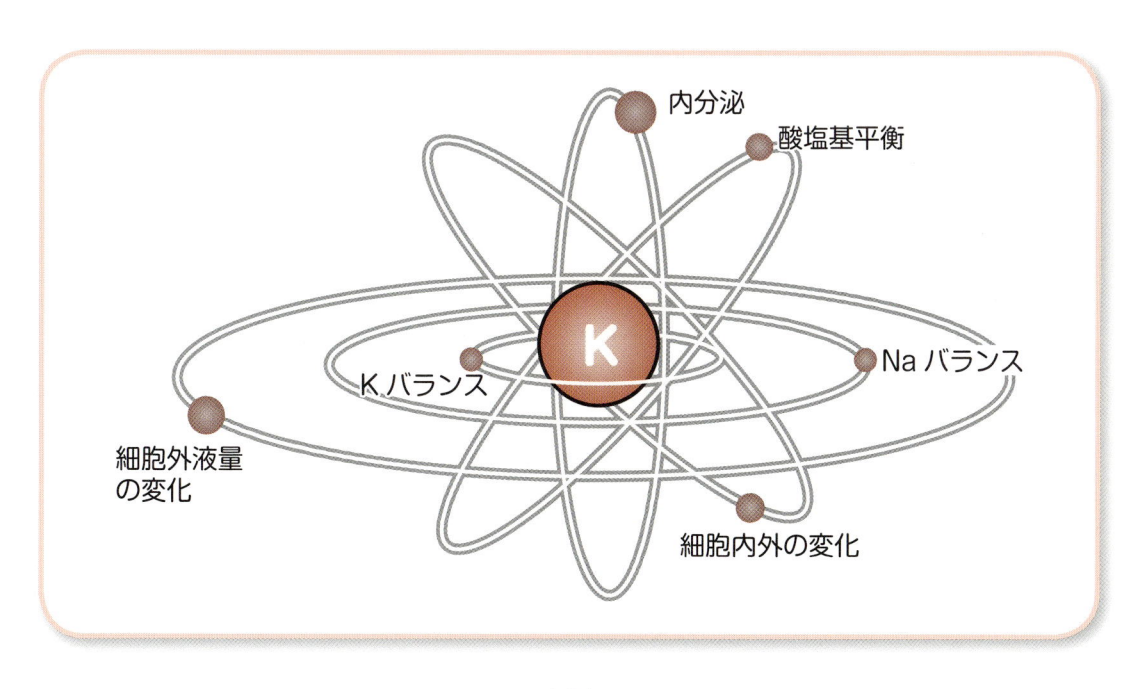

6-11. 血清K濃度 と 体内K含量の関係

外箱と中身の関係は？

パンドラの箱だけでなく，開けるなといわれるとなおさら中身を見たくなるものである．浦島太郎の玉手箱もそうであるし，贈物を頂けば封を切って中身を確認したくなる．入れ物が大きくて立派であっても，中身は期待に反することはあるし，逆の場合もある．

血清K濃度と体内K含量の関係も，これと同じ関係にある．高K血症といっても体内K量が多いばかりでなく，かえって体内K量が欠乏している場合も多いのである．また低K血症であっても体内K量は必ずしも減少しているものばかりではない．

血清中のKは体内K量の0.4％を占めるにすぎず，しかもKの特殊性として細胞内外への分布異常という現象があるため，血清K濃度の値だけから体内K量を推測することはできない．病歴や基礎疾患を検討することにより判断するが，特殊な病態でない限り，低K血症が持続していれば体内K含量は欠乏していると考えてよい．

血清K濃度と体内K含量の関係は図のように表現できる．低K血症であっても，体内K含量の欠乏がないのは細胞内へのK移動によるものである．代表的疾患に周期性四肢麻痺がある．ブドウ糖とインスリンの併用投与は，細胞内へKを移動させるので血清K濃度は低下する．

低K血症の一般的な原因の多くは腎性のK喪失であれ，腎外性のK喪失であれ，体内K含量は欠乏している．血清K濃度が正常であってもKプールが増加するグリコーゲン蓄積症では，体内K含量は多くなる．

高K血症の場合も体内K含量が多い場合も減少している場合もある．前者ではK投与過剰，K貯留性利尿薬使用，乏尿時の高K血症がある．後者には慢性的なアシドーシス，飢餓など異化亢進状態，腎不全の場合がある．

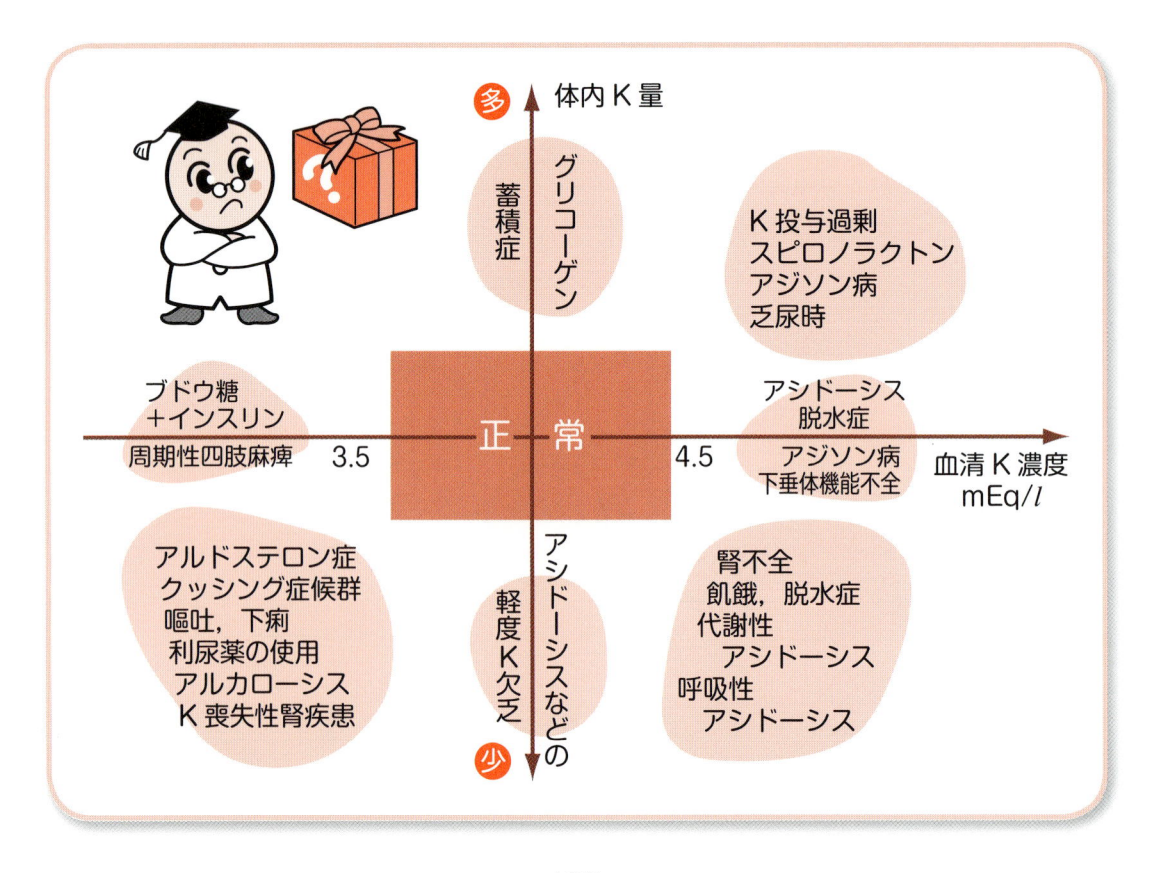

6-12. 高K血症の原因

にせ物は仲間に入れるな

血清K濃度が5.0 mEq/l以上を**高K血症**という．血清K濃度を測定する際に注意しなければならないことがある．静脈採血した検体は血清分離させた後，すみやかに測定することである．駆血帯を長時間装着させて採血したり，採血に時間をかけたり，血清分離を急いで遠心分離したりすると溶血の原因となる．白血球や血小板数の多い場合に，血清分離に時間をかけ過ぎたり，血清分離までに長時間冷蔵庫に保存した場合も，血球より血清中にKが遊出して本来の血清K濃度の値を上昇させる．

このような**人為的な，見かけ上の高K血症を偽性高K血症**という．これは測定段階での高K血症であり，体内においては高K血症を示さない．血清K濃度の測定上，このにせ物はまず除外しておかなければならない．それ以外の高K血症は**真性高K血症**といい，体内においても高K血症が認められるのである．

高K血症の原因は以下の原因に分けられる．

① **Kの過剰投与の場合**：Kを多量に含む食品を大量に摂取したり，K含有の輸液剤の投与や保存血の大量輸血を行う場合である．腎機能が正常であれば，この場合の高K血症は一過性であり，過剰のKは腎臓より排泄される．

② **細胞内より細胞外への移行の場合**：細胞内に大量に含まれるKが，異化亢進（カタボリズム）・アシドーシス・飢餓などにより細胞外液中に移行するためである．悪性リンパ腫や白血病では抗腫瘍薬により細胞が崩壊して高K血症を生じることがある．

③ **細胞内への移行障害の場合**：インスリン欠乏性の糖尿病では細胞内へのKの取り込みが障害されている．これと同時にアルドステロン分泌が障害されることも多く，一層高K血症が増悪する．

④ **腎臓からのK排泄の障害の場合**：高K血症の原因として最も頻度の高いものは急性腎不全，慢性腎不全の末期にみられるものである．K保持性利尿薬を腎機能障害時に使用すると危険な高K血症となる．鉱質コルチコイドの欠乏（アジソン病，低レニン–低アルドステロン症，偽性低アルドステロン症など）も高K血症の原因となる．

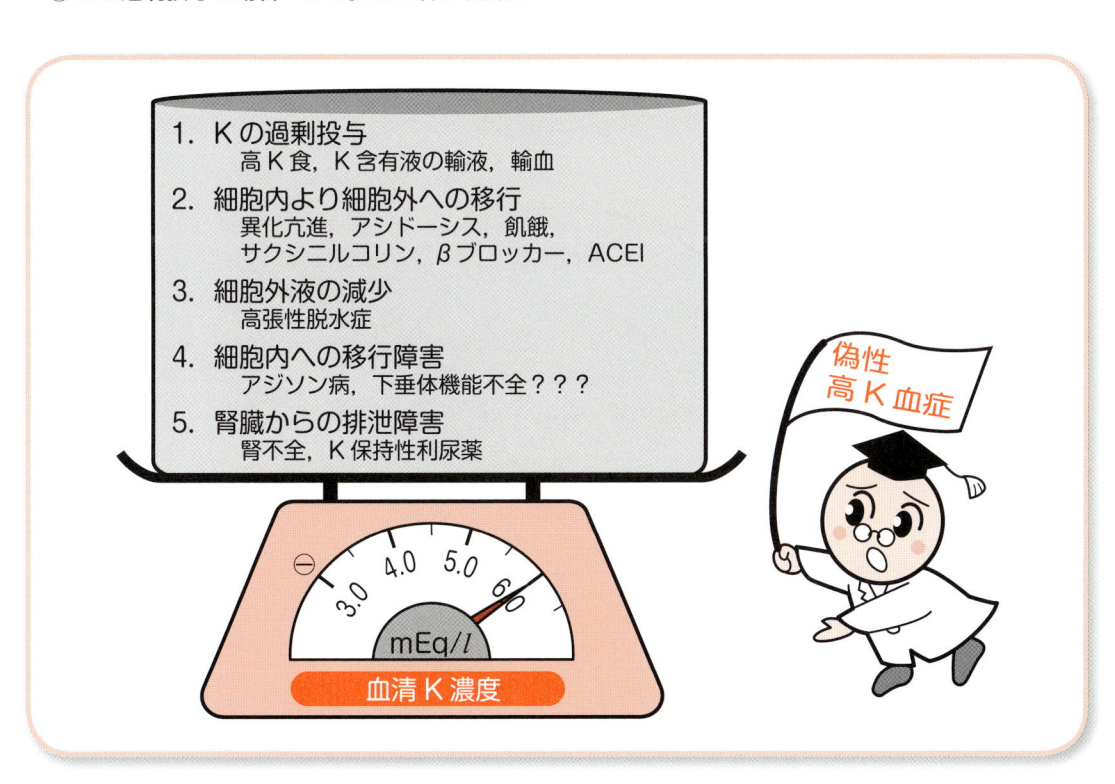

1. Kの過剰投与
    高K食，K含有液の輸液，輸血
2. 細胞内より細胞外への移行
    異化亢進，アシドーシス，飢餓，
    サクシニルコリン，βブロッカー，ACEI
3. 細胞外液の減少
    高張性脱水症
4. 細胞内への移行障害
    アジソン病，下垂体機能不全？？？
5. 腎臓からの排泄障害
    腎不全，K保持性利尿薬

偽性高K血症

血清K濃度

6-13. 高K血症の症候

シビれる話

K は細胞内の主要な電解質であり，神経・筋肉の興奮性とその伝達に重要な役割があることを知った．このため血清K濃度の異常は神経系と筋肉系（心筋，骨格筋，平滑筋）への影響が強く出現すると予想できる．

高K血症に認められる症状や徴候も，血清K濃度の上昇の程度と関係があるし，高K血症の出現に至るまでの経過も関係する．高K血症の症候が臨床的に明らかに認められるようになるのは，血清K濃度が 6 mEq/l 以上という相当高値となってからである．このような状況は腎機能が相当障害された状態（急性腎不全，末期慢性腎不全，低レニン-低アルドステロン症など）であるといえる．

神経系の障害としては，四肢の知覚障害（シビレ感などの異常知覚や知覚異常），口唇や舌のシビレ感がある．このような症候は個人差が著しいし，これだけで高K血症の存在を意味するものではない．しかし透析期腎不全や末期腎不全の存在する場合は，高K血症の存在を疑う必要はある．

筋肉系の障害を示す徴候は多彩である．骨格筋の異常には筋脱力感，筋力減退，弛緩性筋麻痺が認められる．このような筋症状は低K血症にもみられるものであるが，この両者に共通するのは細胞内外のK濃度比の変化により筋肉の興奮と弛緩が決まるためである．呼吸筋の異常には呼吸麻痺，呼吸困難がある．心筋の異常は次頁において述べる．

消化器特に腸管の平滑筋に対しても高K血症の影響がある．腸管の痙攣，腹痛，下痢などが生じる．この下痢は消化液の喪失を伴うため便中へのK喪失を生じる．高K血症に下痢がみられるのは一種の生体の代償反応ともいえるのである．

高K血症が危険なレベルで認められるのは末期腎不全が代表である．このような状態では乏尿や代謝性アシドーシスが認められる．高K血症が乏尿の原因ではないが，随伴する症候である．**高K血症があると細胞内外で H^+ との移動が生じ，細胞外液のアシドーシスが増強する**．腎臓においては H^+ の排泄に代わりKの排泄を増すよう，アンモニア産生は低下する．

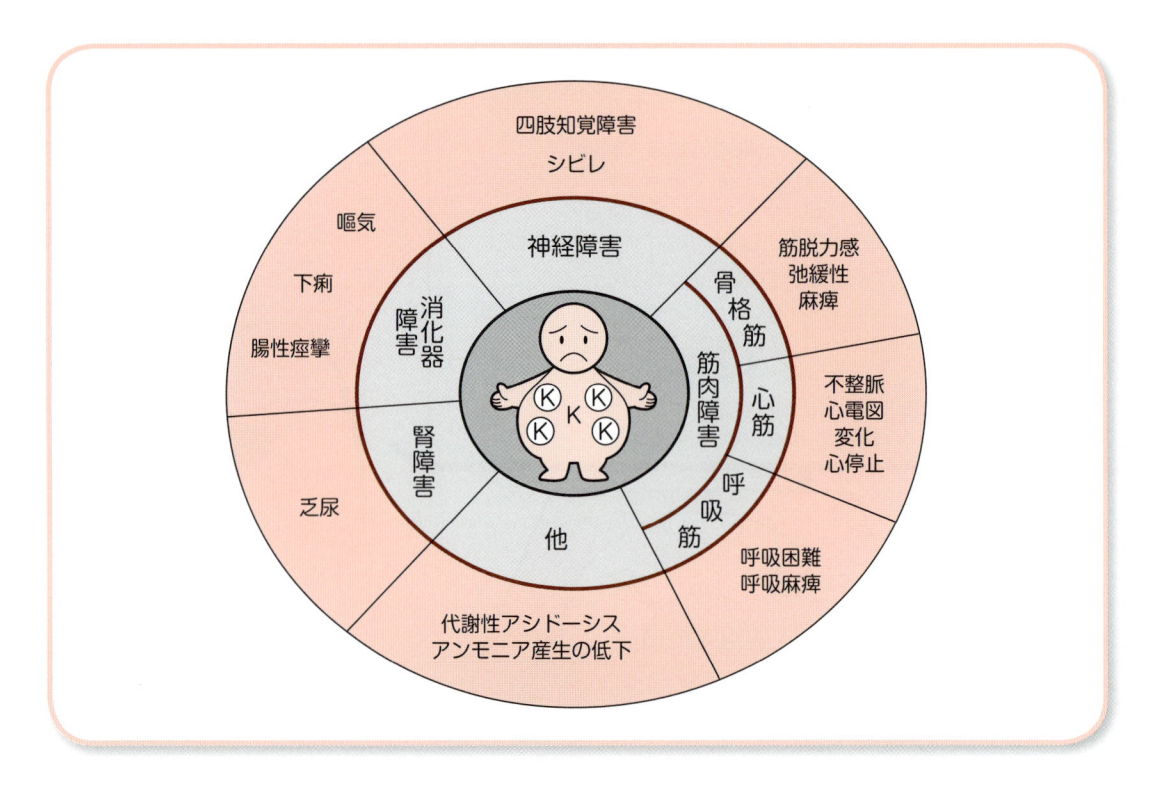

6-14. 血清K濃度 と 心電図変化

キューピッドの矢の影響

　血清K濃度の変化と心電図所見の関係はよく知られている．Kは筋肉の興奮，刺激伝達，弛緩に影響するため，K濃度の異常があると心筋にも障害が及ぶことになる．

　血清K濃度が3.5 mEq/l以下となる**低K血症で認められる心電図変化**は次のとおりである．まずT波の平低化，逆転，U波の出現がみられる．血清K濃度がさらに3.0 mEq/l以下になるとSTの変化も生じ，ST低下，U波の増強，さらにSTの逆転も認められるようになる．また不整脈も出現しやすくなり，特にジギタリスを服用している患者においては，ジギタリス中毒が生じやすくなる．

　このような**低K血症の変化**は，血清K濃度の低下度とよく相関するが，むしろ体内K欠乏量の強い場合により明らかとなる．

　血清K濃度が正常範囲を超えた高K血症でも，心電図は特徴的な所見を呈する．血清K濃度が6 mEq/l程度になるとT波の増高として尖鋭化した波形の大きなテント状T波が認められるようになる．血清K濃度が7～8 mEq/lになるとPQ時間の延長，QRS幅の拡大，T波の増高などの所見がみられる．さらに血清K濃度が増加すると，今度はP波の消失，QRS幅の延長，T波尖鋭化を示し，非常に危険なレベルに突入してしまう．

　血清K濃度が6～7 mEq/l以上となれば心電図変化は一層多彩で，もはや救急的な治療を実施しなければ死の危険がある．QRS幅はさらに延長し，STの低下から2相性のsine curveに似た曲線を示し，心ブロックなどの重篤な不整脈から心室細動を呈してしまう．最後に心停止で一命を落とすことになる．

　このような**高K血症の心電図所見**は特徴的な変化であるため，T波の増高など初期の変化が認められれば高K血症としての処置を急がなければならない．心電図上の初期変化といっても，この段階では血清K濃度は5.5～6 mEq/lを示すので安閑としてはいられない．また高K血症がみられると徐脈を呈することも多い．

　高K血症が疑われる場合には，血清K濃度の測定と同時に心電図をチェックする重要性は単に偽性高K血症を除外するだけでなく，即時的に高K血症の存在を判断できる点にある．

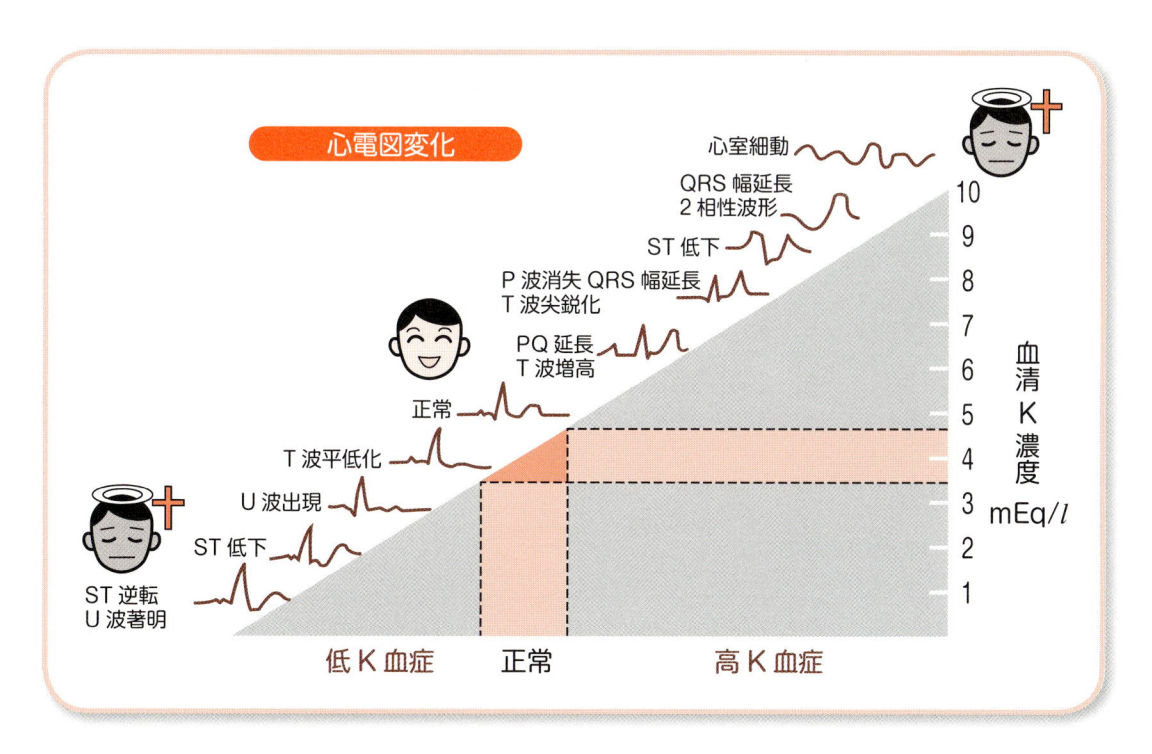

6-15. 高K血症の緊急治療法

解毒の方法

体内でNaとともに重要な役割を示すKは，生命の危険を伴う心毒性の作用を示す．世の中には毒にも薬にもならない人畜無害なものもあるが，**毒にも薬にもなるのがKである**．

高K血症による心毒性は即刻治療しなければならない．軽度の高K血症なら，その原因を解明する余裕はあるが，血清K濃度が6～7 mEq/l以上の場合には病因の解明はさておき，とりあえず緊急事態として高K血症を是正しておかなければならない．**高K血症の救急治療には，① 一時的にKを細胞内に移動させて危険なレベルを下げる方法と② 体外にKを積極的に除去する方法がある**．また高K血症の心毒作用，不整脈の出現時には，Kの作用を抑える処置も行われる．

Kの心毒作用に対して拮抗するのはCaであり，10％グルコン酸Ca 10～30 mlを緩徐（5分以上かけて）に投与する．この際は心電図でモニターして行う必要がある．この方法ではKの除去効果はないので，続いて①，②の方法を行う必要がある．またジギタリス投与中の患者では禁忌と考えた方がよい．

①の方法は一時的な効果しかないが，緊急処置として重要である．アルカリ化剤である重曹投与により細胞内にKを移動させる方法があるが，Naの負荷になるので心不全時には液量増加に注意する．ブドウ糖とインスリン併用投与も細胞内にKを移動させる目的がある．グルコース2gにレギュラーインスリン1単位の割合で投与する．

②の方法はKを除去するので効果的である．生理食塩水と利尿薬投与は，希釈作用と腎臓からの排泄効果を期待する方法である．腎機能高度障害時には負荷液量の増大の危険がある．イオン交換樹脂を経口的に投与する方法は効果発現までに時間のかかるのが問題である．また陽イオンの一方は体内に負荷されることになる．高度腎機能障害時には透析療法による．

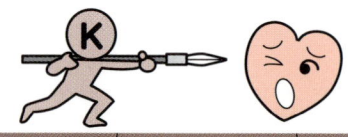

	投与量	効果発現時間	持続時間	備考
10％グルコン酸Ca液	10～30 ml	1～5分	1～2時間	Kとの拮抗作用 心電図でのモニター
7％重炭酸Na液	100～200 ml	15～60分	数時間(2～4)	アルカリ化による細胞内移行
10％ブドウ糖 +レギュラーインスリン	500～1,000 ml 40～80 ml	30～60分	数時間(2～4)	
生理食塩水 +フロセミド	200～500 ml 5～10単位	15～60分	数時間(2～4)	希釈作用と腎臓からの排泄
イオン交換樹脂 (カリメート，ケイキサレート) +ソルビトール経口投与	15～30 g/日	2～3時間 (経口投与)	4～6時間	体外への除去 注腸投与はほとんど実施されない 腸管壊死などの副作用の報告がある
透析療法 (腹膜透析，血液透析)	——	30～90分		体外への除去

6-16. 低K血症の原因

慢性○欠症？

血清K濃度が3.5 mEq/l未満となった状態を低K血症という．低K血症＝K欠乏というわけではないが，慢性的な低K血症あるいは体外へのK喪失を伴う病態が長期間認められればK欠乏を伴っていると解釈してよい．

低K血症の原因は以下の成因により生じる．

① **細胞内外のK分布異常による場合**：細胞内外のK分布に影響する因子はすでに述べたが，インスリンやアルカローシスの場合が有名である．インスリンの分泌過剰あるいは外因的に投与した場合に，Kは細胞内に移動する．インスリン分泌を刺激することになるブドウ糖の投与や高カロリー輸液も同じ効果を示す．重曹のようなアルカリ化剤の投与もKを細胞内に移動させ，低K血症を生じる．このためこれらは，高K血症の治療に応用されている．

また周期性四肢麻痺や甲状腺中毒症性四肢麻痺も細胞内へのK移動を示す．このような分布異常による低K血症ではK欠乏を伴わない．

高K血症の治療としてイオン交換樹脂を長期・過剰に投与し続けて，血清K濃度が低下してしまっている場合もある．

② **腎外性のK喪失の場合**：頻回・大量の嘔吐あるいは胃液吸引では，吐物中へのK喪失量は比較的少ない．主な因子は嘔吐による低Cl血症性代謝性アルカローシスによる影響が強いとされる．これは体液量減少による二次性アルドステロン症と遠位部ネフロンへのHCO₃負荷による尿中へのK喪失により低K血症となる．慢性の下痢，腸瘻などによる消化液の喪失，下剤乱用による便中へのK喪失からも低K血症が生じる．発汗によるK喪失は比較的少ない．

③ **腎性のK喪失の場合**：低K血症の原因として最も頻度が高いものである．利尿薬（K保持性の型は除く）投与は，遠位部ネフロンへのNa負荷量の増大と二次性アルドステロン症により尿中へのK排泄が増加する．鉱質コルチコイドの増加を示す原発性アルドステロン症，クッシング症候群，副腎皮質ステロイド薬の長期投与は尿中へのK排泄量を増し，低K血症の出現をみる．特殊な病態であるBartter症候群も著しい低K血症が特徴である．そのほかに急性腎不全の利尿期，尿細管機能異常を示す疾患でも尿中へのK喪失が著しい．

---

1. 細胞内外の移動
   周期性四肢麻痺，インスリン
   甲状腺中毒症性四肢麻痺，アルカローシス
2. 副腎障害性
   原発性アルドステロン症，クッシング症候群
   副腎皮質ステロイド薬投与，続発性アルドステロン症
3. 消化器系障害
   嘔吐，胃液吸引，イオン交換樹脂，下痢，腸瘻，消化液喪失
4. 腎性
   利尿薬，バーター症候群，K喪失性腎症，
   急性腎不全利尿期，尿細管性アシドーシス

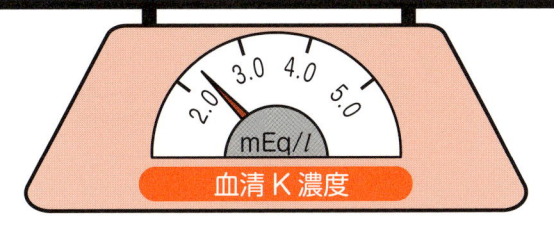

血清K濃度 (mEq/l)

6-17. K欠乏の症候

力の抜けた話

低K血症の臨床的な症候は3.0 mEq/l以下になると出現し，2.0 mEq/l以下では高度の神経・筋肉症状が認められることが多い．高K血症と同様に，主な症候は神経・筋肉系への影響であるが，代謝性あるいはK欠乏性腎障害の出現もあり得る．

神経系の障害のうち神経過敏，昏迷，嗜眠などは相当高度のK欠乏とならないと認められない．より一般的な低K血症は骨格筋の脱力感，筋力減退，筋萎縮，腱反射の低下などである．腸管の平滑筋も影響を受け，嘔吐，腸の蠕動低下，腹部膨満，イレウスなどが出現する．高度の低K血症では筋麻痺，呼吸筋の障害からチアノーゼや呼吸困難を呈する．

慢性的な低K血症では体内K欠乏を併発する．著しいK欠乏では筋肉系以外に，腎臓に影響が及び低K血症（K欠乏）性腎障害を出現させることになる．この状態は近位尿細管の空胞変性を生じたり，腎髄質障害の原因となる．濃縮力の障害から多尿を生じるし，腎盂腎炎を併発しやすくなる．また尿細管細胞内のK欠乏から，H^+の排泄を生じやすくなり，矛盾性酸性尿が認められる．

低K血症による心電図変化についてはすでに説明したが，低K血症では心筋にも悪影響が及び，心筋障害，不整脈，心不全，ジギタリス中毒を起こしやすくする．

K欠乏が生じると，タンパク同化障害，発育障害，耐糖能の障害，アルドステロン合成の障害も認められる．また酸塩基平衡への影響としては，低K血症（K欠乏）では細胞外液はアルカローシスに傾き，細胞内は逆にH^+が多い状態（アシドーシス）となる．さらにアンモニア産生は増し，腎臓よりH^+が排泄されやすくなる．

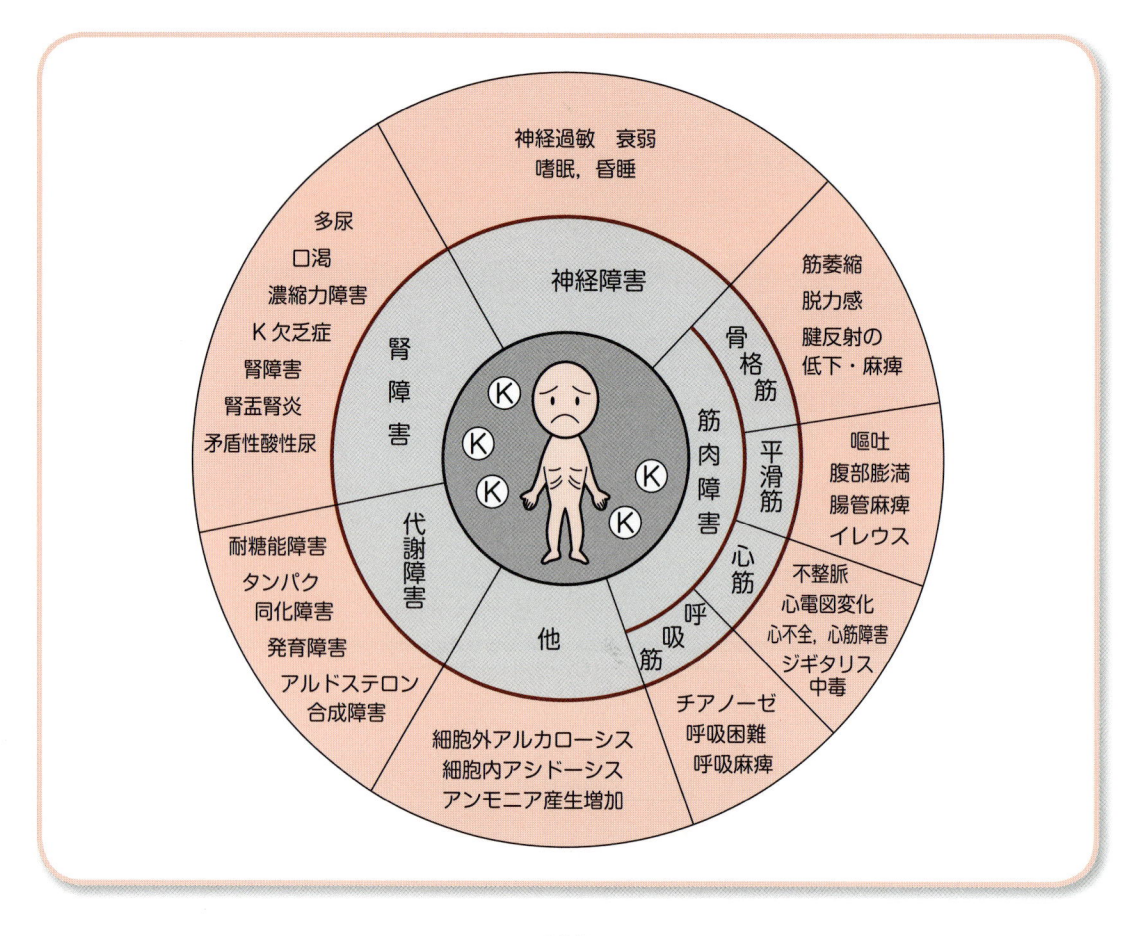

6-18. K欠乏 と 代謝性アルカローシスの関係

無限循環

K代謝と酸塩基平衡とは密接な関係がある．例えば，低K血症（K欠乏）が第一義的にあれば代謝性アルカローシスを生じることになるし，高K血症は代謝性アシドーシスを併発しやすい．逆に代謝性アルカローシスでは低K血症（K欠乏）を出現させ，代謝性アシドーシスでは高K血症をみる．

このようなKとH^+の関係は細胞内外の各々のイオンの量的状態により，相互が移動しあうからである．この関係は図に示したような∞マークから意味されるとおり，**無限に続く悪循環**ともいえる．

低K血症ないしK欠乏が存在すると，細胞外液からH^+が細胞内に移動する．尿細管細胞もK欠乏が存在するため，遠位尿細管のNa-K交換部位で，K分泌にかわり，H^+が排泄されやすくなる．細胞外液の低K血症をできる限り悪化させないため，細胞内よりKが遊出し，この代わりにH^+が細胞内に流入する．

この結果，細胞外液はH^+の少なくなった状態，すなわち**代謝性アルカローシス**になる．代謝性アルカローシスが存在するのに，腎臓からは過剰なアルカリが十分排泄されずに，むしろ逆にH^+（酸）が排泄されやすくなっている．この状態は矛盾性酸性尿といわれ，高度のK欠乏時に特徴的な所見といえる．体外にH^+が喪失しやすくなれば，代謝性アルカローシスは一層著しくなる．

代謝性アルカローシスでは，細胞外液中のH^+は少なく，このため細胞内のH^+の遊出と交換に，細胞外液のKは細胞内に流入する．この結果，細胞外液のK濃度は低下し，低K血症の程度は著しくなる．一方，腎臓の尿細管細胞内のH^+の遊出とKの流入が生じ，代謝性アルカローシスでは尿中へのK排泄が増すことになる．この結果，体内のK量は減少してしまう．

このようなKとH^+の関係は果てしなく続くことになり，著しいK欠乏と代謝性アルカローシスを出現させてしまうのである．

この悪循環を断ち切るには，低K血症（K欠乏）の是正のためのKの補給と代謝性アルカローシスの改善のための生理食塩水（NaCl）の補給が必要である．

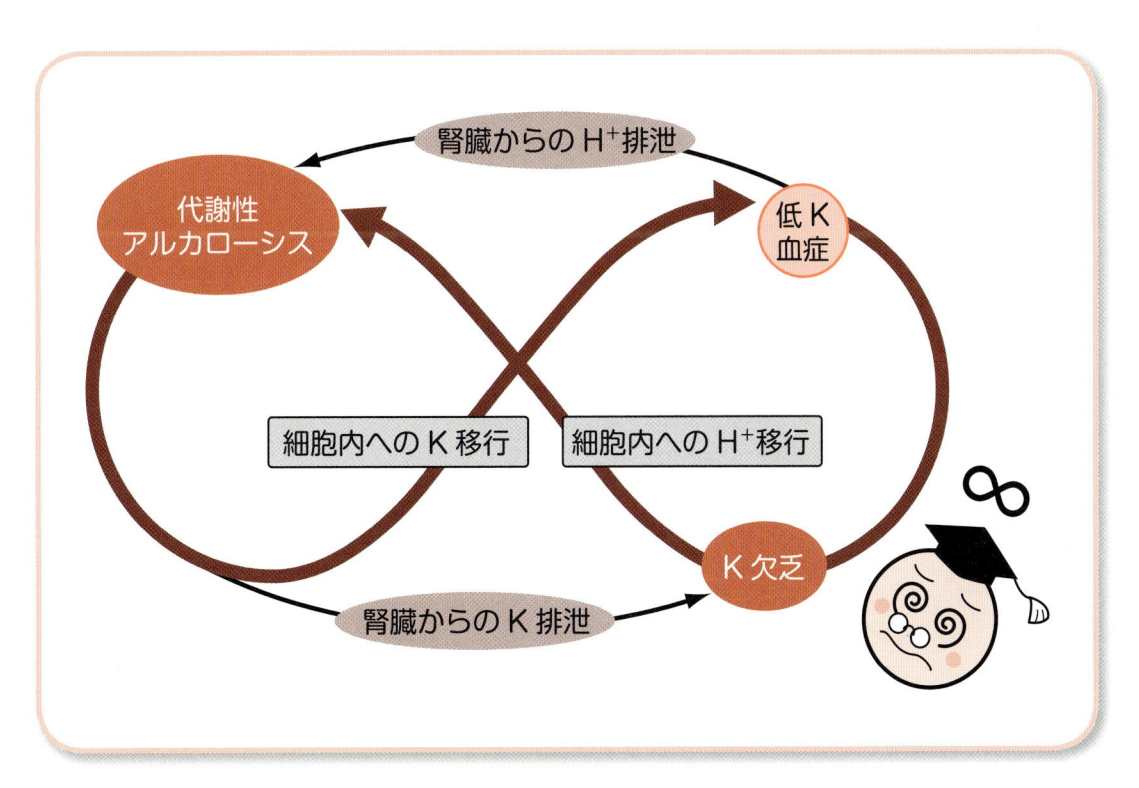

6-19. 低K血症・K欠乏の治療

制限速度に気をつけて

低K血症（K欠乏）の治療の原則は，**単にKの補給だけでは済まない．低K血症の原因は多数あるが，考えられる原因を探し出し，原因の除去・原疾患の治療を行うことが第一である．**

低K血症の程度によっては，原因の解明や病態生理の検討以前に早急に，低K血症の程度を改善させる必要のある場合がある．対症的にKを補給することになるが，正確なK欠乏量を予測することは容易ではない．慢性的な低K血症では，血清K濃度が3.0 mEq/l以上の場合，1 mEq/l低下につきK欠乏は100〜200 mEq存在するといわれる．血清K濃度が3 mEq/l未満では，1 mEq/l低下につき，K欠乏は200〜400 mEqに達するといわれる．

K剤を投与する場合，経口的に投与するか経静脈的に投与するか，あるいはKClの形で投与するか，有機酸K塩（アスパラギン酸K，グルコン酸K）で投与するかも検討しておく必要がある．低K血症では一般的に代謝性アルカローシスを合併するため，KClが投与される．尿細管性アシドーシスのように低K血症と代謝性アシドーシスを合併する特殊な病態では，有機酸K塩の方が好ましい．

Kの補給法はできる限り，経口投与がよい．低K血症の程度が著しいとか経口投与が不可能な場合は経静脈的投与となる．しかしこの場合KCl液のままで投与することは絶対に不可である‼ 高K血症による心停止を生じる危険があるからである．経静脈的投与は点滴の形で希釈して用いなければならない．これには厳しい制限があり，注入速度20 mEq/時以下，注入濃度＜40 mEq/l，1日投与量＜80 mEq/日までとする．血清K濃度の測定と心電図で高K血症の有無をチェックする．KClの注射剤はわざわざ黄色に着色してあり，希釈時に黄色がよく混和しているか一見でわかるようになっている．

比較的軽度な低K血症では経口剤の投与が安全である．KCl剤は腸管の潰瘍を生じることがあるので，吸収がよいとされる有機酸K塩が好まれる．またK含有量の多い食物を積極的に摂らせるのがよい．K保持性利尿薬はNa利尿作用とK排泄の抑制作用のため，降圧利尿薬と併用して投与される．

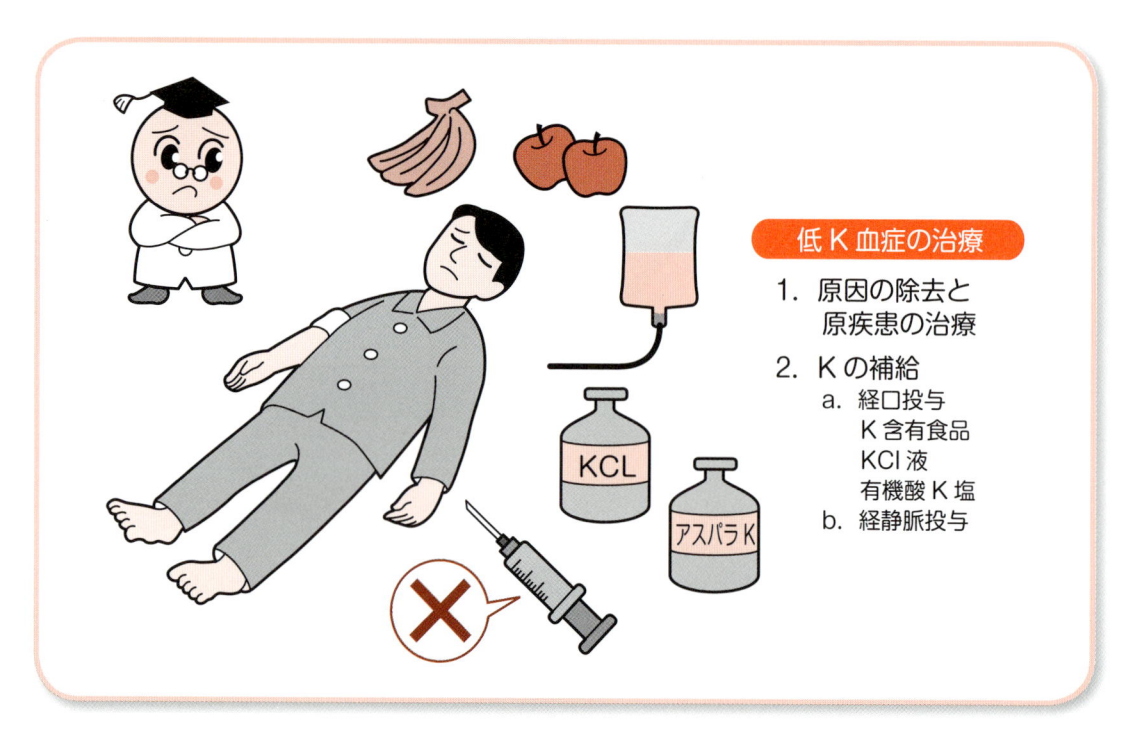

低K血症の治療

1. 原因の除去と原疾患の治療
2. Kの補給
    a. 経口投与
        K含有食品
        KCl液
        有機酸K塩
    b. 経静脈投与

6-20. 腎臓からのK排泄異常の臨床

危険な関係

　K分泌異常や排泄障害などによる高K血症の代表的な疾患には，腎不全，遠位型尿細管性アシドーシス，低アルドステロン症がある．このため腎臓のネフロンの部位における異常を検討することが重要になる．臨床的に，酸塩基平衡の異常と合併して生じることが多いため総合的に解釈して治療することが必要なる．

　慢性腎不全では腎組織の荒廃により高K血症がみられる．腎組織の部分的な傷害をきたす病態，例えば，皮質集合管を含む遠位部ネフロンからのK分泌が障害される病態である遠位型尿細管性アシドーシス（Ⅳ型，高K血症型）や偽性低アルドステロン症である．前者はH分泌を行う介在細胞とK分泌を行う主細胞の両方が障害された病態である．このためK異常と酸塩基平衡異常がみられることになる．

　ループス腎炎などのように髄質・皮質が広範に障害される疾患では，アルドステロンの作用が行われなくなる．Kの分泌が行われる部位にアルドステロンが作用してK/Hイオン輸送が調節されており，この結果高K血症とアシドーシスという病態が共存することになる．K分泌障害の原因となる薬物にはスピロノラクトン，エプレレノンはミネラルコルチコイド レセプター（MR）を占拠することによりアルドステロン作用を抑制する．トリアムテレン，メシル酸ナファモスタット，ST合剤（スルファメトキサゾールとトリメトプリム）のトリメトプリムは管腔側膜に存在するNaチャネル活性の直接的障害により，二次的にK分泌を抑制して高K血症を生じる．

　アルドステロンの産生障害は，高K血症の原因となる．アルドステロンの欠乏はアジソン病が有名であるが，副腎外の原因で二次的に産生が障害される病態がある．これは低レニン-低アルドステロン症といわれるもので，糖尿病性腎症が原因となることが多い．レニンが第一義的に産生障害されるため，二次的にアルドステロンの産生障害になる．レニン産生を抑制する薬物には非ステロイド性消炎鎮痛薬，β遮断薬，シクロスポリンやタクロリムスなどの免疫抑制薬がある．アンジオテンシン変換酵素阻害薬（ACEI）やアンジオテンシンⅡ受容体拮抗薬（ARB）もアルドステロン産生を抑制するため，高K血症の原因となる．

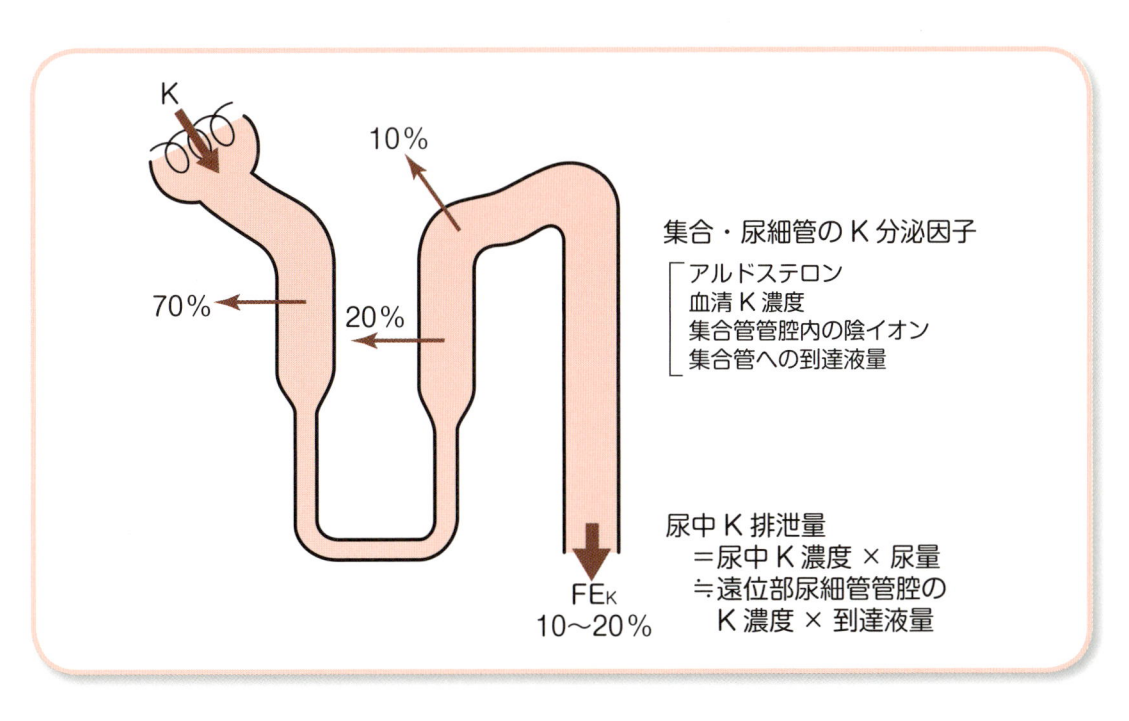

カリウム代謝の調節機構とその異常

集合・尿細管のK分泌因子
- アルドステロン
- 血清K濃度
- 集合管管腔内の陰イオン
- 集合管への到達液量

尿中K排泄量
＝尿中K濃度 × 尿量
≒遠位部尿細管管腔の
　K濃度 × 到達液量

FE_K 10〜20%

7 クロール代謝の調節とその異常

考える葦

　田舎に行って夜空を見上げると，都会では考えられないような無数といってもいいほどの星空がみえる．天の川をはじめとして，よく知られた星座を目にすることができる．気持ちは穏やかになり，ロマンチックな感情が湧き出るとともに，宇宙の果てはどこまで続いているのだろうかとか，はるか彼方の無数の星の中には生命を有する星が存在するのだろうかと考えてしまう．
　"人間は考える葦である"とはパスカルの有名な言葉である．風に吹かれるほどの弱い存在でしかないが，考えるということは自然界において何より貴重な人間の存在価値があることを意味する．しかし考えすぎて，"休むに似たり"では困る．あまり考えこむと決断が鈍り，ハムレットのように優柔不断となってしまう．
　思索は昔から馬上，枕上，厠上といわれている．現代風にいえば通勤電車内，睡眠前の寝床の中，トイレの中である．上野の西洋美術館の前庭には，ロダンの考える人の彫像が野ざらしで展示されている．あれはまさしく洋式便座での思索中の像と思われる．少々筋肉質で悩める若者とはほど遠いが，写実の中に思考する人間の苦悩が表現されている．ところでこの考える人と同じポーズをとってみると，姿勢が楽に維持できない不自然さがあるのだが，あなたはいかがですか？

7-1. 体内におけるClの作用

夫唱婦随

　クロール（Cl）は**細胞外液中の主要な陰イオン**として存在するが，それ自体では特別の生理作用は示さず，ほかの電解質特にNaとHCO₃のはたらきを補助し，円滑にする作用があると考えられている．

　Naは細胞外液の液量とその浸透圧の恒常性を保つのに重要な役割がある．ClはNaに付随した陰イオンとしてNaの動きと並行し，同様の役割をもつことになる．したがってNaとClは夫唱婦随の関係にあるといえる．どちらが夫になるのか，妻になるのかは異論のあるところであろうが，Naは⊕の電荷をもつから一応男性とし，Clは⊖の電荷をもつから女性としておこう．

　最近の世の中の風潮では，夫唱婦随ではなく婦唱夫随の傾向がみられるようであるが，電解質の世界ではまだ昔風の風潮が守られている．Naの第一義的な動きに従って，目立たずにClが二次的に動いて，Naの作用を円滑にする潤滑油的な作用をClが行うのである．このようなClの動きは酸塩基平衡の異常がない場合に認められる．

　ところが，ここにもう一つの陰イオンの動きが加わったらどうなるであろうか．俗にいう三角関係のごときものである．人間の世界では，男の方が2人の女性の間を右往左往して何かと苦労することが多いものであるが….

　細胞外液の陰イオンにはClについでHCO₃も量的に多い電解質である．酸塩基平衡の状態によりHCO₃は変化する．代謝性アシドーシスではHCO₃濃度は低く，代謝性アルカローシスではHCO₃濃度は高くなる．このような**HCO₃の濃度が変化すると，同じ陰イオンとしてClも変化する**．この理由は体液中の陽イオンと陰イオンの各々の総和は互いに等しいという関係があるからである．

　このような酸塩基平衡の異常がみられる場合には，Clの動きはNaの動きとは必ずしも並行して動かない．陰イオンとしてはCl以外にもHCO₃，タンパク質，それ以外の残余陰イオンがある．特に残余陰イオンが著しく増加しているか否かは，Clの動きを大きく変化させる．世俗風に言えば，2号さんに子供ができれば，正妻たる立場がおびやかされるのと同じような関係である．

　このようにClは表面的には目立たないが，家庭にあってNaの動きを補助する影の功労者，糟糠の妻ともいえる立場にあるといえるかもしれない．

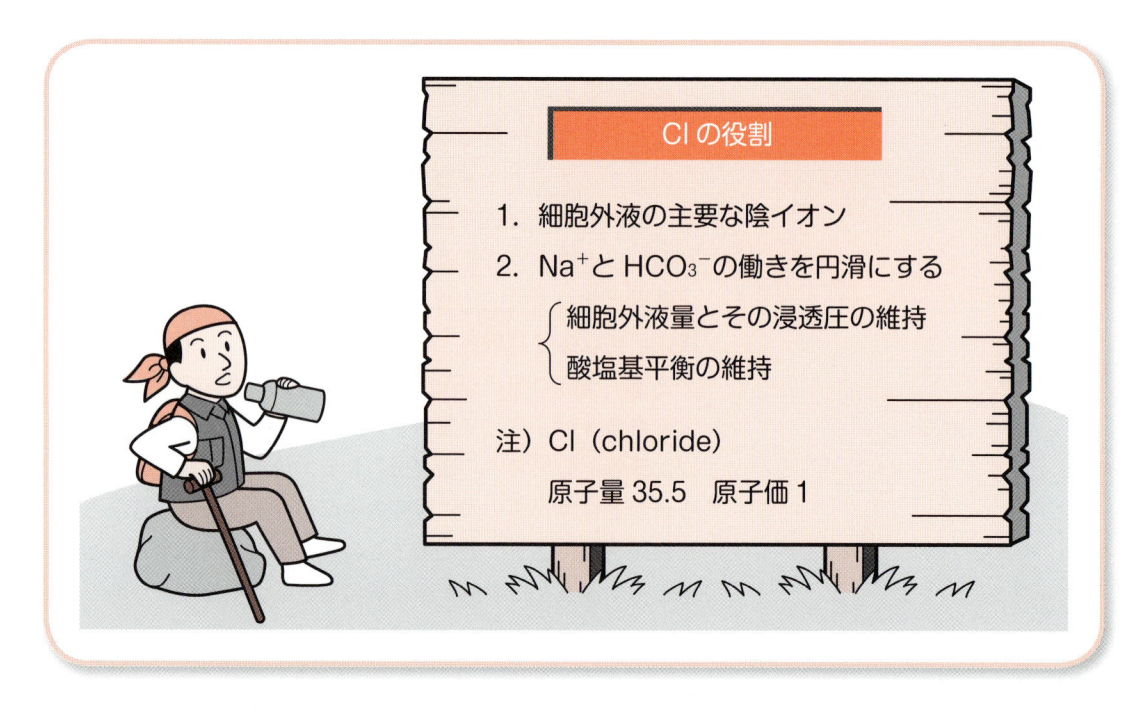

Clの役割

1. 細胞外液の主要な陰イオン
2. Na^+とHCO_3^-の働きを円滑にする
   - 細胞外液量とその浸透圧の維持
   - 酸塩基平衡の維持

注）Cl（chloride）
原子量35.5　原子価1

7-2. Clの体内分布

大いなる胃酸のもと

体内の総Cl量は30〜40 mEq/kg体重であるといわれる．その**約90％は細胞外液中に存在する**．細胞外液といっても，その区画を細かく分ければ次のようになる．

Clの一番大きな存在区画は，組織間液中であり（12.3 mEq/kg体重），総Cl量の比からみると約37％を占める．結合組織中にも多く，総Cl量比の17％に達する．骨組織中にも総Cl量比では15.2％，血管内には総Cl量比で13.6％が存在する．このようにClは大部分が細胞外液中に存在することから，細胞外液量の測定に，Clを逆に利用することができる．このようにして測定された細胞外液の区画を**クロライドスペース**と呼ぶ．

細胞内のCl量は4.1 mEq/kg体重であり，総Cl量比では12.4％にしか達しない．細胞の種類によってもこのCl濃度は異なる．一番高濃度に存在する細胞は赤血球であり，大体45 mEq/l を示す．次に多いのは脳のグリア細胞とされ，その濃度は約30 mEq/l である．そのほかの細胞内のCl濃度は1 mEq/l 以下といわれる．

細胞外液，特に血清中のCl濃度はClメーターあるいはCl電極法により容易に測定できるが，細胞内Cl濃度の測定は困難である．細胞内Cl濃度は低く，複雑な操作を必要とするからである．

血清Cl濃度の測定は臨床的にしばしば実施される．**正常値は100〜108 mEq/l の範囲**にあるが，性差や季節的変動があるといわれる．性差については，女性では男性よりも約2.5 mEq/l 程度高値を示すとされる．成人の血清Cl濃度に比較して，生後1年頃の乳児では98〜109 mEq/l とやや増加傾向をとる．この傾向は幼小児まで続くが，成人になるに従って低下する．

日内変動は特に著しくないが，尿中Cl排泄量は昼間に多く，夜間では少ない．季節的変動として春に血清Cl濃度は増加し，秋に低下傾向を認めるという報告があるが，正常範囲内の変動である．

Clのはたらきとして**胃酸分泌における作用**を簡単に述べておく．胃粘膜からの塩酸の産生はH^+とClの能動輸送によるが，胃の壁細胞より0.16 MのHClと0.07 MのKCl溶液が分泌される．この胃酸のClは血中Clから由来する．胃の動脈血と静脈血を比較してみると，前者に比して後者ではHCO_3 が多く，Clが少ないことが認められている．このことから血中のClが胃酸分泌に利用されていることがわかる．この動静脈差は $NaCl + H_2CO_3 \rightarrow NaHCO_3 + HCl$ の反応による．

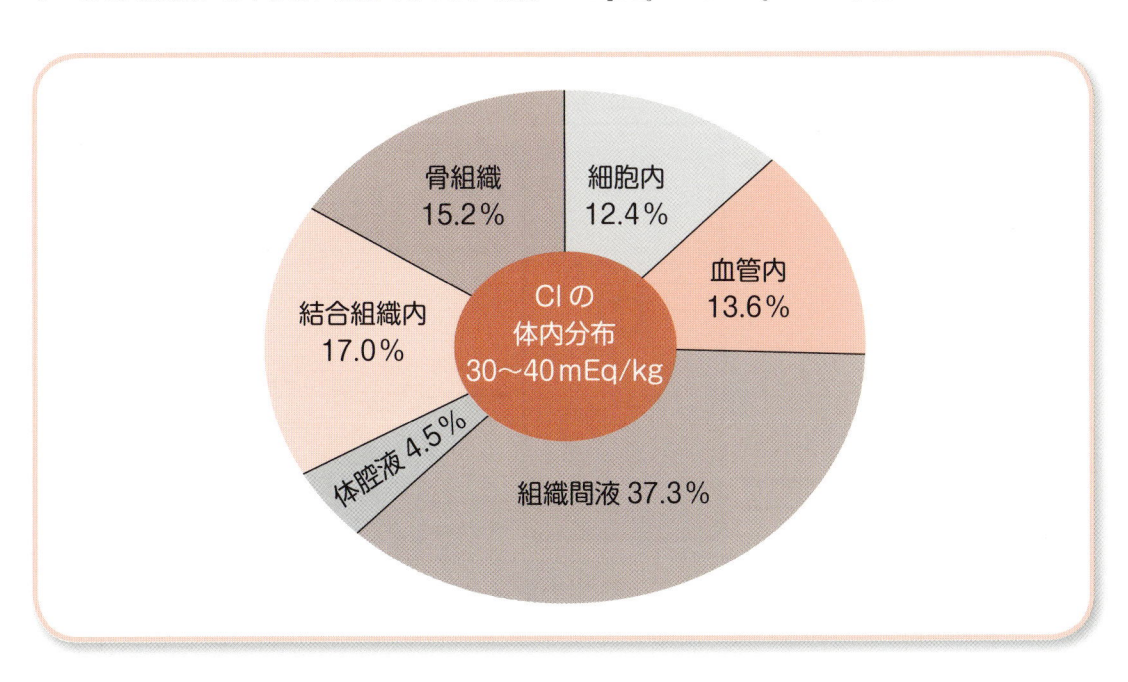

Clの体内分布 30〜40 mEq/kg

- 骨組織 15.2％
- 細胞内 12.4％
- 血管内 13.6％
- 組織間液 37.3％
- 体腔液 4.5％
- 結合組織内 17.0％

クロール代謝の調整とその異常

7-3. Clの出納

相手まかせの主体性のなさ

Clの体内バランスも，ほかの電解質と同様に**摂取量と排泄量の均衡がとれている**．Clの摂取量は食塩（NaCl）の形で摂られ，その平均的な量は10〜15gである．したがってClとしては，150〜250mEqとなる．この量と同量が排泄されることによりバランスが維持される．

Clの排泄経路はNaと同じように，大部分は腎臓からであり，便中への排泄は10mEq/日以下の量である．汗があれば，一部排泄されるが通常では無視される．尿中へのCl排泄はNaClやKClの形で排泄されるが，NH_4Clの形でも排泄される．

このようなClの出納により血清中のCl濃度はある一定の範囲内に維持されている．しかし体内には**Clのみを特異的に調節する独自の機構は知られていない**．ただし最近まで，ヘンレ係蹄の上行脚の厚い部でClの能動的な再吸収機構があると考えられてきただけである．現在のところ，腎臓でのCl再吸収は，電気的勾配あるいは化学的濃度勾配に従った受動的な再吸収によると考えられている．この結果，Na，HCO_3などの再吸収に依存することになり，NaやHCO_3の輸送，代謝変化などと関係する．

Na再吸収が増加すればCl再吸収は電気勾配にしたがって増加し，逆にNa再吸収が減少すればCl再吸収も減少する．このようにNaとClはほぼ並行して輸送される．ところがNa再吸収に伴う陰イオンはClだけでなく，HCO_3もある．HCO_3再吸収が増加する場合にはClの再吸収は減少し，逆にHCO_3再吸収の減少する場合にはClの再吸収は増加する．つまりHCO_3とClは互いに競合して再吸収されることになり，**酸塩基平衡の変化によってもClの再吸収が影響される**ことになる．

一方，Cl自体に過剰や欠乏があると，尿細管の再吸収に変化がみられる．Clの過剰の場合にはHCO_3再吸収が減少し，Clの欠乏の場合にはHCO_3再吸収は増加する．このことはNa再吸収に伴うCl量に変化がある場合は，HCO_3が補うべく，その再吸収が変化することを意味する．この結果，**Cl代謝の変化により酸塩基平衡が影響される**ことになる．

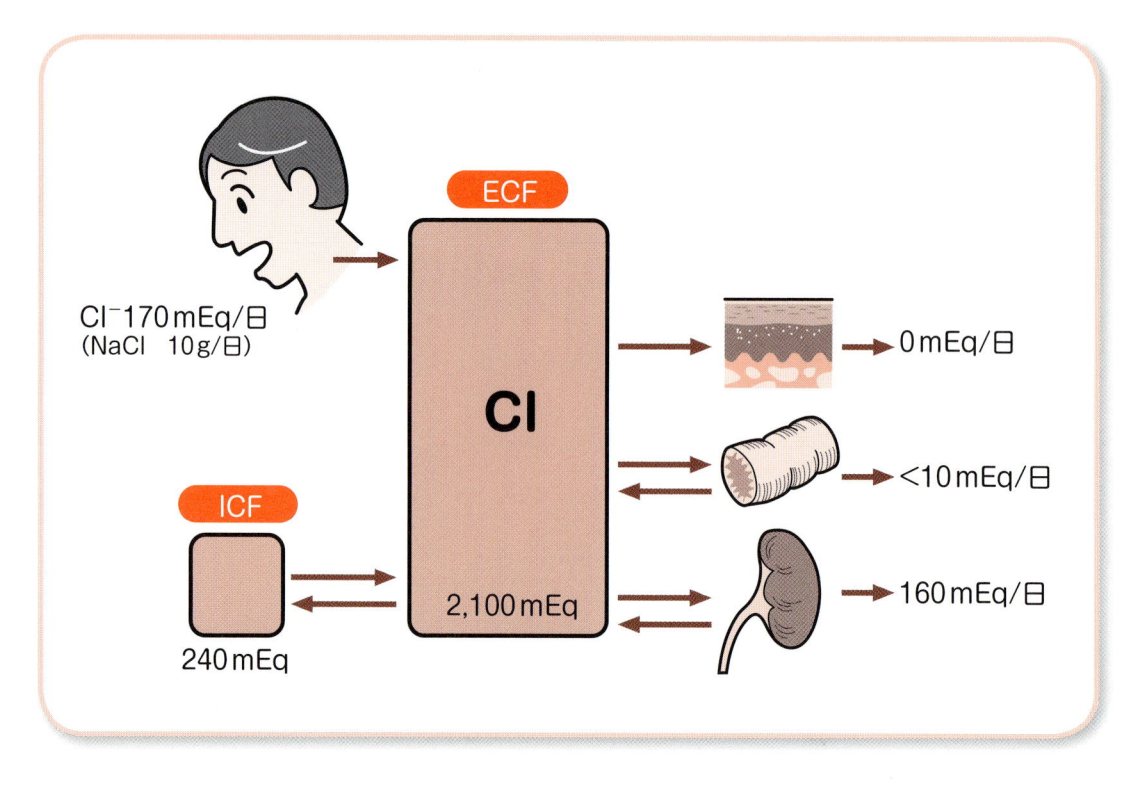

Cl^- 170mEq/日
(NaCl 10g/日)

ECF
Cl
2,100mEq

ICF
240mEq

0mEq/日
<10mEq/日
160mEq/日

7-4. Clの体内の動き

すきあらば…

Clの体内における動きは，Naという陽イオンを中心にして，第2番目の地位にあるHCO₃の動きと関連することが理解できる．細胞外液の濃度（浸透圧）を維持するためには，陽イオンのNa濃度に匹敵するために陰イオンの濃度としてClとHCO₃は協力的な関係になる．卑近な例としては，男性の横暴に対して女性が力を合わせて対抗するようなものである．

このような⊕と⊖という関係においては，⊖という仲間同士が協力することができる．しかしいつも友好的な関係にあるのではない．いったん波風がたち始めると，表面的な友好関係はもろくも崩れ，陰湿な足の引っ張り合いが始まるのが世の常である．

尿細管におけるClとHCO₃の再吸収をみても，血清中のClとHCO₃濃度の動きをみても，この両者はすきあらば自分の地位を有利にしようと振まうことになる．Clの地位が抵下すればHCO₃は台頭してくるし，HCO₃の地位が落ちればClは地盤の拡大を強化する．

好意的な目でみれば，**表面的にはClとHCO₃は互いに協力的な関係にあるが，水面下では互いに相手を意識した敵対関係にあるかのようである**．

さてこのようなClとHCO₃は赤血球内では，どのような役割をもつのであろうか．詳しくは酸塩基平衡の章で述べるが，**chloride shift** という作用がある．赤血球の中に含まれているヘモグロビン（Hb）は酸素（O_2）と二酸化炭素（CO_2）の運搬を行っている．この場合に赤血球の内外においてClとHCO₃が交換して出入する．CO_2は赤血球内で炭酸脱水酵素 carbonic anhydrase（CA）の存在下で，次の反応によりHとHCO₃を生じる．このときHはHbと結合し，Hb-Hとなり，HCO₃は濃度差にしたがって赤血球より遊出する．

$$CO_2 + H_2O \xrightarrow{CA} H_2CO_3 \rightleftarrows H + HCO_3$$

この赤血球より出たHCO₃の代わりに，Clは赤血球の中に入る．末梢組織とは逆に，肺においてはHbが酸化されHを放すことになる．今度は逆に，Clが赤血球より遊出し，HCO₃が赤血球内に入る．このようにClはCO_2とO_2運搬に関係があり，HCO₃の赤血球内への出入により，酸塩基平衡に影響することになる．

このようなO_2とCO_2の交換時に末梢組織と肺胞の間でClとHCO₃が赤血球内を出入して，酸塩基平衡の調整に関係する現象を chloride shift という．

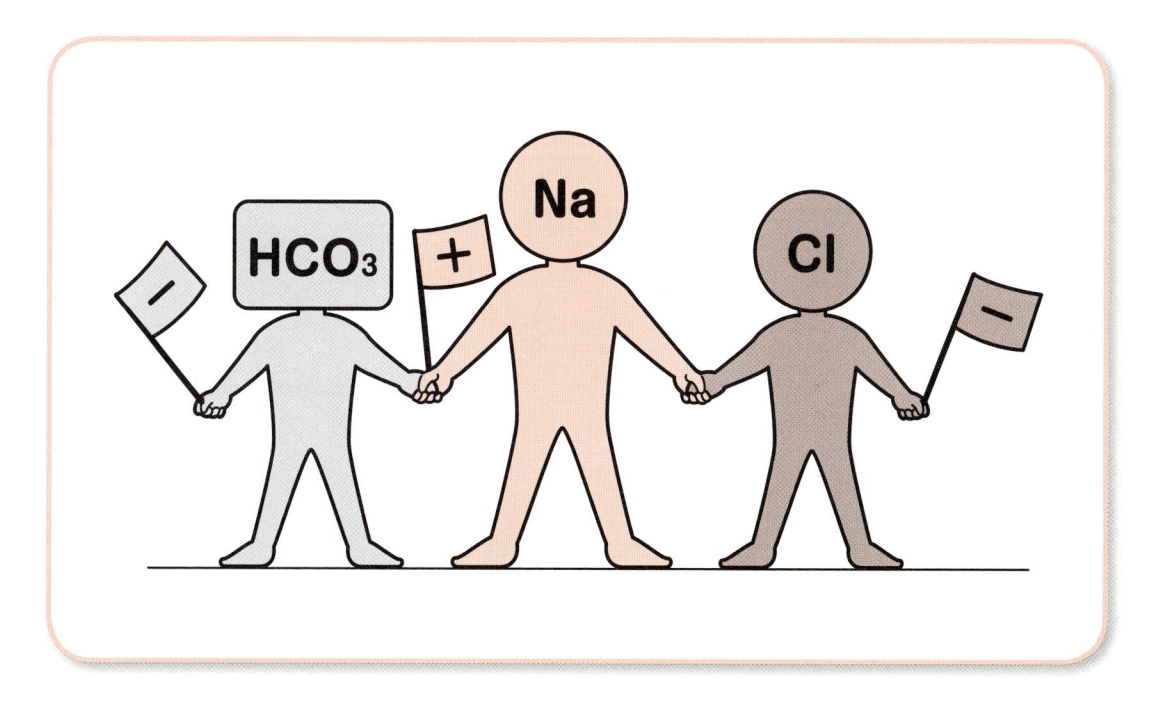

7-5. アニオンギャップの異常によるClの変化

家庭騒動のもと？

ClとHCO₃の関係は人生論的にもすこぶる興味がある．すでに第1章で述べたように，体液中の陽イオンと陰イオンの各々の総和は，mEq/lの単位で表せば等しかった．**主要な電解質であるNaとCl+HCO₃は，ほぼ釣り合いのとれている**ことを意味している．つまり，Clが減少すれば，減少した陰イオンの分をHCO₃が補うことになる．一方，Clが増加すれば，相対的にHCO₃が減少することになる．

例えてみれば，ClとHCO₃はシーソー関係にあるといえる．先にも比喩として述べた正妻と2号さんの関係である．正妻を寵愛すれば，どうしても相対的に2号さんの方はおろそかになる．逆に2号さんの方に足繁く通えば，相対的に正妻への比重は軽くなってしまうのは止むを得ない．波風たたなくするには，ClもHCO₃も正常範囲内の平衡関係にうまく維持することである．

このシーソー関係は**アニオンギャップ（AG）の異常**があるとバランスは崩れてしまう．代謝性アシドーシスにはAGの増加する型とAGが正常範囲内に維持されている型がある．代謝性アシドーシスではHCO₃は減少している．このためAGが正常範囲内にある場合には，Clが優位にならないと陽イオンと陰イオンの平衡は維持されない（**高Cl血症性代謝性アシドーシス**）．一方，AGが増加した場合には，Clの優位は止み，Cl+HCO₃+AGの陰イオンの総和とNaの陽イオンと平衡がとれることになる（**正Cl血症性代謝性アシドーシス**）．

再三の卑近な例で申し訳ないが，AGの増加した状態というのは2号さんに子供ができた状態のようなものである．AGが無視できないような状況になるまでは，Clはまだ高圧的な態度をとっていられるが，AGの地位が増大してくればClの地位は低下してくる．AGとHCO₃が協力的にClと対抗してくると，Clは低下の一途をたどることになる．こうなると悲惨な家庭騒動が生じ，生体は破壊的な状況となってしまう．

生体においてAGの増加した病態は糖尿病にしろ，尿毒症にしろ，乳酸性アシドーシスにしろ危機的状況にあるといえる．

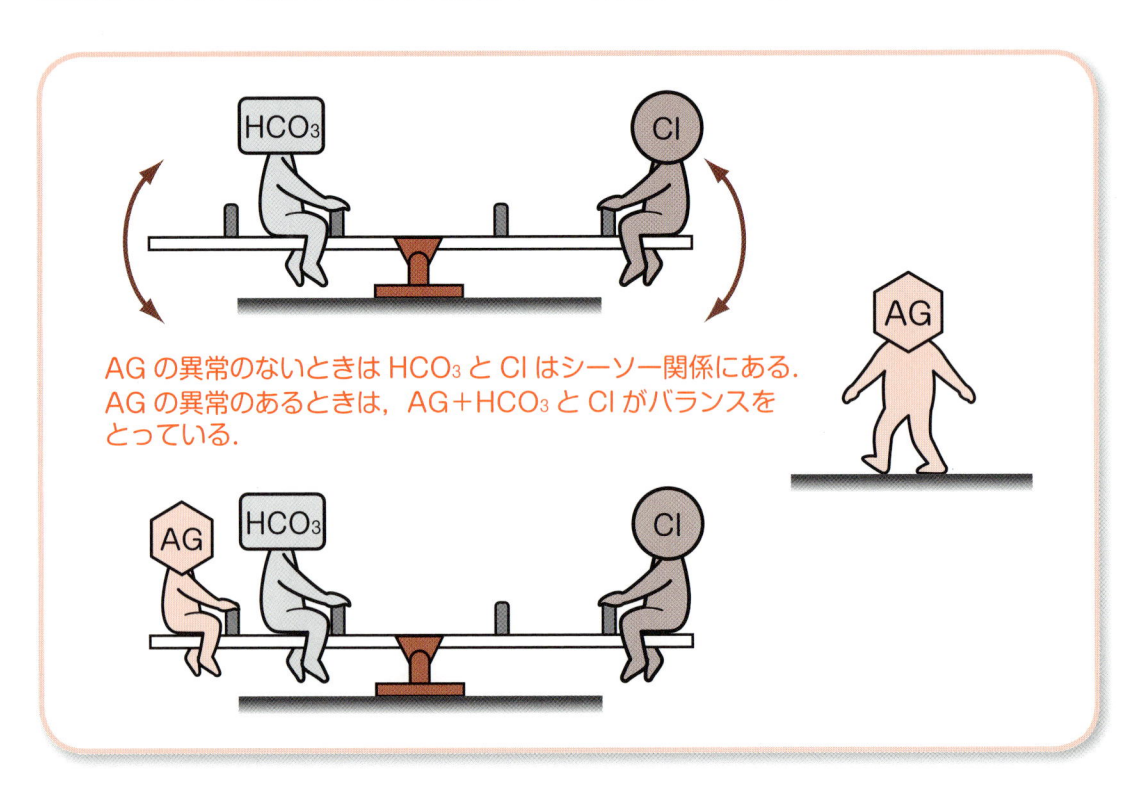

AGの異常のないときはHCO₃とClはシーソー関係にある．
AGの異常のあるときは，AG+HCO₃とClがバランスをとっている．

7-6. アニオンギャップの違いによる血清Cl濃度の変化

踏台があれば背のびはしない

代謝性アシドーシスは，**AGの増加する型と増加しない型**とに分けられる．この影響を受けて血清Cl濃度は前者では正常（正Cl血症性代謝性アシドーシス），後者では高値（高Cl血症性代謝性アシドーシス）を示す．このような区別は代謝性アシドーシスの発生の違いにより生じるといえる．

1）高Cl血症性代謝性アシドーシス

体内にNH_4ClやHClなどの酸性化剤が加えられた場合，$NH_4 \rightarrow NH_3 + H^+$を放出して代謝性アシドーシスを引き起こすが，同時に投与されたClにより高Cl血症を生じる．同様の機序でClを多く含有するアミノ酸輸液剤の使用も，体内でHClを生じて高Cl血症性の代謝性アシドーシスの原因となる．これらの副作用は，逆に低Cl血症性の代謝性アルカローシスの治療法に利用できる．

高Cl血症性アシドーシスで有名な病態は，尿細管性アシドーシスである．これは成因上，近位型と遠位型に区別される．いずれも尿細管におけるH^+の排泄障害（言い換えればHCO_3再吸収障害）により，血漿HCO_3濃度が低下しアシドーシスとなる．HCO_3濃度が低下すると，腎臓でCl再吸収が増加するため，高Cl血症性代謝性アシドーシスとなる．この尿細管性アシドーシスは後で詳しく述べる．

これと同じような機序は炭酸脱水酵素阻害薬の使用，低アルドステロン症，副甲状腺機能亢進症などでも認められる．

腎外性の型でも高Cl血症性代謝性アシドーシスがみられる．過度の下痢ではHCO_3を含む消化液を喪失することが原因である．尿管結腸吻合術ではClは結腸で再吸収されるが，HCO_3が便中に排泄される．しかも尿中のアンモニアが腸管より吸収されるため，NH_4Clが負荷されたのと同じことになる．この結果，高Cl血症性代謝性アシドーシスが出現する．

2）正Cl血症性代謝性アシドーシス

この型はAGが増加しているので，陽イオンと陰イオンの平衡のためClをわざわざ増加させる必要はない．AGの中身は原因疾患により異なっている．例えば，尿毒症性アシドーシスではリン酸や硫酸などの不揮発性酸がAG増加の原因となる．糖尿病性ケトアシドーシスでは異常に産生されたケト酸であり，乳酸性アシドーシスでは乳酸がAGを構成している．薬物や毒物もそれらが陰イオンとしてAGを形成している．

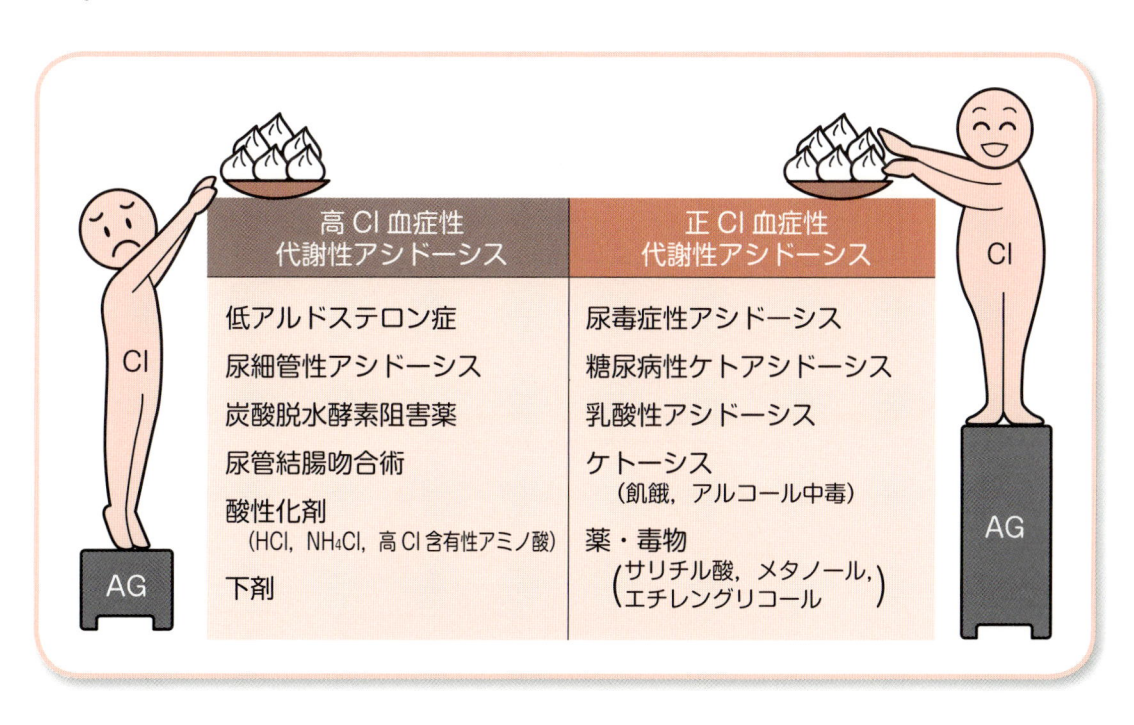

高Cl血症性代謝性アシドーシス	正Cl血症性代謝性アシドーシス
低アルドステロン症	尿毒症性アシドーシス
尿細管性アシドーシス	糖尿病性ケトアシドーシス
炭酸脱水酵素阻害薬	乳酸性アシドーシス
尿管結腸吻合術	ケトーシス（飢餓，アルコール中毒）
酸性化剤（HCl, NH_4Cl, 高Cl含有性アミノ酸）	薬・毒物（サリチル酸，メタノール，エチレングリコール）
下剤	

クロール代謝の調整とその異常

7-7. 高Cl血症の原因

穴うめ

高Cl血症とは血清Cl濃度が108 mEq/l以上となった場合をいう．高Cl血症となっても，高Cl血症に特有の症状は明らかではない．その成因となる原疾患の症状やそれに付随したそのほかの電解質異常による症状が認められるだけである．

高Cl血症の成因はNa代謝異常による場合と酸塩基平衡異常による場合に大別できる．

①**高Na血症に伴う場合**：脱水や血液濃縮が存在する場合，NaとともにCl濃度も増加する．また高Na食や生理食塩水・ハルトマン液などのNaCl含有量の多い輸液剤を単独で長期間にわたって投与しても血清Cl濃度は増加する．

②**酸塩基平衡異常を伴う場合**：これは代謝性アシドーシスにみられる高Cl血症と呼吸性アルカローシスにみられる高Cl血症とに区別することができる．成因的には尿中へのCl排泄の減少する場合と尿中へのHCO₃排泄の増加する場合とに分けることもできる．

高Cl血症性の**代謝性アシドーシス**は，AG＝Na－(Cl＋HCO₃)が正常範囲内にある代謝性アシドーシスの場合である．代謝性アシドーシスでは血清HCO_3濃度は減少している．陰イオンとしてのAGの増加がないと，陽イオンと陰イオンの平衡を維持するために代償的に血清Cl濃度が増加することになる．

この原因は，①尿細管性アシドーシス，②炭酸脱水酵素阻害薬（ダイアモックス）の投与，③下痢や消化管液の吸引などでHCO_3を過剰に喪失する場合，④塩化アンモニウム塩やCl含有の多いアミノ酸輸液剤の過剰投与，⑤低アルドステロン症，⑥副甲状腺機能亢進症などがある．

呼吸性アルカローシスの場合も高Cl血症が認められる．これはいわゆる過換気症候群の場合が有名であるが，それ以外に脳炎，サリチル酸中毒，肝硬変，レスピレーターによる調節不全の過換気でも呼吸性アルカローシスの発生をみる．このような過換気の際に，高Cl血症の認められる機序は次のとおりである．

過換気を生じると呼気中へCO_2が大量に放出されるため，血液ガス成績としてpHの上昇，PCO_2の低下，HCO_3濃度が低下する．腎臓においては，H^+の形成，アンモニア産生の増加，HCO_3排泄の増加，Cl排泄の減少が生じる．このような機序がみられ，血清HCO_3濃度の低下を代償するために，血清Cl濃度は増加する．

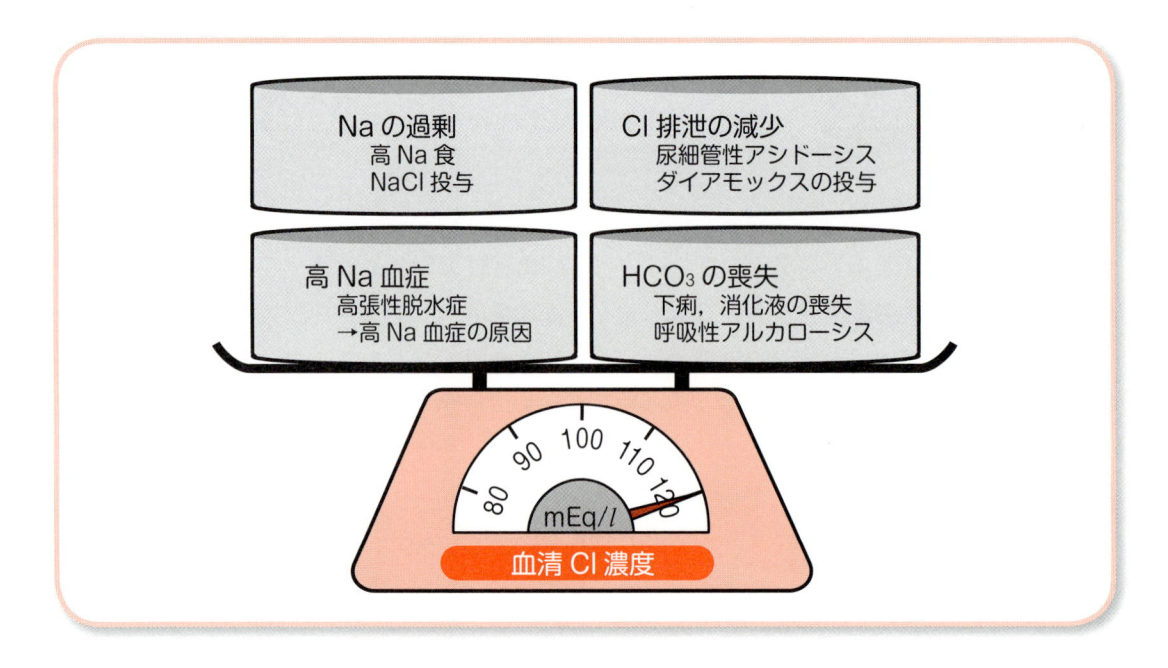

7-8. 低Cl血症の原因

反応するか抵抗するか

低Cl血症とは**血清Cl濃度が98 mEq/l以下となった場合**をいう．低Cl血症となっても，低Cl血症に特有の症状はみられない．その成因となる原疾患の症状やそれに付随した，そのほかの電解質異常による症状が認められるだけである．これは高Cl血症のときと同じである．

低Cl血症の成因もNa代謝異常による場合と酸塩基平衡異常による場合に大別できる．

① **低Na血症に伴う場合**：Na欠乏型脱水症，水分過剰状態，高タンパク食や脂質異常症にみられる偽性低Na血症などでは，低Na血症に伴った低Cl血症が出現する．長期間の低Na食（食塩摂取の制限）もNa喪失が生じると，Na欠乏に伴って低Cl血症となり得る．

② **酸塩基平衡異常を伴う場合**：これには代謝性アルカローシスにみられる低Cl血症の場合と呼吸性アシドーシスにみられる低Cl血症の場合がある．成因的には過剰なCl喪失の場合とHCO_3濃度の増加の場合とに分けられる．

代謝性アルカローシスでは低Cl血症が認められるが，治療上Clを補給してアルカローシスが改善するか否かにより2型に区別することができる．すなわちCl（NaCl）の補給により改善するのはCl反応性の型であり，Cl（NaCl）の投与だけでは改善しないのはCl抵抗性の型という．この両者は尿中のCl濃度を測定することにより区別される．前者では尿中Cl濃度は10 mEq/l以下，後者では20 mEq/l以上といわれている．

Cl反応性の型は嘔吐，胃液吸引，利尿薬の過剰投与が原因となるもので，体液量の減少，二次性アルドステロン症がみられる．Cl喪失によるCl濃度の減少は尿細管でのHCO_3再吸収を増加させ，低Cl血症性代謝性アルカローシスを発現させる．

Cl抵抗性の型は鉱質コルチコイドの過剰や高度のK欠乏時に認められる．このような場合には尿中へのK，Hの排泄が増し，低K血症性の代謝性アルカローシスが認められる．低K血症によるCl再吸収の抑制の結果，低Cl血症を示すことになる．

呼吸性アシドーシスの場合も低Cl血症を合併する．肺疾患や麻酔による呼吸抑制状態では，PCO_2が増し，呼吸性アシドーシスとなる．腎臓においてはHCO_3の再吸収が増加し，これとは逆にCl排泄は亢進するので，血清Cl濃度は低下する．この呼吸性アシドーシスの回復期には代謝性アルカローシスに傾きやすいことも知られている．一般的にCl欠乏をきたす病態ではK欠乏を同時に伴うことが多い．

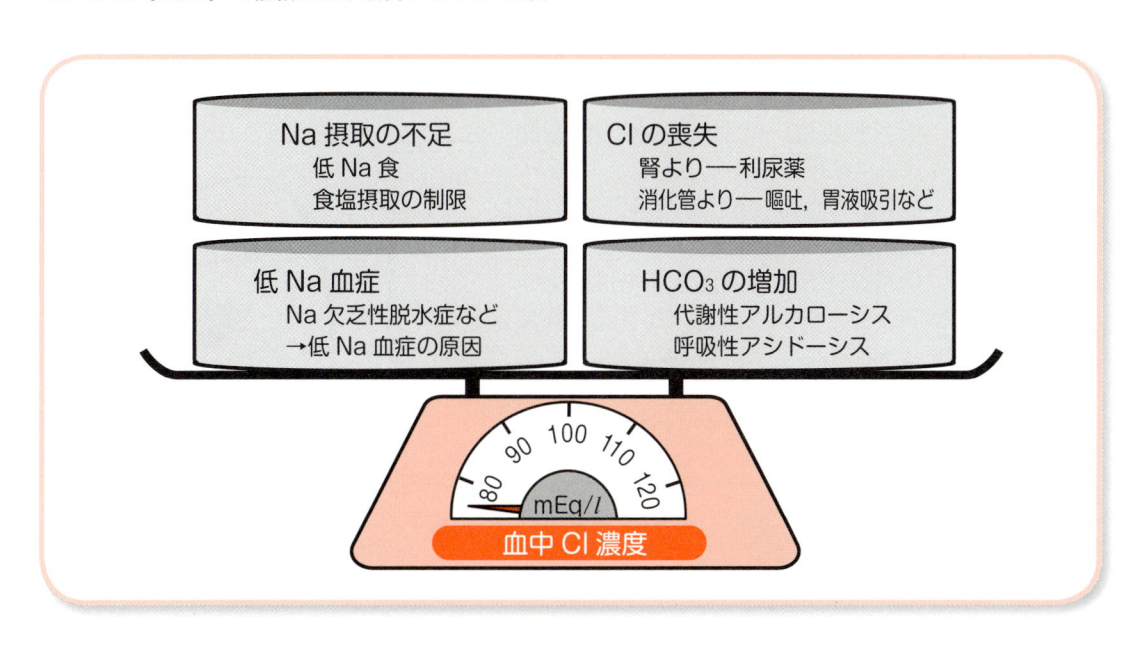

- **Na摂取の不足**
  - 低Na食
  - 食塩摂取の制限
- **Clの喪失**
  - 腎より──利尿薬
  - 消化管より──嘔吐，胃液吸引など
- **低Na血症**
  - Na欠乏性脱水症など
  - →低Na血症の原因
- **HCO_3の増加**
  - 代謝性アルカローシス
  - 呼吸性アシドーシス

血中Cl濃度

7-9. Bartter症候群の定義

真性か仮性かそれが問題だ

Cl代謝異常を伴う代表的な疾患として，バーター（Bartter）症候群について説明する．この症候群は1962年Bartterらが腎臓の傍糸球体装置（JGA）の過形成と肥大，高アルドステロン血症，低K血症・代謝性アルカローシス，正常血圧，外因性アンジオテンシンⅡに対する昇圧反応の低下を特徴とする症例を報告したことから名付けられたのである．

この症候群は当初，まれなものと考えられていたが，わが国では最近までに100例以上の報告があり，必ずしもきわめてめずらしい症候群といえなくなっている．しかしその診断にあたっては，この症候群と類似した病態を示す**偽性Bartter症候群**があるので注意しなければならない

わが国における**Bartter症候群の診断基準**は厚生労働省特定疾患の研究班により定められているが，これにはBartterらの最初の診断基準に加えて血漿レニン活性の増加と前述の偽性Bartter症候群を除外することという条件がつけ加えられている．ただし腎臓のJGAの過形成・肥大の所見は，全例に腎生検を行うことは不可能なため必ずしもなくてよい，あれば好ましいということになっている．JGAはレニン産生の場と考えられ，血漿レニン活性の増加でJGAの過形成を代表できるという考え方である．

そこで**偽性Bartter症候群**というのが問題となるが，これは心因性嘔吐，下剤や利尿薬の過剰使用により類似の病状を示すものをいう．特に利尿薬（フロセミド）による偽性Bartter症候群は，慎重に除外しておく必要がある．若い女性の悩みとして肥満は大敵である．しばしばやせ薬として下剤や強力な利尿薬を乱用し，無理矢理に脱水状態にして美容を維持しようとする傾向がある．骨川筋子よりも多少ふっくらと出るべきところは突出した方を，男性諸氏は好むものであるが，若い乙女の考えは了解不能である．

このような薬剤の副作用の結果，低K血症性・低Cl血症性の代謝性アルカローシスが出現し，臨床的にはBartter症候群と鑑別が難しい病像を医原的に作ってしまう．いくら病歴聴取で薬剤を服用していないかと問い質しても，大多数の答えはノンである．ノンでいるかノンでないかの隠し事をしても，医師は尿中濃度を測定すればわかるのである．特にフロセミドという強力な利尿薬は医療従事者では手に入れる機会が多いので注意しなければならない．

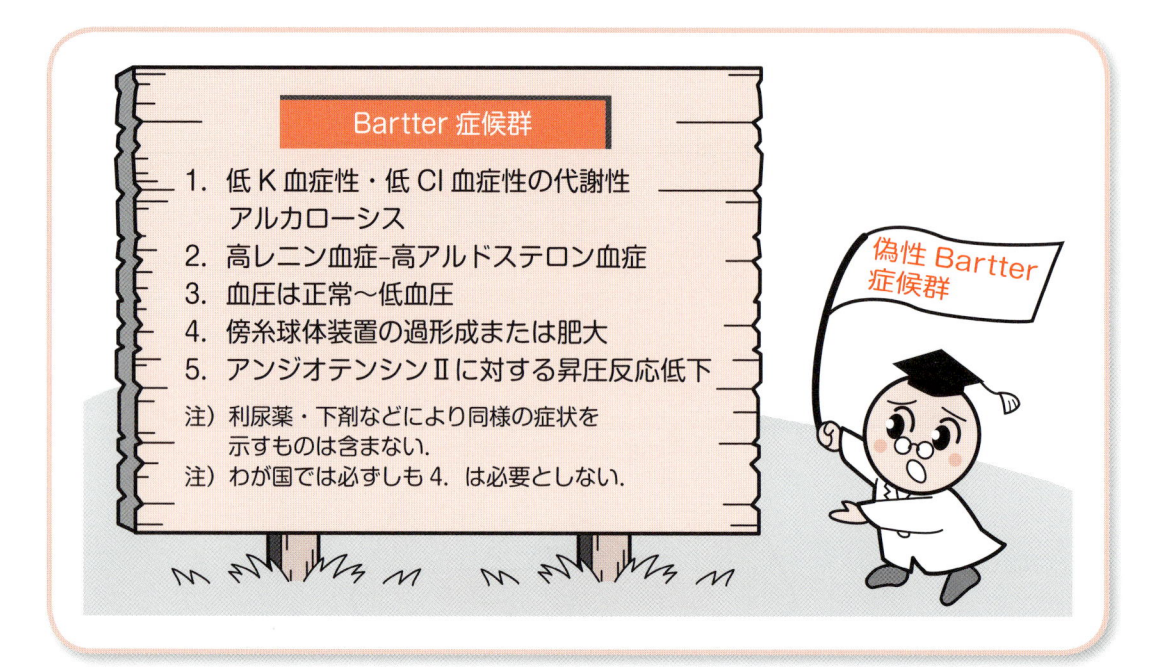

Bartter症候群

1. 低K血症性・低Cl血症性の代謝性アルカローシス
2. 高レニン血症-高アルドステロン血症
3. 血圧は正常〜低血圧
4. 傍糸球体装置の過形成または肥大
5. アンジオテンシンⅡに対する昇圧反応低下

注）利尿薬・下剤などにより同様の症状を示すものは含まない．
注）わが国では必ずしも4.は必要としない．

（偽性Bartter症候群）

7-10. Bartter症候群の成因

メビウスの輪

　Bartter症候群の特異な点は，高レニン血症とこれに伴う二次性アルドステロン症にもかかわらず，血圧は正常ないし低下していることである．このためその成因としてアンジオテンシンIIに対する血管反応柱の低下が一次的な原因と考えられたことがあった．ほかにもレニン分泌異常説，一次的K喪失性腎症，プロスタグランジン説なども唱えられたが，**近年の有力な説はヘンレ係蹄におけるCl再吸収の障害を一次的な病因とする説である**．

　このことはフロセミドが尿細管のこの部におけるCl再吸収を抑制する作用のあることから，偽性Bartter症候群が生じることからも納得できる．この部でのCl再吸収は最近では，Clの能動的輸送ではなく，Na-K-2Clの共輸送によると考えられている．Cl再吸収の傷害があると尿中へのK排泄は増加する．理由はすでに述べてあるが，Na-K交換部位への負荷量の増加と陰イオンの増加による．

　この結果，低K血症が出現し，代謝性アルカローシスおよびプロスタグランジン（PGE_2, PGI_2）の産生が増加する．プロスタグランジンの増加はレニン分泌の刺激となり，高レニン血症を生じ，続いてアルドステロンの分泌も増加させる．一方，プロスタグランジンには強力な末梢血管拡張作用があるため，高レニン血症が存在しても血圧は上昇しない．外因性にアンジオテンシンを注入しても，昇圧作用は乏しいことになる．

　代謝性アルカローシスとアルドステロン分泌過剰は遠位尿細管でのK分泌を亢進させ，ますます低K血症，K欠乏の程度は著しくなる．しかもこの病態は無限に循環することになり，著しい低K血症代謝性アルカローシスが生じるのである．

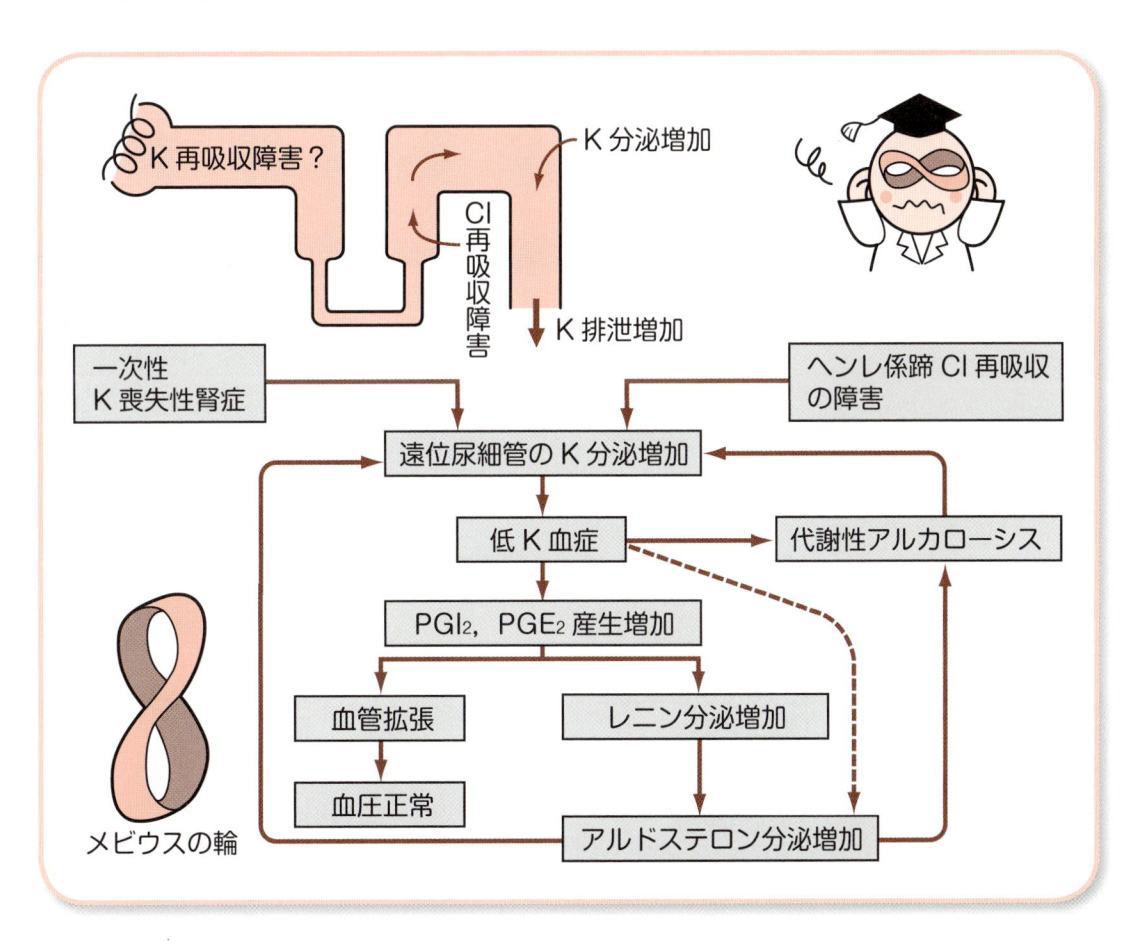

7-11. Bartter症候群 と Gitelman症候群

にせ物を見分ける……

　Bartter症候群は乳幼児から塩分喪失，低K血症，代謝性アルカローシス，高レニン血症，高アルドステロン血症，正常血圧を示す遺伝性の尿細管疾患である．この症候群では尿中Cl排泄量が多く，最大水利尿時のCl再吸収障害がみられ，フロセミドに対する反応性が消失している．原因として太いヘンレ係蹄上行脚に存在する輸送体異常が推測され，分子生物学の検討から輸送体遺伝子変異が解明された．

　ヘンレ係蹄上行脚のNa-K-2Cl共輸送体（NKCC2）変異によるものは，古典的な典型的なBartter症候群であるが，ほかにROMKチャネル変異，Clチャネル異常によるCLCNKB変異によるもの，Barttin変異によるものなどがある．臨床症状も多彩で，出生直後に重度の脱水を示すもの，小児期に初めて診断されるものなどがある．腎石灰化，感音性難聴（Barttin異常），CLCNKBによるものでは低Mg血症，低Ca血症を伴うことが知られている．

　現在では輸送体またはその結合タンパク質4種類の遺伝子異常と類似の症状を呈するCa-sensing receptorの遺伝子異常が報告されている．Ca-sensing receptorの遺伝子異常によるCa感受性受容体機能亢進変異により副甲状腺ホルモン分泌低下，低Ca血症を示す常染色体性低Ca血症を発症し，低K血症，高レニン血症，高アルドステロン血症を示す症例がある．Ca感受性受容体は太いヘンレ係蹄上行脚に存在し，受容体活性がNKCC2を抑制することからCa感受性受容体機能亢進変異がNKCC2を抑制してBartter症候群を呈することになるというものである．

　偽性Bartter症候群とギッテルマン（Gitelman）症候群の鑑別が必要である．ここではGitelman症候群について述べる．Gitelman症候群とは思春期以後に発症し，軽度の脱水，低Mg血症によるテタニーなどを示し，検査でBartter症候群類似の所見を示すものである．相違点は尿中へのCa排泄が低下し，サイアザイド系利尿薬は尿中へのCa排泄を減少させることから病変部位は遠位尿細管のNaCl再吸収を抑制するサイアザイド感受性NaCl共輸送体（TSC）変異の遺伝子異常によるものとされた．尿中Ca排泄量は30 mg/gクレアチニン以下を減少と判断する．治療はK，Mgの補給であり，腎不全に至ることはないとされる．

	Bartter症候群	Gitelman症候群	偽性Bartter症候群
発症時	新生児〜幼時期	小児期・思春期〜	思春期〜中年女性
低K血症性代謝性アルカローシス	（＋）	（＋）	（＋）
低Mg血症	（＋）〜（±）	（＋＋）	（±）〜（－）
尿中Ca排泄	正常〜増加	減少	正常〜増加
他症状	腎石灰化，難聴	関節石灰化，テタニー	習慣性嘔吐，下剤乱用，利尿薬乱用
成因	NKCC2 ROMKチャネル CLCNKB Barttin Ca-sensing receptor の遺伝子変異	TSCの遺伝子変異	下剤，ループ利尿薬の乱用，習慣性嘔吐

8 酸塩基平衡の調節機構とその異常

美味求真

　世は飽食の時代である．世界的にみると食糧事情のきわめて悪い発展途上国の多い中で，わが国は経済大国の恩恵により食物に満ちあふれている．テレビの番組も毎日のように料理特集を企画し，食べ放題の店の紹介とか，美味礼賛して食欲を煽る．この結果，メタボと称されるような体型を示してしまうことになりかねないが，食欲という本能にはかなうものはない．

　ミシュランの星を掲げる名店が紹介されると，一度は味わいたいと皆が殺到することになる．食通（グルメ）と自認する人は星いくつという呪文に引き寄せられ，美味しい店があると聞けば足を向け，珍味があると聞けば味わおうとする．本当に料理の味がわかっているからではなく，社会風潮—流行なのであろう．万人を納得させる美味なる物は存在するのだろうか？　体調の悪いときにもそのような料理は絶対的に美味なのであろうか？

　登山の頂上で食べるおにぎりは本当においしいものである．健康で空腹感があれば，大抵の食事はおいしいのである．しかし人によってはどうしても受け入れられない食物もある．珍味といわれるものに多いが，単なる食わず嫌いのためかもしれない．

8-1. 酸と塩基の概念

食わず嫌い

　酸塩基平衡と聞くだけで，もう条件反射的に難解だという反応を示す人が多い．これも一種の食わず嫌いによるものかも知れない．人は未経験なものに対して，積極的に挑戦する場合と，かかわり合いを避けて，できる限り回避するかのいずれかの反応を示す．しかし後者の場合でも，心の片隅には多少の興味や知りたいという欲望を持っているものである．したがって，導入の方法さえ誤らなければ，抵抗なく賞味させることができるはずである．

　酸塩基平衡とその異常，という知識は臨床に携わるどの科の人にも必要な重要事項であることは誰もが理解している．特に重篤な疾患，なかでも心臓・肺・腎臓に障害のある場合には必ずといっていいほど，酸塩基平衡の異常が認められる．これは体液の恒常性の乱れである脱水や浮腫，NaやKの異常と同じことで，何も酸塩基を特別視することはない．

　酸塩基平衡というと何か特殊なものという見方をされる人が多い．この原因の一つに採血手段が異なることがある．一般的な静脈血ではなく，動脈血を利用するためである．このため簡単に検査を行わない傾向にある．ほかにも酸塩基に関する用語の難しさや混乱があげられよう．酸塩基の検査は血液ガス検査といわれるように，血中の酸素分圧や二酸化炭素分圧の測定を伴うため肺機能検査と誤解されているふしがある．もちろん，肺機能検査としても重要であるが，電解質の検査でもある．

　酸 Acid あるいは塩基 Base の定義は化学で習った用語とは異なり，生体で扱う場合には次のように決められている．これはBrφstedにより唱えられたもので，**酸とはH^+を遊離するもの（proton donor），塩基とはH^+と結合するもの（proton acceptor）** というきまりである．つまり**酸⇄塩基＋H^+** という関係にある．

　体液中ではこの酸と塩基は平衡関係を保って存在する．H^+を遊離する力が強い酸を**強酸**といい，塩酸や硫酸がある．H^+を遊離する力が弱いものを**弱酸**といい，炭酸やリン酸が代表である．一方，H^+と結合する力が強いものを**強塩基**といい，水酸化イオン（OH^-）やNH_3がある．H^+と結合する力が弱いものは**弱塩基**といい，塩素イオン（Cl^-）や重炭酸イオン（HCO_3^-）が代表である．

　このように酸と塩基には，それぞれの酸に対する塩基があり（共軛塩基），強酸と弱塩基，弱酸と強塩基がペアーとなっている．

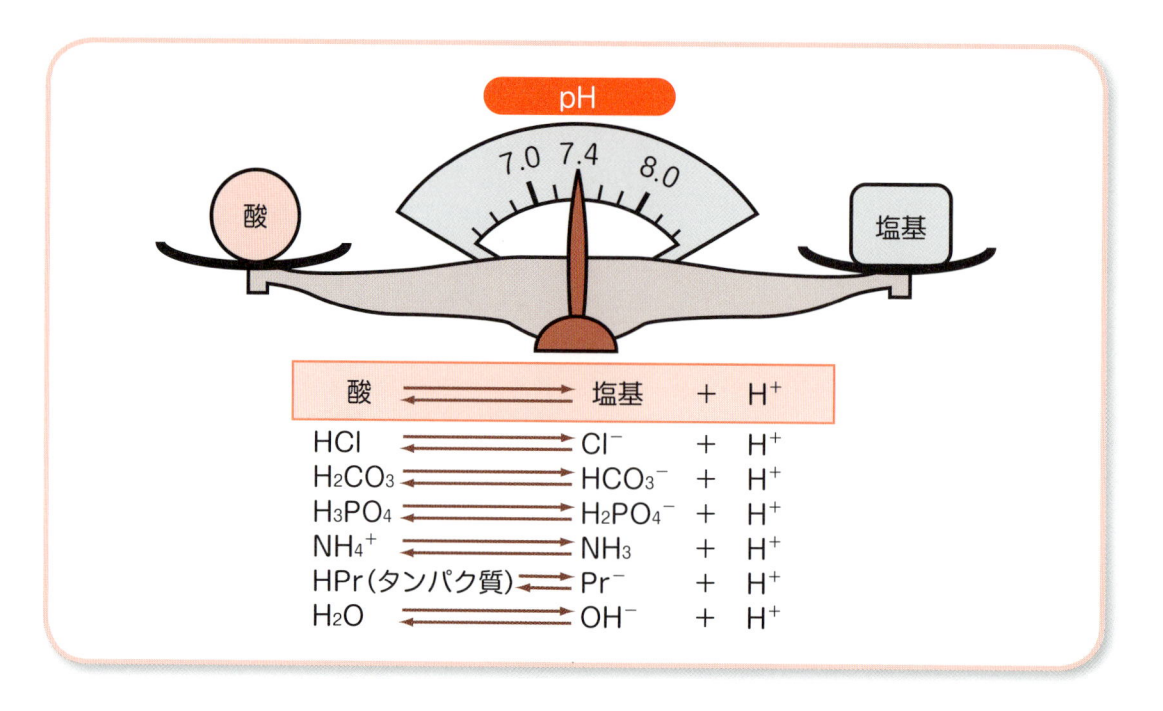

酸	⇄	塩基	＋	H^+
HCl	⇄	Cl^-	＋	H^+
H_2CO_3	⇄	HCO_3^-	＋	H^+
H_3PO_4	⇄	$H_2PO_4^-$	＋	H^+
NH_4^+	⇄	NH_3	＋	H^+
HPr（タンパク質）	⇄	Pr^-	＋	H^+
H_2O	⇄	OH^-	＋	H^+

8-2. Henderson-Hasselbalchの式

水は酸か塩基か

酸と塩基について，もう少し述べておく．酸というものには陽イオンもあれば，陰イオンもあるし，イオンとなってないものもある．塩基も同様に陰イオンもあれば荷電をもたないものもある．酸・塩基の難しさは，この辺にも原因があるかもしれない．

水（H_2O）は $H_2O \rightleftarrows H^+ + OH^-$ という反応からみれば酸（弱酸）である．しかし一方では，$OH_3^+ \rightleftarrows H^+ + H_2O$ という反応があるように H^+ を取り込み，塩基（弱塩基）としての作用も有するのである．こうなると，Na や K のように一定不変の物質ではなく，酸塩基は変幻自在のお化けとなってますます理解に苦しむことになる．このように水が酸となるか，塩基となるのかはその物質の pK' と溶液中の pH の関係から決まるのである．

溶液の $pH > pK'$ の場合には，酸 $\rightleftarrows H^+$ ＋塩基の反応は右に進むので酸としての作用を示すことになる．

それでは二酸化炭素（CO_2）は酸であろうか，塩基であろうか．これが気体のままでは酸とはならない．しかし体液中では溶解し，水と結合し $H_2O + CO_2 \rightleftarrows H_2CO_3$，炭酸（$H_2CO_3$）となる．これは $H_2CO_3 \rightleftarrows H^+ + HCO_3^-$ と反応し，H^+ を供給するから酸ということができる．このような気体となり得る酸を**揮発性の酸**，乳酸，リン酸，硫酸などは気体にならず**不揮発性の酸または固定酸**という．

さて酸を HB，塩基を B^- とすると，酸塩基の平衡関係は $HB \rightleftarrows H^+ + B^-$ と示される．この関係に質量作用の法則を適用すると，

$$[HB] \times K' = [H^+] \times [B^-] \quad (K' は解離定数)$$

$$\therefore [H^+] = K' \frac{[HB]}{[B^-]} \quad となる．$$

この式の両辺で負の対数（$-\log$）をとる．この場合，Sørensen の定義により $-\log[H^+] = pH$，$-\log K' = pK'$ とすれば，上式は

$$pH = pK' + \log \frac{[B^-]}{[HB]} \quad と表される．$$

この式を **Henderson-Hasselbalch の式** という．この式はまだ何のことか理解できないであろうが，酸塩基平衡の調節と pH の意味を理解するうえで最も基本となる重要な式なのである．

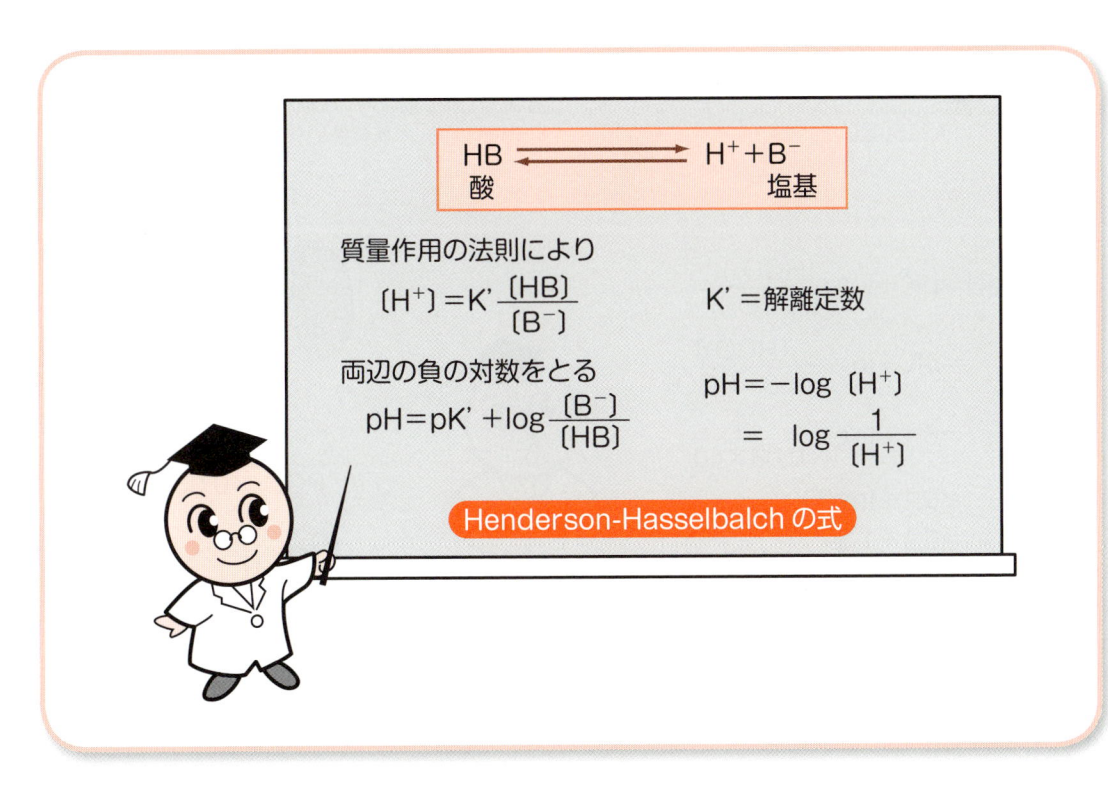

$$HB \rightleftarrows H^+ + B^-$$
酸　　　　　塩基

質量作用の法則により
$$[H^+] = K' \frac{[HB]}{[B^-]} \qquad K' = 解離定数$$

両辺の負の対数をとる
$$pH = pK' + \log \frac{[B^-]}{[HB]} \qquad pH = -\log[H^+] = \log \frac{1}{[H^+]}$$

Henderson-Hasselbalch の式

酸塩基平衡の調節機構とその異常

8-3. Henderson-Hasselbalchの式（重炭酸-炭酸緩衝系）

20になればOK

前頁のHenderson-Hasselbalchの式は，それぞれの酸とその共役塩基にあてはめることができる．体液中の主要な酸と塩基の組合せにおいてpK'は一定の決まった値がわかっている．例えば，有名な炭酸-重炭酸系（$H_2CO_3 \rightleftarrows H^+ + HCO_3^-$）ではpK'=6.1であり，リン酸系（$H_2PO_4^- \rightleftarrows H^+ + HPO_4^{--}$）でpK'=6.8，アンモニウム-アンモニア系（$NH_4^+ \rightleftarrows H^+ + NH_3$）ではpK'=9.3などである．

炭酸-重炭酸系に，このHenderson-Hasselbalchの式を適用すると

$$pH = pK' + \log \frac{[HCO_3]}{[H_2CO_3]} \quad \cdots\cdots① $$

この系ではpK'=6.1である．$[H_2CO_3]$はすでに述べたとおり，体液中に溶解した溶存CO_2を意味する．二酸化炭素分圧（PCO_2）はCO_2の分圧を意味し，CO_2が血漿中に溶解する程度（溶解度0.03）から溶存CO_2が求められる．PCO_2の値×0.03は炭酸の濃度$[H_2CO_3]$を示す．

一方，血漿中の重炭酸濃度$[HCO_3]$はどのようにして求めればよいのであろうか．現在臨床的に広く使用されている自動血液ガス分析装置は，血液のpH，PCO_2，PO_2を実測しているだけであり，HCO_3の濃度は直接測定していない．それではどうして$[HCO_3]$が求められるのだろうか？

炭酸-重炭酸系のHenderson-Hasselbalchの式にわかっている数値を代入すると，

$$pH = 6.1 + \log \frac{[HCO_3]}{PCO_2 \times 0.03} \quad \cdots\cdots② $$

この②式からわかることは，パラメータはpH，PO_2，HCO_3の3つである．この場合，pHとPCO_2は実測することができるので，②式より自動的に$[HCO_3]$の値は決まることになる．例えば，血液pHの値が7.40，PCO_2=40 mmHgと測定されれば，$[HCO_3]$の値は次のように求める．

つまり，pH=7.4であれば，$\log \frac{[HCO_3]}{PCO_2 \times 0.03}$

の部は1.3の値となる．$\log 20 = 1.3$であるから，

$[HCO_3]/PCO_2 \times 0.03 = 20$　すなわち
$[HCO_3] = 20 \times PCO_2 \times 0.03$
$= 20 \times 40 \times 0.03 = 24$

である．血液pH 7.4，PCO_2=40 mmHgであれば$[HCO_3]$=24 mEq/l　と求めることができる．

このことは逆にいうと，**$[HCO_3]/PCO_2 \times 0.03$の部が20となれば，血液pHは正常を意味する．分子と分母の値がどのように変化しようとも，この比が20となれば血液pHは正常となるのである．**分子の$[HCO_3]$は腎臓のはたらきにより決まり，分母のPCO_2の値は肺のはたらきにより決まる．

$$
\begin{aligned}
pH &= pK' + \log \frac{[HCO_3]}{[H_2CO_3]} \\
&= pK' + \log \frac{[HCO_3]}{0.03 \times PCO_2} \\
&= 6.1 + \log \frac{24}{0.03 \times 40} \\
&= 6.1 + \log 20 \\
&= 6.1 + 1.3 \\
&= 7.4
\end{aligned}
$$

正常時の$[HCO_3]$ 24 mEq/l，PCO_2 40 mmHgとするとpH=7.4となる．

$$\frac{HCO_3}{PCO_2 \times 0.03} = 20$$

8-4. H⁺濃度とpHの関係

0が多すぎても……

体液中に存在する〔H^+〕はきわめてわずかしかない．一般的には〔H^+〕はpHで表される．この理由はほかの電解質と同じように mEq/l の単位を用いると少数点以下の数字が多くなり繁雑となるからである．pHで表現すれば〔H^+〕の著しい変動幅を一様に表示することができるという便利さもあるからである．

ちなみに生存可能とされる体液中の〔H^+〕の範囲は 0.00000002～0.00000016 mEq/l となる．前に述べたように，Sørensen の定義から pH＝－log〔H^+〕＝log 1/〔H^+〕と，〔H^+〕をpHで表現できる．pHで表すと生存可能とされる範囲は 6.80～7.80 となる．正常の血液pH値は，7.35～7.45 の範囲にあり，この値の方がなじみがあるであろう．

化学反応では酸と塩基がちょうど釣り合った状態を pH＝7.0（中性）とした．**正常人の血液pHは pH＝7.40±0.05 にあるから，弱アルカリ性になっていることがわかる．**血液 pH＞7.45 という状態をアルカリ血症 alkalemia といい，血液 pH＜7.35 を酸血症 acidemia という．酸血症とかアルカリ血症はしばしばアシドーシスとかアルカローシスと混同されて使用されている．

厳密にはこれらの用語は区別されるべきものである．**酸血症やアルカリ血症は血液pHの値が正常範囲から片寄っている場合をいう．**これに対し，**アシドーシスやアルカローシスは，血液pHを酸血症またはアルカリ血症に偏移させようとする生体の反応状態をいう用語である．**このためアシドーシスやアルカローシスでは必ずしも血液pHが異常値を呈してなくてもよいことになる．

酸塩基平衡を表現する場合，一般的にはpHが使用されるが，近年では〔H^+〕そのもので表現するという傾向にある．この方がほかの電解質と同じようになり，〔H^+〕の増加とか減少とかの理解が容易となるからである．ただし mEq/l 単位では繁雑なため nEq/l の単位を用いると，生存可能な範囲は 20～100 nEq/l となる．

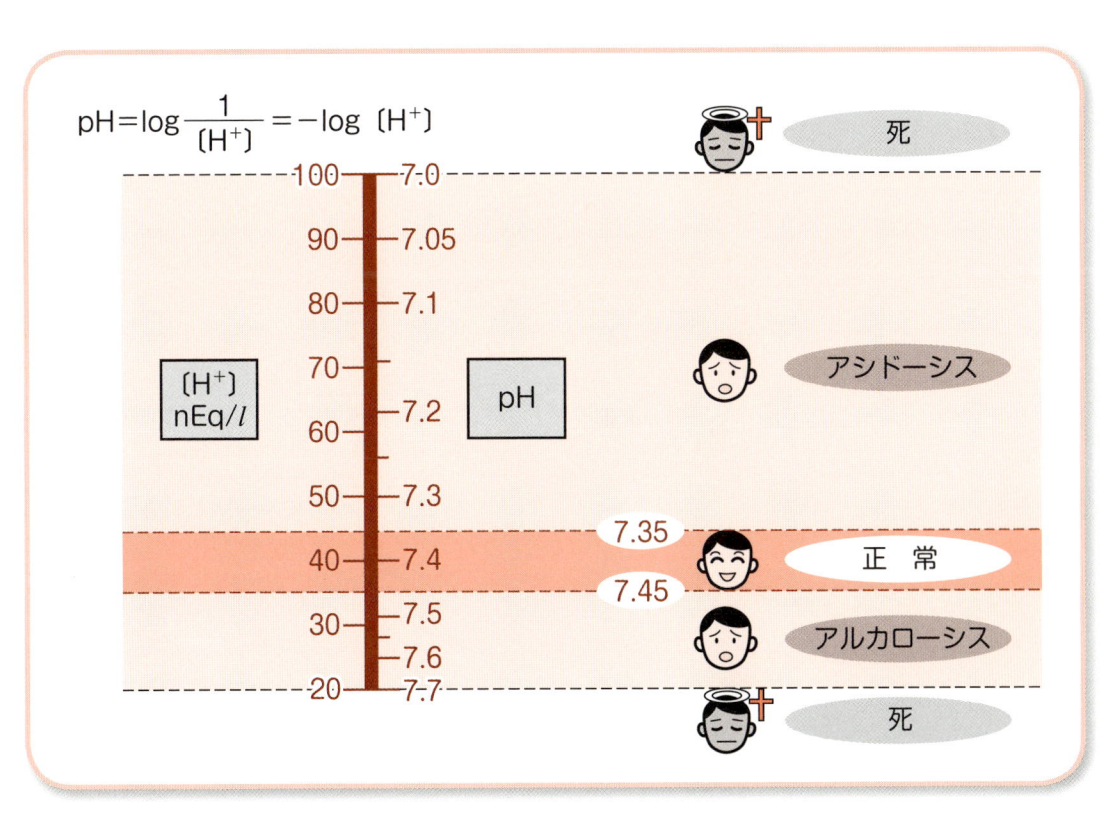

$$pH = \log \frac{1}{〔H^+〕} = -\log 〔H^+〕$$

〔H^+〕 nEq/l	pH		
100	7.0		死
90	7.05		
80	7.1		
70	7.15		アシドーシス
60	7.2		
50	7.3		
40	7.4	7.35〜7.45	正常
30	7.5		アルカローシス
	7.6		
20	7.7		死

8-5. 酸塩基平衡の調節系

遅くても正確に

正常人の血液中の酸塩基平衡は $[H^+]$ として $35 \sim 45\,nEq/l$ の範囲に調節されている．これではなじみが薄いので，従来の pH を用いると $7.35 \sim 7.45$ となる．この範囲内に $[H^+]$ を維持するために，生体には酸塩基平衡の調節系がある．

体内に存在する調節系は，① 細胞内液の緩衝系，② 細胞外液の緩衝系，③ 肺の機能，④ 腎臓の機能の 4 つから構成されている．この中の**緩衝系 buffer system** というのは，酸または塩基の負荷が加わったときに，血液 pH の急激な変化を抑えるクッションのような作用をもつ機構をいう．

体内の緩衝系のうち，細胞外液中の代表は炭酸 – 重炭酸系であり，量的にも多く重要である．細胞内液中に主として存在するのは，ヘモグロビン系，リン酸系，タンパク質系がある．これらの緩衝系は弱酸／弱塩基とその塩の入った溶液である．この溶液中に強酸または強塩基が入った場合，解離度の小さな酸や塩基となり，溶液の $[H^+]$ の大きな変動が防止されるのである．このような $[H^+]$ の変動を最小限とする作用を**緩衝 buffer** という．生体では主として弱酸とその塩の組み合わさった系からなる．

これらの調節系にはその作用が発揮されるまで時間的な差がある．肺による呼吸調節作用は $10 \sim 20$ 分で CO_2 排泄を調節する．細胞外液中の緩衝系はごく短時間に，細胞内液中のそれは $2 \sim 4$ 時間後に発現する．これに対して，腎臓の調節作用は数時間から数日を要するが，最終的な調節系として重要である．

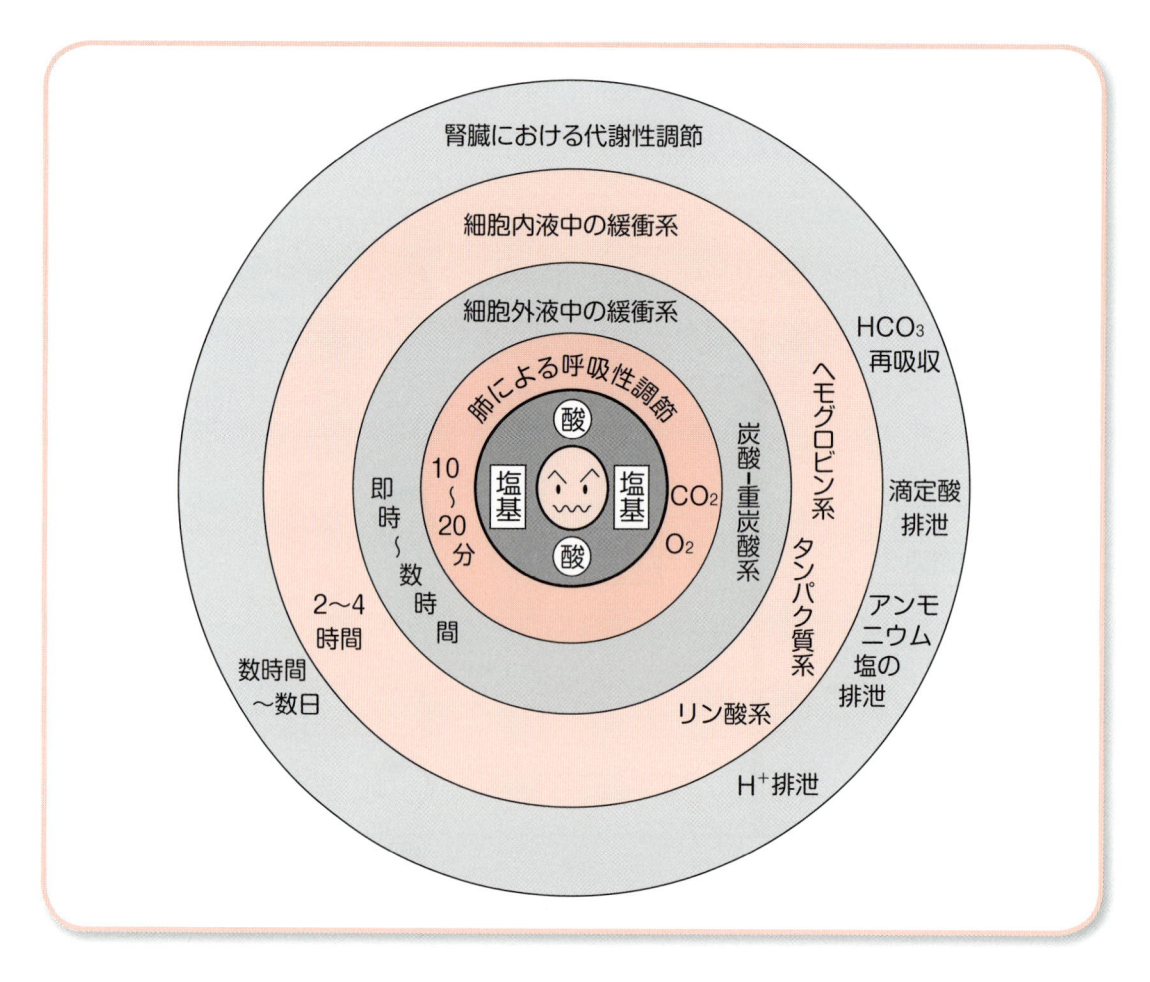

8-6. 〔H^+〕の平衡

アルカリ食品は必要か

　生きている限り飲食物や細胞代謝により，絶えず体内に酸や塩基が加えられている．しかし体内環境をある一定の正常範囲内に保つために，酸塩基平衡が維持されなければならない．通常の食事下では著しい強酸や強塩基が加えられることはないが，体内代謝の結果，常に酸〔H^+〕が産生される．生体は常に酸が負荷された状態にあるといえる．

　酸は CO_2 のような**揮発性の酸**とタンパク代謝に主として由来する硫酸やリン酸などの**不揮発性の酸**に区別された．**揮発性の酸は約 13,000 mEq/日もの大量が産生される**という．ところが，このような量的に膨大な酸も揮発性という特徴から，その大部分は肺より排泄できる．呼吸機能に問題がなければ，何の障害ともならずにうまく排泄処理される．

　しかし不揮発性の酸はこうはいかない．このような**不揮発性の酸の産生量は 1 日に 40〜80 mEq/日程度と少量である**が，それらの排泄は腎臓からしか処理されないのである．

　酸塩基平衡というからには，ほかの電解質と同じよう体内に取り込まれた量と同量が，体外に排泄されてバランスを保つことである．つまり肺からの呼吸による揮発性の酸の排泄とは別に，腎臓からしか排泄できない不揮発性の酸と同量が尿中に排泄されて，酸塩基のバランスが保たれるのである．

　腎臓から排泄される酸の中で，H^+ の形で排泄される部分はごくごく少量で，大部分は滴定酸やアンモニウム塩として排泄される．これらの尿中排泄量は当然のことながら，体内で産生された量（40〜80 mEq/日）と同じである．このように量的には少ない不揮発性の酸を排泄する腎臓の作用は，尿酸性化機構により行われる．

　それでは生体が酸負荷の状態にあり，正常の血液は軽度アルカリ状態にあるのなら，食物はアルカリ食品とすればよいのではないかという発想がでてきても不思議ではない．事実，巷ではアルカリ食品の効用として，さまざまな効能をうたいこんだ情報が氾濫している．さてあなたはアルカリ食品を摂れば，健康が本当に維持されると思いますか？

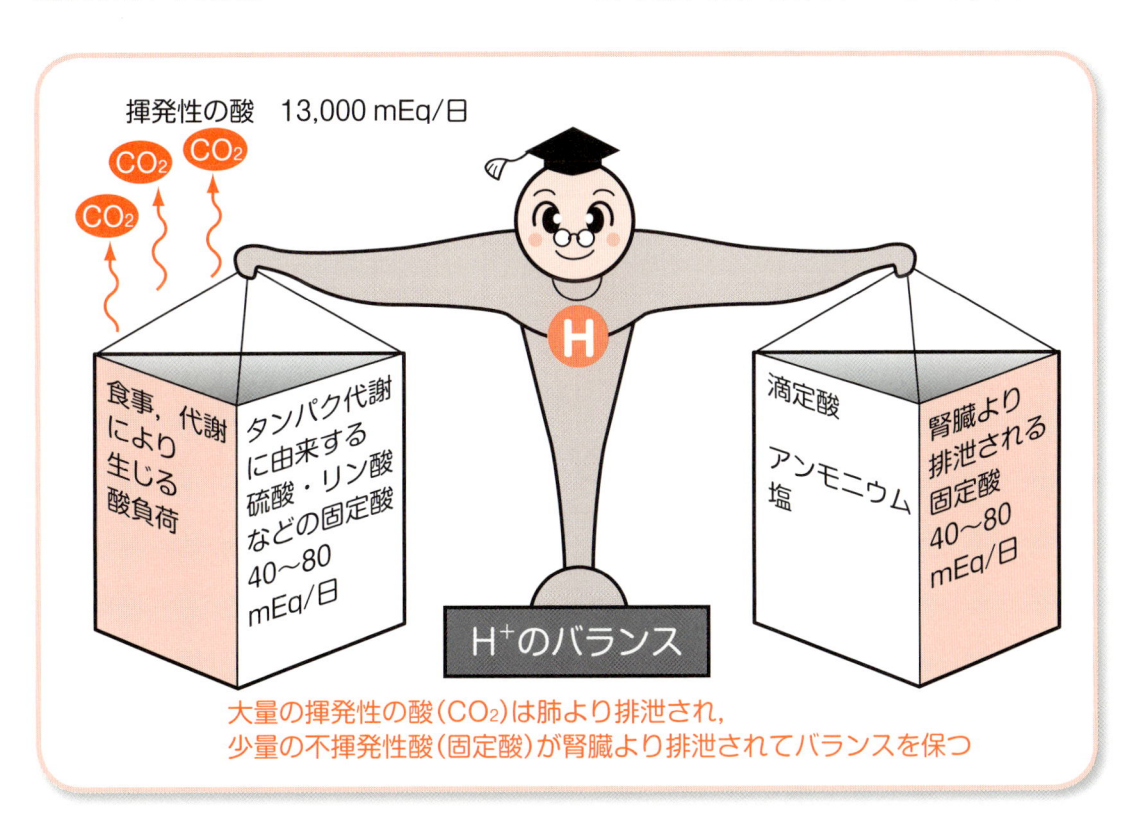

酸塩基平衡の調節機構とその異常

揮発性の酸　13,000 mEq/日

CO_2　CO_2　CO_2

食事，代謝により生じる酸負荷 ／ タンパク代謝に由来する硫酸・リン酸などの固定酸 40〜80 mEq/日

滴定酸　アンモニウム塩 ／ 腎臓より排泄される固定酸 40〜80 mEq/日

H^+ のバランス

大量の揮発性の酸（CO_2）は肺より排泄され，少量の不揮発性酸（固定酸）が腎臓より排泄されてバランスを保つ

8-7. H^+バランス調節系

常識のウソが多すぎる

　世の中には特別の根拠があるわけでもないのに，常識のウソが多すぎる．その最たるものがアルカリ食品の効用や，血液型による性格の判断である．どちらもまことしやかに，大手を振って闊歩している．

　アルカリ食品とか酸性食品は確かに存在する．例えば前者は野菜，果物，海藻が代表であり，後者は肉，魚介類，卵，穀類，砂糖などである．この区別は食品を燃やして灰とし（灰化），その灰を水に溶かしてアルカリ性か酸性かを判定するのである．

　アルカリ食品の効用とは，正常時の血液は弱アルカリ性であるため，酸性食品を避けて血液が酸性となるのを防ぐという，医学的に正しいかの印象を与える．本当にそう信じている人は生体の酸塩基平衡の調節という巧妙なメカニズムを勉強し直さなければいけない．ライオンのような肉食動物は，酸性食品ばかり摂っているのにどうして生きられるのであろうか？　ライオンの血液の pH も弱アルカリ性にちゃんと保たれているはずである．

　確かに酸性食品ばかり食べている人では，アルカリ食だけの人に比べて血液の pH は一時的に低下することはあろう．しかし腎臓の機能が正常に働いている限り，過剰の酸は尿中に排泄され，血液の pH は正常の弱アルカリ性に保たれる．逆にアルカリ食品だけの人では過剰のアルカリは尿中に排泄され，やはり血液の pH は正常の弱アルカリ性に保たれる．腎機能障害の場合には，酸排泄能が低下しているから，この限りではない．

　体内における酸塩基平衡の調節系は，緩衝系，肺，腎臓の機能により行われている． 細胞代謝や飲食物により酸負荷の状態にあっても揮発性の酸としての CO_2 は肺より排泄される．一方，不揮発性の酸は細胞外液の緩衝系により緩衝作用を受け，その塩基を消費するが，血液 pH が大きく低下することはない．腎臓における酸排泄の機構は，滴定酸とアンモニウム塩として酸が排泄され，これと連動して緩衝系で消費された塩基は回収される．

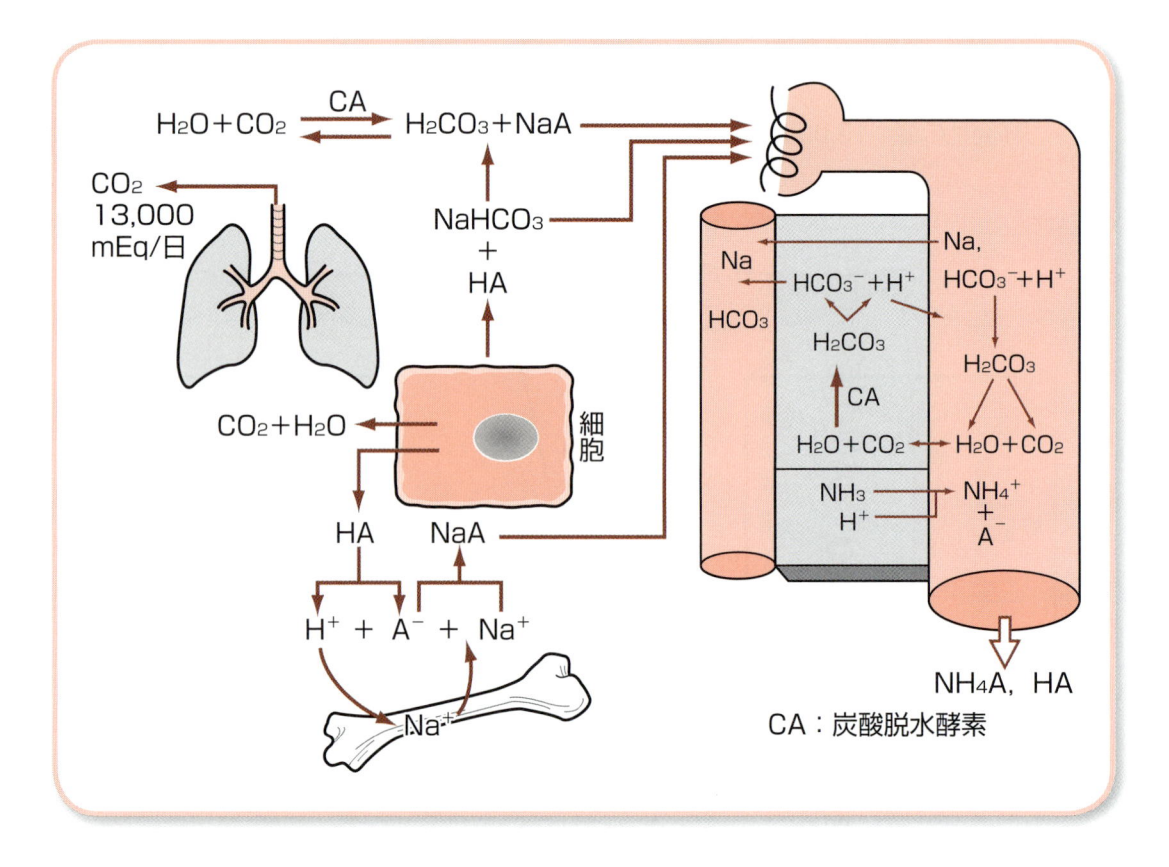

CA：炭酸脱水酵素

8-8. 総酸排泄量と尿pH

フリーのH

　酸塩基平衡の維持という面から見直してみると，不揮発性の酸の処理が重要であった．酸の負荷量は尿中への酸排泄量とバランスが保たれていた．**正常人では不揮発性の酸の総排泄量は，40〜80 mEq/日となる**．

　この総酸排泄量の内訳は，滴定酸が 10〜30 mEq/日，アンモニウム塩が 30〜50 mEq/日となり，H^+ を排泄している．滴定酸というのは主としてリン酸からなるもので，その測定にあたって NaOH で中和滴定することから滴定して測定される酸，すなわち**滴定酸**という．**アンモニウム塩**は主として近位尿細管から産出されるアンモニア（NH_3）と H^+ が尿細管腔で反応して生じるもので，総酸排泄量の 60 % 以上を占めるといわれる．

　単独の H^+（free H^+）として尿中に排泄される量は，総酸排泄量からみるとごくわずかであり，0.1 mEq/日程度にしかすぎない．ところが，この H^+ は尿 pH の決定に重要であることが知られている．

　一方，アルカリが過剰となっている場合には HCO_3 は尿中に排泄されてしまう．糸球体で濾過された HCO_3 はそのまま尿細管で再吸収されるのではない．管腔内に分泌された H^+ と反応して H_2CO_3 となり，これが炭酸脱水酵素により H_2O と CO_2 となる．この H_2O と CO_2 は尿細管細胞内で再び H_2CO_3 となり，H^+ と HCO_3^{3-} となる．この HCO_3 が体内に取り込まれる．もしも HCO_3 の再吸収がないと，H^+ が分泌されない，すなわち酸が排泄されないのと同じことになる．したがって，尿中への**総酸排泄量＝滴定酸排泄量＋アンモニウム塩排泄量−HCO_3 排泄量**という式が得られる．つまり総酸排泄量は尿 pH だけで評価することは不可能なのである．

　それでは尿 pH の測定は無意味かというとそうではない．尿 pH は主として free の H^+ により決まる．尿 pH を 5.5 以下にすることができれば，腎臓の酸排泄機能には障害はないと判断される．ところが**全身的に酸が過剰な状態でも尿 pH＞5.5 の場合には酸排泄能に障害があると判定される**．

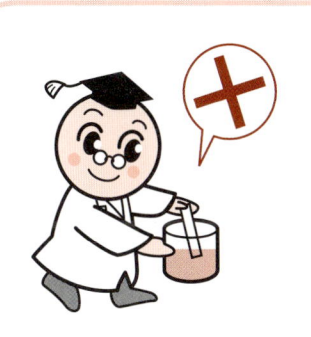

正常人の不揮発性の酸排泄量　　　　40〜80 mEq/日
＝
酸排泄量
　滴定酸排泄量　　　　　　　　　　10〜30 mEq/日
　アンモニウム塩排泄量　　　　　　30〜50 mEq/日
　H^+ 排泄量　　　　　　　　　　　0.1 mEq/日以下
　HCO_3 排泄量　　　　　　　　　　1〜2 mEq/日

総酸排泄量＝滴定酸＋アンモニウム塩−HCO_3

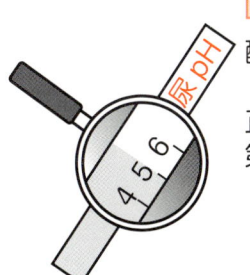

尿 pH ≦ 5.5
酸排泄障害なし
正常人の起床時の第 1 尿

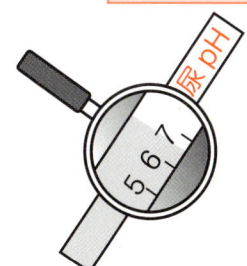

アシドーシス下での尿 pH＞5.5
尿細管性アシドーシス
利尿薬投与
（アルダクトン，トリアムテレン）
呼吸性アシドーシス

酸排泄量を尿 pH だけで評価はできない．

酸塩基平衡の調節機構とその異常

8-9. 肺と腎臓の代償作用

酸性食品を食べすぎたら…

酸塩基平衡の調節は，緩衝系・肺・腎臓の総合的な作用により行われている．われわれは酸塩基平衡を維持できるように飲食物の量を考えて摂取しているわけではない．日によっては肉類を摂り過ぎたり，アルカリ食品の多い場合もある．しかしどのような飲食物を摂取しようと，正常時には体液の pH は一定の範囲内に保たれている．

腎臓と肺の機能が正常である限り，わざわざアルカリ食品を主体とした食事である必要はないし，酸性食品を主とした食事であっても悪くない．どのような食品であっても，体内の酸塩基平衡の調節系により，**血液の pH は 7.35〜7.45，二酸化炭素分圧（PCO_2）は 35〜45 mmHg，血漿重炭酸濃度（HCO_3）は 22〜26 mEq/l に保たれる**．このように酸塩基平衡に関する問題というよりは，バランスのとれた偏りのない食事が栄養面からは好ましいのである．

ところが，広汎な呼吸器系の障害があると，どのような影響が出現するであろうか．換気障害があると，CO_2 の排泄は不良となり，血中の PCO_2 値は増加し，呼吸性アシドーシスの状態になる．このため腎臓はできる限り酸排泄を増加し，HCO_3/PCO_2 比を 20 とするような機序がはたらく．逆に過換気では CO_2 の排泄は増し，血中の PCO_2 値は低下し，呼吸性アルカローシスとなる．この場合は腎臓には酸排泄を減じて，HCO_3/PCO_2 比を 20 にするような機序が生じる．このような呼吸性の酸塩基平衡障害時に，腎臓により行われる作用を**代謝性の代償作用**という．

腎障害の存在する場合には，次のような反応がみられる．何らかの原因により代謝性アシドーシスが出現すると，血漿〔HCO_3〕は低下する．このため HCO_3/PCO_2 比を正常範囲内に維持するため PCO_2 値をできる限り低下させる．呼気中に CO_2 を排泄させるために頻呼吸とすればよい．代謝性アルカローシスでは血漿〔HCO_3〕は増加しているので，PCO_2 値も上昇させて HCO_3/PCO_2 比を 20 とする．つまり呼吸抑制により PCO_2 値を増加させる．このような肺の作用を**呼吸性の代償作用**という．しかし呼吸の抑制には限界がある．

障害	正常	呼吸障害	腎障害	呼吸・腎障害
肺				
腎				
代償	不用	代謝性の代償作用	呼吸性の代償作用	不可能
備考	pH 7.35〜7.45 PCO_2 35〜45 mmHg HCO_3 22〜26 mEq/l	●呼吸性アシドーシス→酸排泄増加 ●呼吸性アルカローシス→酸排泄減少	●代謝性アシドーシス→頻呼吸 ●代謝性アルカローシス→呼吸抑制	●混合性の酸塩基障害 多臓器不全 人為的操作が必要

8-10. PCO_2に影響する因子

地球も呼吸性アシドーシス？

　代謝性の酸塩基平衡異常が出現した場合には，体液のpHをなるべく正常範囲内に保つように生体は何とか努力する．このためにはHCO_3/PCO_2の比を20とすればよい．つまり酸の貯留した状態では過換気によりPCO_2値を低下させ，塩基の多い状態では呼吸抑制によりPCO_2値を増せばよい．このような作用を**呼吸性の代償作用**といった．この作用は限界があるが，生体にとっては有益である．

　一方，何らかの呼吸性の障害が一次的に存在する場合も，酸塩基平衡の異常が出現する．これが**呼吸性の酸塩基平衡の障害**である．例えば何らかの原因で過換気が生じると，換気の亢進よりPCO_2値は低下する．これは先の代償反応とは異なり，生体にとっては不利な反応である．低酸素血症による場合や呼吸中枢への刺激により過換気となる原因があるが，これらはPCO_2値を一次的に低下させ，**呼吸性アルカローシス**の成因となる．

　これに対して，何らかの原因により換気が一次的に抑制されると，肺からのCO_2排泄は不良となり体内に貯留し，PCO_2値は上昇する．このような状態は**呼吸性アシドーシス**といわれる．換気の抑制の原因には，何らかの呼吸中枢の抑制を生じる場合と胸部の広汎な障害や呼吸運動の障害などの場合がある．

　このように生体においては，PCO_2の値は換気の調節が正確に行われることにより40 mmHg程度に保たれている．大量の揮発性の酸の排泄には呼吸中枢，肺の機能，気道の機能が正常であることが不可欠なのである．

　大気の中にはCO_2が0.03 ％含まれている．すべての地球上の生物は，代謝により生じるCO_2を呼気中に排泄するが，それ以外にもCO_2産生の原因がある．工場からの排煙，自動車からの排気ガスなどによるものである．したがって地球的規模からみると，近年のCO_2産生量は産業革命以前の時代と比べると膨大な量になる．大気中のCO_2は植物の光合成の機序によりO_2に変換されるが，この代償作用も近年では望みうすとなっている．大気中のCO_2とO_2の平衡関係は緑地の減少と排気ガスの増加により崩れつつあり，CO_2が増加していると警告されている．どのような影響が生じるのか知っていますか．

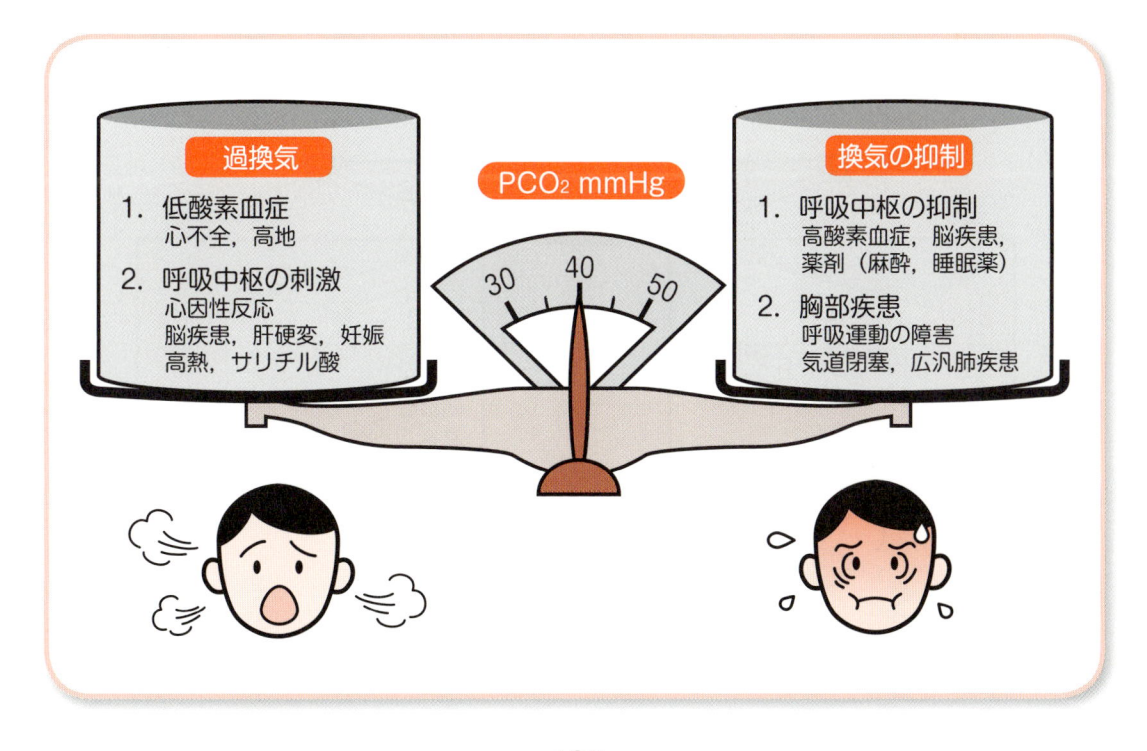

過換気	PCO_2 mmHg	換気の抑制
1. 低酸素血症 　心不全，高地 2. 呼吸中枢の刺激 　心因性反応 　脳疾患，肝硬変，妊娠 　高熱，サリチル酸	30　40　50	1. 呼吸中枢の抑制 　高酸素血症，脳疾患， 　薬剤（麻酔，睡眠薬） 2. 胸部疾患 　呼吸運動の障害 　気道閉塞，広汎肺疾患

8-11. 不揮発性の酸〔H^+〕排泄に影響する因子

出口と入口は見解の相違

　不揮発性の酸を排泄できるのは，腎臓以外にはない．このため酸塩基平衡の調節と維持において，腎機能が障害されていないことが必要条件である．

　腎臓からの酸排泄が減少するというのは，滴定酸やNH_4の形で排泄が減る場合に加えて，HCO_3再吸収の抑制される場合も同じ意味をもつことになる．理由はHCO_3再吸収と交換に管腔内にH^+が分泌されるためである．逆に，腎臓からの酸排泄が増加するというのは，滴定酸やNH_4の形で排泄が増す場合とHCO_3再吸収が亢進する場合も同じ意味がある．このようなH^+排泄に影響する因子は多数ある．

1）酸排泄を減少させる因子

　HCO_3再吸収の抑制に関係するのは，細胞外液量（有効循環血漿量）の増大が有名である．この状態では近位尿細管でのNa再吸収は抑制され，これと並行してH^+分泌量も減少する．この結果，HCO_3の再吸収も抑制される．

　体液量の変化とは無関係に，体内K量の程度とHCO_3再吸収量は逆相関する．K過剰時にはHCO_3の再吸収は低下する．そのほかにもPCO_2の低下，副甲状腺ホルモン（PTH），低Ca血症，炭酸脱水酵素阻害薬もHCO_3再吸収を抑制する．

　遠位部ネフロンでのH^+分泌を抑制する因子は，アルドステロンの欠乏が有名である．K過剰や遠位部ネフロンへのNa負荷量の減少も Na-K/H^+の分泌を低下させ，H^+分泌の減少を生じる．

2）酸排泄を増加させる因子

　細胞外液量の減少やClの欠乏時には，近位尿細管のHCO_3再吸収は促進し，結局H^+分泌が増すことになる．PCO_2の増加，K欠乏，副甲状腺ホルモンの欠乏，高Ca血症もHCO_3再吸収を促進する．

　遠位部ネフロンでのH^+分泌亢進はアルドステロンなどの副腎皮質ホルモンの分泌過剰時に認められる．これはNa-K/H交換が促進されるためである．ほかに，遠位部ネフロンへのNa負荷量の増大や尿細管管腔内の難吸収性陰イオンの増加もH^+分泌促進性に作用する．

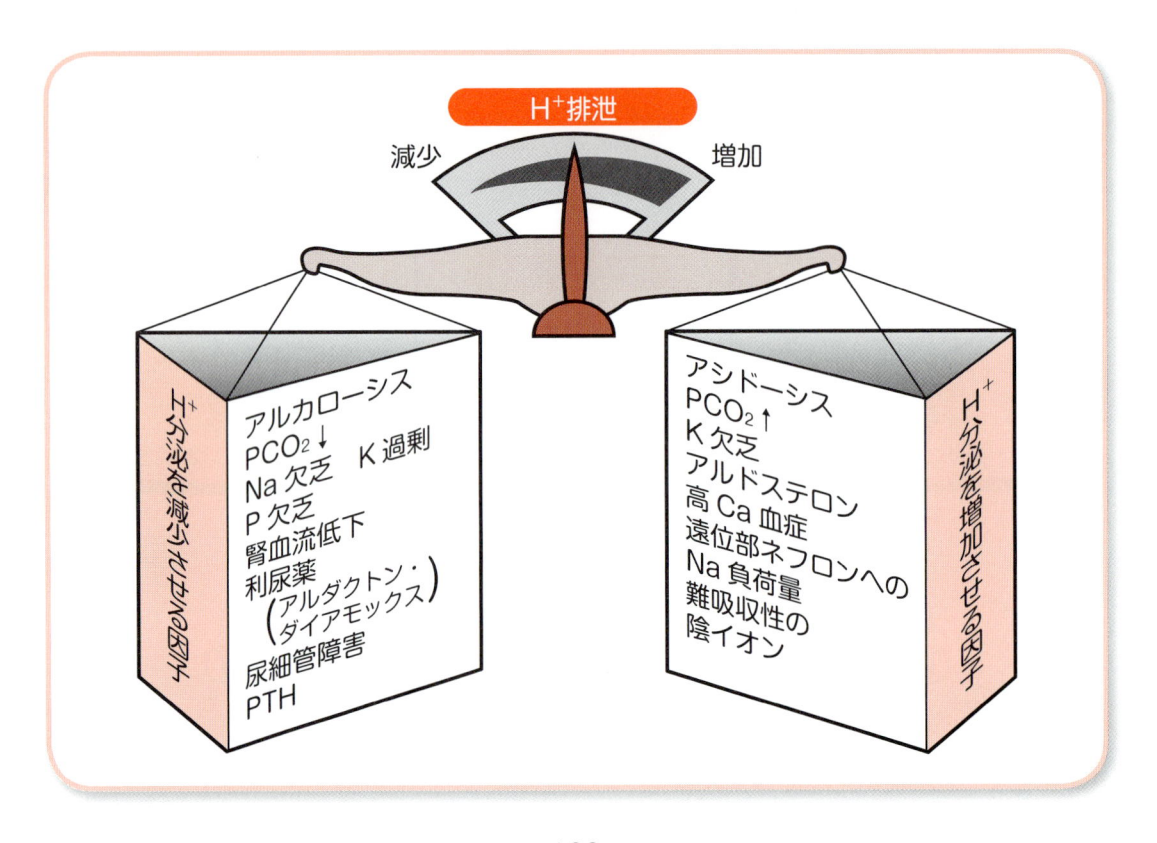

H^+排泄

減少　　　増加

H^+分泌を減少させる因子
- アルカローシス
- PCO_2↓
- Na欠乏　K過剰
- P欠乏
- 腎血流低下
- 利尿薬（アルダクトン・ダイアモックス）
- 尿細管障害
- PTH

H^+分泌を増加させる因子
- アシドーシス
- PCO_2↑
- K欠乏
- アルドステロン
- 高Ca血症
- 遠位部ネフロンへのNa負荷量
- 難吸収性の陰イオン

8-12. 酸排泄に関する輸送体，チャネルについての遺伝子情報

複雑過ぎて……

近年，酸排泄（H^+排泄）に関係する輸送体やチャネルの詳細が解明され，理解するのに一苦労の状況にある．

近位尿細管の管腔側でNa輸送と交換にH^+を排泄するNa/H交換輸送体（NHE-3）が明らかになり，HCO_3の細胞内から血管側への移動はNa/3HCO_3共役輸送体（NBC-1）の存在が確認されている．

遠位，集合尿細管では管腔側にあるH^+-ATPaseにより能動的にH^+が排泄される．細胞内ではH_2CO_3からH^+とHCO_3^-が生成される反応が進む．このHCO_3は基底膜側にあるHCO_3/Cl交換輸送体により間質に吸収される．この構造も明らかにされ（Band3.AE-1），その異常が遠位尿細管性アシドーシスを招くことが示されている．

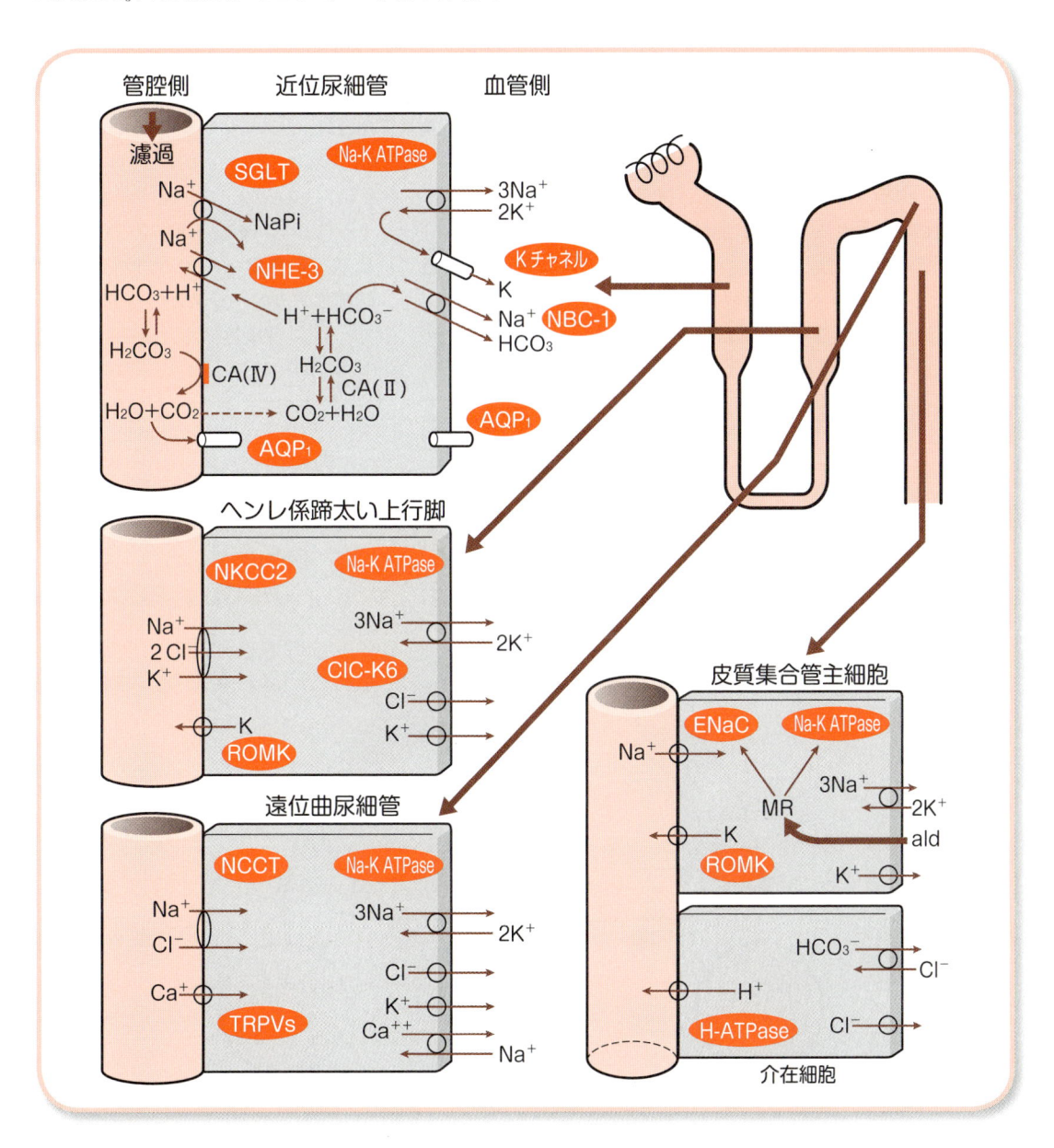

8-13. 単純性の酸塩基平衡異常

基本が大切

酸塩基平衡の障害は血液pH，PCO_2，$[HCO_3]$の3つのパラメーターの変化により，4種類の病型が生じる（**単純性酸塩基平衡異常**），日常臨床，特に重篤な疾患時においては，単純性の型が複雑に組み合わさっているので解釈は難しくなる．しかしそのためにはこの4種の基本形をマスターしておくことが，先決である．

正常時の血液ガス成績は，pH7.35〜7.45，PCO_2 35〜45 mmHg，$[HCO_3]$ 22〜26 mEq/lである．酸塩基平衡異常時にはPCO_2と$[HCO_3]$は種々変化し，その程度に応じて血液pHが決まる．先に述べたように肺または腎臓の代償作用により，$[HCO_3]$/PCO_2比を20とすることができれば，血液pHは正常範囲内に維持される．この状態は**代償された酸塩基平衡**の状態という．

肺または腎臓が代償できる程度以上の酸塩基平衡の異常時には，血液pHはもはや正常範囲内に留まってはいられない．血液pHが7.35未満の場合を**酸血症** acidemia といい，血液pHが7.45以上の場合を**アルカリ血症** alkalemia という．このように血液pHの正常化を達成できなくなった状態を，**代償不全の状態**と呼ぶ．

さて酸塩基平衡異常は多くの原因から生じるが，これらは血液ガスの成績と酸塩基平衡の障害の原因となる何らかの病歴上のヒントや基礎疾患から鑑別診断することができるはずである．

① **代謝性アシドーシス**：何らかの原因により一次的に$[HCO_3]$が減少し，これと並行して二次的にPCO_2も低下する．血液pHは7.35未満を示す．つまり血液pH↓，PCO_2↓，$[HCO_3]$↓のパターンを示す．

② **代謝性アルカローシス**：何らかの原因により一次的に$[HCO_3]$が増加し，二次的にPCO_2も増加している．血液pHは7.45以上を示す．つまり血液pH↑，PCO_2↑，$[HCO_3]$↑のパターンを示す．

呼吸性の酸塩基平衡異常はPCO_2の変化が一次的に生じる．**呼吸性アシドーシス**は，血液pH↓，PCO_2↑，$[HCO_3]$↑，**呼吸性アルカローシス**は血液pH↑，PCO_2↓，$[HCO_3]$↓のパターンを示す．

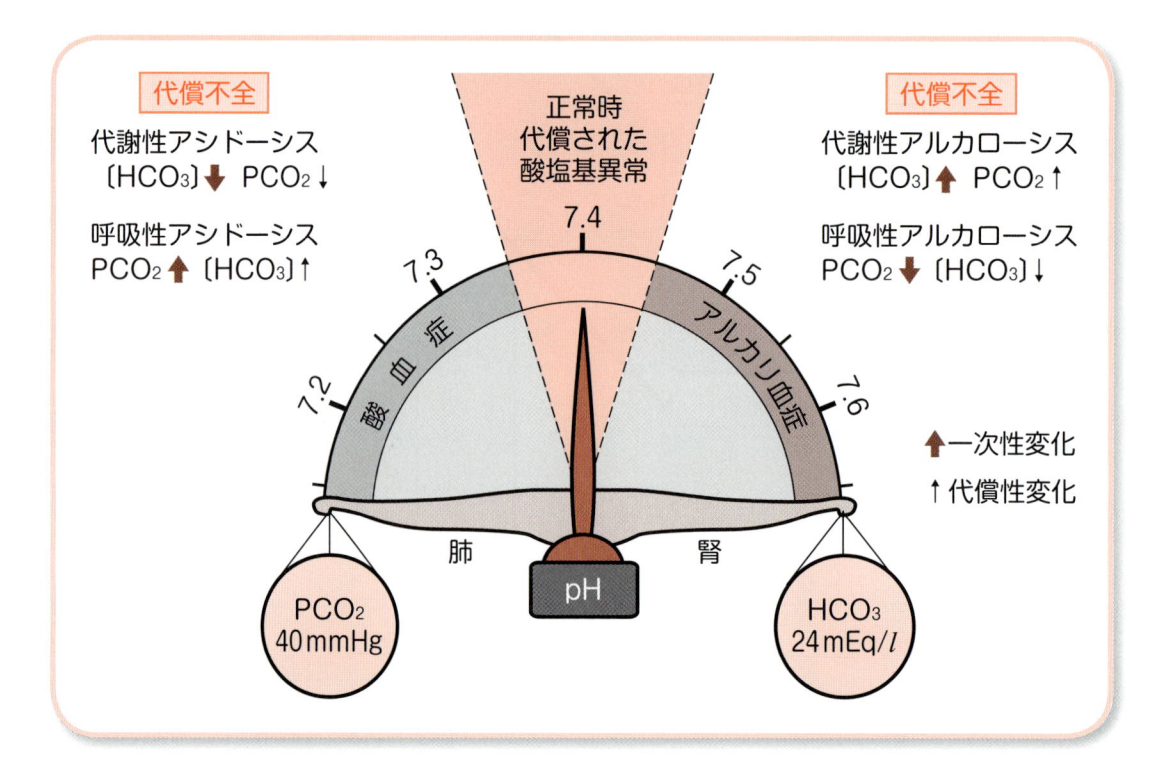

8-14. 赤血球における緩衝作用

幾重にもあるバリア

細胞外液の緩衝系は主として炭酸-重炭酸緩衝系が重要な役割を果たしているが，この緩衝系以外にもリン酸系，タンパク質系，ヘモグロビン系の緩衝系が知られている．これらは主として細胞内液中で作用し，細胞内の酸塩基平衡を維持する．

① **リン酸系の緩衝作用**：これは HPO_4^{--} と $H_2PO_4^{-}$ からなる緩衝系で次のような反応を生じる．

$$H_2PO_4^{-} \rightleftarrows HPO_4^{--} + H^+$$

この反応式を Henderson-Hasselbalch の式で表すと，

$$pH = pK' + \log\frac{[HPO_4^{--}]}{[H_2PO_4^{-}]} \quad (pK' = 6.8)$$

となる．この緩衝系は，正常の細胞外液中ではリン酸の血中濃度が低く，腎臓の調節速度も遅いため有効な緩衝系としては機能しない．しかし細胞内液中には有機リン酸が多いため，細胞内液の緩衝系としては重要となる．

② **タンパク質系の緩衝作用**：タンパク質は両性荷電を示し，酸として解離するアミノ基（-NH₂）と塩基として解離するカルボキシル基（-COOH）を有している．タンパク質の等電点は pH<7.40 であるため，正常血漿中では陰性に荷電していることになる．タンパク質にはアミノ基やカルボキシル基以外にも多くの緩衝基をもつものがあり，それぞれの pK' 値に違いがある．体液の緩衝作用に有用なものは，pK' が 7.4 に近いヒスチジンが知られている．

③ **ヘモグロビン系の緩衝作用**：これは赤血球内で行われる特殊な緩衝系である．細胞や組織内で発生した CO_2 は細胞内より血漿中に拡散し，血漿中より赤血球内に流入した CO_2 は炭酸脱水酵素（CA）のはたらきにより $CO_2 + H_2O \rightarrow H_2CO_3$ となる．ここで酸化型ヘモグロビン（HbO_2）の作用により $H_2CO_3 \rightarrow H^+ + HCO_3^-$ に解離し，HbO_2 は組織内に O_2 を供給して還元型ヘモグロビンとなる．

赤血球内に生じた HCO_3^- は濃度勾配にしたがって血漿中に拡散するが，細胞内の陽イオンと陰イオン平衡の維持のために，HCO_3^- の代わりに Cl^- が血漿中より赤血球内に入りこむことになる．このように末梢組織における O_2 と CO_2 の交換が行われる場合，赤血球の中では HCO_3^- と Cl^- の交換が行われる．この交換を **chloride shift** という．一方，肺胞においては，還元型ヘモグロビンが O_2 と結合し，赤血球内の CO_2 が肺胞内に拡散する．この場合は血漿中の HCO_3^- が赤血球に入り，これと交換に Cl^- が血漿中に流出する．このように O_2 と CO_2 の交換は chloride shift を介して行われている（**生物学的緩衝作用**）．

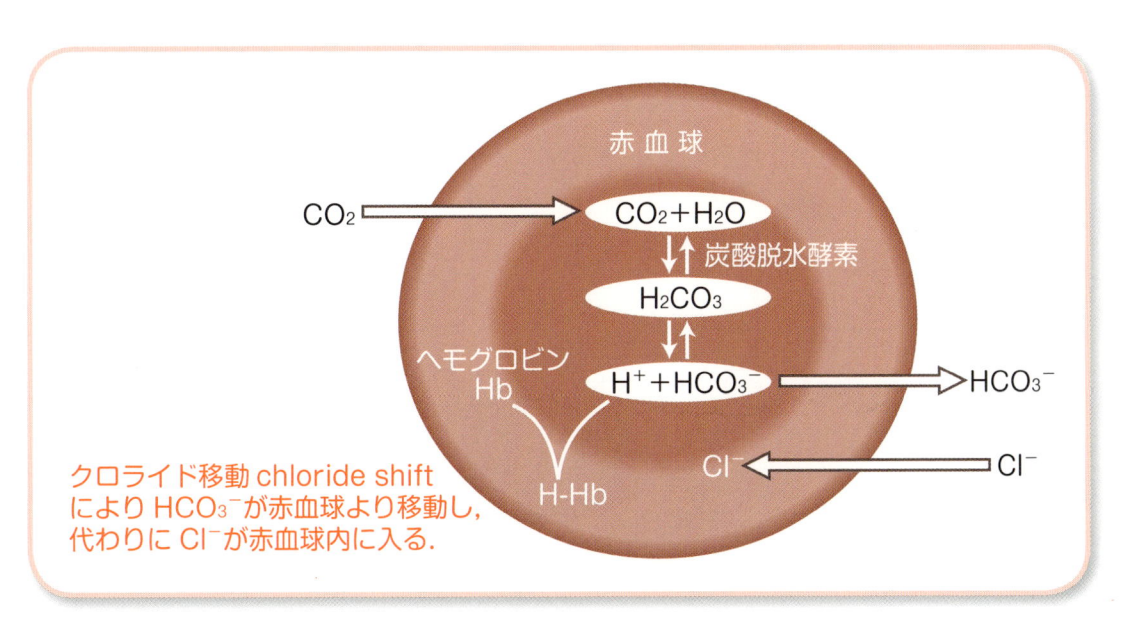

クロライド移動 chloride shift により HCO_3^- が赤血球より移動し，代わりに Cl^- が赤血球内に入る．

8-15. 酸塩基平衡異常時の細胞内外のH$^+$濃度

NaHK の変動

酸塩基平衡の異常があると，細胞内外の緩衝作用を受け，細胞内外で電解質の移動の生じることが知られている．特にH$^+$とKとの関連は強く，腎臓からの排泄にしろ，細胞内代謝にしろH$^+$がKに，あるいはKがH$^+$に影響しあうことが認められる．

細胞内外でのH$^+$とKの交換について，まずH$^+$濃度の異常が存在する場合に，どのようにKに影響するかをみることにしよう．

代謝性アシドーシスでは細胞外液のH$^+$濃度が増加している状態である．H$^+$は細胞内緩衝作用を受けるために濃度勾配的に細胞内液中へ流入する．この場合，細胞内外の電気的平衡を保つために，細胞内よりNaとKが遊出する．このようにしてNaが細胞外液中に移動しても，細胞外液中のNa濃度は大きいため，細胞外液のNa濃度が著しく変化することはない．

ところが細胞外液中のK濃度は低いため，このような移動によっても影響を受け，血清K濃度は上昇することになる．つまり**アシドーシスが存在すると，H$^+$が細胞外より細胞内に移動するとの交換に，KとNaは細胞内より細胞外に移動する**のである．

これに対して代謝性アルカローシスでは，細胞外液中のH$^+$濃度が減少している状態である．このため，細胞内液中に多く含まれているH$^+$は細胞外液中に流出することになる．この場合も細胞内外の電気的平衡を維持するために，H$^+$の流出と交換にNaとKは細胞内に流れ込む．

この際にも，血清Na濃度の変化は少ないが，血清K濃度は細胞内へのK流入の結果，低K血症の傾向をみる．つまり**アルカローシスが存在すると，細胞内より細胞外液中にH$^+$が移動するのと交換に，KとNaが細胞外より細胞内に移動する**ことになる．

このように細胞内外のK濃度とH$^+$濃度（pH）の間には密接な関係のあることが認められる．一般的に，**血液 pH が 0.1 低下（上昇）すると血清 K 濃度は 0.6 mEq/l 増加（減少）する**という関係にあるという．ところがpHの値は代償作用などにより変化するので，pHよりもむしろHCO$_3^-$濃度との関連の方が強いという指摘もある．

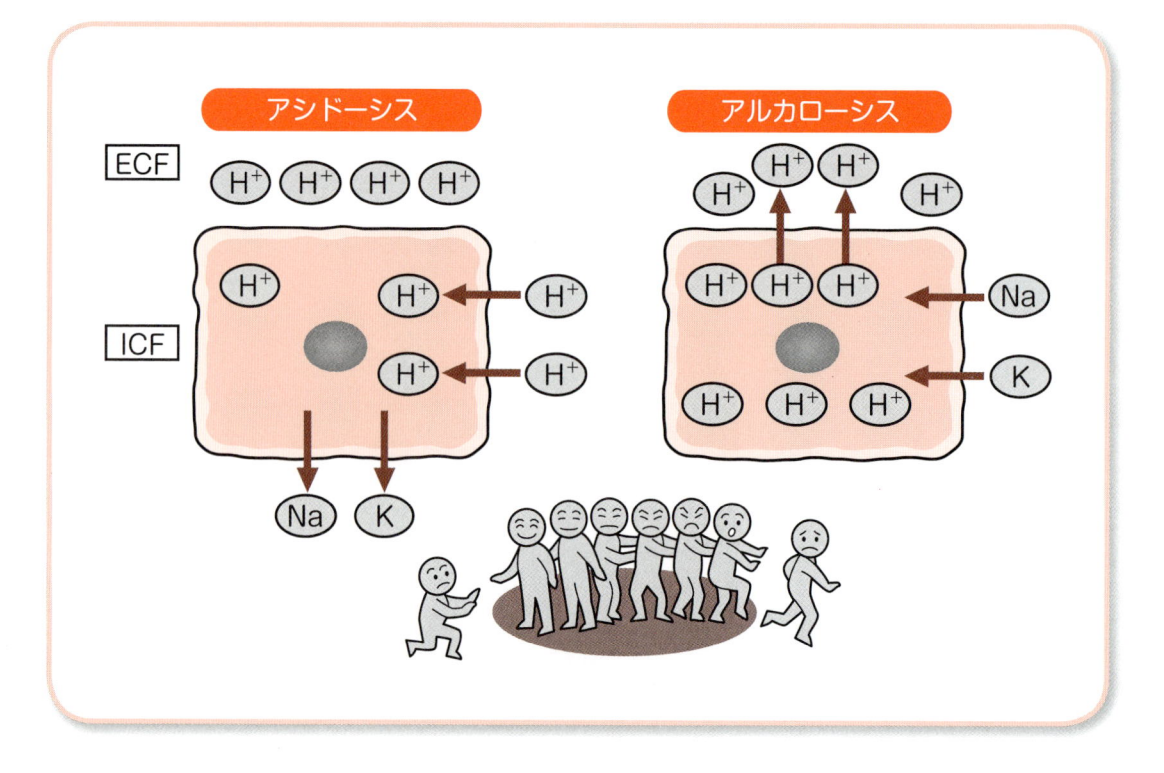

8-16. 酸塩基平衡異常 と 細胞内外のK移動

鏡の中の鏡の世界

酸塩基平衡の異常と細胞内外のK移動の関係は，前頁と逆の見方をすることもできる．血清K濃度が第一義的に変化した場合も，KとH$^+$には細胞内外の移動が生じるのである．

高K血症あるいは急性K負荷の場合には，細胞外液中のKは多い．この場合には細胞外液中より細胞内にKが移動し，細胞内外の電気的平衡関係を保つように，細胞内よりH$^+$が細胞外液中に移動する．この結果，細胞外液はH$^+$の多い状態（acidemic），細胞内液はH$^+$の少ない状態（alkalemic）となる．

これに対して，低K血症あるいはK欠乏の場合には，細胞外液中のKは少ない．この場合にみられる反応は，細胞外液のKを一定に保つようにすることである．細胞内液中よりKは細胞外液に移動するが，細胞内外の電気的平衡を保つように細胞外液よりH$^+$が細胞内液中に移動する．この結果，細胞外液はH$^+$の少ない状態（alkalemic），細胞内液はH$^+$の多い状態（acidemic）となる．

このような細胞内外にみられる陽イオンの移動についてはCookeらの研究がある．すなわち，低K血症を伴う代謝性アルカローシスにおいて細胞内から移動したK 3 mEqに対して，細胞外よりNa 2 mEqとH$^+$ 1 mEqが細胞内に入り込み，細胞内の電気的平衡を補充するというものである．

しかしいつも一定の割合でNaとH$^+$が交換的に補充されるわけでもなく，H$^+$の代わりにリジンのようなアミノ酸が交換される場合もある．K欠乏時には細胞内より移動したKと交換に，NaとH$^+$が置きかわるように細胞内に移動するとされる．

以上のように**アシドーシスがあると細胞外液は高K血症が生じやすく，高K血症があるとアシドーシスが出現しやすくなる．逆にアルカローシスがあると細胞外液は低K血症を生じやすく，低K血症（K欠乏）があるとアルカローシスを出現しやすくする．**しかも高K血症の場合は細胞外液はアシドーシスになるが，細胞内液中ではアルカローシスの傾向となる．低K血症の場合は細胞外液はアルカローシスとなるが，細胞内液中ではアシドーシスの傾向になる．

KとH$^+$の交換は無限の循環を繰り返す不思議な世界に陥ることになる．アシドーシスとアルカローシスあるいは高K血症と低K血症という鏡面対称を示す，鏡の中にある鏡の世界である．

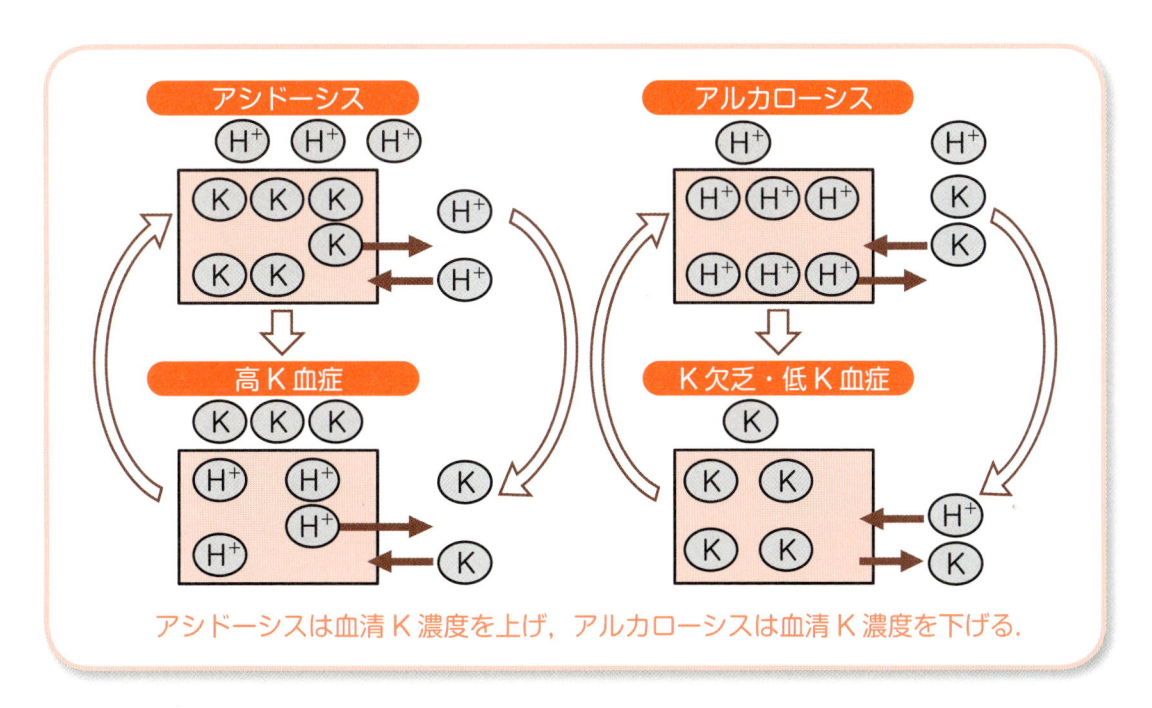

アシドーシスは血清K濃度を上げ，アルカローシスは血清K濃度を下げる．

8-17. 酸塩基平衡異常時の尿pH

特例を捜せ

　酸塩基平衡の異常は血液ガス検査により確認することができる．血液 pH が正常範囲内より低下した場合（pH<7.35）を**酸血症（アシデミア）**，上昇した場合（pH>7.45）を**アルカリ血症（アルカレミア）**という．ところが，血液 pH が正常範囲内にあっても，酸塩基平衡の異常がないとはいえない．このような状態は肺や腎による代償作用が十分に行われた場合あるいは単純性酸塩基平衡異常ではなく，2つ以上の酸塩基平衡異常が合併した混合性の場合である．

　酸塩基平衡の異常があるか否かは，基礎疾患や症候・服用薬物などの病歴から疑われる．疑いがあれば臆せずに，血液ガス検査を実施して確認することである．尿 pH を検討することも大切である．ただし，この尿 pH の検査は持続性に酸性またはアルカリ性を示したとしても，必ずしも病的でない．

　例えば，健康人の早朝起床時の尿 pH は酸性である．長期間にわたって酸性食品のみを摂取している人でも，尿 pH は酸性となる．逆にアルカリ性食品ばかりを大量に摂取している人では，尿 pH はアルカリ性を示すであろう．このような病的とはいえない状態の血液 pH は当然正常であり，血液ガスのそのほかのパラメータも正常範囲内にある．

　酸塩基平衡異常が存在している場合に，尿 pH の測定が有意義な場合がある．代謝性アシドーシスであれ，呼吸性アシドーシスであれ，アシドーシスが存在する場合には体内の過剰な H^+ を排泄するため腎臓が H^+ の排泄を増加させることは理にかなったものである．したがって一般的にはアシドーシス時の尿の pH は酸性を示す．

　全身的にアシドーシスが存在するのに，尿 pH が酸性を示さないのは異常である．正常では尿 pH は 5.5 以下に低下させることができるが，アシドーシス下でもこの程度まで低下させることができない状態を**尿酸性化の障害**があるという．この典型は尿細管性アシドーシス（I 型）に認められる．

　アルカローシスでは尿 pH は一般的にアルカリ性を示す．ところが高度な K 欠乏時の代謝性アルカローシスでは酸性（**矛盾性酸性尿**）を示す．

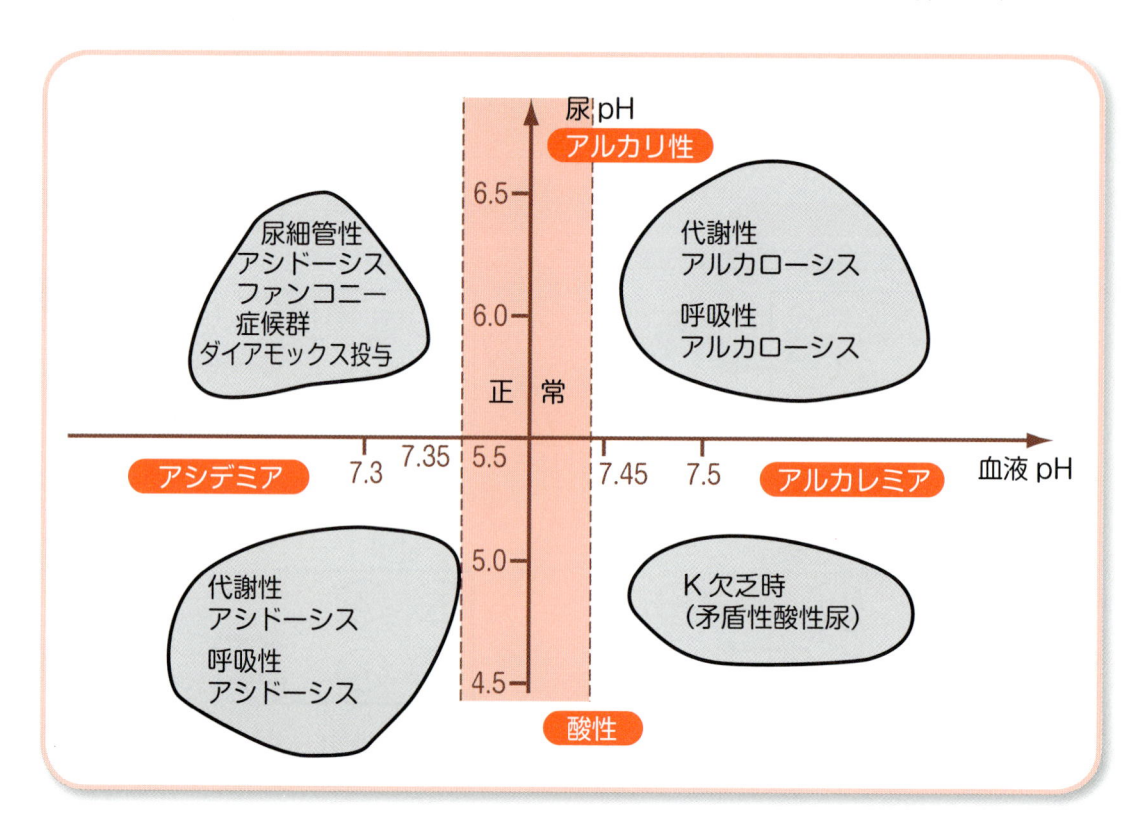

8-18. アシドーシス と アルカローシスの成因

帳尻あわせ

酸塩基平衡の異常には H⁺ 濃度の上昇（pH の低下）したアシドーシスと H⁺ 濃度の低下（pH の上昇）したアルカローシスに大別できる．それらの原因により呼吸性と代謝性に分けられるため，4 種類の病型が区別される．

アシドーシスの成因は ① 体内への酸負荷の増加，または ② 塩基の喪失である．体内への**酸負荷の原因**も，ⓐ 外因性に酸が負荷される場合，ⓑ 体内での酸産生が亢進して，内因性の酸が負荷される場合，ⓒ 酸の排泄が障害される場合に分けられる．これらの原因は多数あり，ⓐ〜ⓑが合併して生じる場合もある．

アルカローシスの成因は ① 体内への塩基の負荷量増加，あるいは ② 酸の喪失である．体内への**塩基の負荷**についても，ⓐ 外因性にアルカリ化剤を投与した場合とⓑ 腎臓から HCO₃ 再吸収の亢進する内因性の負荷の場合がある．これらの原因は多数あるので図を参照してもらうことにする．

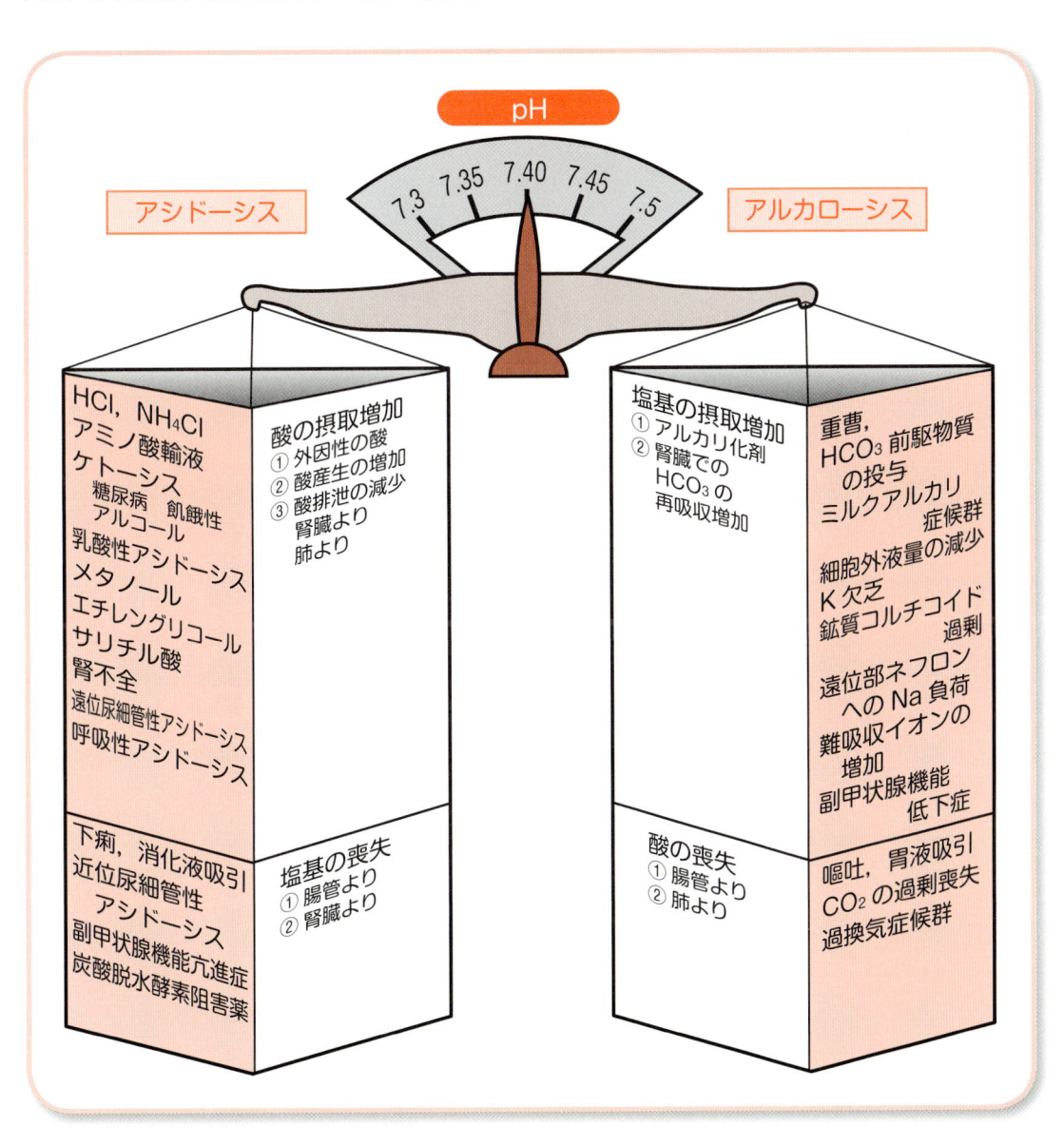

---

pH 7.3　7.35　7.40　7.45　7.5

【アシドーシス側】

酸の摂取増加
① 外因性の酸
② 酸産生の増加
③ 酸排泄の減少
　　腎臓より
　　肺より

- HCl, NH₄Cl
- アミノ酸輸液
- ケトーシス
  - 糖尿病　飢餓性
  - アルコール
- 乳酸性アシドーシス
- メタノール
- エチレングリコール
- サリチル酸
- 腎不全
- 遠位尿細管性アシドーシス
- 呼吸性アシドーシス

塩基の喪失
① 腸管より
② 腎臓より

- 下痢, 消化液吸引
- 近位尿細管性アシドーシス
- 副甲状腺機能亢進症
- 炭酸脱水酵素阻害薬

【アルカローシス側】

塩基の摂取増加
① アルカリ化剤
② 腎臓での HCO₃ の再吸収増加

- 重曹, HCO₃ 前駆物質の投与
- ミルクアルカリ症候群
- 細胞外液量の減少
- K 欠乏
- 鉱質コルチコイド過剰
- 遠位部ネフロンへの Na 負荷
- 難吸収イオンの増加
- 副甲状腺機能低下症

酸の喪失
① 腸管より
② 肺より

- 嘔吐, 胃液吸引
- CO₂ の過剰喪失
- 過換気症候群

8-19. アシドーシスの症候

手痛い代償

酸塩基平衡異常のうち，体内に H^+ が過剰に蓄積した状態をアシドーシスという．体液の恒常性の維持という生体にとっての基本的な環境が維持されないと，細胞や種々の臓器・組織に悪影響が出現することは明らかである．

アシドーシス時に生体に認められる症候は多数ある．このことからも，いかに酸塩基平衡の調節が重要であるかが理解できる．

中枢神経系では脳血管拡張，脳血流の増加，脳圧亢進が生じ，これに伴う症候がみられる．**心血管系**では心収縮力の低下，血圧変動，不整脈などの反応が認められる．**腎臓**においては糸球体濾過値や腎血流の低下がみられ，乏尿傾向となる．酸排泄を増加させるような反応も認められる．呼吸器系への反応は，肺の代償作用としての過換気が生じ，**Kussmaulの大呼吸**としてよく知られている．このような呼吸促進とともに，肺血管抵抗の増大，肺高血圧へと進展する．

内分泌・代謝系への影響にはカテコールアミンや副腎皮質ホルモンの分泌亢進，インスリン抵抗性の増大が認められる．高K血症の併発とイオン化Caの増加もよく知られている．アシドーシスの存在は骨アルカリを放出し，アシドーシスを抑制するように骨は作用するが，その代償として骨脱灰や骨粗鬆症という病態を生じる．また $Hb-O_2$ 解離曲線を右方に推移させ，組織の低酸素血症を防ぐような反応も認められる．

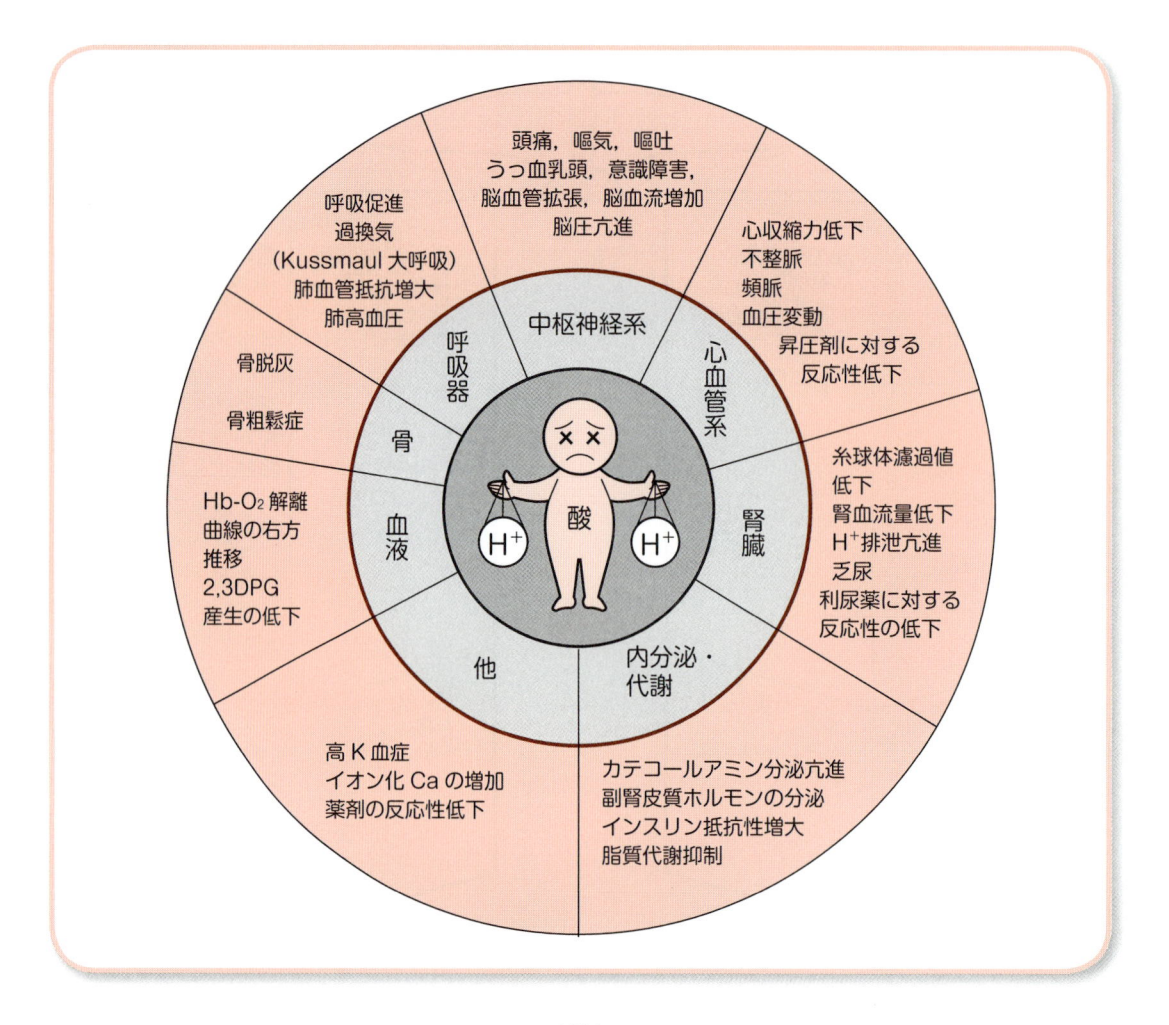

8-20. 代謝性アシドーシスの原因

溜まっているのは？

代謝性アシドーシスとは何らかの原因により，第一義的に血漿〔HCO_3〕が減少し，〔H^+〕が増加するような病的過程をいう．血液ガス検査を行うと，代償作用が十分行われなければ，pH低下，PCO_2低下，〔HCO_3〕減少という成績が得られる．

代謝性アシドーシスは〔HCO_3〕の減少が基本となるがこの機序は，①外から酸が加わるか体内で酸の産生が増加する場合，②消化管あるいは腎臓から HCO_3 が失われる場合，③細胞外液の〔HCO_3〕が希釈された場合に区別される．

代謝性アシドーシスの成因は多く，日常臨床でしばしば遭遇する．このため原因となる基礎疾患を覚えておくと，疑いのある場合に血液ガス検査を実施し，迅速に診断することが可能となる．

病態生理学的には，代謝性アシドーシスは AG を利用して分類される．**AG が増加する型**は，尿毒症性アシドーシス，糖尿病性ケトアシドーシス，乳酸性アシドートス，薬物中毒による場合である．これに対して，**AG が正常範囲内にある型**は，持続する高度の下痢や腸液喪失，尿細管性アシドーシス，尿管結腸瘻，炭酸脱水酵素阻害薬，高 Cl 性アミノ酸含有の高カロリー輸液，NH_4Cl や $CaCl_2$ などの薬剤投与の場合がある．

AG が増加した型では，血清 Cl 濃度は正常範囲内にあり，正 Cl 血症性代謝性アシドーシスという．AG が正常な型では，血清 Cl 濃度は増加しており，高 Cl 血症性代謝性アシドーシスという．したがって代謝性アシドーシスが存在していれば，血清 Cl 濃度をみることによっても両者を区別することができる．

AG の増加した型であっても，アシドーシスの成因，基礎疾患によって AG の中身に違いがある．尿毒症性アシドーシスの場合には，リン酸や硫酸が AG を構成している．糖尿病性アシドーシスでは，ケト酸であり，乳酸性アシドーシスでは乳酸が主要な成分である．サリチル酸，メチルアルコール，エチレングリコールなどの薬物中毒によるアシドーシスでは，乳酸や蟻酸のような有機酸が AG の成分となっている．

1. **AG の増加する型**
   糖尿病性ケトアシドーシス，乳酸性アシドーシス，
   尿毒症性アシドーシス
   薬物中毒（サリチル酸，メチルアルコール，
   　　　　　エチレングリコール）

2. **AG の増加しない型**
   下痢，腸液喪失
   尿細管性アシドーシス（近位型，遠位型）
   尿管結腸瘻
   炭酸脱水酵素阻害薬（ダイアモックス）
   高カロリー輸液（Cl 含有のアミノ酸輸液剤）

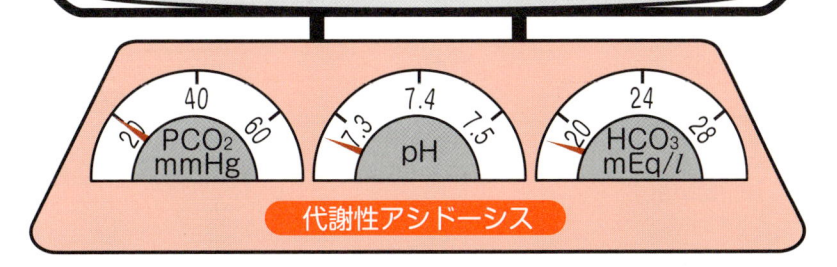

代謝性アシドーシス

酸塩基平衡の調節機構とその異常

8-21. 糖尿病性ケトアシドーシスの成因と病態

口臭に気をつけて

糖尿病性ケトアシドーシス（DKA）は，インスリン分泌の低下により糖代謝異常を招く結果，血中にケトン体が蓄積することにより生じる．糖尿病ではこのケトアシドーシス以外にも，多彩な水・電解質代謝異常がみられ，総合的な体液管理が必要になる．

糖尿病の基本的な病像は，インスリン欠乏に基づく高血糖が出発点である．高血糖による浸透圧利尿や高浸透圧血症による細胞内外の電解質移動により，脱水症，尿中へNa, K, Mg, Pなどを過剰喪失し，多種多様な水・電解質異常が認められる．

酸塩基平衡に対しては，糖利用障害の結果，タンパク代謝や脂肪代謝が促進され，特に遊離脂肪酸が脂肪組織より大量に放出される．脂肪酸は肝臓のミトコンドリア内でアセチルCoAを経て，ケトン体に代謝され，等量のH^+を形成する．H^+は血中の緩衝系において緩衝作用を受ける．この結果，ケトン体が増加した分だけ血漿〔HCO_3〕は減少し，ケトン体によるAGが生じることになる．これがケトアシドーシスの発生機序である．

ケトン体というのはアセト酢酸，β-ヒドロキシ酪酸およびアセトンを総称したものである．このうちアセトンはアセト酢酸から脱カルボキシル化して生じるが，イオン化しておらず，酸でもなく，大部分は肺より排泄されるため，酸塩基平衡の異常には影響しない．これらのケトン体が血中に異常に蓄積した状態が**ケトン血症**であり，尿中に排泄されれば**ケトン尿**となる．この状態が**ケトアシドーシス**であり，呼気中に特有のアセトン臭がある．

AGの著しい増加を伴った糖尿病性アシドーシスが存在する場合に，直ちにDKAと診断してはいけない．DKAの診断にはケト酸の確認が必要で，これは**ニトロプルシド反応**を検査することにより確めることができる．ところが同様の糖尿病性アシドーシスにもかかわらず，ニトロプルシド反応が弱陽性か陰性を示す場合がある．このような場合には**β-ヒドロキシ酪酸性アシドーシス**を疑うべきである．理由はβ-ヒドロキシ酪酸はこの反応に十分反応しないためである．

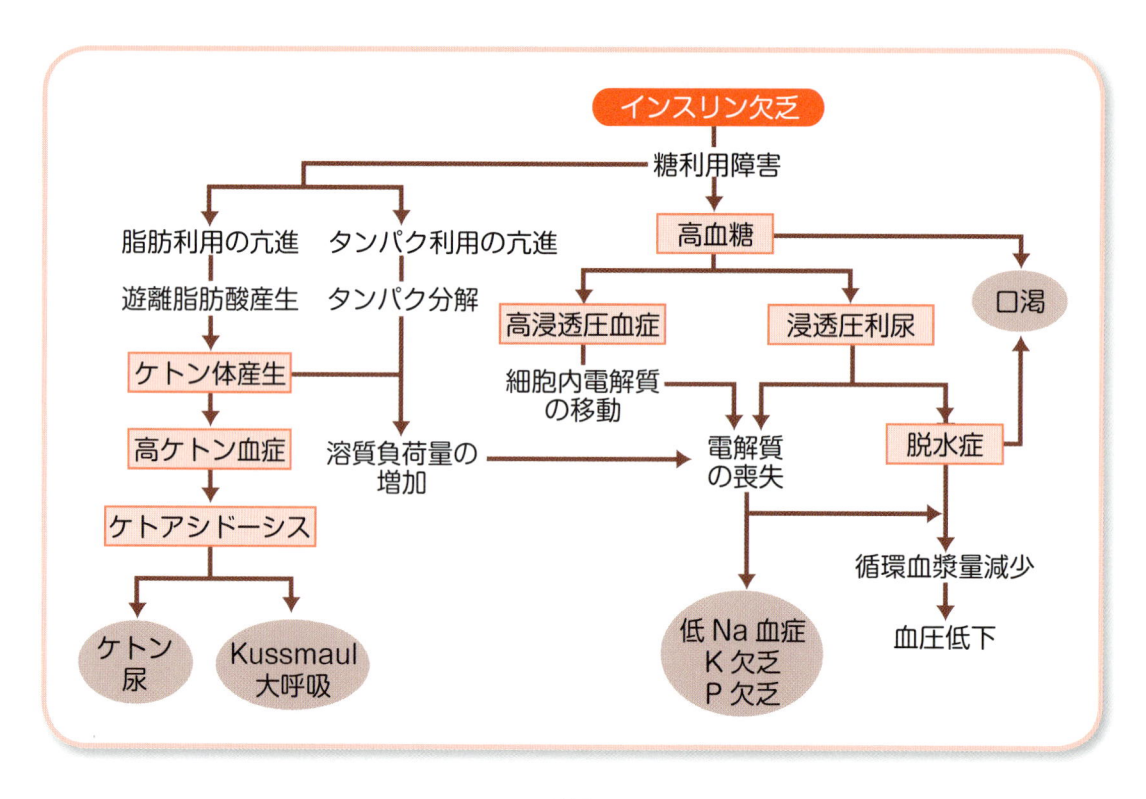

8-22. 糖尿病性アシドーシスの鑑別

ルビンの壺

この表の上に書かれているカットは心理学の本によく見られる有名な図である．この図には2人の横顔と壺が描かれているが，同時に両方の図を見ることはできない．一方を注視すれば，他方は不思議に消失してしまう．

さて糖尿病にみられる水電解質異常の特徴的な病態には，糖尿病性ケトアシドーシスと非ケトン性高浸透圧性昏睡とがある．いずれも緊急的治療を必要とする病態で，著しい高血糖が認められる．この両者の臨床的な症候は類似した部分が多いが，決定的に異なることは前者ではケトン血症，著しいアシドーシスの存在，ケトン尿症がみられる点である．

糖尿病患者が著しい高血糖，脱水症，昏睡状態で緊急入院した場合には，いずれの病態であるかを鑑別することが重要となる．表に示すように，細かく検討すると両者には発症の誘因，年齢などにも差異のあることがわかるはずである．

糖尿病性ケトアシドーシスの誘因は，インスリンの突然の中止，感染症，ストレス，食事の不摂生などがある．特にインスリン依存性の糖尿病患者，Britlle型といわれる血糖のコントロールがきわめて難しい不安定型の若年者に認めやすい．高血糖による浸透圧利尿を原因とする脱水症やケトン体の発生による呼気のアセトン臭も特徴である．検査上ではケトアシドーシスが著明で，尿中に強陽性のケトン体を認める．

これに対して，**非ケトン性高浸透圧性昏睡**では，脱水，感染症，利尿薬やステロイドなどの投与が誘因となる．この型はインスリン非依存性の糖尿病に多くみられ，高齢者にしばしば認められるという特徴がある．著しい脱水を特徴とするが，ケトン血症はみられないため呼気のアセトン臭はない．

検査上はアシドーシスは軽度で，ケトン尿はないか，ごく軽微な反応を示すだけである．なぜこの型にケトーシスが強くないのかは，インスリンにより脂肪酸の動員が抑えられているとか，ケトン体産生抑制因子が存在するなどが考えられている．

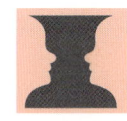

	糖尿病性ケトアシドーシス	非ケトン性高浸透圧性昏睡
誘因	インスリン中止，感染症，ストレス，食事不摂取，減量	脱水，感染症，利尿薬，ステロイドなどの投与，火傷
症状	口渇，多尿，多飲，体重減少，倦怠感，胃腸障害	倦怠感，頭痛，口渇，多飲，多尿，痙攣
徴候	脱水，呼気アセトン臭，血圧低下，Kussmaul大呼吸	高度脱水，ショック，呼気アセトン臭なし
発症	若年者　インスリン依存性糖尿病，不安定型に多い	高齢者　インスリン非依存性糖尿病に多い
検査	ケトン尿：(＃)～(＃) 血　糖：300～800 mg/dl 血漿浸透圧：高値 アシドーシス：著しい	ケトン尿：(−)～(±) 血糖：著しく高値 >600 mg/dl 血漿浸透圧：著しく高値 アシドーシス：軽度

8-23. 乳酸性アシドーシスの分類と原因

この道，通り抜けられません

　AGの増加を伴う代謝性アシドーシスには**乳酸性アシドーシス**もある．これは重症疾患の末期にしばしば認められる病態で，著しいAGの増加を示す．一般的なアルカリ化剤を投与してもアシドーシスの改善は不良である．このAGは乳酸の増加が原因であり，乳酸が過剰に産生されるか，あるいは乳酸の代謝が障害されていることによる．

　乳酸性アシドーシスは2つの病型が区別される．

　1）**type A**といわれるのは，**組織の血流障害と低酸素血症が原因**となったものである．心筋梗塞，左心不全，敗血症，脱水，一酸化炭素中毒などの原因があげられている．低酸素血症があるとどうして乳酸が増加するのであろうか．乳酸は糖代謝の経路で，ピルビン酸からのわき道にあたるところにある．この先は行き止まり状態にあるので，乳酸の濃度はピルビン酸の濃度と乳酸とピルビン酸の平衡関係により決まる．

$$\text{ピルビン酸} + \text{NADH} + \text{H}^+ \underset{}{\overset{\text{LDH}}{\rightleftarrows}} \text{乳酸} + \text{NAD}$$

　この反応式を変えるのは，乳酸脱水酵素（LDH）である．これを質量作用の法則に当てはめると，

$$\text{乳酸濃度} = \text{ピルビン酸濃度} \times J \frac{[\text{NADH}][\text{H}^+]}{[\text{NAD}]}$$

という関係式が導き出される．ここで示すNADとか[NADH][H$^+$]というのは酸化過程の一種のH$^+$受容体で，酸化還元の電位により決まる．酸素の供給不足により末梢組織が低酸素血症になると，細胞内の酸化還元の電位は低下し，還元状態となり，[NADH][H$^+$]/[NAD]比は増し乳酸濃度が上昇する．

　それでは血中濃度の増加は低酸素血症だけから生じるかというとそうではない．乳酸濃度を決めるのは，①ピルビン酸濃度の変化，②組織低酸素血症による[NADH][H$^+$]/[NAD]比の変化および③①と②の混合がある．①については解糖の亢進，PCO_2の低下，ピルビン酸やブドウ糖の投与などによって生じる．ピルビン酸が大量に存在すると乳酸への転換が増すことになる．

　2）**type B**というのは**酸素利用の障害あるいは原因不明のものである．**ピルビン酸は酸素が十分利用できれば解糖系のクレブス回路が循環して，最終的に水と二酸化炭素（CO_2）に分解される．正常血中乳酸濃度は約1 mEq/lでピルビン酸濃度は0.1 mEq/l程度である．乳酸性アシドーシスでは乳酸濃度の増加とともに，乳酸／ピルビン酸濃度比も著しく増加する．

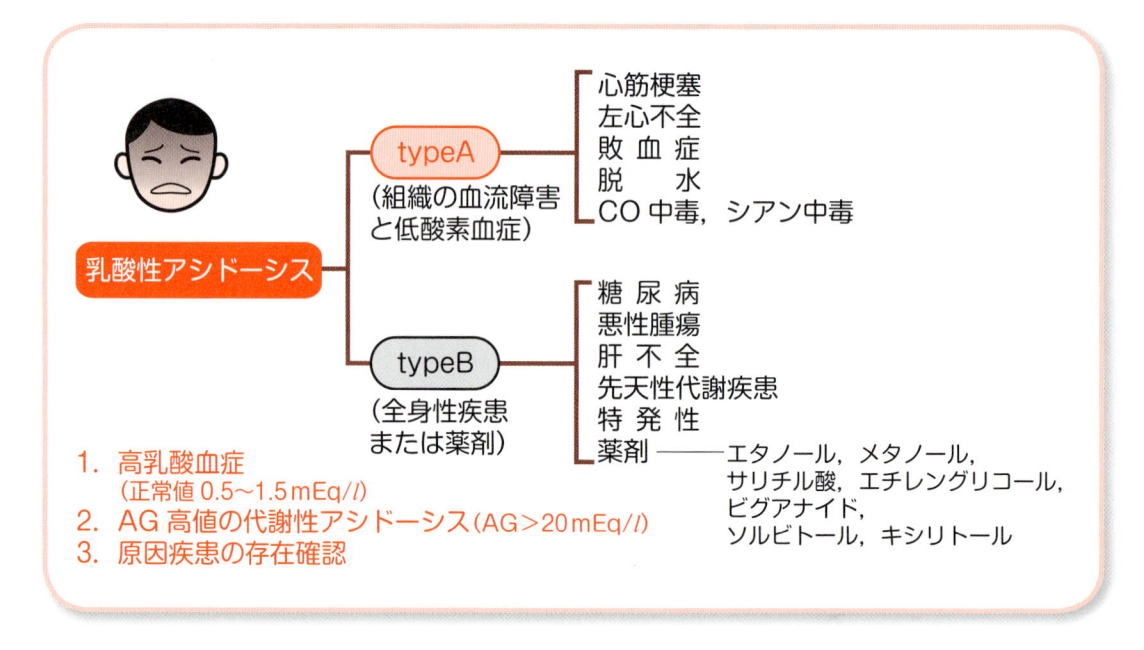

乳酸性アシドーシス

- **typeA**（組織の血流障害と低酸素血症）
  - 心筋梗塞
  - 左心不全
  - 敗血症
  - 脱水
  - CO中毒，シアン中毒

- **typeB**（全身性疾患または薬剤）
  - 糖尿病
  - 悪性腫瘍
  - 肝不全
  - 先天性代謝疾患
  - 特発性
  - 薬剤 —— エタノール，メタノール，サリチル酸，エチレングリコール，ビグアナイド，ソルビトール，キシリトール

1. 高乳酸血症（正常値 0.5〜1.5 mEq/l）
2. AG高値の代謝性アシドーシス（AG>20 mEq/l）
3. 原因疾患の存在確認

8-24. 慢性腎不全における水・電解質・溶質の排泄

4期のステージ

水・電解質代謝の調節の要である腎臓が荒廃した腎不全では，多種多様な水・電解質代謝の乱れが生じる．腎機能が徐々に廃絶していく慢性腎不全の過程では，**GFRの低下に伴って残存ネフロンの機能に適応現象が認められるため，かなり末期に至るまで調節が保たれる**．とはいっても腎の調節機能は物質による違いがあり，一様ではない．

例えば，尿素やクレアチニンのような溶質はGFRが正常の50％未満となると，血清濃度の異常をみる．GFRがさらに低下し30％未満になれば，血清濃度は著しい異常値を認めることになる．ところが水・電解質のバランスは残存ネフロンあたりの排泄率が増加するため，GFRが正常の30％程度に低下するまで正常に保たれている．

しかし予備力の低下は否めず，種々の負荷により容易にバランスを崩してしまう．つまり**調節域の幅が狭小化してくる**．このように腎機能の低下の程度により溶質調節の違いのあることから，一口に腎不全と片づけることはできない．このためGFRにしたがって病期（ステージ）が区分される．

古典的な病期分類は，**Seldinの分類**といわれるものである．これはGFRの低下度にしたがって4期に区別される．病態生理学的な説明にも有用なため，現在でも用いられている．GFRが正常の50％程度では**腎予備力の減少期**，GFRが正常の50～30％は**腎機能障害期**，GFRが正常の30～10％は**腎不全期**，GFRが正常の10％以下は**尿毒症期**と区分されている．現在ではCKD分類というのがあるが，1～5期に区分されている．

電解質代謝に多彩な異常を認めるようになるのは腎不全期になってからである．それまでの段階は病腎ながらも，代謝機序により何とかバランスを維持している．最初に異常が出現しやすい電解質はCa，P，H$^+$があげられる．腎機能の障害された末期近くまで，バランスが保たれるのはNa，Kである．

このように電解質の種類によって排泄パターンの違いがみられるのは，腎臓がホルモンなどの助けを借りてどのようにして各々の電解質に対処していくかにより決まってくる．

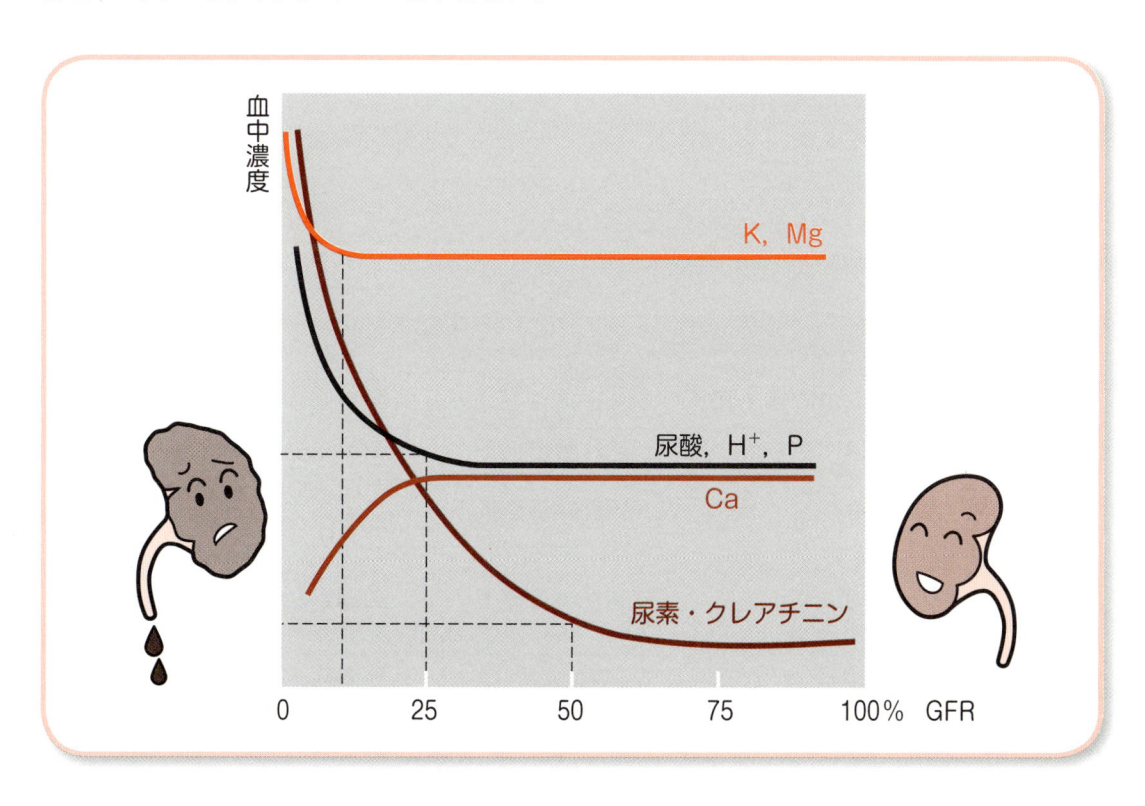

8-25. CKDにおける病期分類

○○○○と△△は新しい方が……

近年，慢性腎臓病（CKD）に対する社会的な注目度が増してきている．この理由はCKDでは，その経過中に心血管系の疾患に罹患する頻度が高く，生命予後を不良とすること，さらにCKDの末期の腎不全患者が透析治療に導入される割合が増加し，世界的に慢性透析患者の増加が社会経済的にも医療費を圧迫してきていることである．このような理由から，CKDの初期の段階からの医療管理を重要視して，末期腎不全への移行をできる限り防止しようとするキャンペーン活動が行われるようになったわけである．

CKDの定義というのは大きく2つの柱から成り立っている．1）慢性の腎臓病の存在を意味するタンパク尿，血尿，生化学的な腎機能障害の検査所見や画像検査などの異常が3ヵ月以上持続してみられる場合，2）原因疾患を問わず，糸球体濾過値（GFR）が60 ml/min未満の状態が3ヵ月以上持続してみられる場合である．このような条件の両方あるいはいずれかが認められる場合にCKDと称する．

CKDでは原因疾患はどのような疾患であるかを問題にしない．重要視されるのは腎機能の指標であるGFRである．GFRの測定は厳密にはイヌリンクリアランス法による測定が望まれるのであるが，一般的には煩雑であり，容易に実施できない．このため血清クレアチニン濃度をもとに，GFR推算数式により推算GFR（eGFR）を求めることになる．この推算式は世界的に決められ，血清クレアチニン濃度，年齢，性別により計算できるが，わが国の場合には体格の違いなどから実情に合わないことがわかり，次のような日本人向きの推算式が作られた．

eGFR = 194 × cr − 1.094 × age − 0.287
（女性では × 0.739）

この数式をもとに簡単に計算できる人は，相当の数学が得意な人であろう．数学が不得手な人のために，ノモグラムにより概略値を得られるようにする工夫，あるいは計算機に組み込んで簡単に表示できるようなアイテムが提供されている．

透析治療（dialysis）が行われている状態ではStage 5 Dと表現される．eGFRによる数値についてはいくつかの問題点があると思われる．日本人の腎機能の正常値ということを考慮しないで世界標準で60 ml/min未満を一律に腎機能低下としていることは疑問である．むしろ正常値の何％低下しているという表示の方が理にかなっている．

CKDでは腎機能が低下しているのは，Stage 3以降の病期である．この分類を，先のSeldin分類と対比させるとStage 2が腎予備力の減少期，Stage 3が腎機能障害期，Stage 4が腎不全期，Stage 5が尿毒症期となるであろう．CKDにおいては病期にしたがって出現する症候が示されているが，これもSeldin分類によるものと類似することになる．

CKD 病気分類

Stage	eGFR	重症度	症候
1	>90 ml/min/1.73m²	腎障害 GFRは正常～亢進	自覚症なし
2	60～89	GFR 軽度低下	タンパク尿・高血圧
3	30～59	GFR 中程度低下	夜間多尿，タンパク尿，高血圧，軽度貧血
4	15～29	GFR 高度低下	浮腫，タンパク尿，高血圧，高窒素血症，電解質異常，アシドーシス，貧血
5（D）	<15	腎不全（透析期）	尿毒症，浮腫，心不全，貧血，高血圧

8-26. 尿毒症にみられる体液異常

血液の中の尿

腎機能障害の程度が著しく，末期状態となり，全身的に多彩な症候を伴うようになれば尿毒症という病期である．この段階では，GFR は正常の 10 % から 5 % 以下となっている．

尿毒症というのは血液の中に尿が入っている状態 Urine in the blood＝Uremia である．尿は本来，血液から糸球体で濾過された限外濾液（原尿）が尿細管を通過する間に変化し，最終尿となったものである．末期の腎不全とは，正常時に排泄されるべき不用老廃物の濾過ができず，行きどころがなく血中に溜まった状態である．このため尿毒といわれる**毒性代謝産物が蓄積し，この作用の結果，さまざまな尿毒症の症候**が認められることになる．

尿毒症では全身的に，頭のてっぺんから足の先まで多種多様の異常がみられる．このため尿毒症の内科的管理ができれば，内科は卒業といわれたほどである．ほとんどすべての内科領域に関係した問題をかかえこんでいる．

ここでは水・電解質の障害を中心にまとめてあるが，代謝老廃物の蓄積に伴う多種多様の症状や徴候は他書で勉強していただきたい．体液の異常として浮腫，肺水腫，胸水，心不全，高血圧，心外膜炎，心タンポナーデなどがあげられる．高 K 血症は不整脈，心電図異常，心停止まで生じるし，著しい AG の増加した代謝性アシドーシスも常に合併する．

内分泌的な異常も多彩である．特にビタミン D や副甲状腺ホルモンの代謝障害に由来する Ca，P，Mg などの 2 価イオンの変化は腎性骨症という骨の障害にまで影響がある．

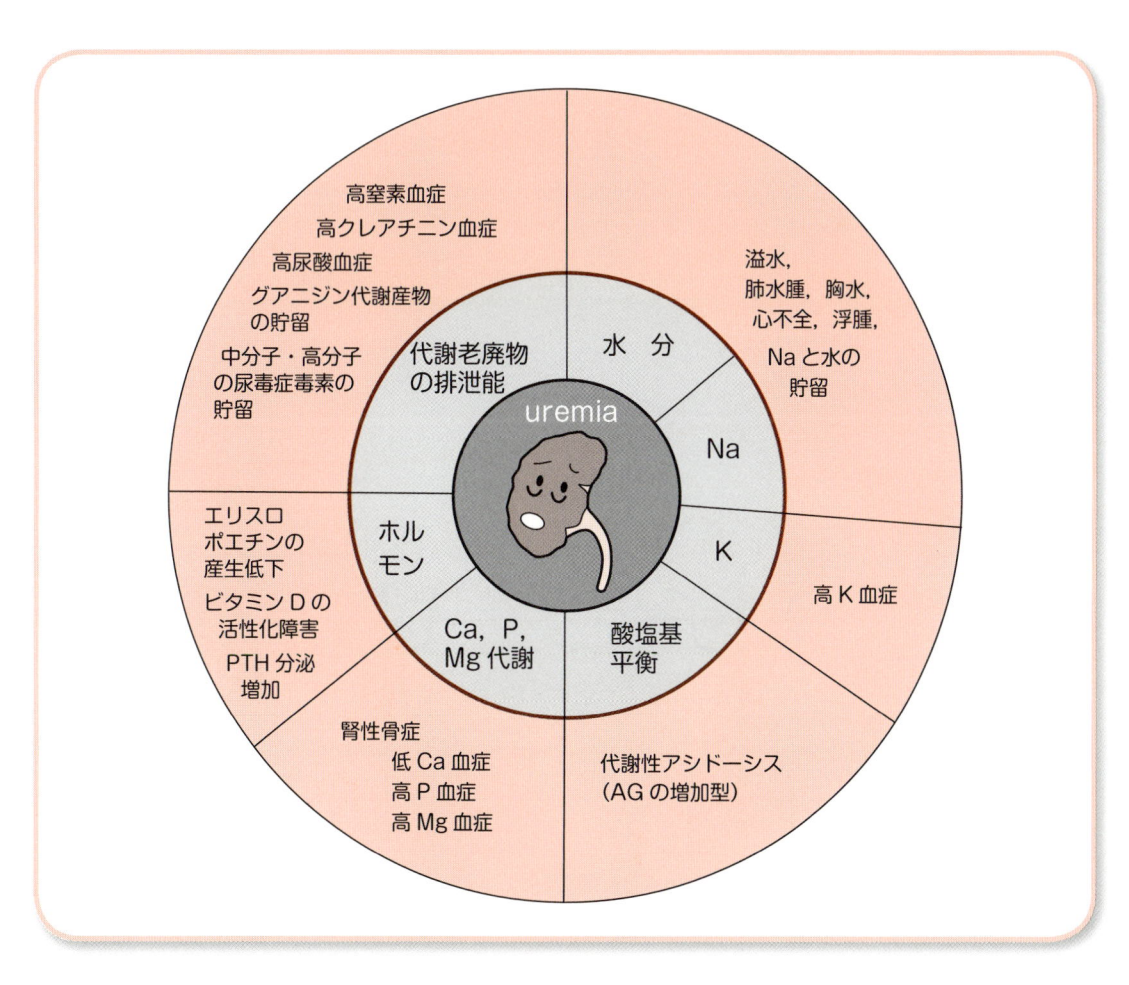

酸塩基平衡の調節機構とその異常

8-27. 残存ネフロンあたりのNa排泄率

過ぎたるは……

慢性腎不全の末期まで，Naバランスは比較的よく維持されているが，その調節幅は狭小化してくるという特徴がある．このような調節は残存ネフロンあたりの溶質排泄量を増して，血中濃度の著しい変化を防止する適応現象と考えられている．しかしこの代償機能もフル回転しているので，過剰な負荷が加われば能力の限界から破綻することになる．

GFRとNa排泄率（FE_{Na}）の関係は図のような**半双曲線関係にある**．例えば正常人と同じようなNa負荷を腎不全患者に行えば，Naバランスを維持するためには再吸収を抑制し，FE_{Na}を増して調節する．特にNa負荷量が増せば，正常人に比べてFE_{Na}を著しく増大させないと不可能である．このことから腎不全ではFE_{Na}は著しく増加し，**増幅現象** magnification phenomenon という病態が出現するといわれている．

このようなFE_{Na}の増大の機序として種々の理由が考えられてきた．例えば高窒素血症による浸透圧利尿，腎不全に出現するNa利尿ホルモンといわれる中分子量物質，腎臓の構造的変化に伴った糸球体‐尿細管機能の不均衡，マクラデンサなど遠位尿細管へのNa負荷量の増大などの因子である．

近年では注目の心房性Na利尿ホルモン（ANP）や内因性ジギタリス様物質も，このようなFE_{Na}の増大因子のひとつとみなされている．

臨床的に問題となるのは，慢性腎不全における適切な食塩摂取量はどのくらいかということである．**排泄能以上のNa負荷では浮腫や高血圧の原因となるし，摂取量を厳格にし過ぎると細胞外液量の減少と腎機能低下を招く**．適切なNa摂取量とは高血圧や浮腫を招かず，しかもNa欠乏を生じさせない量であり，尿中Na排泄量を参考に決められる．

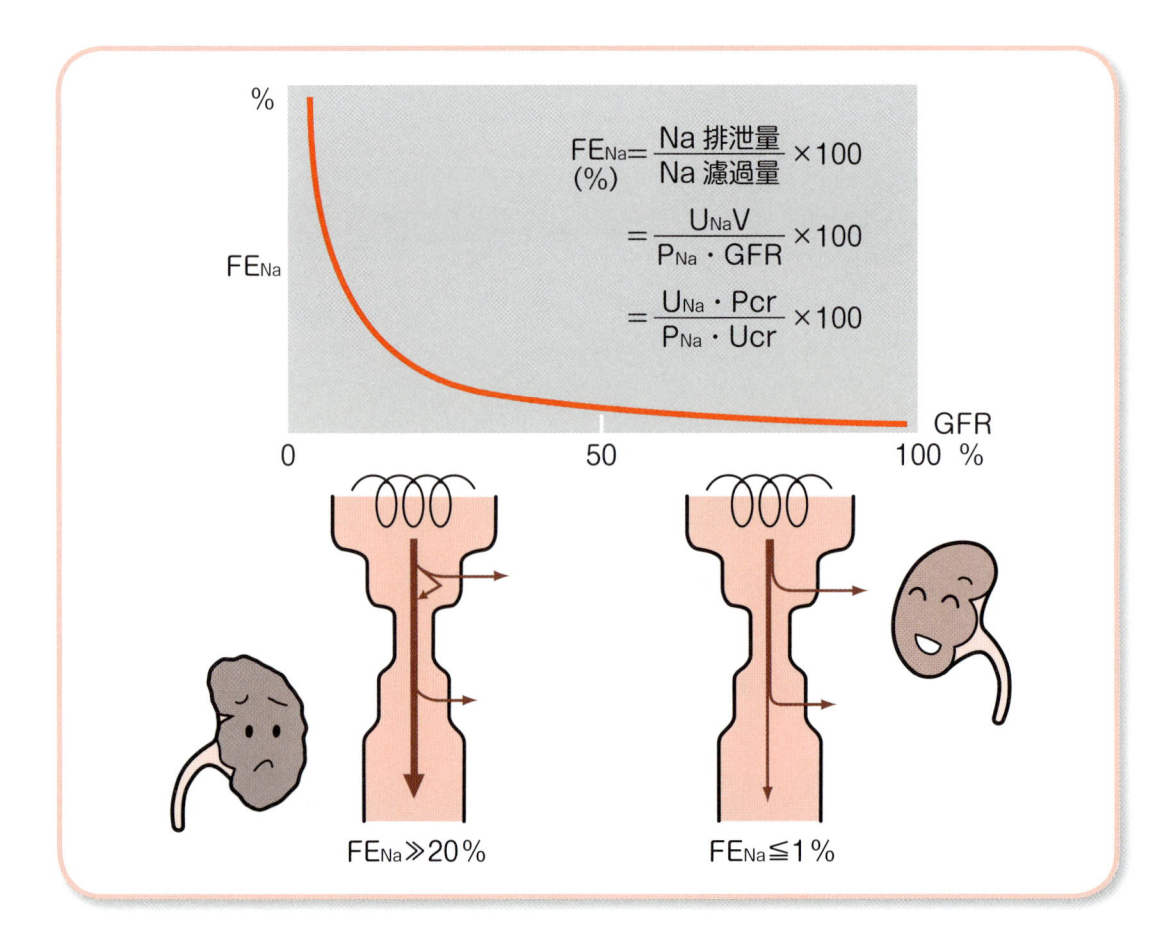

$$FE_{Na} (\%) = \frac{Na 排泄量}{Na 濾過量} \times 100$$

$$= \frac{U_{Na}V}{P_{Na} \cdot GFR} \times 100$$

$$= \frac{U_{Na} \cdot P_{cr}}{P_{Na} \cdot U_{cr}} \times 100$$

$FE_{Na} \gg 20\%$　　　$FE_{Na} \leq 1\%$

8-28. 尿細管性アシドーシス（RTA）の概念

3番は永久欠番か？

尿毒症性アシドーシスは腎機能の著しい障害により，不揮発性の酸排泄が不可能となる結果，AGの増加を特徴とした代謝性のアシドーシスが出現する．ところが腎機能が高度に障害されなくても，腎臓に由来したアシドーシスが出現するという病態がある．これが**尿細管性アシドーシス（RTA）**と呼ばれる症候群である．

このRTAはAGの増加を伴わない代謝性のアシドーシスの型を特徴とする．したがって検査上は高Cl血症性の代謝性アシドーシスを示す．RTAは病態生理の上から大きく，3型に分けられている．

すなわち，① **近位尿細管性RTA**，② **遠位尿細管性RTA**，③ **広汎な遠位尿細管性RTA** である．

ここで混乱しないでほしいのは，①と区分した型は **type II** と呼ばれ，②と区分したいわゆる古典型というのが **type I** と呼ばれること，さらに③と区分した型は不思議なことにしばしば **type IV** と呼ばれていることである．どうしてこのようなことになったのかというと，古典型（type I＝遠位型）という病型が最初に発見され，次にtype II＝近位型が発見された．①と②は低K血症を示す．

ところが奇妙なことにtype IIIがなくて，次にtype IVとなっていることにも注目していただきたい．なぜ3番が永久欠番となっているのであろうか？これは巨人軍のあの人とは異なる，いわゆる一つの理由があるのである．もともとtype IIIは存在していたが，不滅の栄誉のためではなく，わざわざ特別にtype IIIと取りたてなくとも，type Iの亜型（特殊型）と考えればよいとされ，除籍抹消されてしまったのである．この欠落したtype IIIの次に，成因の異なるRTAとしてtype IVを分類したため奇妙なことになったのである．

このtype IVというのは遠位尿細管が広汎に障害された結果生じるものである．①や②と異なり大部分は軽度～中程度の腎機能障害を伴っており，しかも高K血症という特殊性がある点に注意してほしい．さらに複雑怪奇なことには，type IVの概念が混乱していることである．研究者によりtype IVの用語やその原因疾患の分類も統一されておらず，成立機序の異なるものも一括して区分されていたりする．**高K血症性尿細管性アシドーシス**と一応区分してよいと思うが，まだまだ当分内部調整は難しいと考えざるを得ない状況である．

尿細管性アシドーシス

1. 尿細管性アシドーシス（RTA）は尿細管におけるHCO$_3$再吸収障害またはH$^+$分泌障害のため高Cl血症性代謝性アシドーシスを呈する症候群である．

2. 近位尿細管型（type II）と古典的な遠位尿細管型（type I）に大別でき，低K血症を示す．

3. 高K血症を呈するRTAが近年注目され，type IVとして区別されているが，広く高K血症性RTAと区別してもよい．

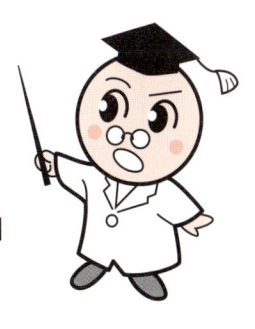

酸塩基平衡の調節機構とその異常

8-29. 尿細管性アシドーシスの分類

遠近感の違い

　尿細管性アシドーシス（RTA）は，尿細管腔へ水素イオン（酸）を排泄ができない遠位型と重炭酸イオンの再吸収ができないためアルカリを喪失する近位型に区別される．RTAはこのような成因の違いから大きく2型に区分され，遠位型をd-RTA，近位型をp-RTAと表記する．両者はdとpという文字にみられるように逆鏡面の表示になることが興味深い．

　遠位尿細管は，本来主としてH$^+$-ATPaseやK-ATPaseにより尿細管細胞内にH$^+$を分泌し，管腔内と尿細管細胞内のH$^+$濃度比を800：1にすることができる．しかしd-RTAでは何らかの原因によりH$^+$放出障害のため尿を酸性化（pH<5.5）することができない．このため体内にH$^+$が貯留してアシドーシスが生じる病態ということができる．

　近位尿細管では，糸球体で濾過されたHCO$_3^-$の85％以上が再吸収される．しかしp-RTAでは何らかの原因により近位尿細管細胞におけるHCO$_3^-$再吸収が低下し，尿中に漏出するため血漿HCO$_3^-$濃度が低下する．その濃度が20 mE/l以下になると，ほぼ100％再吸収され尿中への喪失はみられない．しかしp-RTAでは血漿HCO$_3^-$濃度が20 mEq/l以下になっても尿中に漏出する．この結果，体内のアルカリであるHCO$_3^-$が減少してアシドーシスが出現することになる．さらに血液のpHが低下して酸血症が著しくなると近位尿細管からのHCO$_3^-$の喪失はなくなる．

　このような古典的なRTAに対して，病態の異なる型（type IV RTA）が注目されている．従来のRTAはd-RTAであれ，p-RTAであれ，いずれも腎機能は正常範囲ないし軽度低下を示し，低K血症が特徴である．しかし，この型は中程度以上の腎機能障害を示し，高K血症を呈することが特徴である．この理由は遠位部尿細管が広範に障害されているためでKやH$^+$イオンを排泄する部位の障害の結果，高K血症とアシドーシスがみられるが，尿毒症に至る以前のためAGの増加を伴わないため高Cl血症を示すことになる．この成因にはさまざまな原因，病態がある．

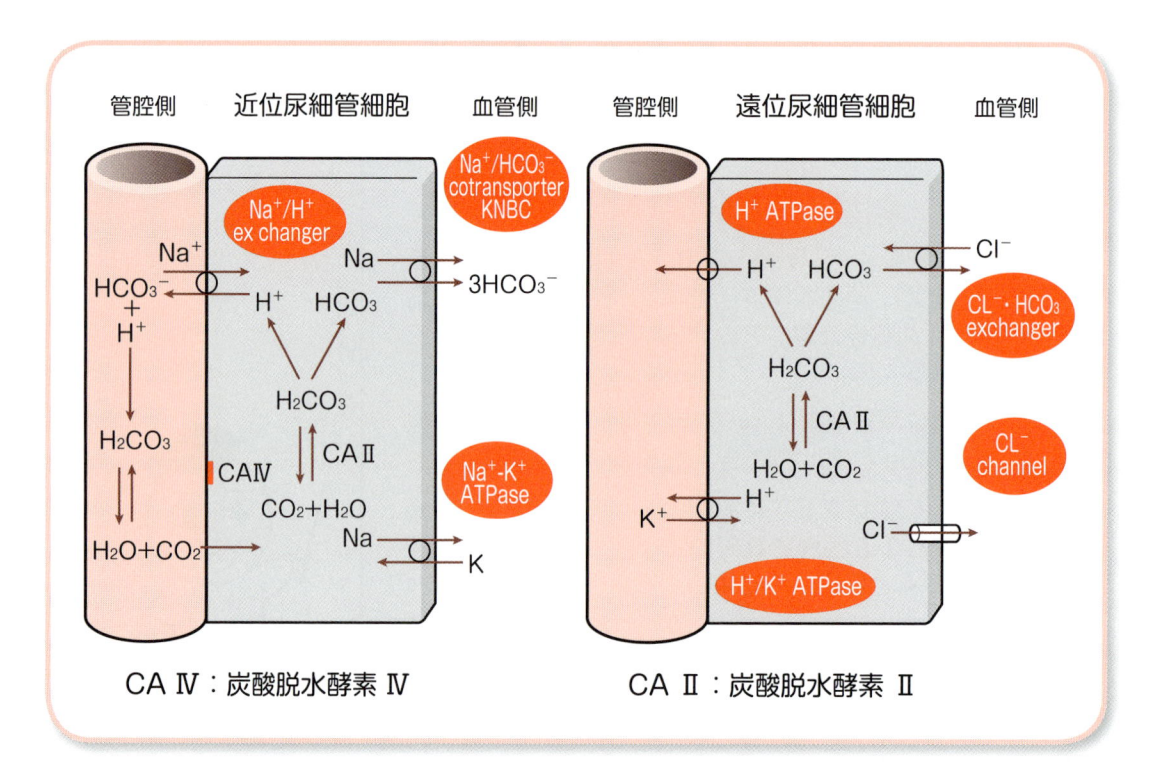

CA IV：炭酸脱水酵素 IV　　CA II：炭酸脱水酵素 II

8-30. 近位尿細管性アシドーシス

天井が低いと……

近位尿細管性アシドーシス（type Ⅱ RTA）は尿細管 HCO_3 再吸収障害の結果生じる RTA である．正常人における HCO_3 再吸収の機序は第2章の尿酸性化機構のところで述べた．濾過された HCO_3 は近位尿細管の管腔内で炭酸脱水酵素のはたらきにより，分泌された H^+ とともに $HCO_3^- + H^+$ → H_2CO_3 → $H_2O + CO_2$ となり，尿細管細胞内で再び同じ酵素により，逆の反応経路を通って HCO_3^- と H^+ となり再吸収される．

正常人では HCO_3 近位尿細管で 85％程度再吸収され，残りは遠位尿細管で再吸収される．このため通常状態では尿中に HCO_3 はほとんど排泄されない．ところが type Ⅱ RTA では HCO_3 再吸収の障害のため尿中へ排泄が増加し，代謝性アシドーシスとなる．この理由は **type Ⅱ RTA の HCO_3 再吸収閾値が低い**ことによると説明されている．

正常人では血清 HCO_3 濃度が 26 mEq/l まではその再吸収は完全であるが，それ以上の血清濃度となると HCO_3 再吸収量は一定となる（Tm 制限性の輸送機序）．血清 HCO_3 濃度を重曹（$NaHCO_3$）により増加させると，この再吸収量を超えてしまうため，過剰の HCO_3 は尿中に排泄されてしまう．

type Ⅱ RTA では，HCO_3 再吸収量は血清 HCO_3 濃度が 18 mEq/l 以下では完全に行われるが，それ以上の濃度では再吸収量が一定になってしまい，過剰分は尿中に排泄されてしまう．つまり HCO_3 の閾値が低いという特徴がある．このため重曹などで血清濃度を増加させれば，多量の HCO_3 が遠位部ネフロンに負荷され，その部の HCO_3 再吸収能の能力を超えてしまい，尿中に漏れてしまう．

この型では HCO_3 以外にも近位尿細管機能異常として糖，アミノ酸，リン酸の再吸収も障害されていることが多い（ファンコニー症候群）．

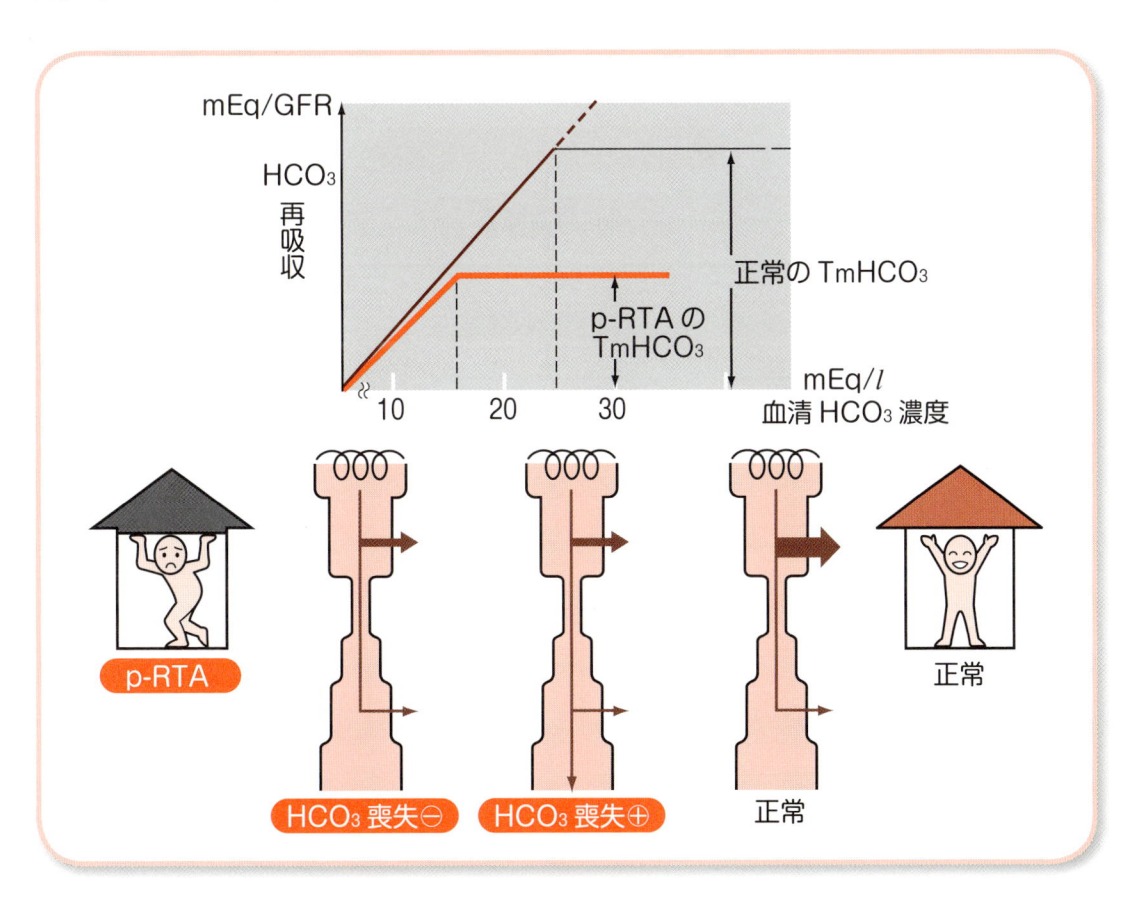

8-31. 遠位尿細管性アシドーシス

刺激があっても出ない

遠位尿細管性アシドーシス（type I RTA） は，遠位尿細管での H^+ 排泄障害が原因となって生じる RTA である．H^+ の排泄障害は HCO_3 再吸収の障害を伴うことになるし，同時に Na 再吸収の障害と K 排泄の促進を示すことになる．

Na の排泄が増加すると，細胞外液量の減少を引き起こし，二次性アルドステロン症の原因となる．これは Na-K 交換部での K 分泌の増加を生じ，尿中 K 排泄が増し，低 K 血症を出現させる．H^+ 分泌の障害を伴うため K 分泌は促進され，一層低 K 血や K 欠乏へと進展することになる．

遠位尿細管性アシドーシスの病態の主因は，H^+ 排泄の障害である．尿中への H^+ 排泄の低下は代謝性アシドーシスの原因となる．このアシドーシスは，低 K 血症，二次性アルドステロン症などの影響で生じると考えられるアルカローシス発生傾向を凌駕する．つまりアルカローシスの傾向を生じさせようにも，尿細管からの H^+ 分泌自体に障害があるので酸排泄過剰という機序は起こりようがない．結局，血清 HCO_3 濃度は低下し，代謝性アシドーシスが優位となる．

細胞外液量の減少は近位尿細管での Na 再吸収を増加させるが，血清 HCO_3 濃度は低下しているため，Na 再吸収と並行して再吸収される陰イオンは Cl となる．Cl の再吸収が増加するため高 Cl 血症性代謝性アシドーシスが認められる．

遠位尿細管性アシドーシスの臨床所見として，しばしば著明な腎石灰化症，腎結石，骨軟化症を合併することが知られている．これらの Ca 代謝異常の出現は次のような機序で生じる．代謝性アシドーシスが存在すると一般的に骨のアルカリ塩が緩衝作用を示す．このため骨から Ca が遊出することになり骨軟化症を生じる．一方，尿中への Ca 排泄の増加とクエン酸排泄の減少・尿アルカリ化傾向は腎結石や腎石灰化症の誘因となる．

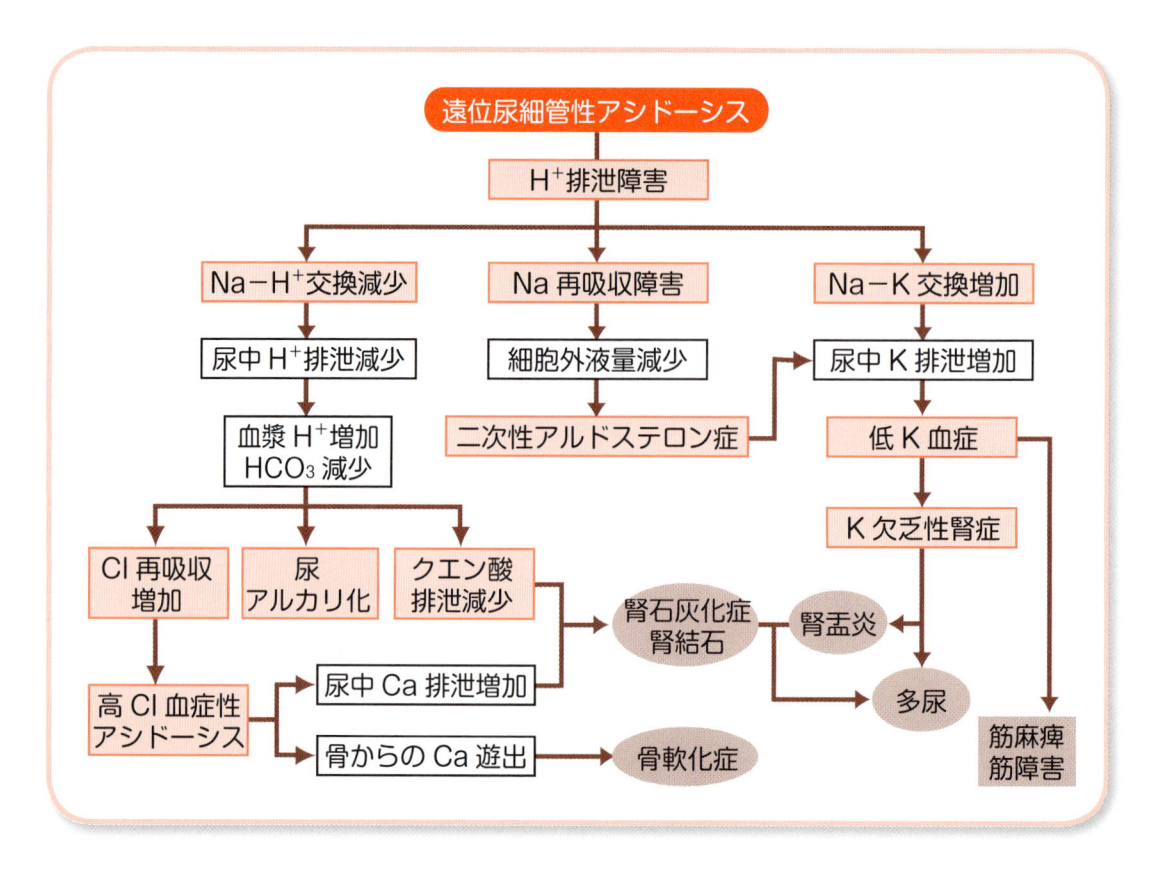

8-32. アシドーシスの特徴と鑑別

期限切れのクスリのリスク

腎臓が原因となって生じる代謝性アシドーシスは，**腎性アシドーシス**という．これは尿毒症性（糸球体性）の型と尿細管性の型とに大別される．両者は幾つかの点から区別できる．

尿毒症性の型は，①腎機能（GFR）が著しく低下し，末期腎不全の状態，②血清K濃度は高値，③アニオンギャップ（AG）が増大した代謝性アシドーシスであるなどが特徴となる．**尿細管性の型**は，①腎機能は高度に障害されていないかほとんど正常，②血清K濃度は低値〜正常，③AGの増大はなく，高Cl血症性の代謝性アシドーシスであるなどが特徴といえる．

尿細管性アシドーシスは，病態生理学上，大きく3型に分けられた．このような型に分類することは学問的興味のみならず，治療学的にも重要である．これらの3型の鑑別も臨床症候や検査成績から行われる．ここでは問題となるのは，いわゆるtype Ⅳの型の取り扱いである．この型では腎機能はかなりの程度に障害されており，血清K濃度は高値を示すが，AGの増加は認められない．つまり本来の尿細管性アシドーシスと尿毒症性アシドーシスの中間型的な位置にあるといえる．尿細管性アシドーシスといわれる所以はAGが正常範囲内であるという点による．

尿細管性アシドーシスのtype Ⅰ（d-RTA）とtype Ⅱ（p-RTA）の相違点は，アシドーシス状態での尿pHの違い，尿中へのHCO$_3$排泄量や排泄率（FE$_{HCO_3}$）の違いがある． 前者では尿pHは5.5未満とならず，FE$_{HCO_3}$も低値である．後者では尿pHはアシドーシス下では5.5未満となる．また近位尿細管障害を示す糖尿やアミノ酸尿，HCO$_3$漏出が認められることが多い．

原因疾患にはtype Ⅰ（d-RTA）では，①原発性―散発性・遺伝性，②高γグロブリン血症を示す疾患―肝硬変，シェーグレン症候群，骨髄腫など，③薬剤―アムホテリシンB，リチウム，④間質性腎炎，移植腎，閉塞性骨症がある．type Ⅱ（p-RTA）では，①原発性，②遺伝性尿細管疾患―ファンコニー症候群，③薬剤―重金属，期限切れテトラサイクリン，④他―アミロイドーシス，副甲状腺機能亢進症，移植腎などがある．

	尿細管性アシドーシス (type Ⅰ)	尿細管性アシドーシス (type Ⅱ)	尿細管性アシドーシス (type Ⅳ)	低アルドステロン症 (type Ⅳ)	尿毒症性アシドーシス
腎機能（GFR）	〜	〜	↓	〜↘	↓↓
血清K濃度	↓	↓	↑↑	↑↑	↑↑
酸血症	+	+	++	+〜±	++
アシドーシス下の尿pH	>5.5	<5.5	>5.5	<5.5	
尿中HCO$_3$	(±)〜(−)	(+)〜(−) (P[HCO$_3$]>TmHCO$_3$)	(±)	(±)	(±)〜
アミノ酸尿・糖尿	−	++	−	−	−±
腎結石・石灰化	++	±	−	−	−
FE$_{HCO_3}$					
アシドーシス⊖	<3〜5%	>15%	<3〜10%	<3〜10%	
アシドーシス⊕	<3%	0		<2〜15%	
TA+NH$_4$					
アシドーシス⊖	↓	↓	↓	↓	↓
アシドーシス⊕	↓	N	↓	↓	↓
U-BPCO$_2$ mmHg	<20	>20	<20	>20	

8-33. 選択的低アルドステロン症と低レニン-低アルドステロン症

ボルテイジ不足

　尿細管性アシドーシスの中で，type Ⅳ の概念・分類などは混乱している．はっきりいえることは腎臓に原因があり，アニオンギャップの増加していない代謝性アシドーシスという点であり，高K血症を伴っている．このため**高K血症尿細管性アシドーシス**という範疇を設ければ，3番の抜けた type Ⅳ というのはもはや意味をなさないと思われる．

　この病態の基本は高K血症と代謝性アシドーシスである．つまり**尿細管におけるKとH⁺両者の分泌が同時に障害されている**ことである．この両方のイオンの分泌に関係する因子には，① アルドステロン，② 尿細管の管腔内の負電位の存在，③ 遠位尿細管への Na 負荷量，④ 腎機能の低下などがある．

　アルドステロンの欠乏はKとH⁺排泄を障害する．この原因には副腎の障害により，① アルドステロンだけが単独に産生と分泌の両方が障害される**選択的低アルドステロン症**と② 2次的にアルドステロン産生と分泌が障害された**低レニン-低アルドステロン症**がある．いずれの場合もアルドステロンの作用が欠落しているため高K血症とアシドーシスが生じる．この場合，軽度ないし中程度の腎機能障害を合併していれば，一層高K血症とアシドーシスの出現は著しくなる．

　一方，アルドステロンの血中濃度が増加していても，尿細管に障害があり，その作用が発揮されない場合もある．例えば，**偽性低アルドステロン症**といわれるアルドステロン抵抗性を示す型である．この場合も機能的にはアルドステロン欠乏と同じことになる．このようなアルドステロンの量的・質的な障害により生じる場合では，アシドーシス下の尿 pH は 5.5 未満を示す．

　尿細管の管腔と細胞間には $-50\,\text{mV}$ の負電位が正常下では存在している．この負電位によりKやH⁺は細胞内より管腔内へ分泌されやすくなっている．もしもこの負電位が維持されなければKやH⁺の分泌は障害される．例えば，⊖電位をもつ Cl が過剰に再吸収される状態—Cl の透過性亢進・Cl shunt といわれる病態あるいは遠位部ネフロンでの Na 再吸収が障害される病態がある．このような電位変化の障害により生じる尿細管性アシドーシスは，**voltage dependent** 型の遠位尿細管性アシドーシスという．この型ではアシドーシス下の尿 pH は 5.5 以上を示し，血漿アルドステロンの濃度は低下することはない．

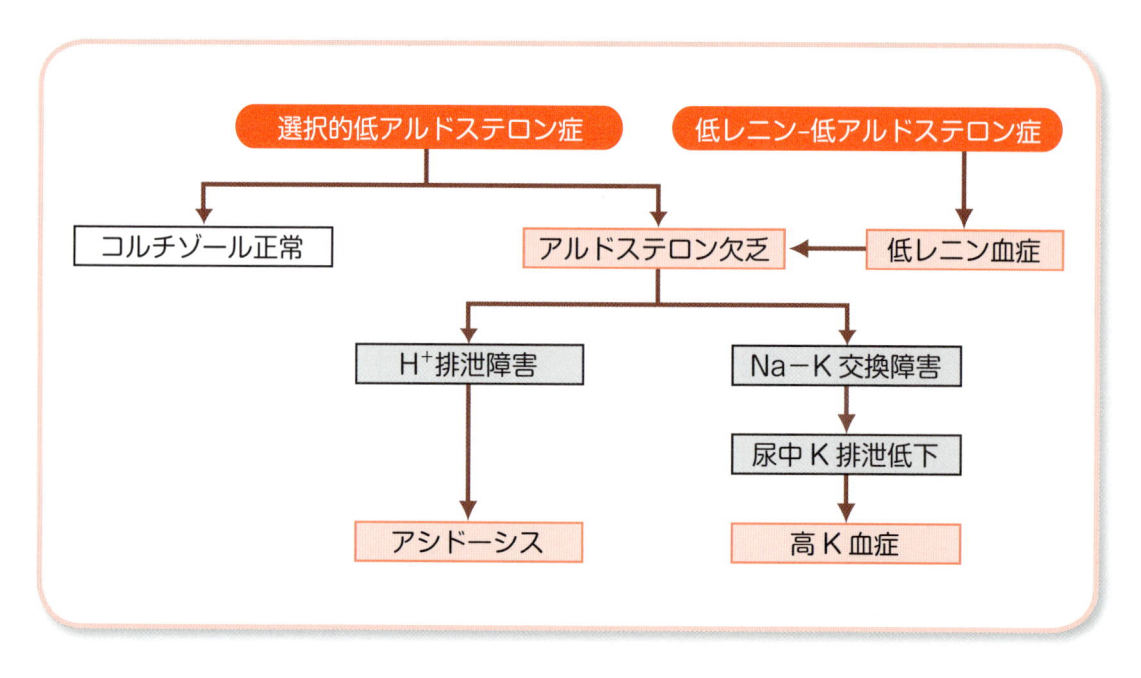

8-34. アルカローシスの症候

非常に感じやすくなっている

酸塩基平衡異常のうち，体内の H^+ が減少した状態を**アルカローシス**という．この場合もアシドーシスにみられたような全身的に多彩な影響が認められる．一般的な症候はアシドーシスの逆の現象として出現する．

中枢神経系に対するアルカローシスの症候は，脳血管の攣縮，脳血流の減少，呼吸の抑制などである．この結果，めまい，失神，てんかん発作の誘発，意識障害もみられる．生体にとって，アシドーシスの状態ではかなり生命力を保持することはできるが，アルカローシスに対しては脆いといわれている．

心血管系に対しては心拍出力の増加，心筋興奮性，心収縮力の刺激があり，筋肉神経系は興奮状態にあることが認められる．不整脈も出現しやすく，心電図変化もみられる．

腎臓に対しては末梢血管の変化を伴う割には影響が乏しい．過剰な塩基を排泄するようにアルカリ尿の反応が認められる．しかし高度の K 欠乏に陥ると，尿細管細胞からの K 分泌に代わって H^+ が分泌されるようになり，矛盾性の酸性尿が出現する．

内分泌・代謝に対してはカテコールアミンの分泌は低下し，解糖の亢進，血中乳酸値の増加を認める．低 K 血症を併発すると同時に，**血清イオン化 Ca は減少する．**このため神経・筋肉の興奮性の増強，易刺激性からテタニーが出現し，腱反射も亢進する．

骨には骨形成亢進作用がみられ，異所性の石灰沈着を生じやすくする．特に Ca×P 積の増大がある場合には軟部組織への Ca 沈着を招くことになる．またアルカローシスでは Hb-O_2 解離曲線を左方に推移させるため，組織への酸素供給が低下することになる．

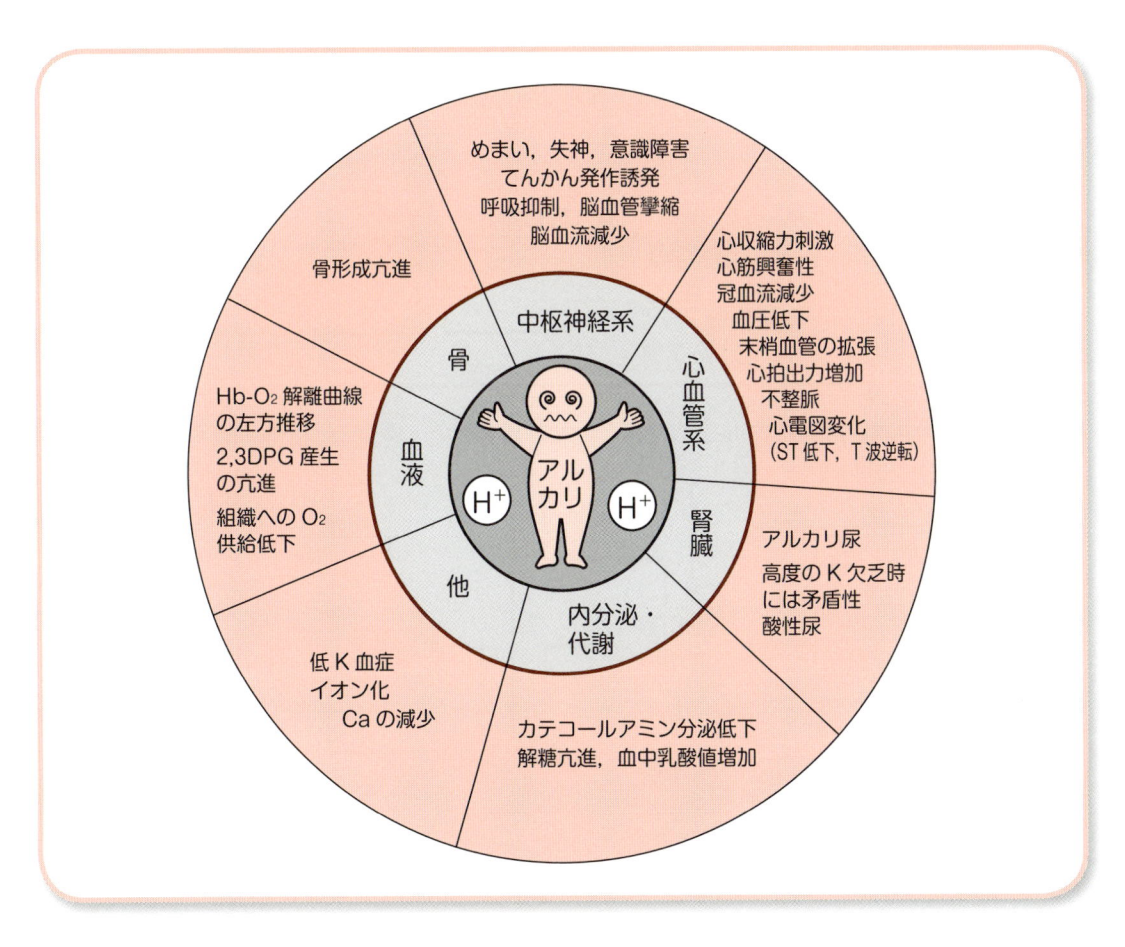

8-35. 副腎不全（Addison病）の成因

味損の影響

199頁で述べた選択的低アルドステロン症というのは、副腎皮質の球状層が選択的に障害されたものである。このためアルドステロン単独の欠乏状態が生じた。これに対して副腎皮質が全層にわたって障害されると**アジソン（Addison）病**という状態になる。この場合はアルドステロンおよびコルチゾールなどの副腎皮質ステロイドの分泌が障害されるため、**副腎不全**という症候群が出現する。

副腎不全ではさまざまの水・電解質障害を生じる。内分泌のフィードバック機構では、あるホルモン産生の障害が認められると中枢からはそれを刺激するホルモンが分泌される。逆にホルモンの産生が過剰となると、中枢からの刺激ホルモンの分泌は抑制される。したがって副腎不全も、一次的に副腎が障害されている場合と中枢からの刺激ホルモンが欠乏した場合とがある。後者の場合、単独に副腎皮質刺激ホルモン（ACTH）の分泌される場合を除けば、ほかの内分泌器官の不全状態が認められることになる。前者の場合には、このため中枢の下垂体からのACTH分泌は促進することになる。

さて副腎不全では水・電解質代謝に関係深い2つの主要なホルモンの分泌が低下している。1つは**アルドステロン（鉱質コルチコイド）**であり、ほかの1つは**グルココルチコイド（糖質コルチコイド）**である。アルドステロンの欠乏は選択的低アルドステロン症の病態と同じことである。すなわち腎臓の遠位尿細管における$Na-K/H^+$の輸送に影響がある。

つまりNa再吸収の抑制による尿中Na排泄の増加、K分泌の抑制による尿中へのK排泄の減少およびH^+分泌の抑制による尿中のH^+排泄の低下である。この結果、**副腎不全では臨床的に① Na欠乏による体液量の減少**—低Na血症・低血圧・血漿レニン活性の増加・GFRの減少など、**② 高K血症、③ 代謝性アシドーシス**が認められることになる。

糖質コルチコイドの欠乏は、GFRの低下作用とともに腎集合管における水透過性の亢進作用を生じる。この結果、水分排泄の低下**（水利尿不全）**という病態が出現する。

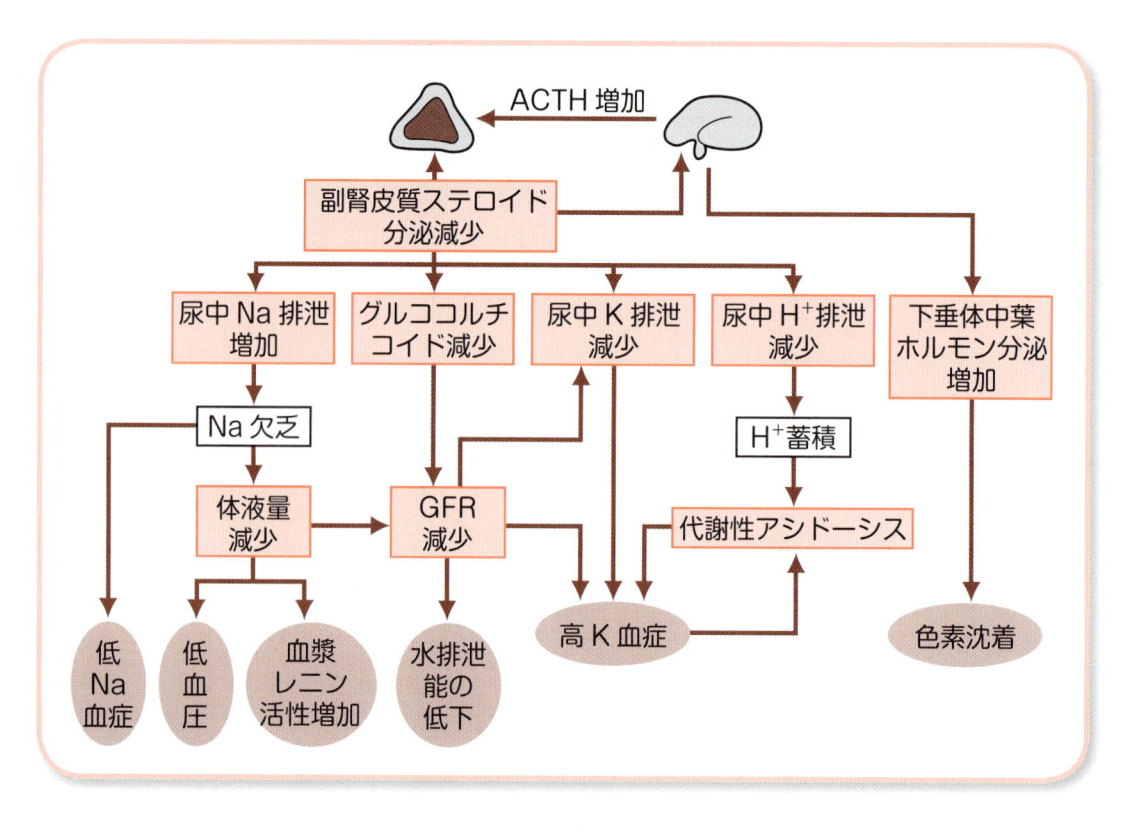

8-36. 低アルドステロン症

にせ物同士の違いは……

選択的低アルドステロン症（SHA）はAgⅡ，ACTH，高K血症，体液量減少などのアルドステロン分泌刺激に対して無反応ないし低反応を示し，ほかの副腎皮質ステロイド分泌ACTH-コルチゾール系が正常にみられるものをいう．これは副腎そのものの異常による原発性の型（Ⅰ型）とR-A-A系の抑制により二次的にアルドステロン分泌低下をきたす続発性（Ⅱ型）に分類される．前者ではレニン分泌は亢進し，後者では低下する．これらはアルドステロン欠乏による高K血症，代謝性アシドーシス，体液量減少を示し，重篤なものは予後不良である．

低レニン-低アルドステロン症は糖尿病においてしばしば認められる続発性低アルドステロン症である．これに類似するものに腎機能障害を伴わないにもかかわらず高K血症，代謝性アシドーシスを示し，アルドステロン分泌低下を認めず正常かむしろ亢進し，尿細管でのアルドステロンに対する不応性が示されるものは**偽性低アルドステロン症（PHA）**という．塩類喪失を伴うⅠ型と伴わないⅡ型に区分される．これらは尿細管における鉱質コルチコイド受容体ないしその標的遺伝子の異常によるものと考えられる．

PHA Ⅰ型には比較的軽症の常染色体優性型と重症の常染色体劣性型があり，前者は鉱質コルチコイド受容体のloss-of-function型変異により生じ，後者はENaCを構成する3種類のサブユニット（α，β，γ）いずれかのloss-of-function型変異による．**PHA Ⅱ型**は**Gordon症候群**ともいい，高血圧，高K血症，高Cl血症性代謝性アシドーシスを特徴とし，常染色体優性遺伝形式，遠位尿細管のセリン・スレオニンキナーゼの一種であるWNK1ないしWNK4遺伝子異常によりNa-Cl共輸送体の活性亢進を生じ，Cl再吸収亢進により（Clシャント）血症レニン活性は抑制される．

レニン産生を抑制する薬物としてインドメタシン，NSAIDs，β遮断薬，シクロスポリン，タクロリムスがある．加齢に伴ってレニン分泌は抑制される．アルドステロン産生を障害する薬物にはアンジオテンシン変換酵素阻害薬やアンジオテンシンⅡ受容体拮抗薬がある．このような薬物の使用は近年のCKD治療として頻用されることになり，糖尿病腎症や腎機能障害，高齢者に用いる際には高K血症に注意する必要がある．

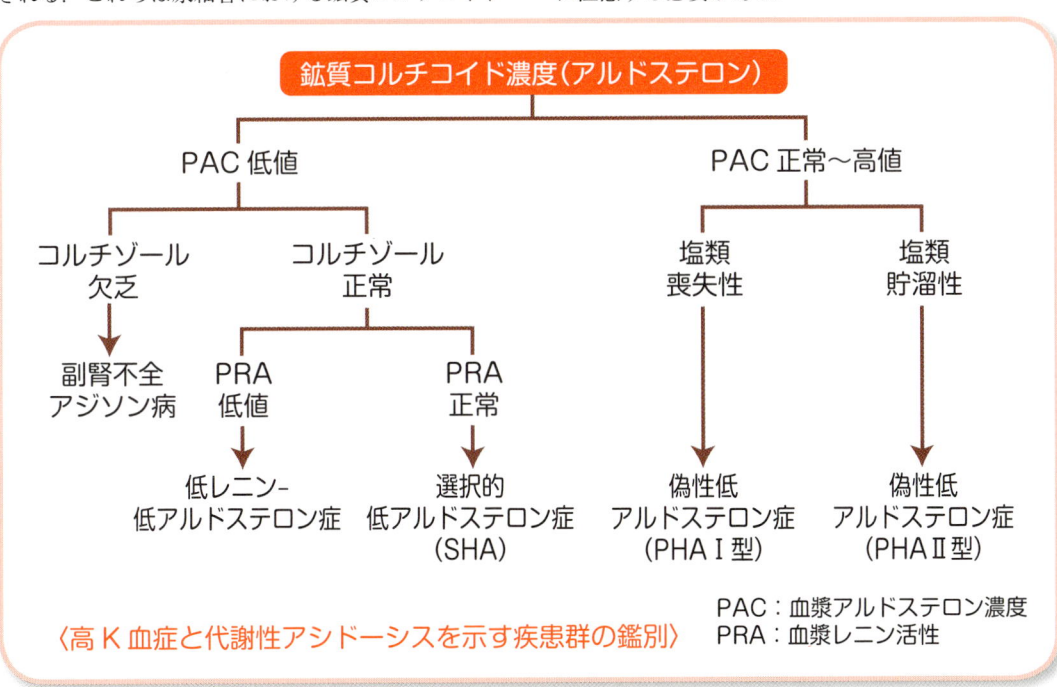

〈高K血症と代謝性アシドーシスを示す疾患群の鑑別〉

鉱質コルチコイド濃度（アルドステロン）

- PAC 低値
  - コルチゾール欠乏 → 副腎不全 アジソン病
  - コルチゾール正常
    - PRA 低値 → 低レニン-低アルドステロン症
    - PRA 正常 → 選択的低アルドステロン症（SHA）
- PAC 正常〜高値
  - 塩類喪失性 → 偽性低アルドステロン症（PHA Ⅰ型）
  - 塩類貯溜性 → 偽性低アルドステロン症（PHA Ⅱ型）

PAC：血漿アルドステロン濃度
PRA：血漿レニン活性

8-37. 代謝性アルカローシスの原因

仁丹をのみすぎると…

代謝性アルカローシスとは何らかの原因で第一義的に〔HCO_3〕が増加し，血漿〔H^+〕が減少するような病的過程をいう．血液ガス検査をしてみると，代償作用が十分行われてなければ，pH上昇，PCO_2増加，〔HCO_3〕の増加という成績が得られる．

代謝性アルカローシスの成因は多いが，頻度として高いのは嘔吐や胃液吸引による場合と腎臓からのK・Cl喪失による低K血症（K欠乏）の場合である．**代謝性アルカローシスが持続して認められるには，原因となる病態に加えて，その状態が維持されることが必要である．**つまり〔HCO_3〕が増加すると代償作用が生じ，過剰のHCO₃が腎臓より除去されてしまえば，代謝性アルカローシスは認められなくなる．しかし腎臓からのHCO₃排泄が障害されていれば，〔HCO_3〕は増加したままで，代謝性アルカローシスは持続して認められる．

成因としては，①**H^+の喪失**，②**塩基の過剰投与**，③**K・Clの喪失**の場合がある．

①は持続的な大量の嘔吐や術後などで胃液を持続吸引した場合に生じる．胃液中にはHClやKClが含まれていることが原因である．

②は重曹，乳酸ソーダなどのアルカリ化剤を大量投与した場合あるいは大量輸血時にみられるものである．これらはHCO₃あるいはその前駆体となる物質を含んでおり，大量投与により血漿〔HCO_3〕の増加することが原因である．

③は多数の原因があるが，腎臓からK・Clが喪失されることにより生じる．一般的な原因は利尿薬の過剰・長期投与や副腎皮質ホルモン薬の大量・慢性使用がある．これらの薬剤はさまざまな疾患に対して日常的に使用されるため，臨床的にしばしば経験される．

鉱質コルチコイドは遠位尿細管においてNa再吸収と交換にK/H^+の分泌を促進する作用がある．このため原発性アルドステロン症やクッシング症候群，先天性副腎過形成，あるいは二次性アルドステロン症では代謝性アルカローシスが出現する．鉱質コルチコイド作用をもつ甘草やグリチルリチン酸の慢性的な大量使用も同様の機序が原因となる．なお仁丹の中には甘草が含有されている．

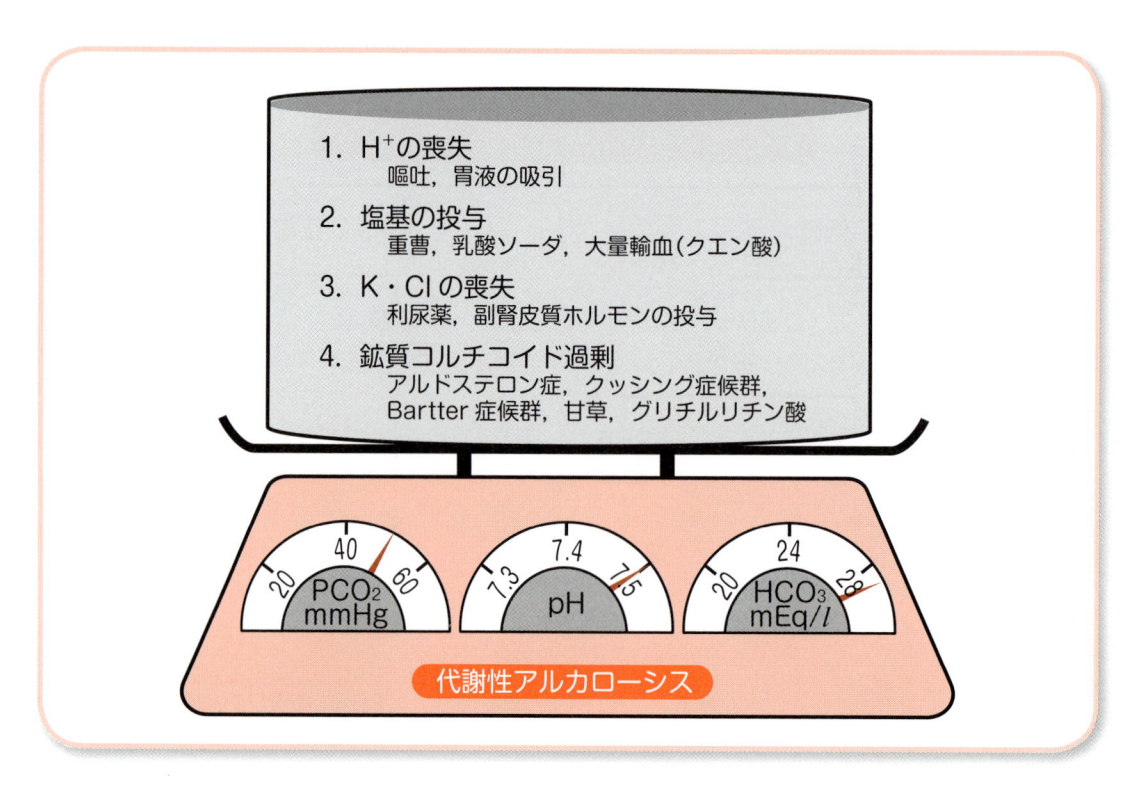

1. H^+の喪失
    嘔吐，胃液の吸引
2. 塩基の投与
    重曹，乳酸ソーダ，大量輸血（クエン酸）
3. K・Clの喪失
    利尿薬，副腎皮質ホルモンの投与
4. 鉱質コルチコイド過剰
    アルドステロン症，クッシング症候群，Bartter症候群，甘草，グリチルリチン酸

代謝性アルカローシス

8-38. 代謝性アルカローシスの治療的分類

感度良好かどうか

代謝性アルカローシスは，病態生理学的または治療学的に大きく2型に区別できる．つまり生理食塩水の投与により容易に改善する型と改善が認められない型である．前者は生理食塩水反応性の型といい，後者は生理食塩水抵抗性の型と呼ぶ．

生理食塩水反応性の型の代表は胃液喪失，利尿薬，呼吸性アシドーシス治療後，先天性Cl下痢症などが含まれる．これらの病態では酸の喪失と同時に脱水（体液量の減少）を伴っている．体液量の減少時には近位尿細管でのNa再吸収が亢進し，同時にHCO_3の再吸収も亢進する．このため体液量の欠乏が存在する限り，Na・HCO_3の再吸収は持続し続けることになり，代謝性アルカローシスは改善されることはない．

これには生理食塩水により体液量欠乏を是正すればよいのである．この体液量の補給にはClを含有させることが要点である．ClとHCO_3の関係からClを大量に含有した方が合理的であることは理解できるであろう．

5％糖液のようなClを含有していない輸液剤を投与してはいけない．腎臓が正常であれば時間がかかるが，なんとかアルカローシスは改善することがある．しかし，Clの欠乏が著しいときには，5％糖液の補給だけでは回復しませんよ．

生理食塩水抵抗性の型は高度のK欠乏時や鉱質コルチコステロイド過剰を示す病態で認められる．この場合のアルカローシスは遠位尿細管におけるH^+分泌の亢進によるものである．尿細管細胞内のK欠乏があると，Kに代わってH^+の分泌が増すことになる．K欠乏の存在する限りH^+分泌が増加して，代謝性アルカローシスの程度は増強していく．

このため単に生理食塩水だけを投与しても，アルカローシスは改善しない．著しいアルカローシスに対してHClやNH_4Clなどの酸性化剤を投与すれば一時的に改善し得るが，早晩のうちに再びアルカローシスとなる．必要なのはK欠乏を改善させることであり，Kの補給が重要なのである．

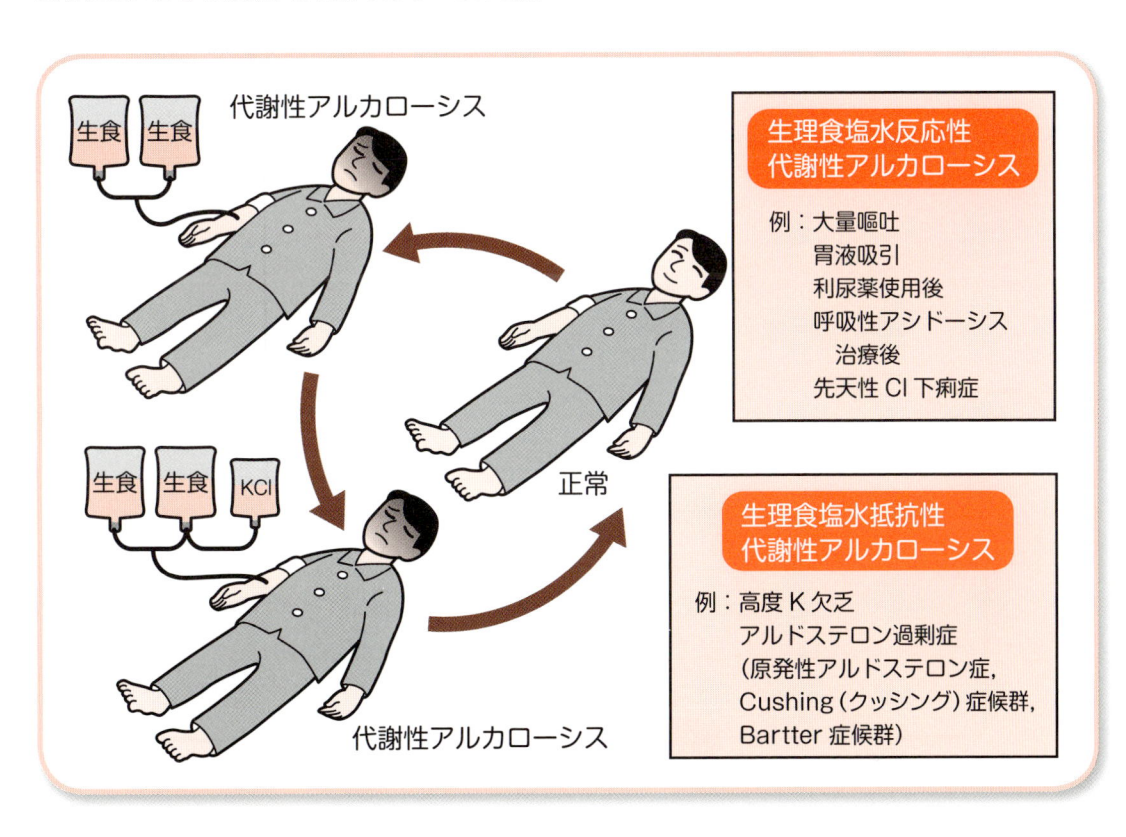

生理食塩水反応性 代謝性アルカローシス

例：大量嘔吐
   胃液吸引
   利尿薬使用後
   呼吸性アシドーシス
    治療後
   先天性Cl下痢症

生理食塩水抵抗性 代謝性アルカローシス

例：高度K欠乏
   アルドステロン過剰症
   （原発性アルドステロン症，
   Cushing（クッシング）症候群，
   Bartter症候群）

8-39. 嘔吐における代謝性アルカローシス

つわりかしら？

代謝性アルカローシスのごく一般的な原因である胃液喪失を例にして，その**アルカローシス発生の機序**を考えてみる．胃液のpHは1.0～3.5の強酸を示すが，これは胃壁細胞からH^+/Cl^-が分泌されることによる．胃液中にはNaが60 mEq/l，Kが9 mEq/l，Cl 85 mEq/lが含有されている．

このような成分をもつ胃液が慢性的，大量に嘔吐されるか持続的に大量吸引された場合，HClの喪失に加えて，NaCl，KClの形でも失うことになる．この結果生じる反応は，①H^+の喪失，②K喪失，③細胞外液量の喪失である．もしも嘔吐がなければ，食物の消化・分解のために分泌された胃液中のH^+は，胃から小腸を経由する間にH^+は吸収され，代わりにHCO_3^-が分泌される．したがって胃から小腸にかけて，H^+とHCO_3^-の分泌は相殺されるため特別な酸塩基平衡の異常は生じない．

胃液喪失による代謝性アルカローシスの成因の一つはHClの喪失である．これは直接的な酸（H^+）の喪失である．**Kの喪失**は低K血症，K欠乏の原因となり，二次的に代謝性アルカローシスの発現に関係がある．細胞外液量の喪失は近位尿細管においてNa再吸収を亢進させ，これと並行してHCO_3^-の再吸収も亢進することになる．さらに**細胞外液量の減少**は，血漿レニン活性を上昇させて，二次的にアルドステロン分泌を促進させる（**続発性アルドステロン症**）．この結果，腎臓の遠位尿細管においてK・H^+の分泌が増す．

以上の成因は代謝性アルカローシスの発現と維持に関係する．一般的に代謝性アルカローシスが認められるには，アルカローシス発現の因子とそれを維持する因子が共存している必要がある．

維持因子には糸球体濾過量を減少させる因子と尿細管のHCO_3^-再吸収を亢進させる因子とがある．前者には細胞外液量の減少，Cl欠乏による尿細管-糸球体ネガティブフィードバック，K欠乏によるアンジオテンシンIIの増加がある．後者には細胞外液量の減少，K欠乏，Cl欠乏，PCO_2上昇，鉱質コルチコイド，遠位尿細管へのNa到達量と難吸収性陰イオンの存在などがある．

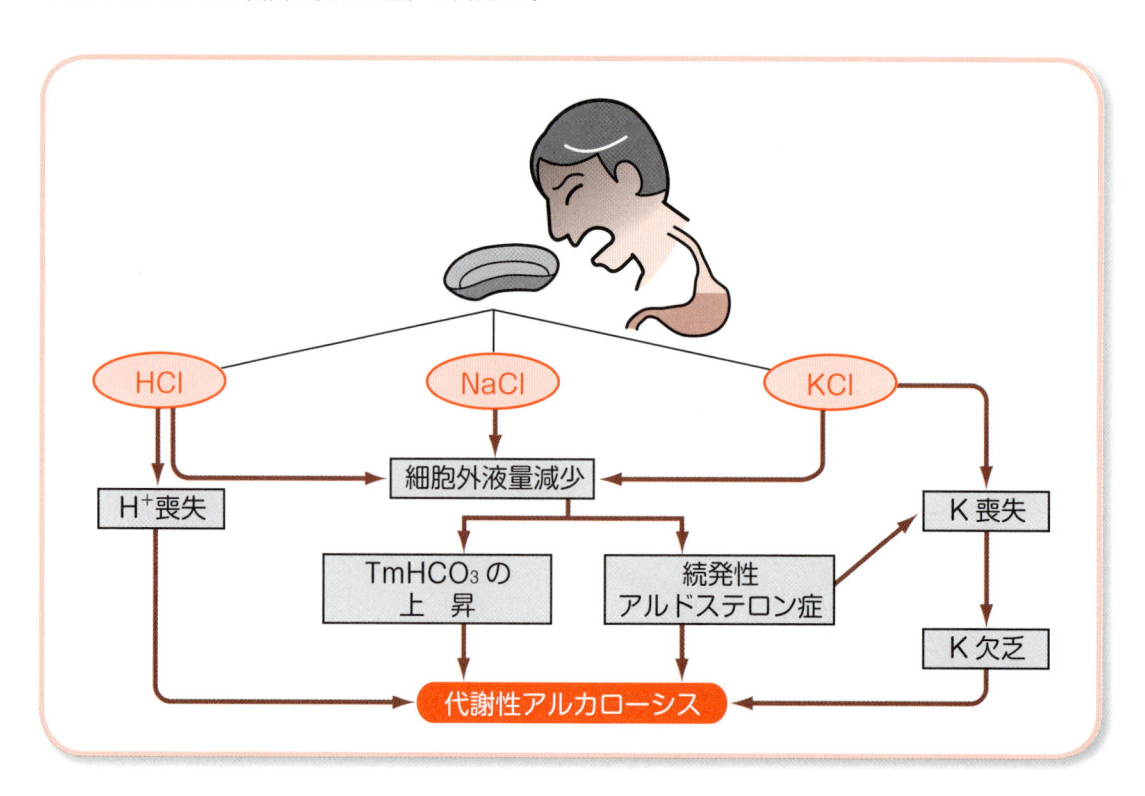

8-40. 原発性アルドステロン症の成因と病態

塩からくない汗？

原発性アルドステロン症は高血圧，低K血症，代謝性アルカローシスを示す症候群である．多くの場合は副腎の皮質球状層にアルドステロンを分泌する腫瘍が発見されるが，同様の症候を示しながら腫瘍が見つけられない場合もある．このような症例は両側副腎の過形成によるものである．

原発性アルドステロン症に認められる臨床症候は，アルドステロンの過剰分泌ということから説明することができる．

アルドステロンの作用は，鉱質コルチコイドの代表として電解質代謝への影響が大きい．腎臓の遠位尿細管においてNa-K/H^+の交換を促進することにある．この結果，体内にNaが貯留され，尿中へのK/H^+の排泄が増加する．Na再吸収の亢進（尿中Na排泄の減少）は体内へのNa蓄積を生じ，体液量の増加，高血圧の原因となる．体液量の増大は血漿レニン活性を抑制する．

尿中へのK排泄の増加は，低K血症・K欠乏の原因となる．著しいK欠乏が生じると，神経・筋肉に低K血症の症候が出現する．脱力感や筋麻痺が認められる．一方，K欠乏は腎臓に対しても悪影響がおよび，**K欠乏性腎症**といわれる病態が認められる．腎髄質の高浸透圧性が持続できず，抗利尿ホルモン不応性の尿濃縮障害がみられる．この結果，多尿，多飲となる．また尿細管のK欠乏を生じると，Kの代わりにH^+が分泌されやすくなる．

尿中へのH^+排泄の増加は体外への酸喪失を意味するので，H^+の欠乏すなわち代謝性アルカローシスが出現する．

アルドステロンの作用は腎臓以外にも，汗腺，唾液腺，小腸にも認められる．このため原発性アルドステロン症の汗の中にはNaは少なく，Kが多い．この汗の中のNa/K比を測定することから，この症候群を発見したConnの名誉のために**コン（Conn）症候群**ともいわれている．

原発性アルドステロン症に特徴的なことはNaが体内に貯留するにもかかわらず，浮腫が認められないことである．これは**エスケープ現象**としてすでに述べたが，鉱質コルチコイドの過剰状態が長く続くと途中でNa貯留からエスケープし，Na平衡が維持されるためである．

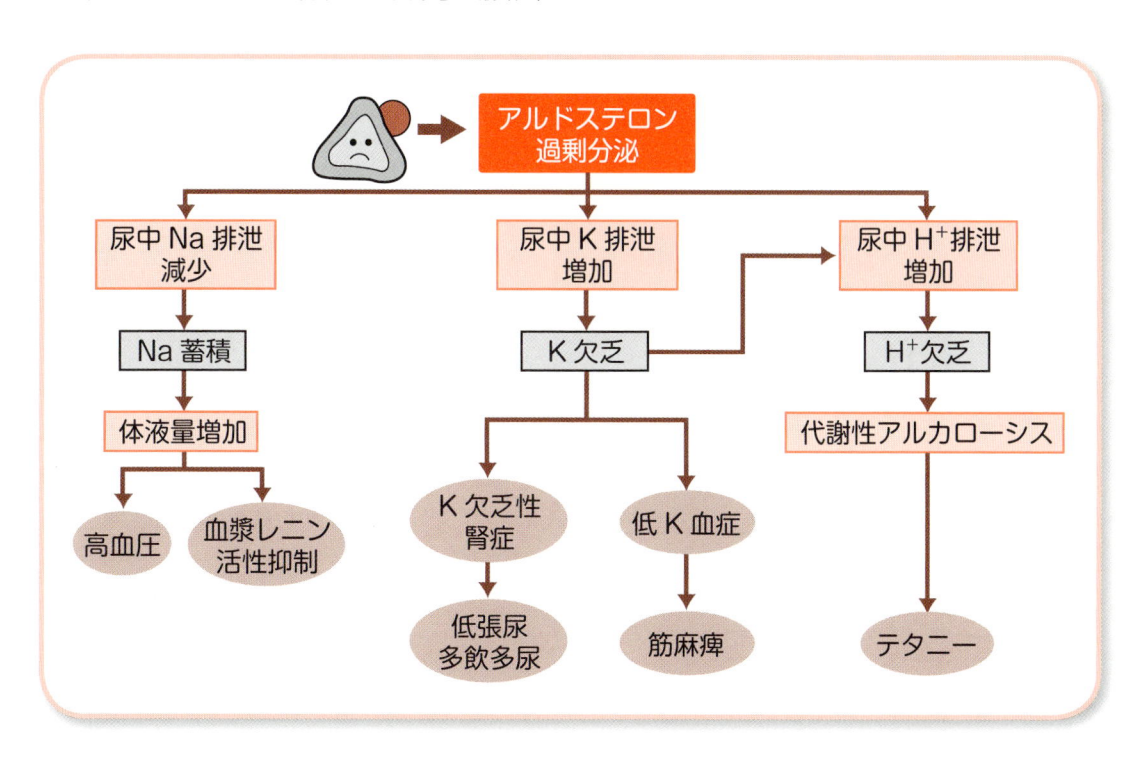

8-41. アルドステロン症 と Liddle症候群

似たもの同士

　原発性アルドステロン症は特徴的な臨床病像により注目されるが，この症候群の発見を契機にさまざまな病態が解明されることになった．アルドステロンの測定が可能になり，臨床的な病像が類似しているにもかかわらず，異なった病態であることが判明した症候群がみつけられた．

　原発性アルドステロン症と類似した病態（低レニン血症性高血圧，低K血症，代謝性アルカローシス）を呈しながらアルドステロンが低値を示す場合がある．これらは鉱質コルチコイド作用の亢進が考えられ，家族性では集合管上皮細胞内コルチゾール分解酵素欠損による apparent mineralcorticoid excess；AME および ENaC の gain-off-function 型変異による Liddle 症候群があり，さらに一般的には甘草やグリチルリチン製剤の常用による偽性アルドステロン症がある．

　Liddle症候群とは高血圧，低K血症，代謝性アルカローシス，低レニン−低アルドステロン症を示す常染色体優性の食塩感受性高血圧である．この成因は尿細管のイオン輸送機能異常，遠位尿細管，腎皮質集合尿細管のアミロライド感受性Naチャネル（ENaC）の機能亢進と考えられた．このチャネルの機能亢進によりNaの再吸収が亢進して体液量の過剰，高血圧，K排泄の増加が生じるとされる．1994年に原因遺伝子が解明された．抗アルドステロン薬は効果がなく，上皮型Naチャネル阻害薬であるトリアムテレンが有効である．

　原発性アルドステロン症は副腎からのアルドステロンの分泌亢進が第一義的に生じたものであるが，何らかの原因により二次的にアルドステロンが分泌されるものを**続発性アルドステロン症**という．アルドステロン濃度は増加しているが，病態はさまざまである．

　続発性アルドステロン症はR-A-A系の亢進と低K血症を特徴とし，高血圧性疾患では血清Na濃度は上昇傾向，低血圧性の病態では血清Na濃度は低下する．低血圧性の遺伝性疾患ではBartter症候群とGitelman症候群がある．成人の家族性ないし特発性低K血症ではGitelman症候群が重要である．臨床的には有効循環血漿量減少に対する代償機序によるものの頻度が高く，血管内容量・循環動態の是正をすることによりR-A-A系の亢進は正常化する．

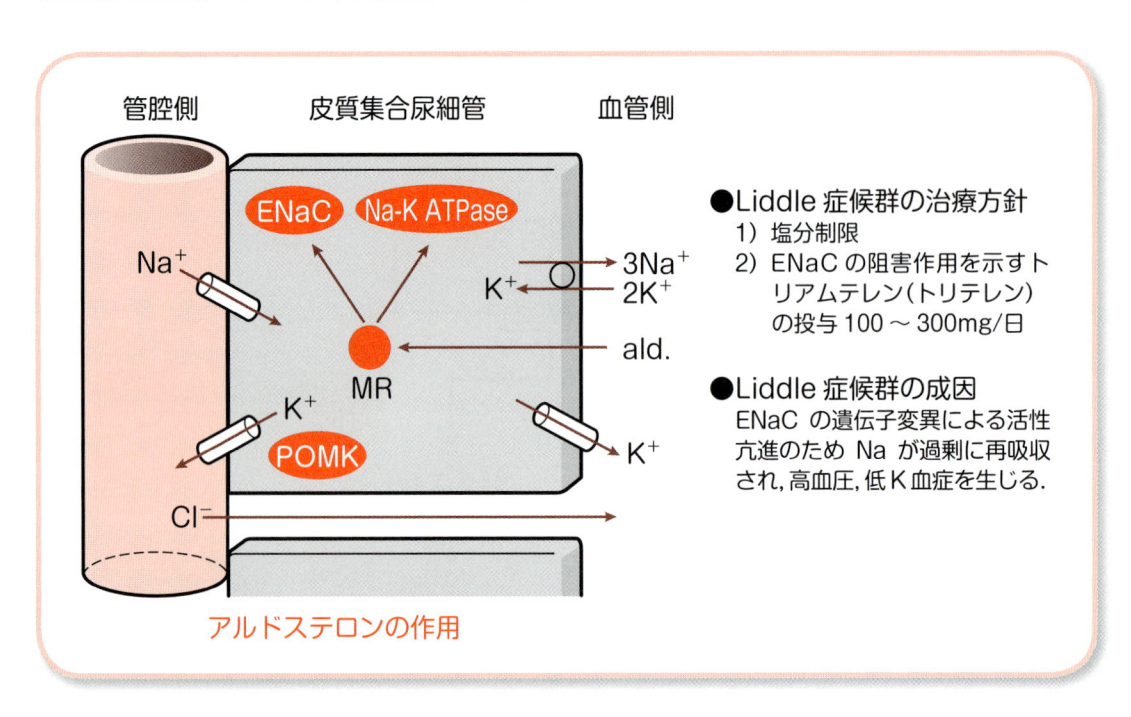

● Liddle 症候群の治療方針
1) 塩分制限
2) ENaC の阻害作用を示すトリアムテレン（トリテレン）の投与 100〜300mg/日

● Liddle 症候群の成因
ENaC の遺伝子変異による活性亢進のため Na が過剰に再吸収され，高血圧，低K血症を生じる．

アルドステロンの作用

8-42. 続発性アルドステロン症

火のない所に煙は立たない

　副腎からの鉱質コルチコイド，特にアルドステロンの過剰分泌が第一義的に生じるのは**原発性アルドステロン症**である．この場合の体液量は増加しているが，エスケープ現象により一定の値以上とはならず，明らかな浮腫は認められない．血漿レニン活性は抑制されることになる．

　これに対して，何らかの原因によりレニン産生・分泌が増加し，二次的にアルドステロンの増加を生じる病態がある．これは**続発性アルドステロン症**と呼ばれる．この状態ではレニン分泌刺激の原因となる因子が存続する限りレニン産生は続くし，アルドステロン分泌もそれに応じて増加する．レニン分泌刺激がなくなれば，レニン産生は抑えられ，アルドステロンの分泌の増加は認められなくなる．

　この続発性アルドステロン症は代謝性アルカローシスの原因となる．これらの成因として，レニン分泌刺激の因子別に説明してみることにしよう．

　レニンは傍糸球体装置（JGA）で主として産生されることはすでに何度も述べてきた．**レニン分泌・産生の刺激因子**には，① 腎灌流圧の低下，② 腎血流の低下，③ 有効循環血漿量の減少，④ プロスタグランジンなどがあった．また，⑤ JGA そのものが一次的に肥大・過形成あるいは腫瘍化したものも存在する（Bartter 症候群やレニン産生腫瘍）．

　悪性高血圧や**腎血管性高血圧**といわれるものは腎臓への血流障害および腎灌流圧の低下により腎虚血を生じる．この結果，レニン産生が増加し，続発性アルドステロン症を生じる．同様の高血圧を示すものに**レニン産生腫瘍**というまれな疾患もある．これは**木原 –Robertson 症候群**ともいわれるが，JGA の腫瘍化により自律的にレニンが産生される．

　この JGA の肥大・過形成という所見は，二次性のアルドステロン症では常に認められるといえる．なぜならレニンがこの JGA より主として産生されるからで，血漿レニン活性が持続的に高値を示す病態では JGA の過形成を認めてもおかしくない．浮腫性疾患では主として有効循環血漿量の減少がレニン刺激因子となる．

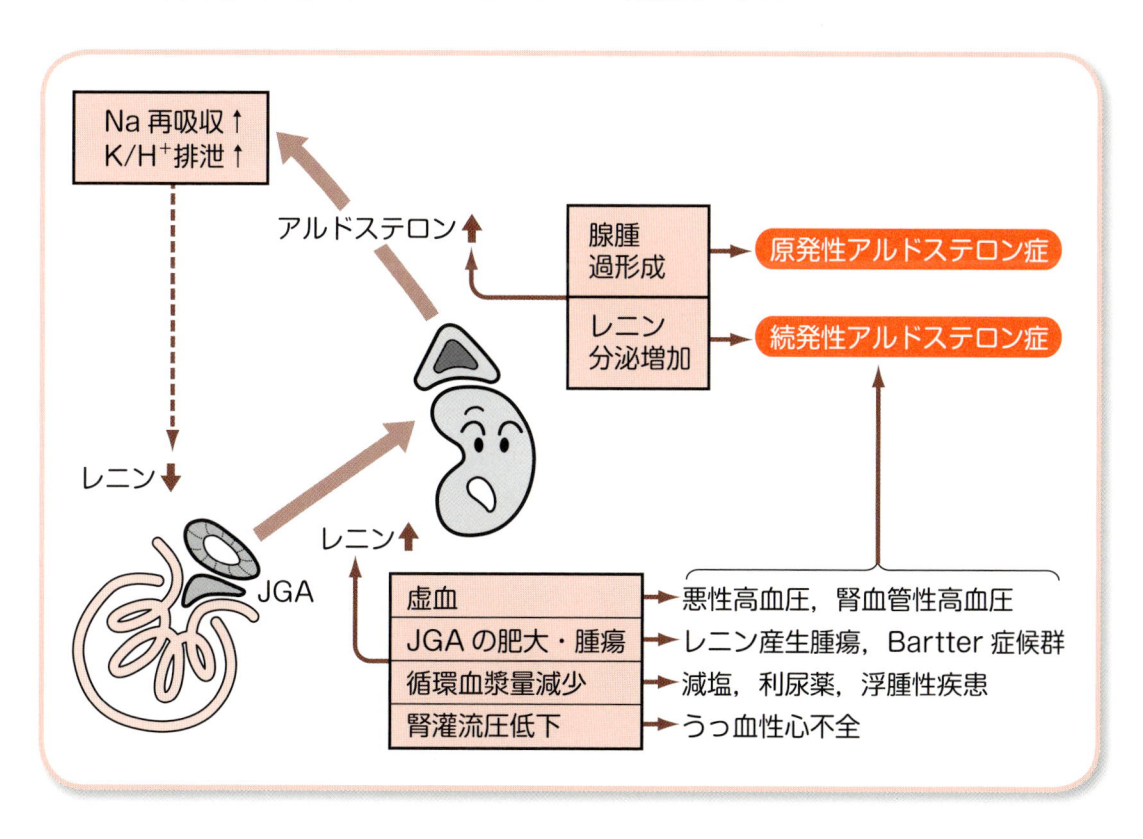

8-43. 高CO₂血症治療後のアルカローシス

一緒に行けば良いのに

　高 CO_2 血症を示す呼吸性アシドーシスの治療後に認められる代謝性アルカローシスがある．呼吸性アシドーシスの改善に伴って，PCO_2 の値は低下してくるが，意識障害などの症候が回復してこないような場合に，この**高 CO_2 血症治療後のアルカローシス**が疑われる．**このアルカローシスが生じる原因は腎臓における代謝機序が速やかに対応できないことにある．**成因として，①〔HCO_3〕低下の遅延，②Cl の欠乏，③K 欠乏が考えられている．呼吸性アシドーシス時の，血液ガス検査は pH の低下，PCO_2 上昇，〔HCO_3〕の増加を特徴とする．

　高 CO_2 血症では，〔HCO_3〕は代償性に増加している．治療により PCO_2 が低下すると，〔HCO_3〕も並行して減少すべきものであるが，過剰の HCO_3 を腎から排泄するには時間がかかる．このため PCO_2 の低下速度についていけず，〔HCO_3〕はしばらく増加した状態がみられるのである．

　一方，PCO_2 の上昇と〔HCO_3〕の増加のため，血清 Cl 濃度は低下し，尿中への Cl 排泄量が増加しているため，Cl 欠乏の傾向となる．したがって治療の段階で体内 Cl 欠乏が存在していると，尿細管の Na 再吸収に伴って吸収される陰イオンとして Cl だけでは不足で HCO_3 も再吸収されてしまう．この結果，排泄されるべき HCO_3 も再吸収されることになり，アルカローシスの回復が遅れてしまうのである．

　さらに高 CO_2 血症時には尿中への Cl 排泄の増加に伴って，陽イオンとして K の排泄も増す．このため高 CO_2 血症時には一般的に K 欠乏の傾向が認められる．K 欠乏が存在すると代謝性アルカローシスが生じることは，すでに何回か述べてきたとおりである．

　以上のような因子が総合して，著しい代謝性アルカローシスが出現する．この場合に認められる症候は K 欠乏，アルカローシスによるものである．尿 pH は上昇し，尿中への Cl や K の排泄が増加する．**治療としては生理食塩水の投与だけでは不十分で，ときに K の補給も必要となる．**著しいアルカローシスによるイオン化 Ca の減少からテタニーを生じることもあり，この場合には酸性化剤によりアルカローシスを早急に改善させる必要がある．

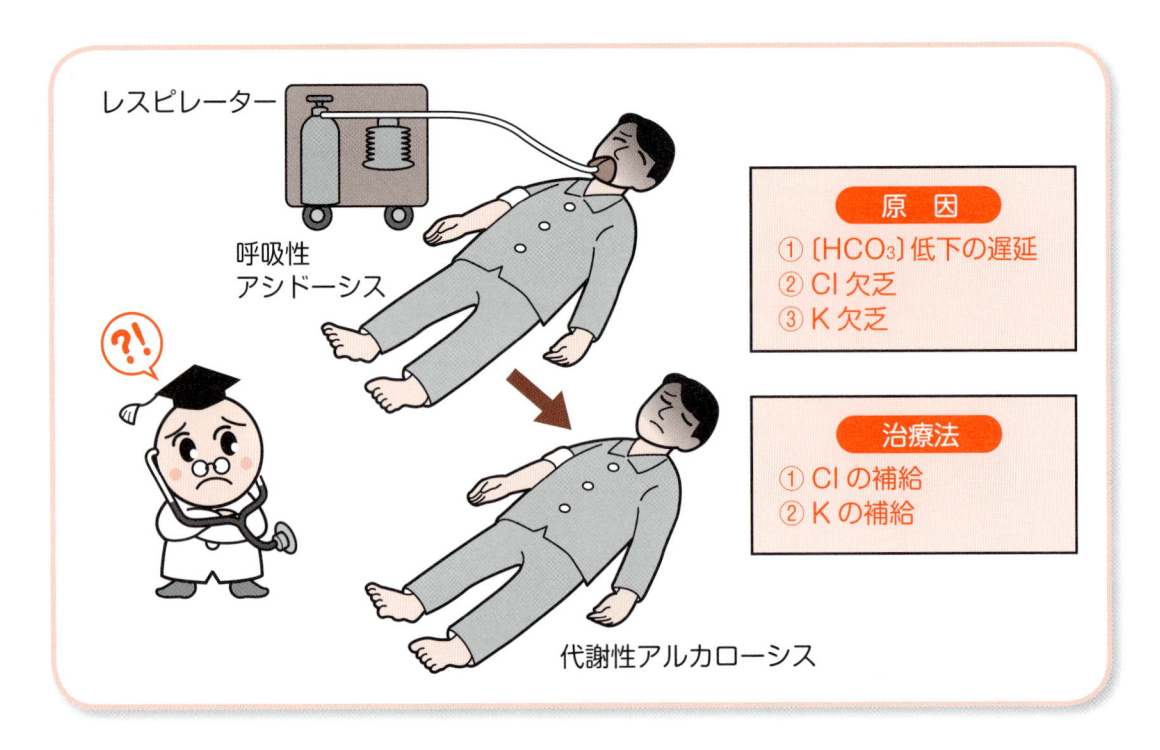

レスピレーター
呼吸性アシドーシス
代謝性アルカローシス

原因
①〔HCO_3〕低下の遅延
② Cl 欠乏
③ K 欠乏

治療法
① Cl の補給
② K の補給

8-44. 呼吸性アシドーシスの原因

謎のアトランティス大陸

地球の創生紀であるマグマの海が全地球をおおっていた頃，灼熱のマグマから生じた二酸化炭素（CO_2）や亜硫酸ガスなどの気体が大気圏を形成した．CO_2の厚い大気層は地球を包み，熱放散を防御する厚いカーテンのはたらきをしていたらしい．

このような多量のCO_2はどうして減少したのかは第9章（p.209〜）で述べることにするが，現在の大気中のCO_2濃度は確実に増加してきているらしい．工場や自動車の排気ガス，緑地の減少などが主な原因である．大気汚染が進行すると，太古の地球とまではいかなくても，次第にCO_2濃度は現在の0.03％から増え続ける傾向にある．もしも大気中のCO_2濃度が現在よりも0.06％程度増加するだけで，地球の平均気温が上昇する．これが3〜4℃上昇するだけで，極地やヒマラヤなどにある膨大な氷が溶け，海水の量が増大する．世界の大都市の大部分は海中に没するという恐しい話である．

呼吸性アシドーシスは，何らかの原因により呼吸器系からCO_2の排泄が不十分となり，体内にCO_2の蓄積が第一義的に生じる病態である．これに対する生体の反応は，先に述べたHenderson-Hasselbalchの式から理解できるように，〔HCO_3〕/$0.03 \times PCO_2$の比を20とする腎の代償作用を生じることである．つまり，腎臓からのHCO_3の排泄を抑えて，血漿HCO_3濃度を増加させることである．

血液ガス検査成績では，PCO_2の上昇，〔HCO_3〕の増加がみられる．血液のpHは腎臓の代償反応が十分に行われれば，正常範囲内に留まる．代償不全の状態であれば，血液のpHは低下する．

呼吸性アシドーシスの原因は，このようにCO_2排泄障害（換気不全）により生じる．この原因は呼吸器系の疾患（広汎な肺疾患など）だけによるのではなく，胸壁，呼吸筋，心疾患，中枢神経の異常によっても起こる．一方，換気の不全はO_2交換の障害を伴うため，PO_2も低下する．このPO_2の低下（低酸素血症）は組織の乏血を伴うことになり，代謝性アシドーシスの引き金となり得る．

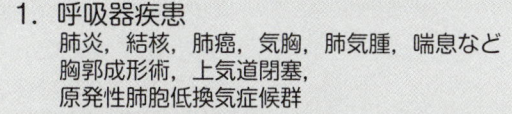

1. 呼吸器疾患
   肺炎，結核，肺癌，気胸，肺気腫，喘息など
   胸郭成形術，上気道閉塞，
   原発性肺胞低換気症候群

2. 神経・筋肉系疾患
   ポリオ，筋ジストロフィー，重症筋無力症，
   ギランバレー症候群，脳炎，髄膜炎など
   中枢神経抑制薬（眠剤，麻酔，鎮静剤）

3. 循環器疾患
   うっ血性心不全，肺水腫

4. 他——レスピレーター調節不全

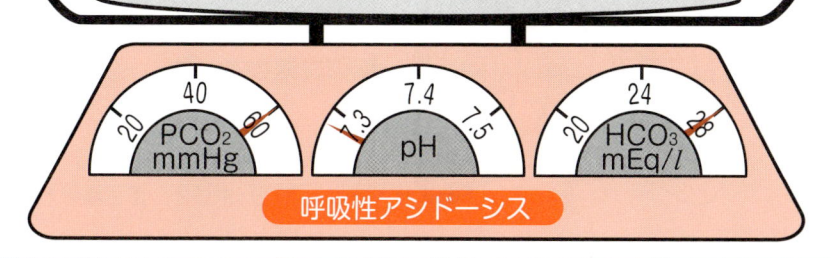

呼吸性アシドーシス

8-45. 呼吸性アシドーシスの症候

モデル小説？

呼吸性アシドーシスの成因は大きく，①**呼吸中枢の抑制の場合**と，②**胸部疾患の場合**に区別することができる．①は中枢神経系の障害に伴って生じるもの，麻酔や鎮静薬の過剰使用による場合，治療的に高濃度の酸素吸入により呼吸を抑制させる場合がある．このような場合は肺機能自体に障害がなくても呼吸性アシドーシスは出現し得る．

ここで **Pickwick 症候群**について簡単に述べておこう．これは著しい肥満，傾眠，周期性呼吸，チアノーゼ，筋攣縮，二次的赤血球増加，右心不全などを特徴とする症候群である．この症候群の由来は，Dickens の "Pickwick Papers" という小説の中に出てくる太った少年の描写から，これと同様の症候を示す病態を Pickwick 症候群と名づけたのである．そのほかの症候として，大きないびき，夜尿，抑うつ気分，易疲労感，入眠時幻覚などもみられる．重症になると，記銘力低下，失見当識，意識混濁，高血圧などを示すという．

この症候群の睡眠時無呼吸発作は，肺胞低換気や肺動脈圧亢進から右心不全，チアノーゼ，二次性赤血球増多症，高血圧などを生じると説明される．原因は著しい肥満による上気道の狭小化，睡眠中の筋緊張低下による上気道の閉塞である．夜間睡眠障害の結果，昼間は傾眠症状を示し，種々の精神症状を伴う．相撲取りのように肥満で，昼間からうとうとしていると，この症候群に間違えられますよ．

胸部疾患としての呼吸性アシドーシスの成因には気道閉塞，肺疾患（肺気腫，慢性閉塞性肺病変），胸郭異常，呼吸筋障害による場合がある．このような基礎疾患が存在すれば，呼吸性アシドーシスが当然疑われるので，血液ガスを検査する．特に $PCO_2 \geq 60$ mmHg もの著しい高 CO_2 血症時には，**CO_2 ナルコーシス**という状態に陥る．脳神経症状としては頭痛，興奮，錯乱，うっ血乳頭，振戦，意識障害を呈する．循環器系症候としては，頻脈，不整脈から高度になると心拍出量の低下，血圧低下を生じるようになる．

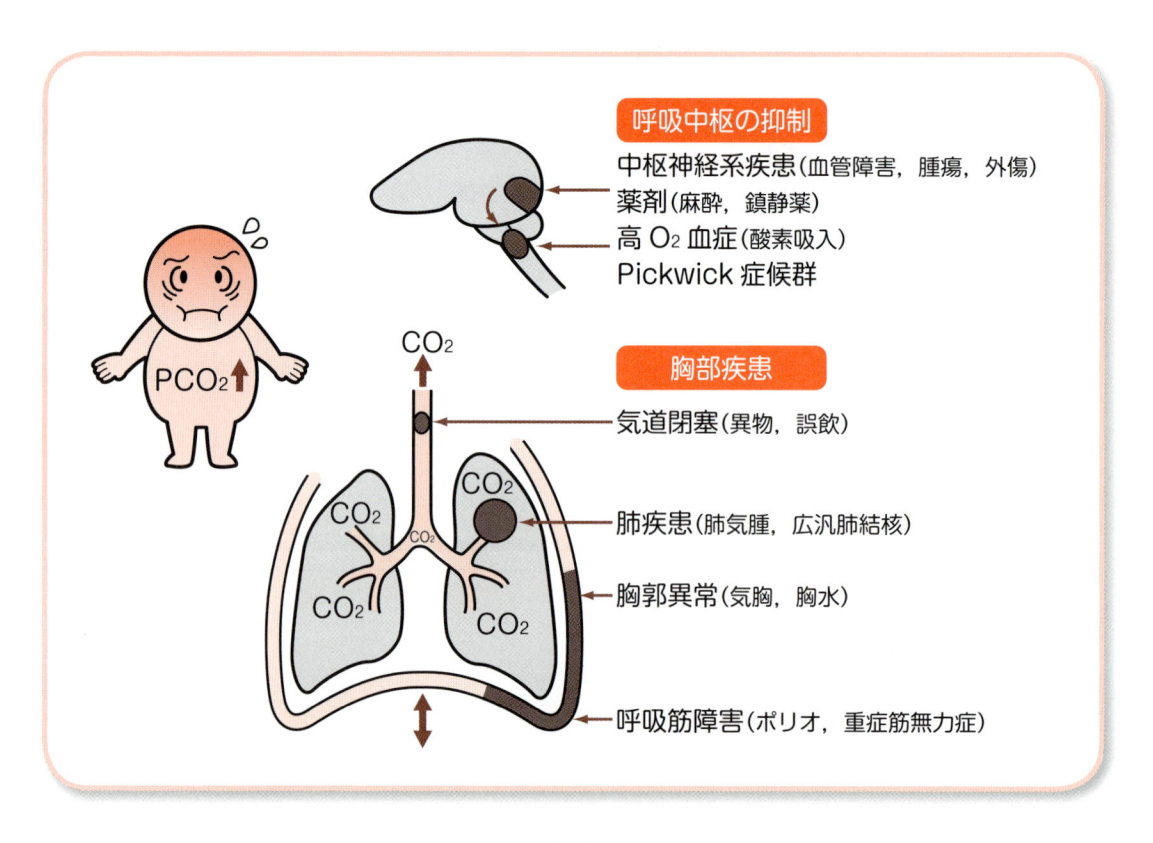

呼吸中枢の抑制
- 中枢神経系疾患（血管障害，腫瘍，外傷）
- 薬剤（麻酔，鎮静薬）
- 高 O_2 血症（酸素吸入）
- Pickwick 症候群

胸部疾患
- 気道閉塞（異物，誤飲）
- 肺疾患（肺気腫，広汎肺結核）
- 胸郭異常（気胸，胸水）
- 呼吸筋障害（ポリオ，重症筋無力症）

8-46. 呼吸性アルカローシスの原因

不用の用

呼吸性アルカローシスとは，何らかの原因により過換気が一次的に生じる結果，CO_2の排出が増して血中のCO_2濃度が低下する病態である．これに対する生体の反応は腎の代償作用により血漿HCO_3濃度を減少させ，$[HCO_3]/0.03\times PCO_2$比を20に近づけることである．この代償が十分行われなければ血液pHは上昇，PCO_2低下，血漿HCO_3濃度は減少する．

正常人では，安静時に約200 ml/分のCO_2が代謝により産生される．これは血液中の赤血球より肺へ運ばれ，大気中のO_2と交換されている．血中のCO_2含量は組織から放出された溶解CO_2（10％）と血漿中で$CO_2 + H_2O \rightarrow H_2CO_3$の反応から生じた$HCO_3$（60％）および赤血球の還元ヘモグロビン（$Hb\text{-}CO_2$）として存在する部分（30％）からなっている．

このようなCO_2の平衡関係があるが，もしもCO_2の産生量が増加すれば，CO_2による呼吸中枢への刺激が促進され換気が増す．この結果，呼吸障害がなければ肺より過剰分が排泄され，PCO_2の値は一定に保たれる．つまり換気とPCO_2の間には反比例関係があるといえる．ところがPCO_2の程度により換気の刺激は異なり，急激なPCO_2の高値は前頁に述べたCO_2ナルコーシスとなってしまう．それではPCO_2が低値であればよいかというと，これも違う．いくらCO_2が組織呼吸の代謝老廃物といっても，体内では必要なのである．大気中のCO_2濃度が0.03％に保たれていることにより，現在の地球環境が維持されている．もしもCO_2が現在の濃度より低下すれば，その温熱効果がなくなり，極地の氷冷化，氷河期が生じることになる．

生体内ではPCO_2は40 ± 5 mmHgに保たれている．この値よりPCO_2が低下すると，好ましくない生体反応が生じることになる．呼吸性アルカローシスの原因は，① **中枢神経系疾患による呼吸促進**，② **精神的原因による過換気**，③ **低酸素血症の結果，PO_2の維持のために呼吸促進を生じる場合**，④ **薬剤による呼吸中枢の刺激**，⑤ **そのほかの場合**に大別される．

---

1. 中枢神経系疾患
    脳炎，脳卒中，髄膜炎，脳腫瘍
2. 精神的原因
    不安，ヒステリー，過換気症候群，疼痛
3. 低酸素血症
    肺線維症，肺梗塞，高地肺水腫，成人呼吸窮迫症候群（ARDS），心不全，左右シャントのある心不全
4. 薬剤
    サリチル酸中毒，アミノフィリン，カフェイン，エピネフリン，プロゲステロン
5. 他―妊娠，発熱，甲状腺機能亢進症，肝硬変，レスピレーターの過換気

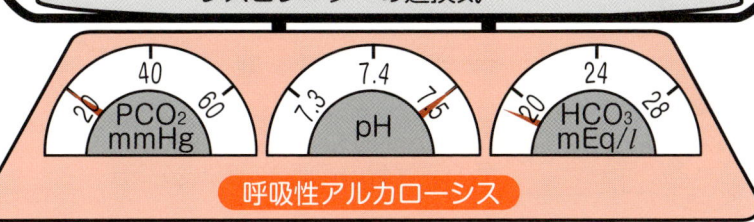

呼吸性アルカローシス

8-47. 過換気症候群

紙袋の使いみち

呼吸性アルカローシスの典型例として，**過換気症候群**を例にとって説明してみる．この症候群は主として心因的・精神的な原因により，発作性に過換気を生じることで，多彩な神経血管系変化，循環器系，筋肉系，消化器系，などの症候を呈する．

発作時の症候には，呼吸困難，四肢の異常知覚（シビレ感），心悸亢進，テタニー，痙攣，胸痛発作，失神などの意識障害を示す．このような発作は30～60分持続することが一般的である．頭重感，めまい，四肢のシビレ感や冷感，食道閉塞感，肩こりなどの不定愁訴といえる不安神経症的な症状の訴えも多い．患者は20～40歳の女性に高頻度にみられ，精神的ストレスが引き金となって生じるといわれる．

もともと心因性要素の強い素因があるため，発作によりますます不安感がつのり，無意識的に過換気状態となり，一層PCO_2が低下して，過換気症候群を増強させてしまう．過換気により低CO_2血症となり，脳血管の攣縮，脳血流の低下，脳組織の低O_2血症から空気飢餓感，意識障害の悪循環を形成してしまうことに，患者自身は気づかない．

発作時の特有の症候，血液ガス検査の$PCO_2 \leqq 20$ mmHg，pH$\geqq 7.60$ という呼吸性アルカローシスの所見から診断される．著しい発作時にはPO_2の低下も認められる．また血清Ca値は増加，血清P値は減少の傾向をみる．非発作時では呼吸機能検査は正常である．**鑑別しておかなければならない疾患**には，①てんかん，②アダムス・ストークス症候群，③低血糖発作，④テタニー，⑤心筋梗塞などがある．

治療的診断法として，簡便なpaper bag rebreathing というのがある．これは紙袋内で呼吸を繰り返すことにより，呼気中のCO_2を再び吸入することになり，PCO_2を増加させる目的と価値がある．これは簡単な方法であるが，効果的である．そのほか，鎮静薬の投与，CO_2吸入（5～6% CO_2 + 35～40% O_2 + N_2の混合気体），β遮断薬の投与も行われる．日頃から心因性ストレスを避け，この症候群の発生機序を理解させ，発作の不安感を取り除くことが根本的に大切である．

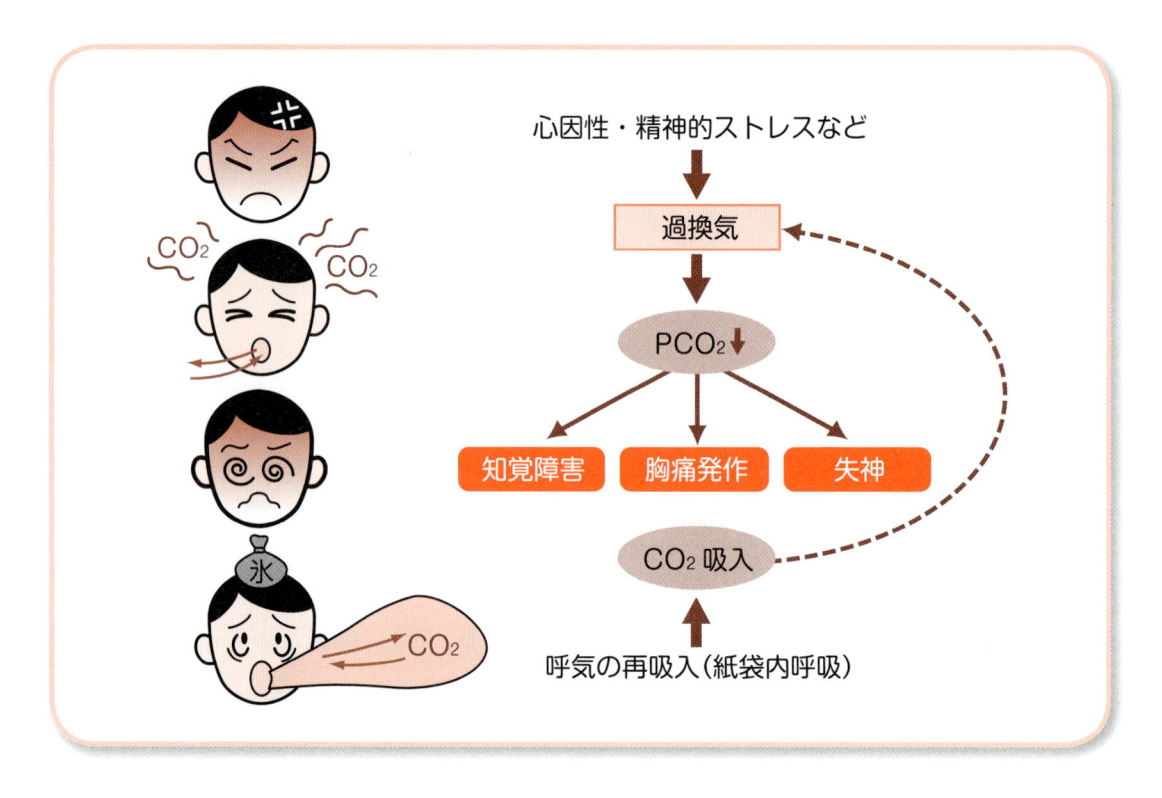

8-48. 単純性酸塩基平衡異常の代償反応

予想はよそうや

酸塩基平衡の調節機序とその異常について説明してきたが，診断面で有用な知識を次に述べる．単純性の酸塩基平衡異常には，代謝性と呼吸性のアシドーシスまたはアルカローシスがあり，4型に区別できた．それらの診断は基礎疾患や血液ガスの成績から判断することができる．

しかし問題となるのは，実際の臨床例が単純性の型なのか，あるいはこれになんらかの別の酸塩基平衡の異常が合併していないかということである．特に重症の疾患，末期の重篤な病態時には2つ以上の酸塩基平衡異常を伴うことは，決してめずらしいことではない．このような病態は**混合性酸塩基平衡異常**という．

混合性酸塩基平衡異常の存在は，血液ガスの成績だけから診断することは避けた方がよい．しかし血液ガスの成績から純粋の単純性か否かは判断できる．代償反応が生じるので，予想される程度の反応が生じているか否かにより判断することが可能だからである．**単純性の型では，PCO_2 や〔HCO_3〕の変化は同一方向に向かうことである**．例えば，〔HCO_3〕が増加すれば PCO_2 の値も増す方向に変化し，〔HCO_3〕が減少すれば PCO_2 の値も低下する方向に変化する．この理由は〔HCO_3〕/$0.03 \times PCO_2$ 比を20に保持しようとする機構が存在するからである．

代謝性アシドーシスが単独に存在する場合の血液ガスの成績は，pHの低下，〔HCO_3〕の減少，PCO_2 の低下を特徴とする．この場合〔HCO_3〕の減少が第一義的なものである．代償的に PCO_2 も低下するが，この程度は表に示したような計算値の範囲が予想されるのである．もしも PCO_2 の値がこの予想値よりも著しく異なっている場合には，単純性の代謝性アシドーシスではなく，混合性を疑うべきことになる．

代謝性アルカローシスの場合には，pHの上昇，〔HCO_3〕の増加，PCO_2 の上昇が特徴である．この場合も同様に，予想される PCO_2 値を計算して合致するか否かを確認する．はなはだしく違っていたら，単純性の型ではなく，何らかの混合性障害であると判断する．

障害	血液ガス成績	代償の程度
代謝性アシドーシス	pH↓, HCO_3↓, PCO_2↓	予想される $PCO_2 = 1.5 \times$〔HCO_3〕$+ 8 \pm 2$
代謝性アルカローシス	pH↑, HCO_3↑, PCO_2↑	予想される $PCO_2 = 0.95 \times$〔HCO_3〕$+ 14 \pm 5$ 〔HCO_3〕10 mEq/l 増加ごとに，PCO_2 は 2～9 mmHg 上昇（<55 mmHg）
呼吸性アシドーシス 　急性 　慢性	pH↓, HCO_3↑, PCO_2↑	PCO_2 が 10 mmHg 上昇するごとに，〔HCO_3〕は 1 mEq/l 増加する PCO_2 が 10 mmHg 上昇するごとに，〔HCO_3〕は 3.5～5 mEq/l 増加する
呼吸性アルカローシス 　急性 　慢性	pH↑, HCO_3↓, PCO_2↓	PCO_2 が 10 mmHg 低下するごとに，〔HCO_3〕は 2 mEq/l 減少する PCO_2 が 10 mmHg 低下するごとに，〔HCO_3〕は 5 mEq/l 減少する（>17 mEq/l）

8-49. 酸塩基平衡異常の総合診断図

信頼もほどほどに

単純性の酸塩基平衡異常の代償反応は，呼吸性アシドーシスとアルカローシスについても適用できる．呼吸性の代償反応は腎臓により行われるため，急性期と慢性期により代償の程度が異なる点に注意しなければならない．理由は腎臓の反応が完全に行われるために時日を必要とするからである．

呼吸性のアシドーシスとアルカローシスの代償反応は，急性期と慢性期により，予想される代償の程度は異なる．血液ガスの成績は急性期であれ，慢性期であれ，pH，$[HCO_3]$，PCO_2 の変化の方向は変わらない．

呼吸性アシドーシスでは，pH の低下，$[HCO_3]$ の増加，PCO_2 の上昇である．**呼吸性アルカローシス**では，pH の上昇，$[HCO_3]$ の減少，PCO_2 の低下である．急性期であるか，慢性期であるかは，酸塩基平衡異常の出現した期間とその原因となる因子を病歴から推察して判断することである．

前ページの計算式により，単純性の酸塩基平衡異常の診断は可能である．この反応の程度が合致するか否かを求める方法を，より簡便化したノモグラムを利用する手段も考案されている．

これは麻酔科などで，即時的に酸塩基平衡の異常を判定する必要がある場合に，しばしば応用される．いくつかのチャートがあるが，図は $[HCO_3]$ と PCO_2 の値により診断するチャートである．血液ガスで得られた成績を，図の該当する部にプロットし，どの領域に含まれるかを検討する．各々の酸塩基平衡異常には，幅をもった領域があり，これを **significance band（信頼限界）** という．この範囲内におさまれば単純性酸塩基平衡の異常とする．この領域外にプロットされれば，混合性の型と判断できるということになる．

しかし注意しておきたいことは，混合性の型のすべてが信頼限界外に存在するわけではないことである．場合によっては信頼限界内にプロットされても混合性の型の可能性はあり得る．したがって，このチャートからわかることは，**信頼限界の範囲外とプロットされれば，これは単純性の型ではないということ**である．

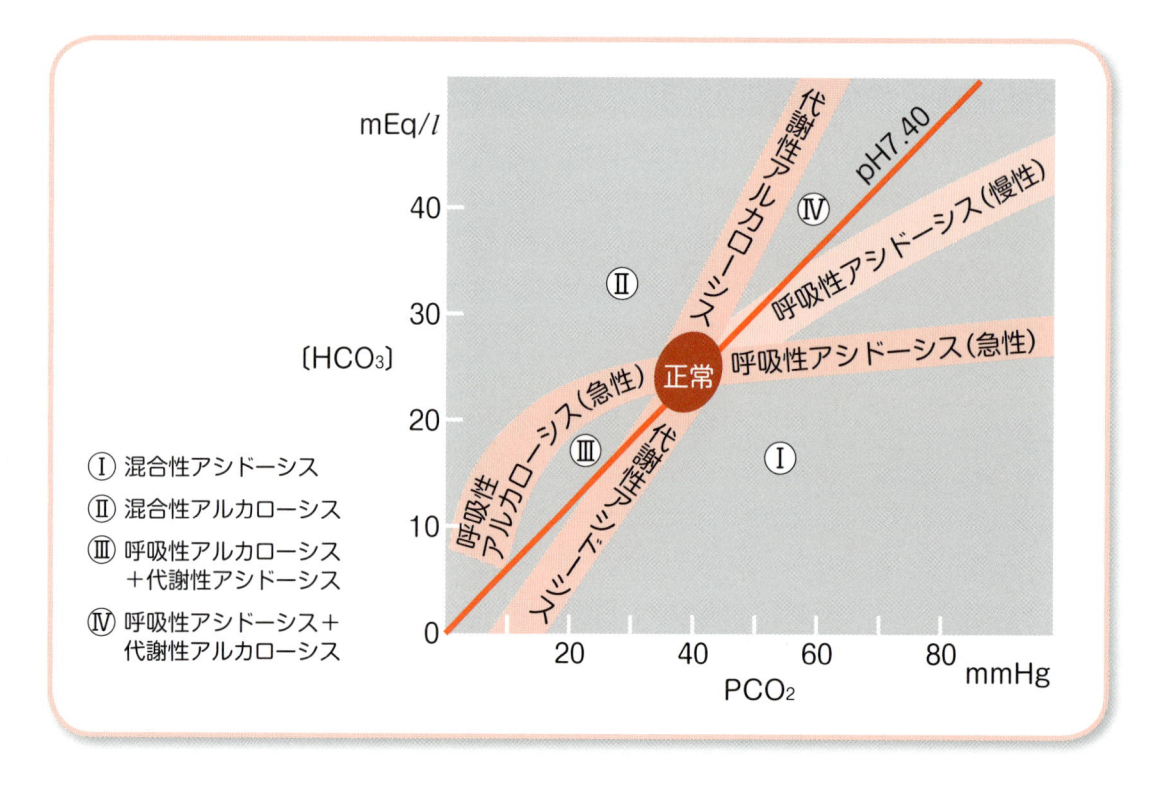

Ⅰ 混合性アシドーシス
Ⅱ 混合性アルカローシス
Ⅲ 呼吸性アルカローシス＋代謝性アシドーシス
Ⅳ 呼吸性アシドーシス＋代謝性アルカローシス

8-50. 混合性の酸塩基平衡異常。

朱に交じわれば

　混合性の酸塩基平衡の異常というのは，めずらしいものではない．重症患者，術後の患者，多臓器に障害をもつ患者，末期の重篤な患者では必ずといっていいほどに出現する．**混合性の型では，血液ガス検査の成績には普遍性はない**．合併する酸塩基平衡の異常がともにアシドトーシスであれば，血液pHの値の低下の程度は著しくなる．ところがアシドーシスとアルカローシスの合併では，血液pHの値自体は正常範囲内に留まる場合もあり得る．

　また合併する組み合わせも，2つ以上になる場合もある．代謝性の障害が合併する場合，これに呼吸性の障害が組み合わさる場合などがあり，非常に複雑となる．しかし，**呼吸性アシドーシスと呼吸性アルカローシスという合併はありえない**．

　混合性の酸塩基平衡異常の診断においては，単純性の酸塩基平衡異常の成因となる基礎疾患や症候について十分理解しておくことである．病歴や治療の過程からも混合性の障害の存在を予測することができる．したがって**酸塩基平衡の異常が疑われるときには，常に混合性障害の有無の可能性を念頭においておくことである**．

　図には混合性酸塩基平衡異常を生じる実例をあげている．このような疾患や病歴から，生じ得る混合性の型を推定することは可能である．血液ガスの成績や信頼限界に基づいた方式からも，単純性か混合性かの区別はできる．単に血液pHの値が正常範囲内にあるから，酸塩基平衡異常がないというのでは困る．常に血液ガス成績が利用できる場合には，単純性だけなのか，あるいは混合性の合併がないかを疑ってみることが大切なのである．

　酸塩基平衡の異常が考えられる場合には，臆せずに血液ガスの検査，同時期の電解質の検査，AGの計算を習慣化することである．また血液ガス検査成績を評価する場合には，単純性の酸塩基平衡障害と代償反応の程度も計算する習慣をつけることである．また治療や病態によりこれらの値は刻々と変化するから，経過を追って検討することも診断を行ううえで重要である．

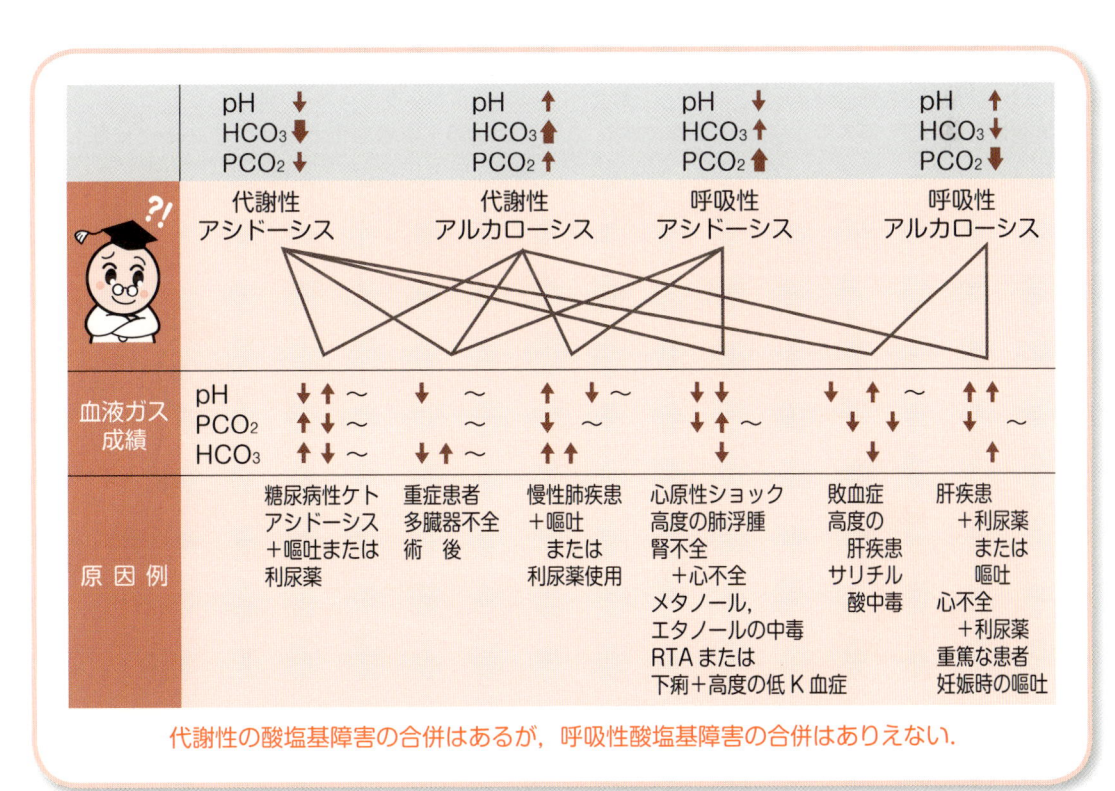

	代謝性アシドーシス	代謝性アルカローシス	呼吸性アシドーシス	呼吸性アルカローシス
	pH ↓ HCO_3 ↓ PCO_2 ↓	pH ↑ HCO_3 ↑ PCO_2 ↑	pH ↓ HCO_3 ↑ PCO_2 ↑	pH ↑ HCO_3 ↓ PCO_2 ↓
血液ガス成績	pH ↓↑〜 PCO_2 ↑↓〜 HCO_3 ↑↓〜	↓〜 〜 ↓↑〜	〜 ↓〜 ↑↑	↓〜 ↓↑〜 ↓	↑↑〜 ↓↓〜 ↑
原因例	糖尿病性ケトアシドーシス ＋嘔吐または利尿薬	重症患者 多臓器不全 術後	慢性肺疾患 ＋嘔吐 または 利尿薬使用	心原性ショック 高度の肺浮腫 腎不全 ＋心不全 メタノール， エタノールの中毒 RTAまたは 下痢＋高度の低K血症	敗血症 高度の 肝疾患 サリチル 酸中毒	肝疾患 ＋利尿薬 または 嘔吐 心不全 ＋利尿薬 重篤な患者 妊娠時の嘔吐

代謝性の酸塩基障害の合併はあるが，呼吸性酸塩基障害の合併はありえない．

8-51. 酸塩基平衡異常の診断手順

ステップを踏んで

血液ガス検査を行う状況においては，同時期の血清 Na，K，Cl などの電解質の検査を実施しておく必要がある．これらの検査値は酸塩基平衡の結果を解釈する場合に利用することになるからである．酸塩基平衡の異常の有無を診断するには次のような順序で行う．

Step1：血液 pH から酸血症（<7.35）が存在するか，アルカリ血症（>7.45）が存在するかをチェックする．

Step2：主たる酸塩基平衡異常を決める．血漿 HCO_3 濃度と PCO_2 より呼吸性か代謝性かを判断する．つまり酸血症時に血漿 HCO_3 値が低値であれば，代謝性アシドーシスが一次的な原因である．アルカリ血症時に HCO_3 値が高値であれば代謝性アルカローシス，酸血症時に PCO_2 が高値であれば呼吸性アシドーシス，アルカリ血症時に PCO_2 値が低値であれば呼吸性アルカローシスが一次的な原因となる．

Step3：アニオンギャップ（AG）と補正 HCO_3 値を計算する．$AG = Na - (Cl + HCO_3)$ により求め，この値は正常では 12 ± 2 mEq/l である．AG の増加がみられる場合には補正 HCO_3 値を求める．補正 HCO_3 値は実測 HCO_3 濃度 + ΔAG から計算できる．ΔAG は $AG - 12$ より求める．補正 HCO_3 値は AG が増加した分を相殺した状態をみるもので，AG の上昇した代謝性アシドーシスであれば，補正 HCO_3 値は正常の 24 mEq/l になるはずである．それ以上ある場合には代謝性アルカローシスの合併を考え，それ以下であれば AG の増加を伴わない代謝性アシドーシスの合併を疑うことになる．ΔAG が 30 以上になる場合は乳酸性アシドーシス，ケトアシドーシス，メタノール・エチレングリコール中毒が一般的である．

Step4：代償性変化が予測される範囲にあるかどうかを判定する．生体の代償反応は代謝性の障害に対して呼吸性の代償反応がみられ，呼吸性の障害に対して代謝性の代償反応がみられる．代償反応は呼吸性では速やかに生じるが，腎臓における代償反応には数日という時間がかかる．予測範囲内に代償されているかを計算する．範囲からずれている場合には，ほかの酸塩基平衡異常の合併を意味する．例えば，代謝性アシドーシスでは代償変化として呼吸性の変化として PCO_2 が低下するが，その低下の程度がうまくいっていれば血液 pH は正常となるが，不十分であれば呼吸性アシドーシスを合併していることが考えられる．また予測値以上に PCO_2 値が低下している場合には呼吸性アルカローシスを合併していることを考えるべきである．

Step5：臨床病像と合致することを確認して，病態を判定して治療へ結びつける．原因となる状態を是正する．

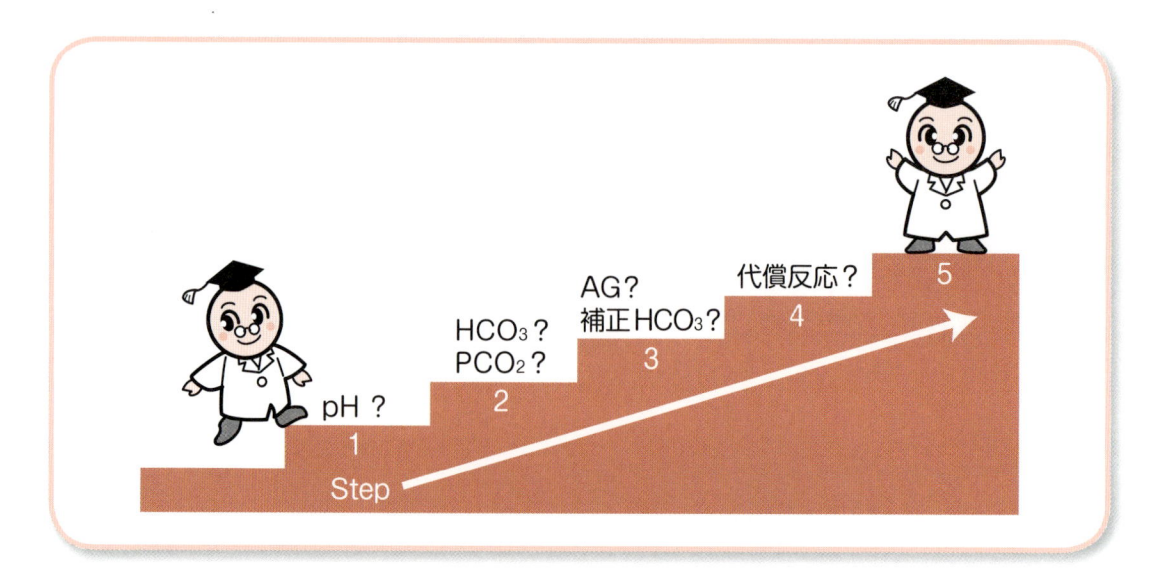

8-52. 練習として

手順に従う

インスリン使用中の糖尿病患者で意識障害が認められ，血液ガスの検査を行ったところ，次のような検査結果が得られた．動脈血ガス分析ではpH7.25，PCO_2 26 mmHg，血清 HCO_3 13 mEq/l，血清 Na 濃度 140，血清 Cl 濃度 92 mEq/l である．

これを酸塩基平衡の診断ステップに従って解釈すると，

1. 血液 pH は 7.25 であるから酸血症（アシデミア）を示す．

2. アシデミアの存在下で血漿 HCO_3 値は低値であり，一次的に代謝性アシドーシスが原因となっていると考えられる．

3. アニオンギャップを計算すると AG＝Na－(Cl＋HCO_3) より 35 となり，AG は増加していることが示され AG の増加した代謝性アシドーシスを意味する．補正 HCO_3 は次のように計算する．補正 HCO_3＝ΔAG＋実測 HCO_3 であるから ΔAG＝AG－正常 AG より 35－12＝23，これに実測 HCO_3 13 を加えると 36 となり，24 以上であるため代謝性アルカローシスを合併していることを示す．その原因は何かを検討する必要がある．

4. 代償性変化を調べると，呼吸性に過換気を生じて PCO_2 が低下することが予想されるが，予想値を計算する．代謝性アシドーシスでは血漿 HCO_3 が 1 mEq/l 低下するごとに PCO_2 は 1～1.3 mmHg 低下することがわかっている．したがってΔ血漿 HCO_3＝24－13＝11 から 11×1.3＝14.3　ΔPCO_2＝40－14.3＝26.7 程度であれば呼吸性代償作用は機能していることになる．

5. 代謝性アシドーシスに代謝性アルカローシスを合併している状態であることが示されているが，この理由を考える必要がある．例えば，その原因は頻回の嘔吐により胃液を喪失し，食事摂取ができないために自己判断でインスリン投与を止めたことから糖尿病性ケトアシドーシスを招いたことが考えられる．血糖の測定を急ぎ，ケトアシドーシスの治療を行う．

このような手順を踏むことにより酸塩基平衡異常の診断は可能となる．血液ガスの検査成績を単独で判断するのではなく，最終的な診断は病歴や身体所見などを総合的に解釈して決定することが大切になる．

このことは治療方針を決めるうえでも重要なことであり，どこに酸塩基平衡異常の原因があったのか，その防止法は何かなど診療のカギが隠されているからである．

酸塩基平衡の異常は単純型だけのことは少なく，臨床で認められる多くは，複数の異常の合併した混合型の酸塩基平衡異常のことが一般的である．特に高齢者，糖尿病，腎不全，肺疾患，肝硬変に罹患している患者や薬剤の影響などにより複雑化していることがある．手順に従って評価していけば解決の扉が開けられるのである．

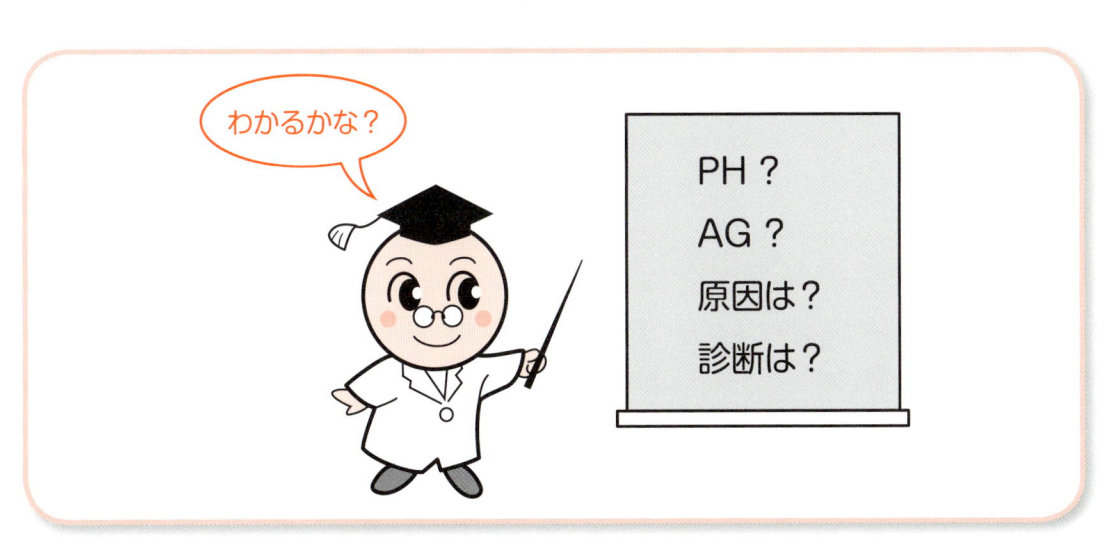

9 カルシウム代謝の調節機構とその異常

桂林の風景

　地球には珍しい風景がたくさんある．その一つに，中国の桂林にある不思議な形をした山々の連なる景色がある．日本人には水墨画で馴染みのある，あの特徴的な形状をした山水である．朝もやの中に浮かぶ夢幻の世界はまさしく水墨画そのものといえる．
　この桂林の山には地球の創世期の秘密が隠されているということである．太古の地球の大気中には高濃度の炭酸ガス，窒素，あるいは亜硫酸ガスなどが含まれていたという．ところが，あれほど大量の炭酸ガスはどこかへ消えてしまい，現在では0.03％しか大気中には存在しない．この理由は，海水中に溶けていたカルシウムと反応して，炭酸カルシウム（石灰岩）を生じ，沈殿したためであるという．
　あの石灰岩の山々はもともと海底にあったのであるが，隆起し，侵蝕作用を受けてあのような特有の形となったらしい．

9-1. 体内におけるCaの作用

イライラしていませんか

体内にあるカルシウム（Ca）は，その99％が骨や歯などの硬組織中に存在し，残りの約1％が軟部組織中に存在する．すなわち血液，細胞内，神経などの部位である．体内におけるCaの役割として，硬組織の形成という点は誰もが知っているが，軟部組織中のCaの役割も生命維持上，それ以上に重要なのである．

1）骨・歯の形成

骨はタンパク質の一種であるコラーゲンからなるmatrixという部分と，それに付着したCa塩からできている．このmatrixというのは，骨重量の約35％を占め，それ以外の約65％はハイドロキシアパタイト（$Ca_3(PO_4)_2)_3・Ca(OH)_2$のCa塩である．Caが不足すると，骨はその硬度を失ってしまい，軟弱となる（骨軟化症）．

2）神経・筋肉の興奮性

神経や筋肉の興奮性は次の式から規定される．

$$興奮性 \propto \frac{[Na^+]+[K^+]}{[Ca^{++}]+[Mg^{++}]+[H^+]}$$

神経・筋肉の興奮性はすでに述べたK，酸塩基平衡の状態との関連もあったが，この式からわかるとおり，Caとも関係する．〔Ca〕の増加は興奮性を低下させ，〔Ca〕の減少は興奮性を増すことになる．よくCaが不足すると，イライラ感や興奮しやすくなるといわれるので理解しやすいと思われる．

3）細胞内の機能の維持

細胞内のCa濃度は10^{-6} Mときわめてわずかである．ちなみに細胞外液のCa濃度は10^{-3} Mであるので，細胞質内の濃度は1/1,000に相当する．ところが細胞のミトコンドリア内では，10^{-3} Mと細胞質内に比べると著しい増加が認められる．この濃度差はミトコンドリアの膜のCa輸送系により調節されており，その重要な機能がCaの存在を必要としているからにほかならない．

例えばCaはcyclic AMPと関係してホルモンの分泌，平滑筋の収縮，血小板機能などに関与しているといわれている．

4）各種酵素に対する作用

Caは酵素活性を上昇させたり，逆に抑制したりする．前者の作用はlipase, alkaline phosphatase, creatine phosphataseなどの酵素の場合であり，後者の作用はpyruvic phosphokinaseや膜ATPaseなどの酵素の場合に認められる．

5）血液凝固機能

Caは血液を凝固させる諸因子の中の"第Ⅳ因子"であり，凝固系の重要な役割を占めている．

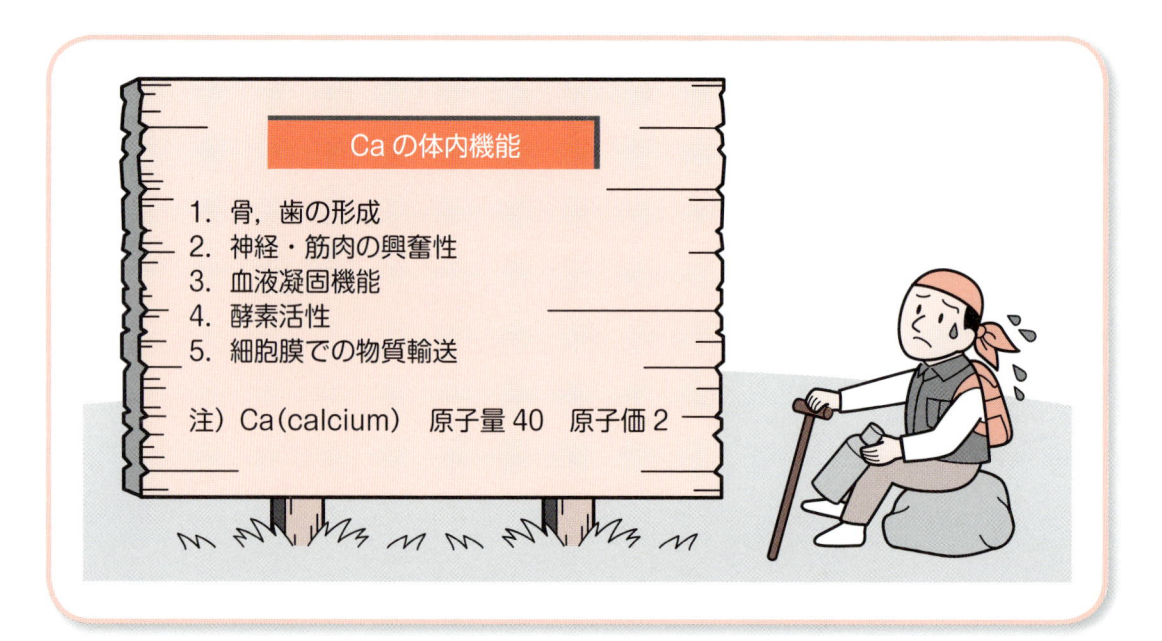

Caの体内機能

1. 骨，歯の形成
2. 神経・筋肉の興奮性
3. 血液凝固機能
4. 酵素活性
5. 細胞膜での物質輸送

注）Ca(calcium)　原子量40　原子価2

9-2. Caの体内分泌

わが身を削る

　体内に存在するCaは骨・歯の硬組織中に約99％存在し，残り1％弱が軟部組織（細胞内や血液中）にある．生体全体に含まれるCaの総量は，20g/kg体重とされており，成人の場合には800〜1,300gに相当する．

　Caの場合も摂取量と排泄量の間にバランスが保たれている．しかし発育期の幼小児や青年では，体内にCaが取り込まれるし，授乳中の婦人ではCaを喪失する傾向にある．このため妊婦や授乳期の婦人では，Caの摂取には特に注意しなければならない．そうしないと，わが身のCaを消費して，子供にCaを供給することになる．この結果，出産を終えて子供を育てあげる時期に骨が脆くなったり，虫歯が増えたりする．これでは本当に子供に"すね"を削り取られることになってしまう．

　Caの摂取量は最近では乳製品の普及，食糧事情の好転，栄養知識の普及などにより，やや増加している．欧米人ではCa摂取源として牛乳，乳製品，肉類などを大量に取るため，毎日かなりの量（800〜1,000mg/日）をコンスタントに補給することができる．ところが日本人の場合にはまだこのように一定量以上をコンスタントに摂取することはできない．日により，食事内容によって大幅に変化するという．Ca摂取量は200〜1,000mg/日の範囲にあるとされ，平均500〜600mg/日程度である．

　Ca代謝における摂取量と排泄量の関係は，NaやKのような1価の電解質とは異なるという特徴がある．1価の電解質では，その排泄のほとんど大部分は腎臓（尿）からである．ところが，**Caを含む2価の電解質では，腎臓からの排泄だけではなく，便中に排泄される量も相当多いという特徴がある．**

　このことはバランスを調べる場合にきわめて困難なことになる．測定に用いられる尿検体の場合は抵抗なく採取でき，検査自体も簡単である．しかし便中の電解質の測定は容易ではない．蓄尿ではなく，蓄便しなければならない．このことだけでも大変である．検体を出す被検者にも相当の心構えがいるし，測定する側もそれ相応の心づもりが必要となる．蓄便を蒸留水で希釈して，よく混ぜあわせ，一様に溶解させた溶液の一部を採取して測定するといった旧式の方法では，とてもやっていける検査ではない．最新式の測定法では，蓄便した検体を燃やし，その灰を水溶液に溶かして測定する（灰化法）．臨床的には，このような精密なCaバランスを検討することはほとんどないといえる．

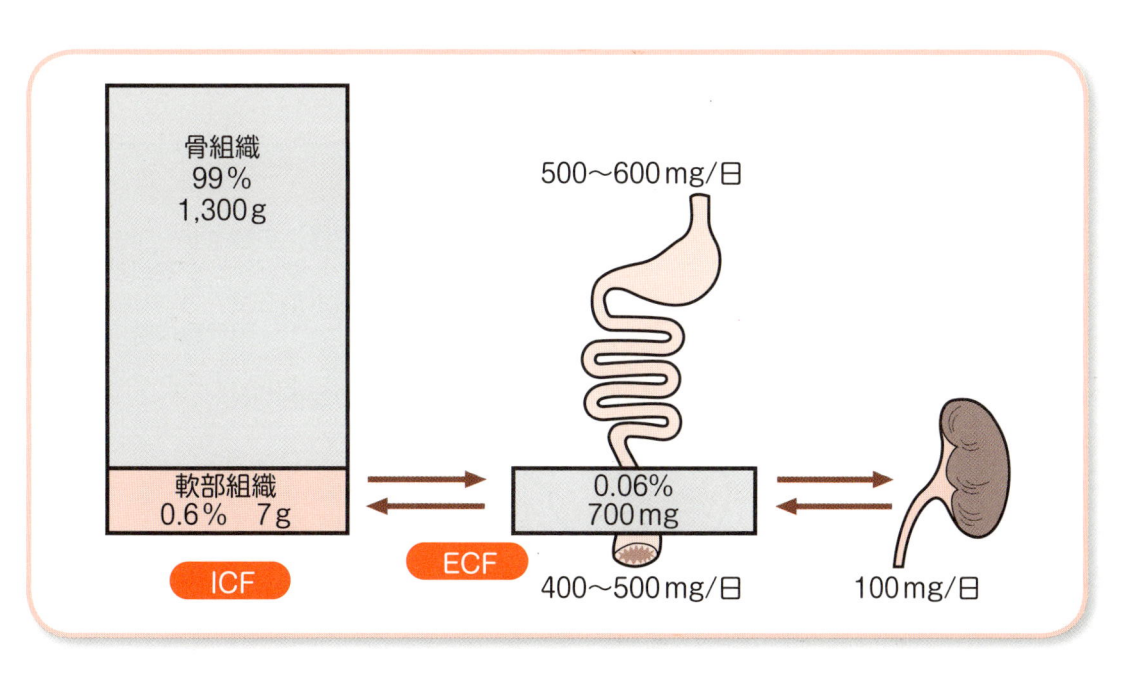

9-3. 腸管からのCa吸収に影響する因子

失うものが多すぎる

Caの摂取は食事内容により大きく変化するが，体内に取り込まれるためには腸から吸収されなければならない．ところが，NaやKとは異なり摂取されたCaの大部分がそのまま吸収されるわけではない．例えば食事中に1,000 mg/日のCaが含まれていても，吸収されるCa量は600 mg/日程度である．しかも腸液として腸管内に分泌されるCa量が500 mg/日もあるので，最終的に便中に排泄されるCa量は900 mg/日にも及ぶという報告もある．

このような点から，Caバランスを検討するためには腸管からのCa吸収に影響する因子について，まず考える必要がある．

Caの吸収部位は，小腸の上部―主として空腸である．全吸収量の70％以上が，この部で行われるという．一方，腸液としてCaは腸管内に分泌されるので（300～700 mg/日），体内に取り込まれるCa量は，正味としては吸収量-分泌量ということになる．つまり，**摂取量のたかだか10～30％が体内に吸収されるだけなのである**．摂取量の70～90％は便中に排泄されてしまう計算になる．

したがって，もしも下痢が慢性的にあると腸管からの吸収が不良となるだけでなく，腸液の喪失を伴うのでCaバランスは負平衡となってしまう．おまけにCa摂取量が不足となれば，Ca欠乏は一層進行する．

腸管からのCaの吸収に影響する因子は多数ある．主要な因子としては，①**Ca摂取量**，②**ビタミンD**，③**腸管内のリン酸，クエン酸，蓚酸，重炭酸などの存在**が知られている．このうち重要なのは，ビタミンDである．**活性型ビタミンDは腸管からのCa吸収を促進する作用がある．**

種々の病態時にも腸管からのCa吸収は影響を受ける．**Ca吸収の亢進**が認められるのは，高Ca食，成長ホルモン，妊娠・授乳期，ビタミンD中毒，一次性副甲状腺機能亢進症，サルコイドーシス，特発性高Ca尿症などの場合である．逆に**Ca吸収の低下**が認められるのは，ビタミンD欠乏，副腎皮質ステロイド，甲状腺ホルモン，高齢者，慢性腎不全，下痢，吸収不良症候群などの場合である．

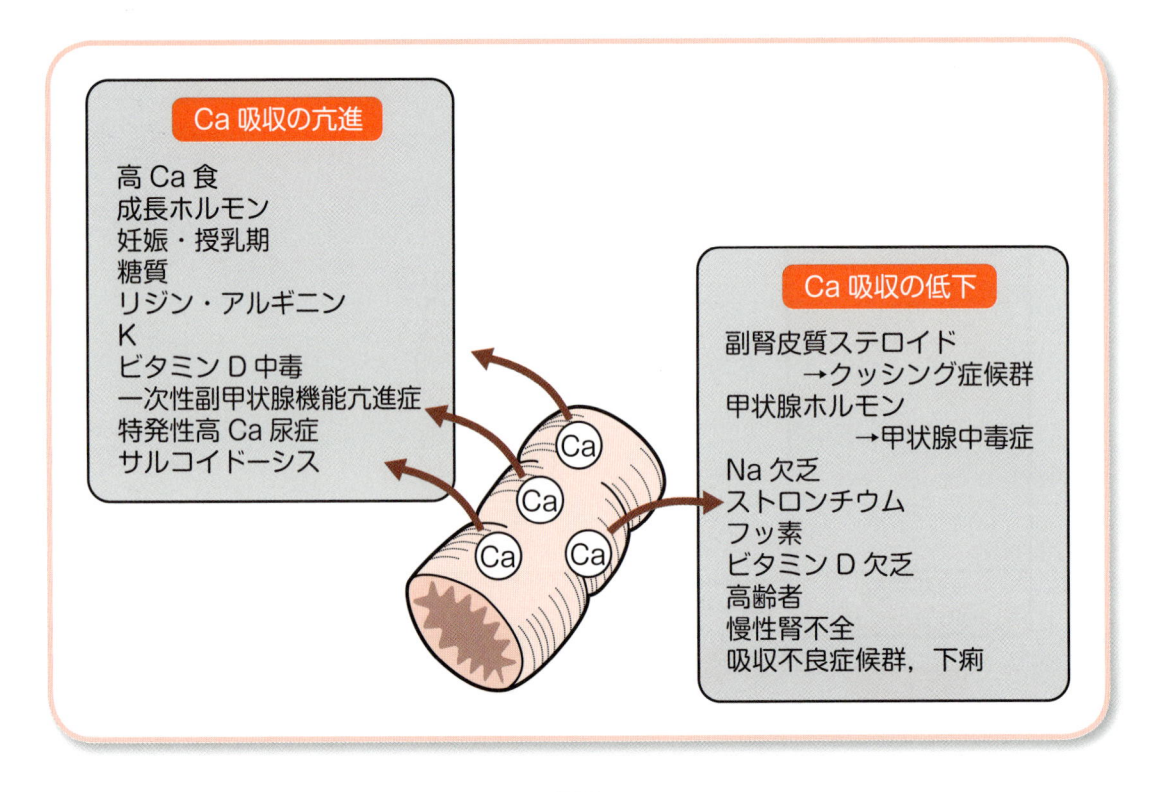

Ca吸収の亢進

高Ca食
成長ホルモン
妊娠・授乳期
糖質
リジン・アルギニン
K
ビタミンD中毒
一次性副甲状腺機能亢進症
特発性高Ca尿症
サルコイドーシス

Ca吸収の低下

副腎皮質ステロイド
　　→クッシング症候群
甲状腺ホルモン
　　→甲状腺中毒症
Na欠乏
ストロンチウム
フッ素
ビタミンD欠乏
高齢者
慢性腎不全
吸収不良症候群，下痢

9-4. 腎臓におけるCa排泄への影響因子

季節の移りかわり

腎臓から排泄されるCa量は，摂取量の10％程度でしかない．摂取量が1,000 mg/日とすると，腸管からの吸収量が600 mg/日となり，尿中には100 mg/日が排泄されるだけである．

腎臓の糸球体では，血清中のCaのタンパク非結合分画が濾過され，この量は約7,000〜8,000 mg/日と計算されている．尿中に排泄されるCaの量は100 mg/日であるから，**濾過されたCaの99％以上は尿細管で再吸収され，約1％弱が排泄されている**ということになる．

尿細管において再吸収される部位については，ラットなどの実験動物のmicropuncture法により検討されている．この成績によれば，近位尿細管では濾過された60〜70％が再吸収され，ヘンレ係蹄の上行脚で20〜25％，遠位尿細管で10％になるという．この場合のCa再吸収機構はNaの再吸収と並行して認められ，能動的輸送によると考えられている．

このような尿中へのCa排泄は，種々の因子により影響される．**尿中Ca排泄を増加させる因子**には，生理食塩水などのNa投与，高Ca血症時，Mg塩の投与や高Mg血症時，P欠乏時，代謝性アシドーシス，糖質の負荷，成長ホルモンや甲状腺ホルモンの過剰時，糖質ステロイド薬の投与，浸透圧利尿やループ利尿薬などがある．

逆に**尿中へのCa排泄を減少させる因子**には，P負荷時，Ca摂取量の減少，代謝性アルカローシス，甲状腺機能低下症，副甲状腺ホルモン，サイアザイド系利尿薬などが知られている．

以上のような尿中Ca排泄量の測定は，Ca代謝動態を知る基本的な検査といえる．しかし尿中Ca排泄量はCa摂取量の10％程度でしかないという点を念頭に置いておかなければならない．**通常の食事下では，尿中Ca排泄量は200〜300 mg/日が**上限である．一方，Caの摂取がほとんどなくても尿中にはかなり排泄が続くことになる．

尿中Ca排泄量を評価するうえで，年齢，季節的変動についても検討しておかなければならない．年齢については，普通食下でのCa排泄量は小児期でもっとも低値，青年期で最大となり，60歳以上で再び低下する．また季節による影響もあり，夏季で最大となり，冬季で低値を示すといわれる．この理由として，日光曝露によるビタミンD産生量の影響が考えられる．

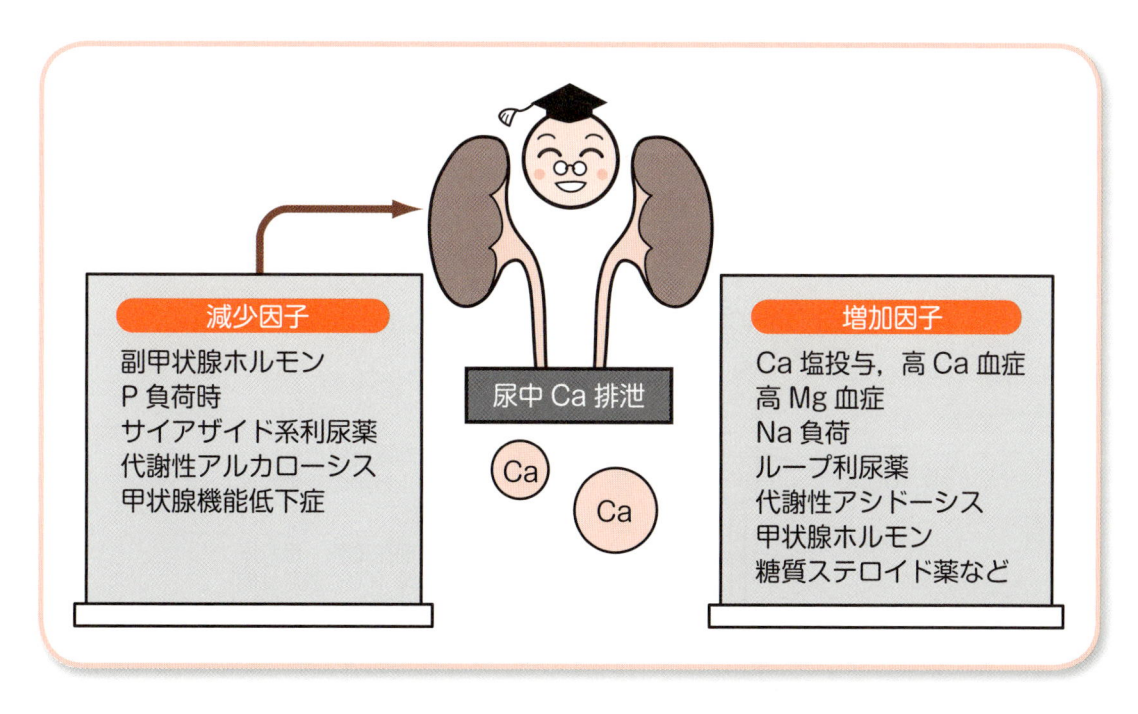

減少因子	尿中Ca排泄	増加因子
副甲状腺ホルモン P負荷時 サイアザイド系利尿薬 代謝性アルカローシス 甲状腺機能低下症	Ca Ca	Ca塩投与，高Ca血症 高Mg血症 Na負荷 ループ利尿薬 代謝性アシドーシス 甲状腺ホルモン 糖質ステロイド薬など

カルシウム代謝の調節機構とその異常

9-5. Caの取り込み

仲間の助けを借りて

腎臓におけるCaの調節として，1日約8,000 mgのCaが濾過され，大部分は近位尿細管において再吸収され，残りが遠位尿細管において再吸収されるが，その量により尿中に排泄される量が決まる．腸管から吸収される量と同量の，約100 mgが排泄される．血液中のイオン化Ca濃度が5 mg/dlに維持されるように主として副甲状腺ホルモン（PTH）と活性型ビタミンDにより調整される．

PTHは近位尿細管でのビタミンD活性化以外に，近位曲尿細管と近位直尿細管でのP再吸収を抑えて血清P濃度を下げたり，遠位尿細管に作用してCa再吸収を促進したりすることでCa濃度を維持する．Caの再吸収にはPTHと活性型ビタミンDが必要で，一方が欠けていると血清Ca濃度が低下しても尿中にCa排泄が持続する．

腎臓におけるCa輸送のメカニズムについては近年詳しく検討されており，複雑化している．近位尿細管ではNaとCaがともに細胞間隙を通過し，再吸収の大部分はこの輸送によるとされる．ヘンレ係蹄上行脚では管腔側にROMKがKを管腔側に組み出し，その電気勾配によりCaが細胞間隙を通過する．残りの約20％が能動的に細胞内通過型輸送されるという．Ca濃度の調節には遠位尿細管，特に曲尿細管での能動的Ca輸送が重要である．

PTH，カルシトニン，活性型ビタミンDがそれぞれ遠位ネフロン中の各セグメントに作用して経細胞的なCa再吸収を促進させる．活性型ビタミンDは遠位尿細管に受容体が存在し，接合尿細管におけるPTHやカルシトニンによる輸送を増強させている．PTHは遠位曲尿細管および集合管においてcAMPおよびPKC（protein kinaseC）シグナリングを介してCa再吸収を促進するという．

経細胞的なCa輸送は尿細管管腔側から細胞質，細胞質中，細胞質から基底膜へと3つの段階に分けられる．遠位尿細管の管腔側細胞膜にCaチャネルである上皮CaチャネルECaCl（epitherial calcium channel＝TRPV5）が存在する．

	活性型ビタミンD	PTH	PTHrP
S-Ca濃度	↑	↑	↑
S-P濃度	↑	↓	↓
腎Ca再吸収	↑	↑	↑
腎P再吸収	↑	↓	↓

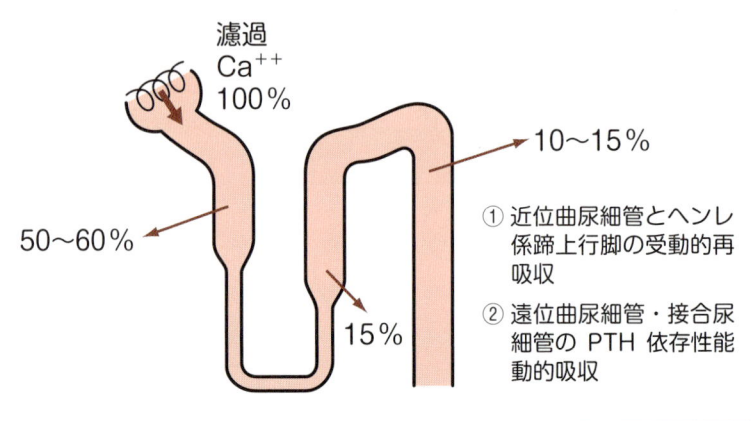

濾過 Ca++ 100％
50〜60％
15％
10〜15％

① 近位曲尿細管とヘンレ係蹄上行脚の受動的再吸収
② 遠位曲尿細管・接合尿細管のPTH依存性能動的吸収

9-6. 心筋の活動電位とCaイオンのはたらき

滑って縮む

細胞内のCaは，リン酸またはピロリン酸と塩を作ったり，有機物と結合したり，ミトコンドリアのような細胞内器官に貯えられている．ところが，このような細胞質に含まれるCa^{++}の濃度は低く（10^{-7}〜10^{-6} M），細胞外液中のその濃度に比べると約 1/1,000 になっている．

この細胞内外の著しい濃度勾配は，どのように維持されているのであろうか．細胞膜のCa透過性が低いこと，Caを通過させる特別の通路（チャネル），ミトコンドリアやミクロゾームなどからの放出，細胞膜の能動輸送などが関係しているらしい．

最近知られた事実として，**Caを特別に輸送するCaポンプの作用に，calmodulinというタンパク質がその調節に関与する**ことがわかってきた．この細胞内のCa受容体であるcalmodulinは，Ca結合部位を4個持ち，細胞内のCaの濃度が増加するとCaを結合して活性型となる．

Caと結合したcalmodulinの結合体は，細胞膜のCaポンプ（Ca-Mg ATPase）を活性化して，細胞内より細胞外にCaを輸送する作用を示す．細胞質内のCa濃度が低下すると，calmodulinの結合体はCaを放出し，ポンプ作用を示さず，細胞外へのCa輸送はみられなくなる．

このような**細胞内外でのCa濃度勾配の調節は，神経・筋の興奮性や内分泌系の細胞あるいは細胞機能の維持に重要である**と考えられている．

よく研究されている心筋細胞の興奮と収縮についてみると，心筋細胞の膜電位は細胞内外のイオン濃度差や膜におけるイオン透過性が関係するといわれている．Caだけではなく，KやNaのイオンの細胞内外への流入・流出も重要である．心筋の静止電位は約 −90 mV を示すが，これは細胞内外の K$^+$ の濃度差による K の平衡電位による．心筋の興奮時には，膜電位は急速に正となり活動電位を生じる．これは Na$^+$ の急激な細胞内流入により発生し，その後，緩やかな Ca^{++} の流入が生じてプラトー相を示す．心筋の収縮はこのような脱分極に引き続いて，筋小胞体に貯えられていたCaが細胞内に遊離され，Caとトロポニンと結合してアクチンとミオシンの両フィラメントの滑りを生じることにより発生する．

Ca^{++} の緩徐な流入に続いて，細胞外に K$^+$ が流出し，再分極を生じ興奮・収縮の一過程が終わる．このような心筋の脱分極と再分極の過程で，Na$^+$，K$^+$，Ca^{++} の移動がみられるが，この力は Na-K ATPase，Na$^+$-Ca^{++} 交換機構により調節維持される．

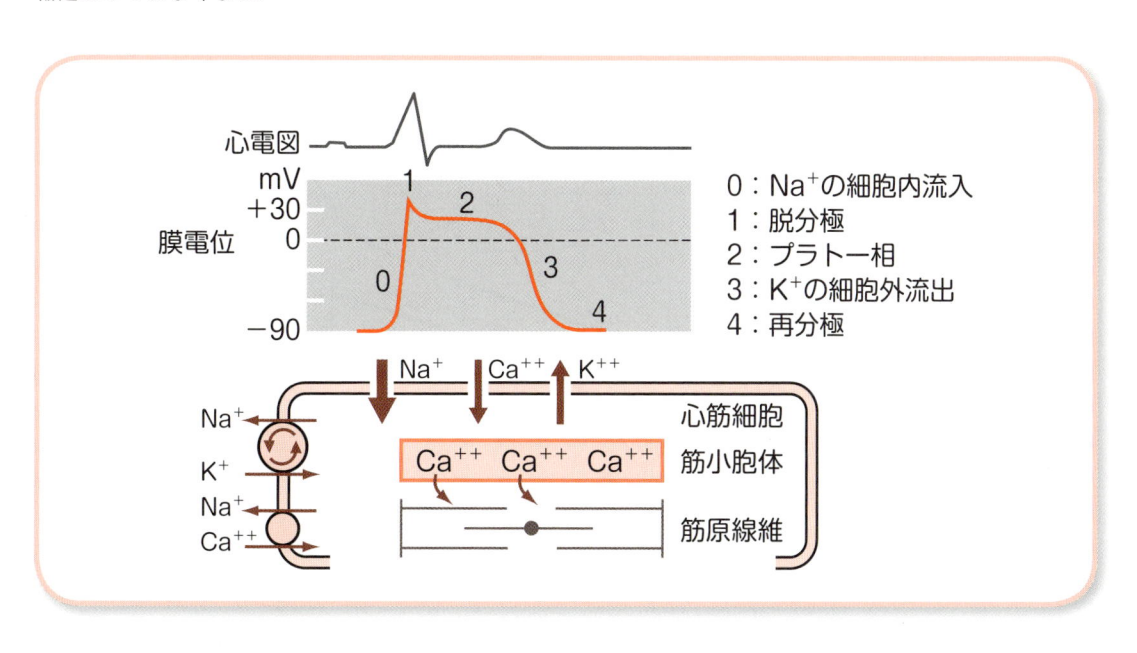

心電図

膜電位 mV
+30
0
−90

0：Na$^+$の細胞内流入
1：脱分極
2：プラトー相
3：K$^+$の細胞外流出
4：再分極

Na$^+$ Ca^{++} K^{++}

心筋細胞
筋小胞体
筋原線維

カルシウム代謝の調節機構とその異常

9-7. 骨改変 remodelingに関与する因子

道路工事中

体内のCa貯蔵庫として最大の骨は，硬く，しかも成人以降では大きさも変化せず，不変のものと考えられるが，実は日々絶えず改築工事が行われている．**骨の役割**は身体の支柱構造や重要臓器の保護作用のほかに，Caの貯蔵庫としての役割も見過ごせない．

つまり骨組織は細胞外液のCa濃度の調節に関係があるというわけである．例えば細胞外液のCa濃度が低下した場合に急速に反応して，骨よりCaを供給する系（代謝反応系）と骨の構造を維持する系（骨改変系）とに大別することができる．

このような役目をもつために，**骨組織には種類の異なる細胞が存在する**．① **骨芽細胞**という結合織の原子的な細胞から分化した細胞の周囲に骨基質を生じ，これは類骨組織よりハイドロキシアパタイトの沈着から石灰化（骨化）して骨を形成する．この骨芽細胞はCaやリンを取り込み骨化を進行させ，骨組織中で骨細胞となる．② **骨細胞**は周囲の骨を融解し，Caやリンを血中に溶かし出す（**骨細胞性融解**）．この作用は先に述べた代謝反応系の役割を示すことになる．これに対して，③ **破骨細胞**といわれる細胞も認められる．これは急速に反応はしないが，骨塩を大量に融解する作用（**破骨細胞性骨吸収**）に続いて，骨吸収が生じる．

このような骨吸収と骨形成が繰り返されている．これを**骨改変 remodeling** というが，この作用はビタミンD，副甲状腺ホルモン（PTH）およびカルシトニン（CT）により調節されている．これらは**Ca調節ホルモン**と総称される．

このうち血清Ca濃度の変化に対して迅速に反応し，Ca濃度の調節に関与するのがPTHである．PTHは骨細胞，破骨細胞にはたらき，骨吸収が促進され，骨よりCaが血中に放出され，血清Ca濃度の低下に対して防御する．

もしもCa濃度が上昇しすぎれば，甲状腺C細胞よりCTの分泌が促進され，破骨細胞の作用を抑制することにより骨吸収は抑制される．このためCTは血清Ca濃度を低下させる作用を示すことになる．

ビタミンDは腎臓において最終的に活性型となるが，これは腸管におけるCa吸収の促進作用以外にも骨に対する作用がある．一般的によく知られた骨に対する作用は抗くる病作用である．ビタミンD欠乏症としてくる病や骨軟化症があるが，ビタミンDの投与により正常の骨形成が促進される．

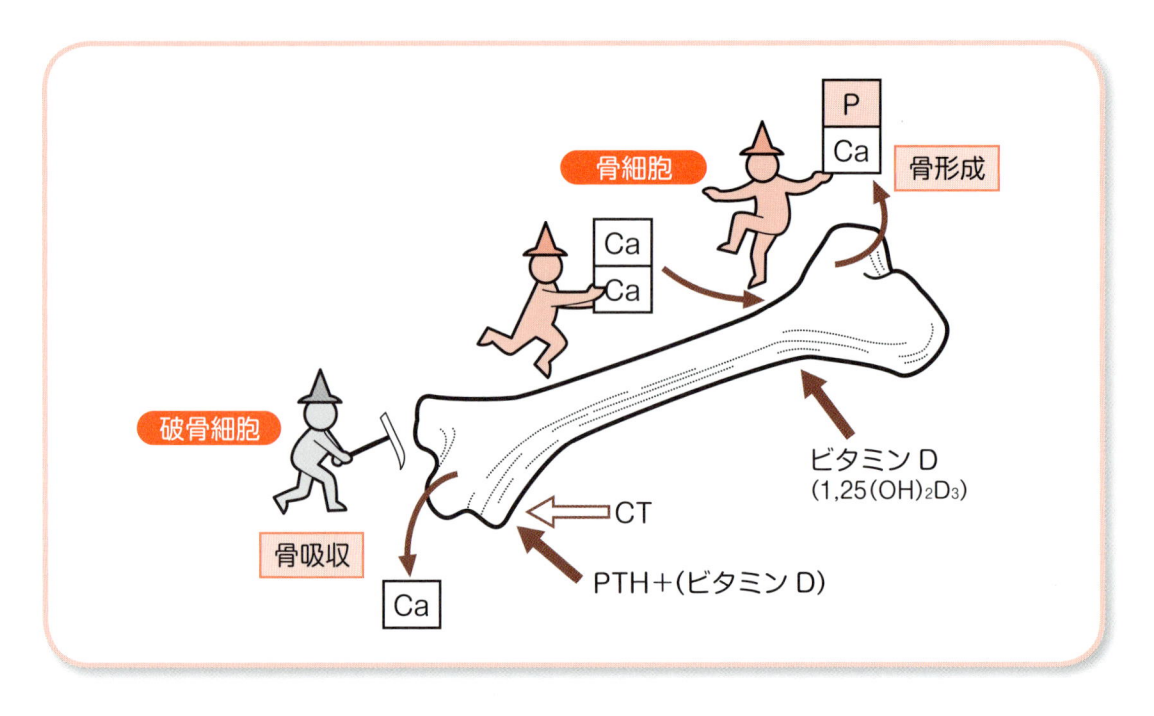

9-8. ビタミンDの代謝経路

太陽の恵み

Caおよび骨代謝に関係の深い調節ホルモンに**ビタミンD**がある．これは従来のビタミンの概念からはなれて，現在ではホルモンの一種とみなされている．ビタミンDは最終的には活性型となることが重要で，この作用は腎臓で行われることは再三述べてきた．

食物中から体内に摂取されたビタミンD_3，あるいは皮下に存在するビタミンDの前駆体である7-dehydrocholesterolが紫外線により変換したビタミンD_3はまず肝臓に運ばれる．ここで25位水酸化酵素のはたらきにより$25(OH)D_3$になる．この$25(OH)D_3$は次に腎臓に運ばれ，1位水酸化酵素のはたらきにより$1,25(OH)_2D_3$となる．この$1,25(OH)_2D_3$が生理作用に重要な**活性型ビタミンD**である．

ビタミンDの代謝経路のうち，腎臓における代謝は$1,25(OH)_2D_3$以外にも，多数の代謝産物を生じる．これは血清Ca濃度の状態に応じて，ビタミンDの代謝経路が変更されるためである．例えば血清Ca濃度が高値となれば$25(OH)D_3$より24位の水酸化が行われるため$24,25(OH)_2D_3$が産生される．その他の代謝産物として$25,26(OH)_2D_3$，$1,24,25(OH)_2D_3$などの産生経路も知られているが，これらの代謝産物の体内における役割については，まだ十分に明らかにはなっていない．

腎臓における活性型ビタミンDの産生は，血清Ca濃度，特にイオン化Caの変化に影響される． Ca^{++}の低下があると，PTHの分泌を介して$1,25(OH)_2D_3$産生が増す．逆にCa^{++}の上昇があれば，PTHを介して$1,25(OH)_2D_3$の産生は減少する．またCa以外にも血清リン（P）濃度にも影響され，P濃度の低下により$1,25(OH)_2D_3$の産生は促進され，P濃度の上昇によりその産生は抑制される．

ビタミンDの生体への作用はCaの輸送や吸収を調節することである． 腸管からのCaの吸収，細胞内への取り込みは活性型ビタミンDにより行われる．また骨の吸収作用も促進され，血清Ca濃度を増加させる役割がある．

活性型ビタミンDを特異的に結合するレセプターはCa代謝に関連する腸，腎臓，副甲状腺にあるが，それ以外の臓器（下垂体，膵臓，皮膚，骨髄など）にもあり，ビタミンDの知られていない役割がまだまだありそうである．

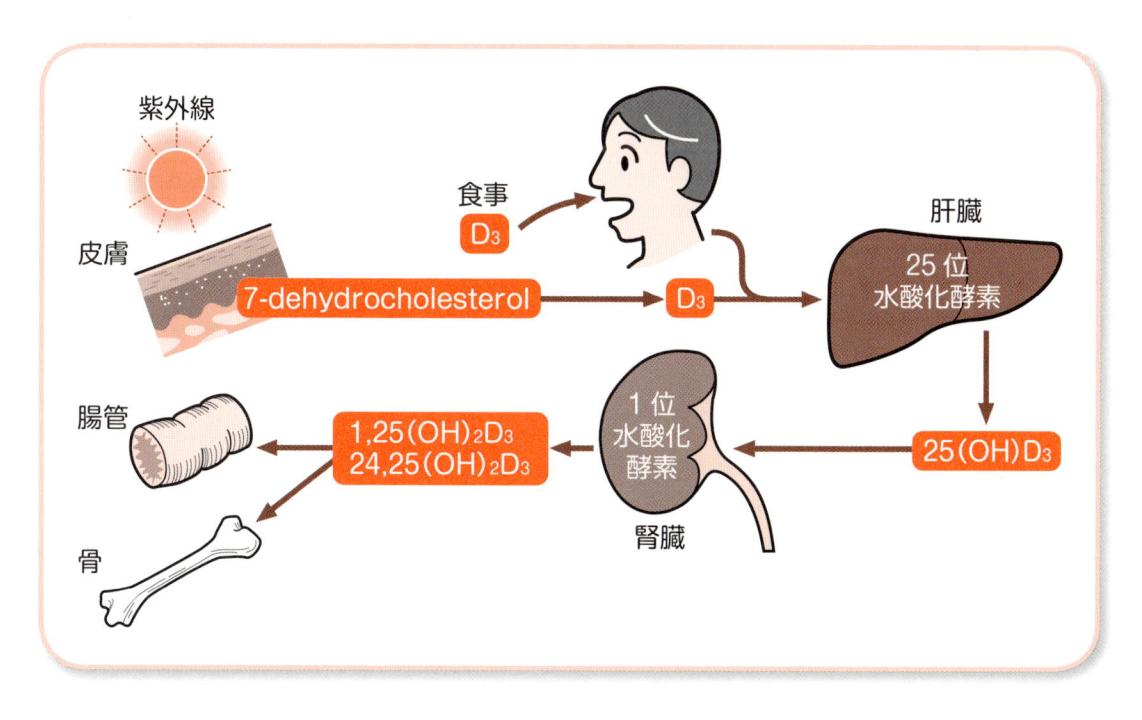

9-9. PTHとCTの分泌・抑制の因子

2大巨頭

　Ca代謝の調節ホルモンとして，**副甲状腺ホルモン（PTH）** とカルシトニン（CT）がある．副甲状腺の主細胞から分泌される，84個のアミノ酸からなるポリペプチドがPTHである．血中に分泌されたPTHは，構造上，末端にアミノ基をもつ断片（N-terminal）と末端にカルボキシル基をもつ断片（C-terminal）に分解される．この分解には腎臓が重要な役割を果たしているらしい．**PTH作用（生物活性）を示すのはN-末端である．**

　PTHの主要な作用は，① 骨における骨吸収作用，② 腎臓におけるCa再吸収促進作用とリン酸（P）再吸収抑制作用，③ 腸管におけるCa吸収促進作用が知られている． このうち③はビタミンDの作用と関連している．

　骨の吸収促進作用とは，骨溶解を生じさせ，血中にCaとPを放出することである．この作用が発現するには急速に骨吸収が行われる時期と緩徐に骨吸収が生じる時期とがある．前者ではPTH投与後，数時間以内に骨からCaやPが放出されるもので，骨と接触する細胞外液からの影響が考えられている．後者は，骨の改変に関係する破骨細胞に作用し，骨塩と骨膠質の融解を含む骨吸収が生じるものと考えられている．特に後者の場合はPTHが骨のレセプターでadenylate cyclaseを活性化し，cyclic AMPを増加させることによりlysosomal enzymeを増して行われるらしい．

　腎臓に対するPTHの作用には，各種電解質への影響がある．Na，重炭酸，Pの再吸収抑制とCa，Mgの再吸収促進作用が知られている．特にP排泄の増加は主として近位尿細管で行われ，cyclic AMPを介していることが認められている．その他に尿細管細胞において，PTHは1α水酸化酵素を活性化し，$1,25(OH)_2D_3$ への促進作用を示す．

　一方，**カルシトニン（CT）** は甲状腺C細胞から分泌される32個のアミノ酸からなるペプタイドである．**CTの生体における作用は，血清Ca濃度やP濃度を低下させることである．**

　PTHの分泌は Ca^{++} の低下，Mg^{++} の低下，エピネフリンにより亢進し，Ca^{++} の上昇，Mg^{++} の上昇，$1,25(OH)_2D_3$ により抑制される．CTの分泌は Ca^{++} の上昇により促進され，Ca^{++} の低下により抑制される．

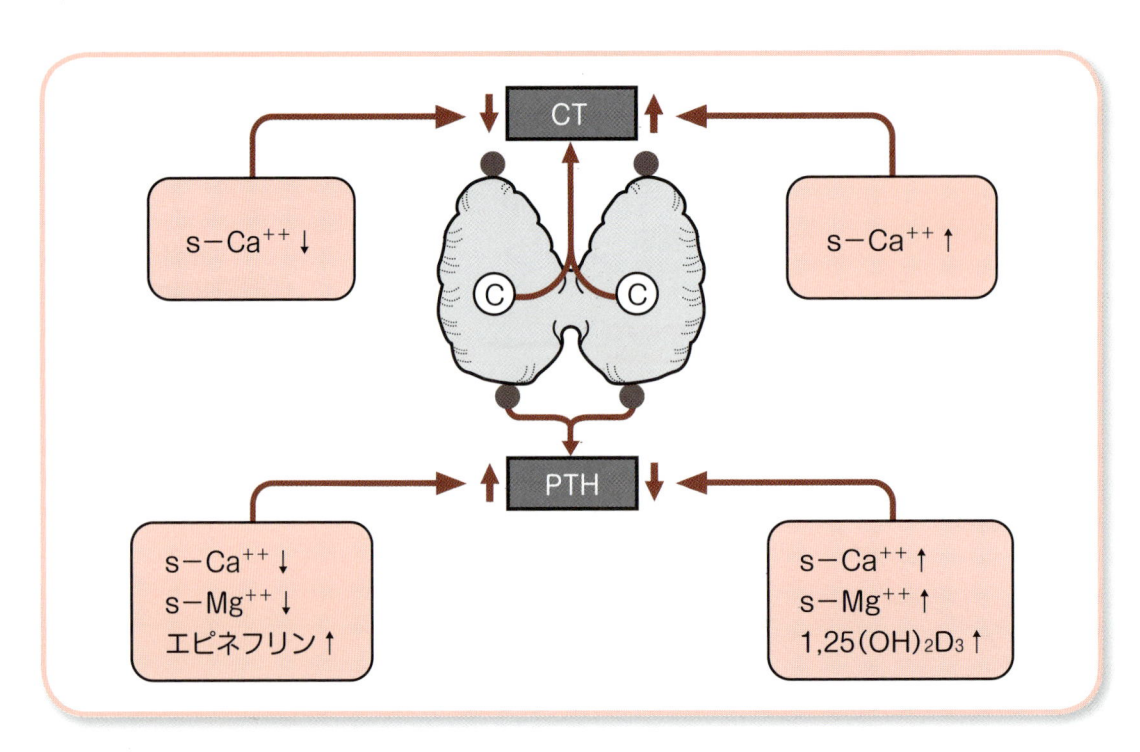

9-10. 血清Ca分画

手のかかる子供

血清 Ca 濃度の単位は，施設により mg/dl で表される場合もあれば，mEq/l で表現される場合もある．このため施設による表示単位について知っておくことが大切である．血清 Ca 濃度の正常範囲は 8.5～10.4 mg/dl，平均 10 mg/dl である．mEq/l 単位への表示は，mg/dl の 1/2 として換算することができる．この辺のところがまだ不確かな人は，もう一度読み直してください．

血清 Ca 濃度は Na や K と異なり，その分画に差異がある．つまり **Ca 濃度はタンパク質と結合した部分，クエン酸やリン酸などと結合した部分およびイオン化した部分に区別される** ということである．血清 Ca 濃度はこれらすべての分画を含んだ値として示されるのである．

例えば血清 Ca 濃度を 10 mg/dl とした場合，Ca^{++} は 5.3 mg/dl（全 Ca 濃度の約 50％に相当），クエン酸・リン酸・炭酸などと結合した陰イオン複合型 Ca 1.3 mg/dl およびタンパク質と結合した非透析性 Ca 3.4 mg/dl からなる．これらの分画のうちタンパク質結合性分画以外の Ca を **透析性 Ca** という．

このような Ca 分画の中で，**生理学的作用を有しているのがイオン化 Ca である**．PTH や CT などの分泌に影響するのは，この Ca^{++} の変動による．タンパク結合性分画や非イオン透析性 Ca には生理学的作用はないとされる．このため血清 Ca 濃度の正常値の維持にも，Ca^{++} の重要性がある．

イオン Ca^{++} の測定は一般的とはなっていないが，測定することはできる．しかしこの Ca^{++} 測定装置は高価であり，普及にはほど遠い現状である．臨床的には Ca^{++} の動きは全 Ca 濃度とほぼ並行するため，全 Ca 濃度から類推されている．

血清タンパク質の程度により，Ca 濃度は影響される．低タンパク血症時には，低 Ca 血症となるが，このような場合には，タンパク質濃度より補正することが行われる．Payne の式，**補正 Ca 値（mg/dl）＝測定 Ca 値**（mg/dl）＋（4－**アルブミン濃度**（g/dl））が代表である．

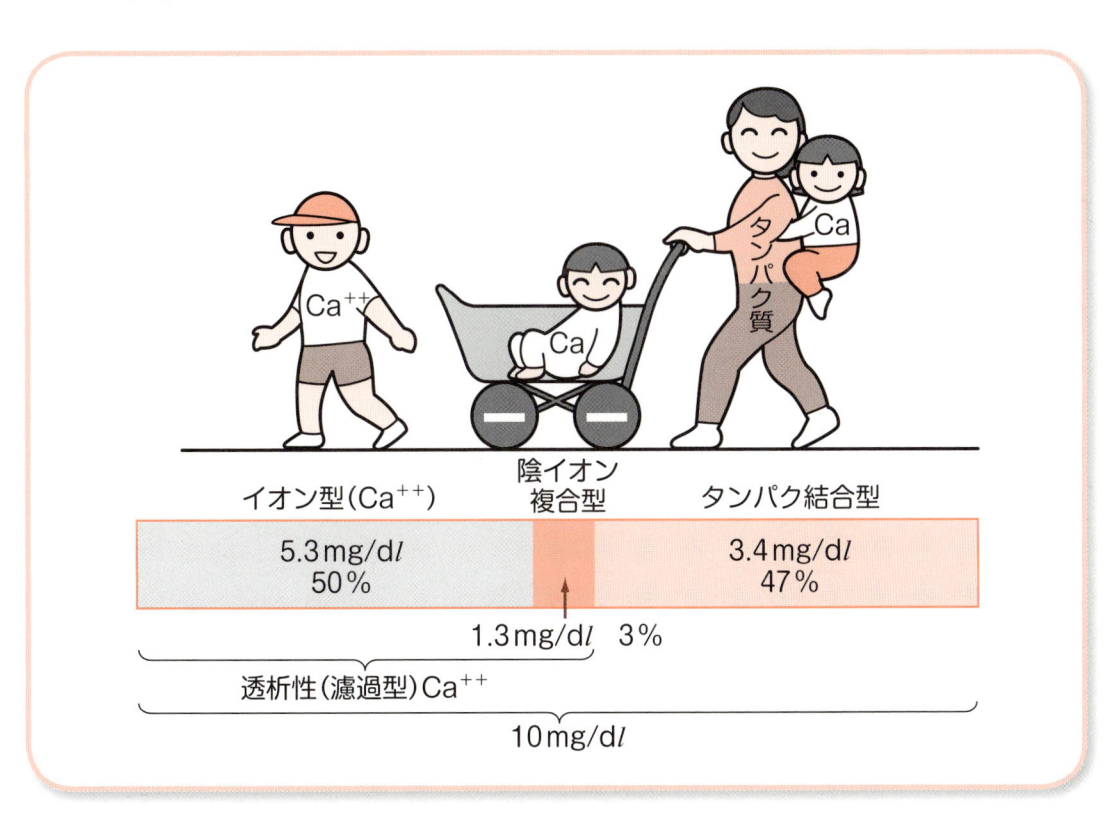

カルシウム代謝の調節機構とその異常

9-11. 酸塩基平衡異常 と イオン化Caの関係

シーソー遊び

日常の臨床では血清 Ca 濃度は全体の Ca 濃度を測定して評価されている．ところが，生体の中で重要な作用が行われるのは，**イオン化 Ca（Ca^{++})** である．神経・筋肉の刺激，興奮，伝達，血液凝固などの生理作用は，Ca^{++} の量的変化により決まる．

イオン化 Ca（Ca^{++}）の測定は Ca 電極法により可能であるが，まだ装置の普及にはほど遠い．しかし Ca^{++} の値は計算式によっても求めることができる．例えば計算法として次の式から求められる．

イオン化 Ca 濃度（mg/dl）
＝血清 Ca 濃度−0.87× 血清総タンパク質濃度
　　（mg/dl）　　　　（g/dl）

このような計算式により得られる Ca^{++} の値は，血清 Ca 濃度が正常値であれば Ca 電極法による Ca^{++} の値とほぼ類似する．しかし血清 Ca 濃度の異常時には Ca^{++} の実測値と計算式による値は不一致を示すことが多い．

血清 Ca 濃度の値，特に Ca^{++} は体内の酸塩基平衡の状態の影響を受ける．例えば**アシドーシス下ではタンパク質の結合の割合が低下し，その分 Ca^{++} は増加する．一方，アルカローシスでは Ca^{++} は減少する傾向にある．**このことは臨床的にも代謝性アルカローシスが存在すると，筋肉・神経の興奮性が生じ，しばしばテタニーを示すことからもわかる．また尿毒症では血清 Ca 濃度は低下しているが，アシドーシスが存在するため Ca^{++} の減少はなく，テタニーの発現は認めにくい．

血清 Ca 濃度は**成人では 9.6±0.7 mg/dl（女子），9.8±0.8 mg/dl（男子）**の範囲にある．この値には，食事や季節変動の影響はないが，若年層ではやや高値を示す傾向にある．また妊婦では血清 Ca 濃度は低下するという報告もある．

血清 Ca 濃度の測定には次のような注意が必要である．ヘパリン使用の患者からの採血や EDTA 法による測定では，採血した検体を室温に長時間放置しておいてはいけない．もしも 0℃の状態で血漿を保存しておかないと，測定の段階で低値を示すといわれている．この理由として，ヘパリンの投与により血中の遊離脂肪酸が急激に増加し，これと血中の Ca とが結合する結果，不溶性の塩を生じるためである．原子吸光法による測定では影響はないという報告がある．

このように血清 Ca 濃度の異常が予想される場合には，その値に影響する因子，補正式などを検討することである．

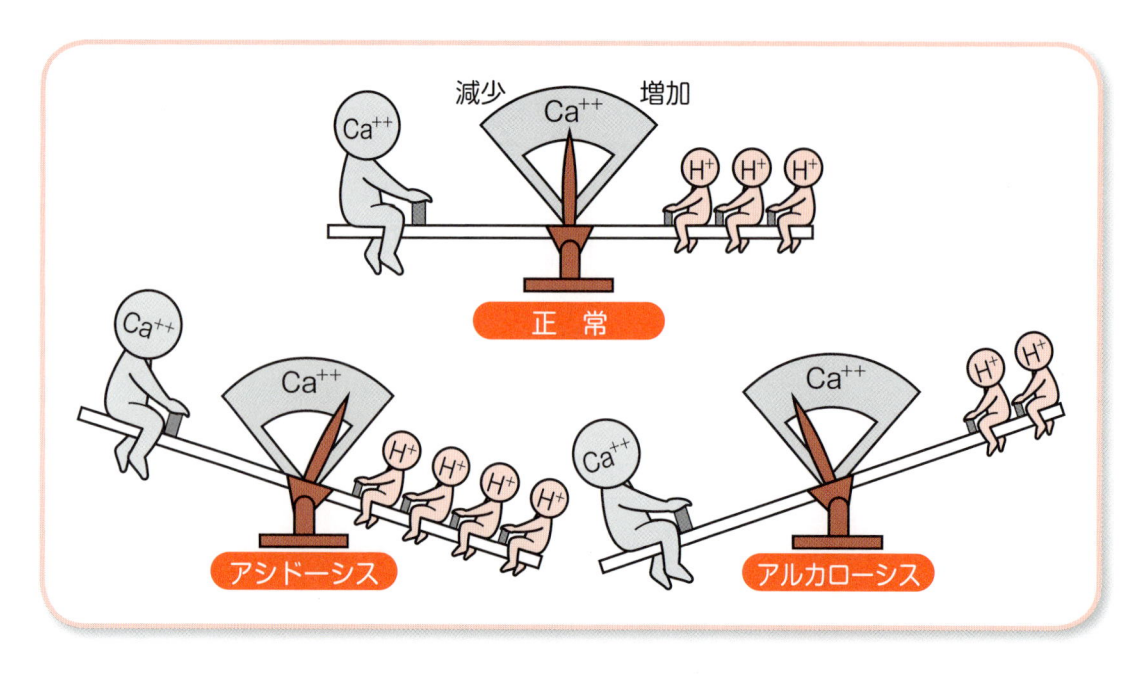

9-12. Ca代謝調節ホルモン

シーソー関係

　体内のCa代謝は，3種類のCa調節ホルモン（ビタミンD，PTH，CT）により骨，腸管，腎臓において，体内（細胞外液中）のCa状態に従い適切な機能が行われている．このような作用はCa代謝だけに限ったものではない．

　2価の陰イオンであるリン（P）の代謝にもこれらの調節ホルモンは関係がある．つまり骨においてもCaとPはアパタイト・骨塩として関連が深く，CaとPは切り離しては考えられない関係にあるからである．このことは，細胞外液中のCaとPの動きからも推測することができる．

　血清中のCaとPはシーソー関係にあるといわれる．例えば**血清Ca濃度が増加すれば，血清P濃度は減少するし，逆に血清Ca濃度が減少すれば，血清P濃度は増加する**のである．このため低Ca血症時にみられる生体の反応には，血清Ca濃度を増加させるような調節ホルモンのはたらきがみられるが，その作用は究極的には血清P濃度を低下させる作用ともなるわけである．逆に高Ca血症時には，血清Ca濃度を低下させる方向に調節系が作用するが，血清P濃度を上昇させるようにはたらいている．

　このような関係は，trade-off仮説のところで説明する．慢性腎不全では低Ca血症，高P血症が一般的であり，この状態が続くため二次性副甲状腺機能亢進症が認められたのであった．

　Ca代謝の調節の基本は，これらの3種の調節ホルモンが主要な役割を担っているが，その他にも関与するホルモンがある．例えば成長ホルモン，女性ホルモン，男性ホルモン，副腎皮質ホルモンなどが知られている．これらの役割は通常の状態では，ほとんど影響がないともいえる微々たるものである．ところがこれらのホルモンが病的に増加したり，減少したり，あるいは外部から投与された場合には，それらの影響は著しくなる．

　例えば女性ホルモンが相対的に欠乏してくる更年期においては，骨粗鬆症が高頻度で出現することが知られている．また副腎皮質ステロイド薬を大量・長期間投与する必要のある膠原病やネフローゼ症候群においては，ステロイド薬の副作用として骨粗鬆症が高率に認められる．

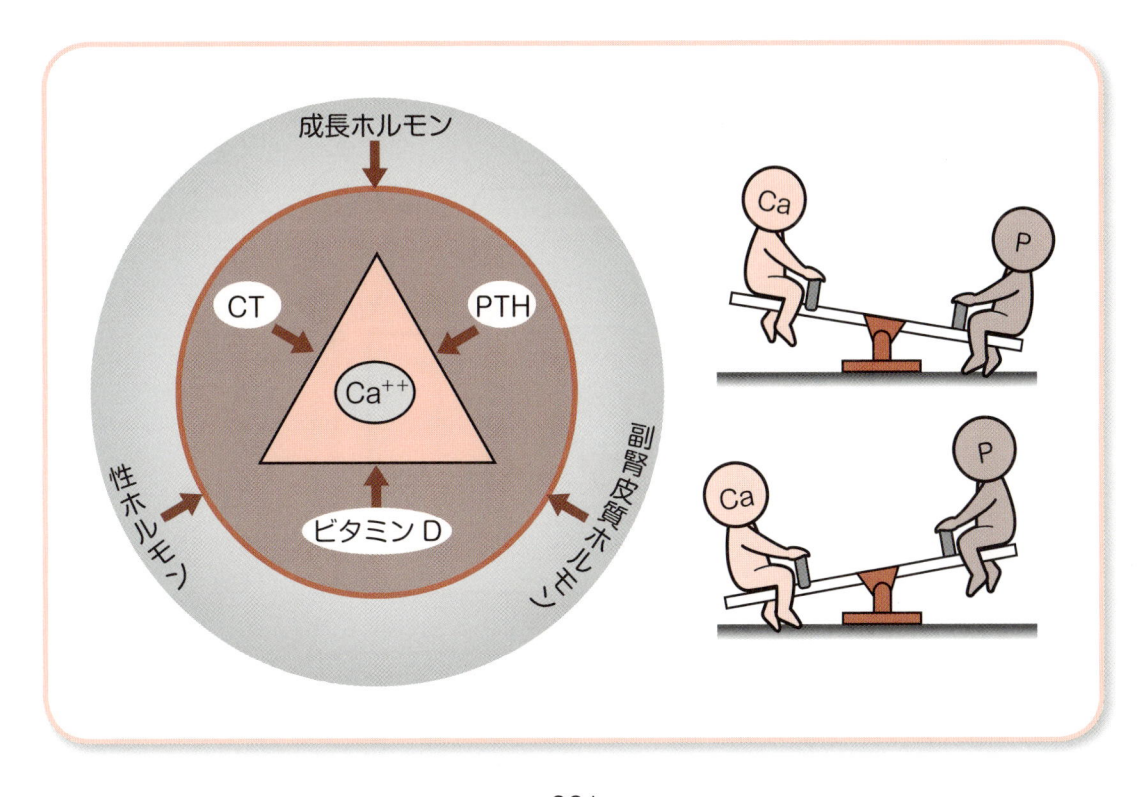

9-13. Ca代謝の調節機構

三身一体

Ca代謝の調節機構は，ビタミンD，副甲状腺ホルモン（PTH）およびカルシトニン（CT）の3種の調節ホルモンから成立している．

例えば血清Ca濃度が低下した場合には，どのような生体反応が起こり，調節が行われるかを考えてみよう．血清Ca濃度の低下は副甲状腺よりPTHを分泌させる反応を生じる．これは$1,25(OH)_2D_3$の存在下で骨からCa^{++}を遊出させて（骨吸収），これと同時に腎臓においてCa再吸収の増加とリン再吸収を減少させる．さらに腎尿細管では，活性型ビタミンDである$1,25(OH)_2D_3$の産生を増加させることにもなる．

これらの反応はすべて血清Ca濃度を増加させることになる．骨吸収から生じたCaは，細胞外液中に遊出するし，腎臓におけるCa再吸収の増加および$1,25(OH)_2D_3$により腸管からのCa吸収の増加も細胞外液のCa濃度を増加させるように作用する．血清Ca濃度が正常範囲内に増加すれば，これらの調節系の分泌は抑制されるため，それ以上の反応は進行しない．これはホルモン系に特徴的なネガティブ・フィードバックがかかるためである．

逆に血清Ca濃度が増加した場合にはPTHの分泌は抑制を受ける．このため骨に対するPTHの作用もないし，腎臓におけるPTHのCa再吸収促進作用やP再吸収の抑制作用も認められない．さらに尿細管では活性型の$1,25(OH)_2D_3$の産生も増加しないことになる．これに代わって，甲状腺のC細胞からカルシトニン（CT）の分泌が増加する反応を生じる．

CTの分泌はPTHとは逆の作用を示すことであり，骨においては骨吸収を抑制し，腎臓においてはCaの再吸収を減少させ，Pの再吸収を増加させることになる．さらにビタミンDの代謝経路においては，$1,25(OH)_2D_3$の産生の代わりに，$24,25(OH)_2D_3$の産生の方向に反応が進むのである．

このような一連の反応は，血清Ca濃度を減少させる方向に進展し，高Ca血症の進行は防止されることになる．以上のように体内のCa代謝は3種のCa調節ホルモンの作用により，精密に統制がとれている．いずれかの作用がなければ，この調和は得られない．

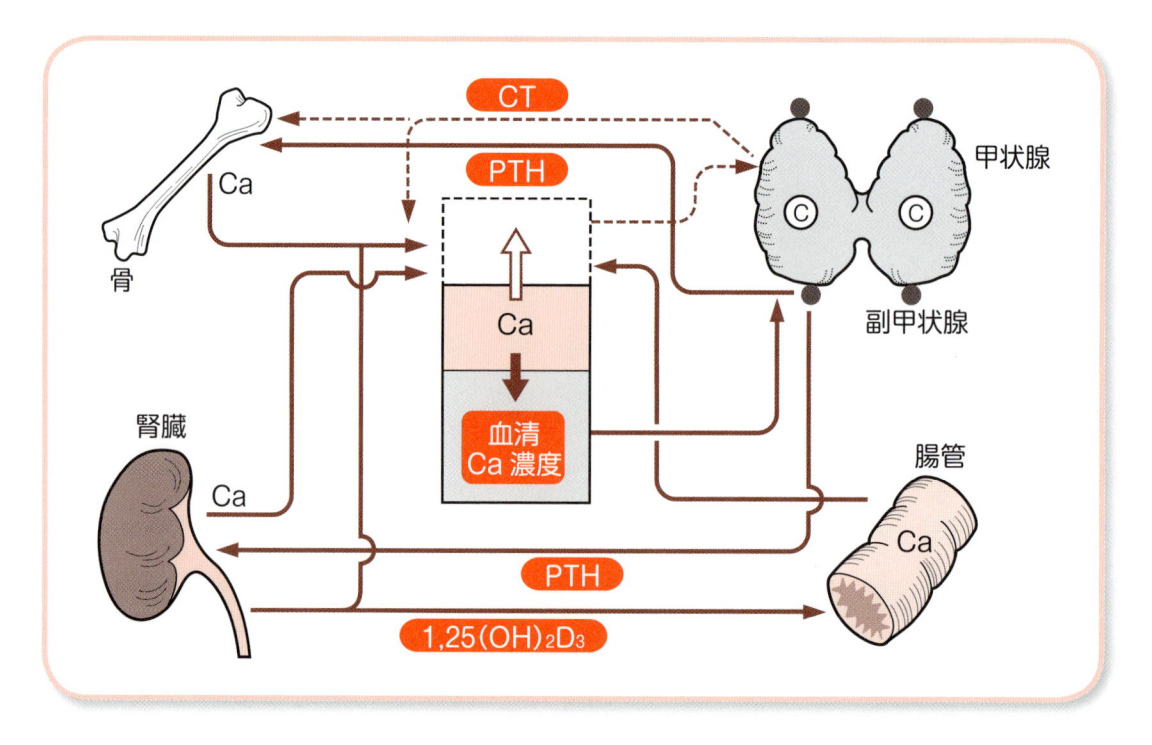

9-14. PTH と ビタミンD

Ca濃度の調整のために……

腎臓におけるビタミンDの活性化にはPTHの影響がある。PTHはCa^{++}の低下により副甲状腺細胞から分泌され、数時間以内に合成が促進される。PTHは近位尿細管に存在する1α水酸化酵素の活性化を介して1α25(OH)$_2$D$_3$の生成を促進する。近位尿細管に作用してP, HCO$_3$の再吸収を抑制し、遠位尿細管において1α25(OH)$_2$D$_3$とともにCa再吸収を促進する作用がある。骨においては、骨芽細胞を介して破骨細胞を活性化し、骨吸収によりCa, HCO$_3$を放出する。これらの結果、細胞外液のCa濃度を一定に調節維持する。

活性型ビタミンD合成経路の最終的な酵素である1α水酸化酵素は近位尿細管のミトコンドリア内膜に存在するP450酵素である。この活性化はPTH、カルシトニン、血液中のCa, Pの低下により促進され、1α25(OH)$_2$D$_3$により抑制される。

血清Caイオン濃度とPTH分泌の関係はsigmoid curveを描くことが知られる。Ca濃度は狭い範囲に厳密に調節されているが、その範囲からずれるとPTH分泌量が変化してCaイオン濃度を調節する。

このカーブはPTHの最大分泌速度、最低分泌速度、最大分泌が半分制御されるCaイオン濃度（セットポイント）、セットポイントにおける傾きという因子の影響を受け、セットポイントはCaイオン濃度に対する副甲状腺細胞の性質を反映する。Ca濃度のずれが大きいとPTH分泌速度が大きくなり、急激なずれに対してより分泌速度が大きくなる。低Ca血症刺激が数週間続くと副甲状腺主細胞が増加してPTH分泌能が増加する。

細胞外液中のCaイオン濃度を感知するセンサーが膜貫通型受容体の**Ca感受受容体（CaR）**である。家族性低Ca尿性高Ca血症はCaR遺伝子の変異による疾患である。細胞外液中のCa濃度に対する副甲状腺の感受性が低下ないし欠如している。

腎不全、透析患者では副甲状腺のCa感受受容体（CaR）異常により二次性副甲状腺機能亢進症が進展するが、副甲状腺細胞の膜表面に存在するCa感受受容体（CaR）にアロステリック擬似的に作用して、Ca濃度が上昇したのと同じようにPTH分泌を抑制するするcalcimimetics薬剤（シナカルセト塩酸塩）が臨床応用されることになり、PTH分泌を抑制することができるようになっている。

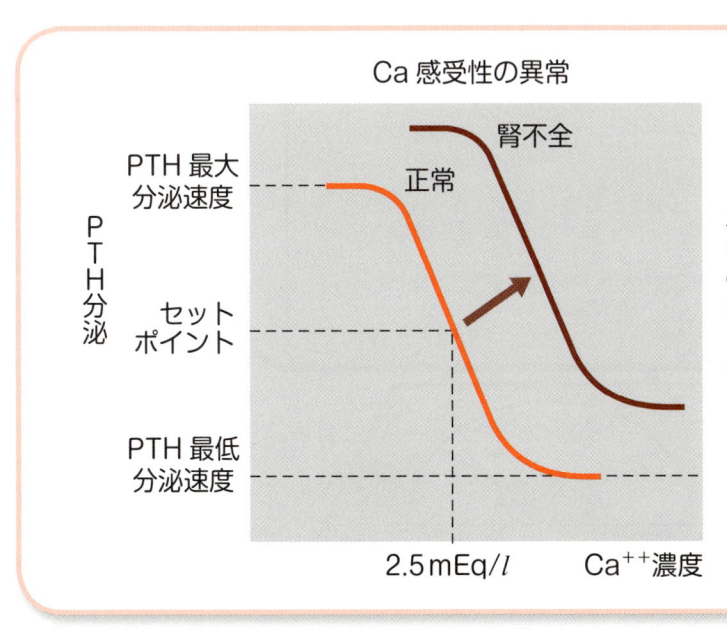

Ca感受性の異常

血清Ca濃度とPTH分泌の関係を表す曲線を sigmoid curve という。腎不全ではセットポイントが正常よりも右上方に偏移している。このため腎不全ではPTH分泌が増加する。

9-15. 高Ca血症の原因

悪者には特に注意を

血清Ca濃度の異常のうち，正常の上限以上となった場合（10.5 mg/dl以上）を**高Ca血症**という．血清Ca濃度の測定法により若干の差があるが，一般的にはこの10.5 mg/dl以上と考えてよい．しかしこのような血清総Ca濃度から判定する場合には，血清タンパク質濃度についても考慮しておく必要がある．つまり血清タンパク質濃度の多寡により総Ca濃度が影響を受けるので，厳密にはタンパク質濃度による補正を行った方がよいことになる．

血清Ca濃度の異常をきたす原因は，消化管，骨，腎における吸収または排泄の異常，あるいは調節ホルモンであるビタミンD，PTH，CTの異常の場合がある．

高Ca血症の原因はいくつかが考えられる．図は①Caの過剰摂取，②腸管からのCa吸収の増加，③尿中へのCa排泄の低下，④骨からの遊出の増加とに区分した．このような分類以外にも，臨床的な原因疾患別に分けることも行われる．

日常臨床で頻度的に多いのは，悪性腫瘍などの骨転移に伴って認められる，広範な骨破壊（骨融解）の場合である．また必ずしも骨に腫瘍の転移がなくても，腫瘍自体にCa濃度を上昇させるような物質を産生する場合もある．この典型的な例は，**異所性のPTH産生腫瘍**といわれるものである．この他にも，プロスタグランジン産生腫瘍やosteoclast activating factor（OAF）産生腫瘍の例も報告されている．

異所性の**PTH産生腫瘍**の例としては，肺の扁平上皮癌，腎癌，乳癌，腎髄腫があり，**プロスタグランジン産生腫瘍**には腎癌があり，**OAF産生腫瘍**には成人T細胞リンパ腫や多発性骨髄腫の報告がある．

原発性副甲状腺機能亢進症による高Ca血症の頻度も高い．泌尿器科領域で腎結石の患者に高Ca血症が認められれば疑ってみるべきものである．副甲状腺の腺腫，過形成，癌あるいは多発性内分泌腺腫症の一つとしてもみられることがある．

近年では活性型ビタミンD製剤が容易に使用できるため，その過剰投与による高Ca血症にも注意を払う必要がある．

---

1. Ca過剰摂取，ミルクアルカリ症候群
2. 腸管からのCa吸収の増加
   ビタミンD中毒，サルコイドーシス
3. 尿中へのCa排泄の低下
   サイアザイド系利尿薬，急性腎不全
4. 骨吸収の促進
   PTH過剰－原発性副甲状腺機能亢進症
   　　　　　異所性PTH産生腫瘍
   　　　　　腎移植直後
   骨破壊－悪性腫瘍の骨転移
   　　　　骨腫瘍
   甲状腺ホルモン過剰　不動性骨萎縮

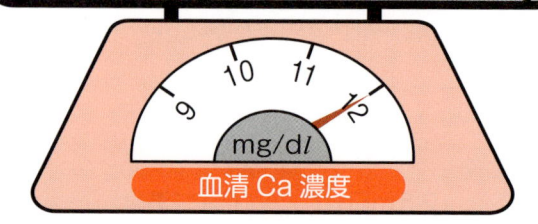

血清Ca濃度

9-16. 高Ca血症の症状

眼が赤い理由は

　高Ca血症が出現すると，さまざまな症候が出現する．一般的な全身倦怠感や脱力感に加えて，精神・神経・筋肉系と腎尿路系の障害が著しい．この**高Ca血症の症候の発現は，高Ca血症の程度とその進行速度が関係する．**

　精神・神経系の症候は，集中力や記憶力の低下，頭痛，見当識障害，錯乱，嗜眠，幻覚，言語や視力の障害，昏睡まで生じ得る．特に意識障害が高Ca血症によると考えられる場合には，高Ca血症性クライシスとして救急処置が必要である．

　筋肉系の症候には，筋緊張の低下，筋肉痛，腱反射の減弱ないし消失をみる．

　循環器系の症候としては，高血圧，不整脈，心収縮力の低下，心電図の変化ではST部の短縮により，QT間隔が短縮するのが特徴的である．

　消化器系の症候には，食欲不振，口内乾燥，悪心，嘔吐，腹痛，便秘などがみられ，膵炎を併発することが多い．

　腎尿路系の症候のうち，特に慢性的な高Ca血症では**高Ca血症性腎症**という病態が特徴となる．腎結石の多発，腎石灰化，濃縮力の障害，多尿，腎不全への進展を認める．**特発性高Ca尿症**といわれるのは，原因は不明であるが尿中へのCa排泄が増加しているため，腎結石を併発しやすい．

　また**高Ca血症時に体液がアルカリ化に傾くと，軟部組織へのCa塩の沈着が生じやすい．**このような**異所性石灰化**は，全身の軟部組織に認められるが，**角膜に生じると帯状角膜症・赤眼現象 red eye phenomenon という眼症状が出現する．**これは腎不全時の合併症の眼症状の一つとしてあげられているが，血清Ca濃度とP濃度の積（Ca×P）が70以上になる状態では生じやすいといわれている．

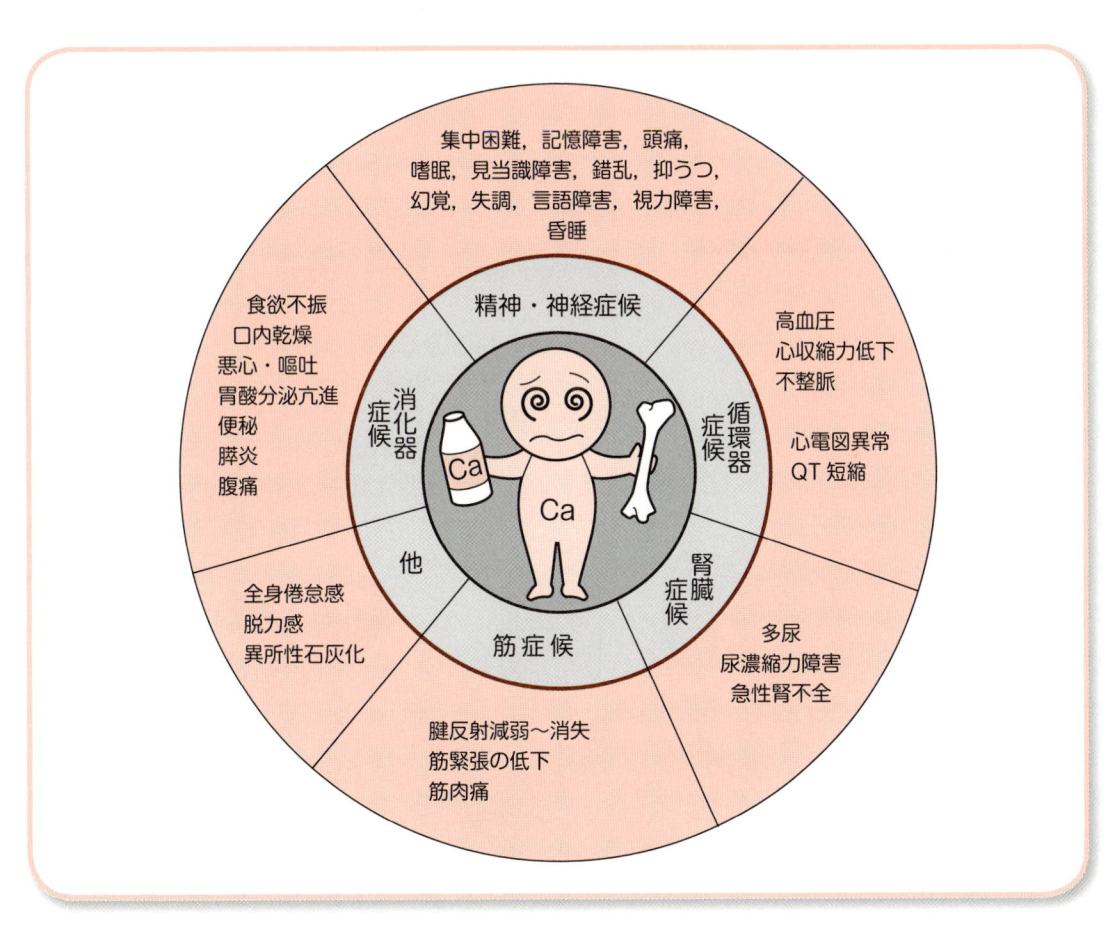

9-17. 高Ca血症性クライシス

元から断たなきゃ駄目

高Ca血症の治療法は，ほかの電解質異常の治療法の場合と同様に，根本的には原因療法である．例えば悪性腫瘍に関係した高Ca血症であれば，悪性腫瘍の摘除あるいはそれに対する基礎的・対症的療法が行われる．副甲状腺の腫瘍か肥大（副甲状腺機能亢進症）に基づく高Ca血症であれば，それに対する治療法が基本といえる．さらにビタミンDの過剰投与が原因と考えられる高Ca血症であれば，薬剤の投与中止がまず実施されなければならない．

ところが，原因が不明であるとか，生命の危険を伴うほどの著しい高Ca血症の場合には，とにかく高Ca血症を軽減させる必要がある．特に**高Ca血症性クライシスといわれる病態では，緊急治療を優先させないと致命的となる．**このような場合には，原因究明は後にまわし，対症的に高Ca血症のレベルダウンを第一に図ることが重要となる．

緊急時の高Ca血症の治療法として，生理食塩水の投与およびループ利尿薬の併用投与がある．補液による希釈効果と同時に尿中への排泄を増すことが期待できる．

ビスフォスフォネート製剤あるいはカルシトニンの投与も試みられる．カルシトニンの投与は効果発現は速やか（数時間）であるが持続しない．

高Ca血症の原因がプロスタグランジン（PG）に関係する場合には，その合成を阻害するインドメタシンやアスピリンも有効となる．副腎皮質ステロイド薬も高Ca血症の治療に用いられる．

以上の方法でも高Ca血症の軽減効果が得られない場合，あるいは腎機能障害のため尿中からのCa排泄増加が期待できない場合には，無CaないしCa透析液を用いた透析療法が適応となる．

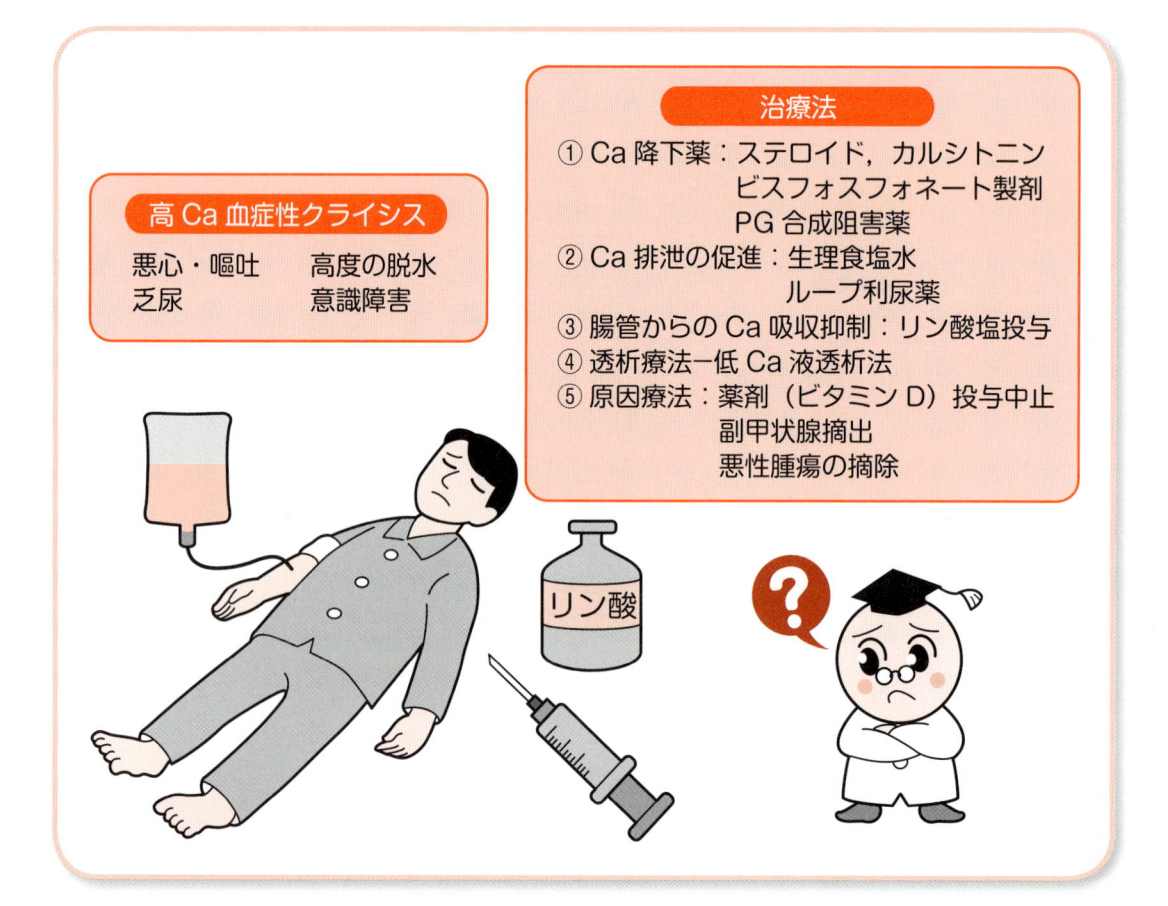

高Ca血症性クライシス
- 悪心・嘔吐
- 乏尿
- 高度の脱水
- 意識障害

治療法
① Ca降下薬：ステロイド，カルシトニン
　　　　　　　ビスフォスフォネート製剤
　　　　　　　PG合成阻害薬
② Ca排泄の促進：生理食塩水
　　　　　　　　ループ利尿薬
③ 腸管からのCa吸収抑制：リン酸塩投与
④ 透析療法－低Ca液透析法
⑤ 原因療法：薬剤（ビタミンD）投与中止
　　　　　　　副甲状腺摘出
　　　　　　　悪性腫瘍の摘除

9-18. 低Ca血症の原因

タンパク質が足りないよ

低 Ca 血症とは血清 Ca 濃度が 8.5 mg/dl 以下の場合をいう．この場合もタンパク結合性の Ca が減少しているのか，イオン化 Ca 自体が減少しているのかを区別することは重要である．ネフローゼ症候群や肝硬変で認められる著しい低タンパク血症時に併発した低 Ca 血症では，低 Ca 血症による障害はあまり問題とはならない．

低 Ca 血症の原因も分類もいくつかある．成因的には，① Ca 摂取不足，② 腸管からの Ca 吸収障害，③ 尿中への Ca 排泄の増加，④ 骨吸収の抑制／骨形成の促進の場合がある．

低 Ca 血症の原因疾患による区分としては，① PTH 分泌低下，② PTH 標的臓器の不応性，③ ビタミン D 代謝異常〜欠乏，④ 高 P 血症，⑤ その他に分けられる．

PTH の分泌が低下するのは，副甲状腺機能低下症（先天性・特発性）である．PTH の分泌が認められても，その標的臓器の不応性のためその作用が発揮されず，PTH 分泌の低下と同じ状態の場合がある．これが PTH のレセプター異常といわれるもので，偽性副甲状腺機能低下症の場合である．この場合の PTH の値はむしろ亢進している．

ビタミン D の代謝異常は，ビタミン D の前駆体あるいはビタミン D_3 の摂取不足による場合，または日光（紫外線）照射不足の場合，肝臓での 25 (OH)D_3 産生障害（肝硬変・抗痙攣薬），腎臓での 1, 25(OH)$_2D_3$ 産生障害（腎不全）の場合がある．

高 P 血症が存在すると，低 Ca 血症となる．原因として P 投与，腎不全時，白血病寛解期などがある．その他，尿細管性アシドーシスや Fanconi 症候群などの尿細管障害の場合にも低 Ca 血症が認められる．副甲状腺摘出術後にもみられ，hungry bone 症候群といわれる．

---

1. Ca 摂取不足
2. 腸管からの Ca 吸収低下
    吸収不良症候群，下痢，膵炎
    ビタミン D 欠乏
    肝障害――肝硬変，抗痙攣薬
    腎でのビタミン D 産生障害
    慢性腎不全，PTH 欠乏
    ビタミン D 依存症
3. 尿中 Ca 排泄の増加
    特発性副甲状腺機能低下症
    偽性副甲状腺機能低下症
    尿細管障害――RTA，Fanconi 症候群
4. 骨吸収の抑制，骨形成促進
    PTH 欠乏――副甲状腺機能低下症
    低 Mg 血症
    骨転移――前立腺癌，乳癌

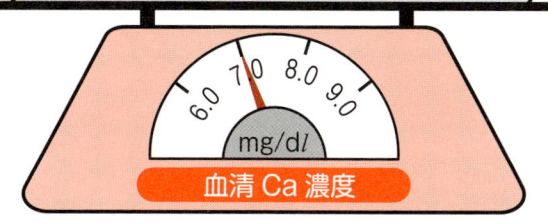

血清 Ca 濃度 (mg/dl)

9-19. 低Ca血症の症候

すぐに興奮してくるのは

低Ca血症の場合にも全身的にさまざまな症候がみられる．Caは神経・筋肉の興奮性の調節に重要な役目をもつが，低Ca血症ではその興奮性は増す．**このため著しい低Ca血症ではテタニーが生じる**．これは図のような**助産婦様手位**という特徴的な手指の痙攣を伴う．また上腕部を血圧計のマンシェットで圧迫して阻血すると，**トルソー（Trousseau）徴候**として，この手位を誘発させることができる．さらに顔面筋の痙攣，眼周囲をハンマーで叩打すると眼輪筋の痙攣を示す（**Chvostek徴候**）．

精神・神経学的な症候としては，四肢の知覚過敏，不穏，興奮，せん妄，幻覚，全身痙攣を生じる．高度の場合は喉頭痙攣，Jackson型てんかん発作をみることもある．

心筋に対しては，心収縮力の低下，不整脈，心電図上，QT間隔の延長が認められる．**消化器系の症候**として，悪心，嘔吐，下痢，腸管痙攣をみる．

慢性低Ca血症では，皮膚乾燥，湿疹などの皮膚症状や脱毛をみることがある．しばしば**皮膚科領域**では，Caの鎮静・鎮痛・鎮痒という作用を期待してCaのBr塩，I塩，サリチル酸塩などの静脈投与が行われる．これらの注射剤に含有されるCaの量は2.5〜4 mEq/20 mlとわずかである．一般的なCa輸液剤といわれる製剤には6.6〜20 mEq/20 ml程度含まれる．

また**慢性的な低Ca血症**では，爪・歯・毛髪の形成不全を生じることがある．

以上のような低Ca血症の症候の出現には，低Ca血症の程度，低Ca血症の発生までの期間が関係する．しかも血清Ca濃度の変化だけでなく，酸塩基平衡，Mg，Kなどの状態も関係することが知られている．

低Ca血症の原因として，慢性腎不全の場合があるが，テタニーを生じることは少ない．この理由は，先にも述べたように，腎不全には代謝性アシドーシスを合併するからである．アシドーシスでは，Ca^{++}が低下することはなく，むしろCa^{++}の率を高めることが関係する．逆にアルカローシスを伴った低Ca血症では，Ca^{++}の率は少なくなるためテタニーが生じやすくなるのである．

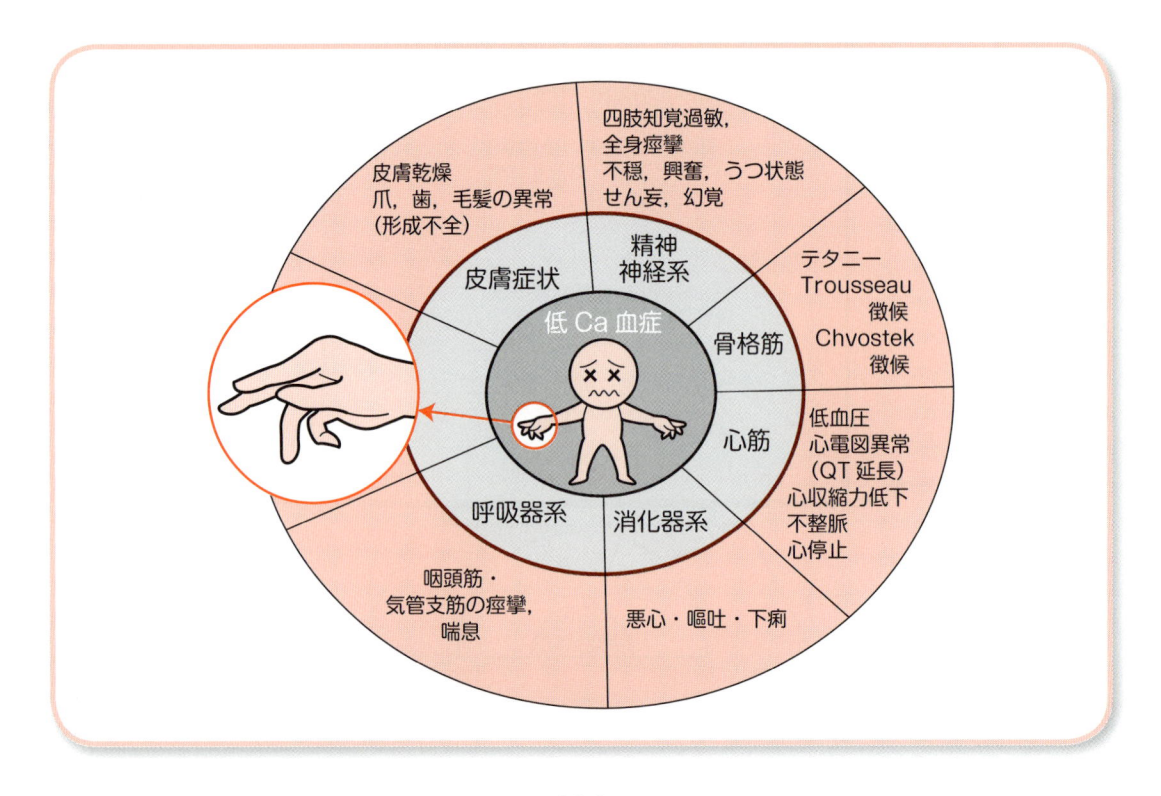

9-20. 低Ca血症の治療

頭を冷やそう

低Ca血症で緊急治療を必要とするのは，テタニー発作の場合である．この場合の血清Ca濃度は7mg/dl以下で，アルカローシスを伴っていると出現しやすい．テタニー発作時には8.5～10％グルコン酸Ca剤10～20mlをゆっくり経静脈的に投与する．一般的には1ml/分程度の速度が勧められている．

特にジギタリス使用中の患者においては，ジギタリス中毒の発生，不整脈を認める．また急速な投与では，心停止をきたすおそれもある．このため**Ca輸液剤単独投与時には，心電図でモニターして投与する**という細心の注意が必要である．血清Ca濃度が上昇し，テタニー発作もおさまれば，その後は経口的なCa剤の補給あるいはビタミンD製剤の投与により血清Ca濃度を維持する．

原因の究明よりも，**緊急対策が必要な低Ca血症は，高度なテタニー発作時である．**発作がなければ，ほかの電解質異常と同様に，原因を検討し，原因療法を行うのが定石である．

慢性的な，長期間続いている低Ca血症は，原因の究明を急ぐ．低タンパク血症に基づく低Ca血症の場合は，特に低Ca血症に対する特別の治療は必要とならない．原疾患に対する治療と栄養について配慮する方針でよい．

副甲状腺機能低下症による低Ca血症の場合は，経口的なCa製剤―グルコン酸Ca 5～10g/日とか乳酸Ca剤8～12g/日の投与が試みられる．近年では活性型ビタミンDアナログ剤や活性型ビタミンD剤の使用が容易となっている．従来のデヒドロタヒステロールに加えて，1α(OH)D$_3$，1,25(OH)$_2$D$_3$なども積極的に使用され，腸管からのCa吸収を促進させる．

慢性腎不全あるいは特に透析期腎不全では，低Ca血症の原因は高P血症と密接な関係がある．このため高P血症の治療も同時に試みる必要がある．以前，血清P濃度のコントロールのために，アルミニウム含有の制酸薬が投与されてきたが，アルミニウム中毒の誘発因子であることが示され，Al剤の使用は禁忌となった．代わって炭酸Ca剤塩酸セベラマー，炭酸ランタンなどが用いられつつある．また腎不全ではビタミンD代謝異常が存在するため，1α(OH)D$_3$や1,25(OH)$_2$D$_3$を投与し，Ca代謝の是正を試みる．

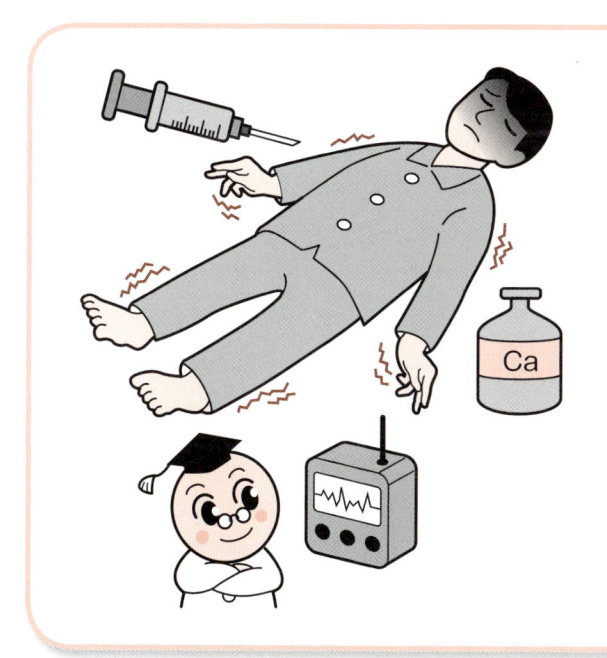

低Ca血症の治療

Ⅰ．緊急時対策
　8.5％グルコン酸Ca
　10～20ml iv

Ⅱ．慢性・長期的対策
　乳酸Ca剤
　活性型ビタミンD剤

Ⅲ．原因療法

カルシウム代謝の調節機構とその異常

9-21. Brickerのtrade-off 理論

あちらを立てれば……

慢性腎不全のCa・P代謝異常はいくつかの原因により生じる．例えば廃絶した腎臓から活性型ビタミンDが産生できないこと，低Ca血症が刺激となって惹起される二次性副甲状腺機能亢進症，代謝性アシドーシスなどの影響の結果，いわゆる**腎性骨症**が出現する．すなわち腎不全には骨軟化症，線維性嚢胞性骨炎，骨粗鬆症，骨硬化症，異所性石灰化などの多彩な骨障害が認められることになる．

ここで**二次性副甲状腺機能症の成立機序**に関する仮説を説明する．**副甲状腺ホルモン（PTH）**は，腎臓におけるP再吸収の抑制（P排泄の増加）と骨吸収を促進し血清Ca濃度を増加させる作用がある．Brickerの仮説では，ビタミンDの作用は考慮してないが，Ca，P，PTHの関係がGFRの低下に従ってどのように変化するかを説明したものといえる．

腎機能が低下するとPの排泄が減り，高P血症が出現する．血清のCaとPはシーソー関係にあり，血清P濃度が増加すれば血清Ca濃度は低下する傾向にある．このような血清Ca濃度の低下はPTHの刺激因子であり，PTHの分泌は増加する．PTHの分泌亢進は腎臓からPの排泄を増し，高P血症は是正され，血清Ca濃度も改善する．

病腎の機能が低下するごとに，先に述べたのと同様のステップで高P血症，PTH分泌の亢進，低Ca血症の改善という反応が生じる．この結果，**腎機能の低下に伴ってPTHは段階的に分泌が亢進し，二次性副甲状腺機能亢進症の状態が惹起される．**このときのPTHの分泌亢進は，本来血清Ca濃度を増加させるような作用をもつ適応現象なのである．

ところが，残念至極というか，PTHには骨吸収を促進する作用がある．二次性副甲状腺機能亢進症が進展するにつれて，腎不全患者の骨は進行性に障害されるという不都合な面を伴うのである．

以上がBrickerのtrade-off 理論——あちらを立てれば，こちらは立たずという仮説である．世の中の付き合いはいろいろ難しいですね！その後，この仮説はビタミンDのパラメータを加えた修正案が提出されている．

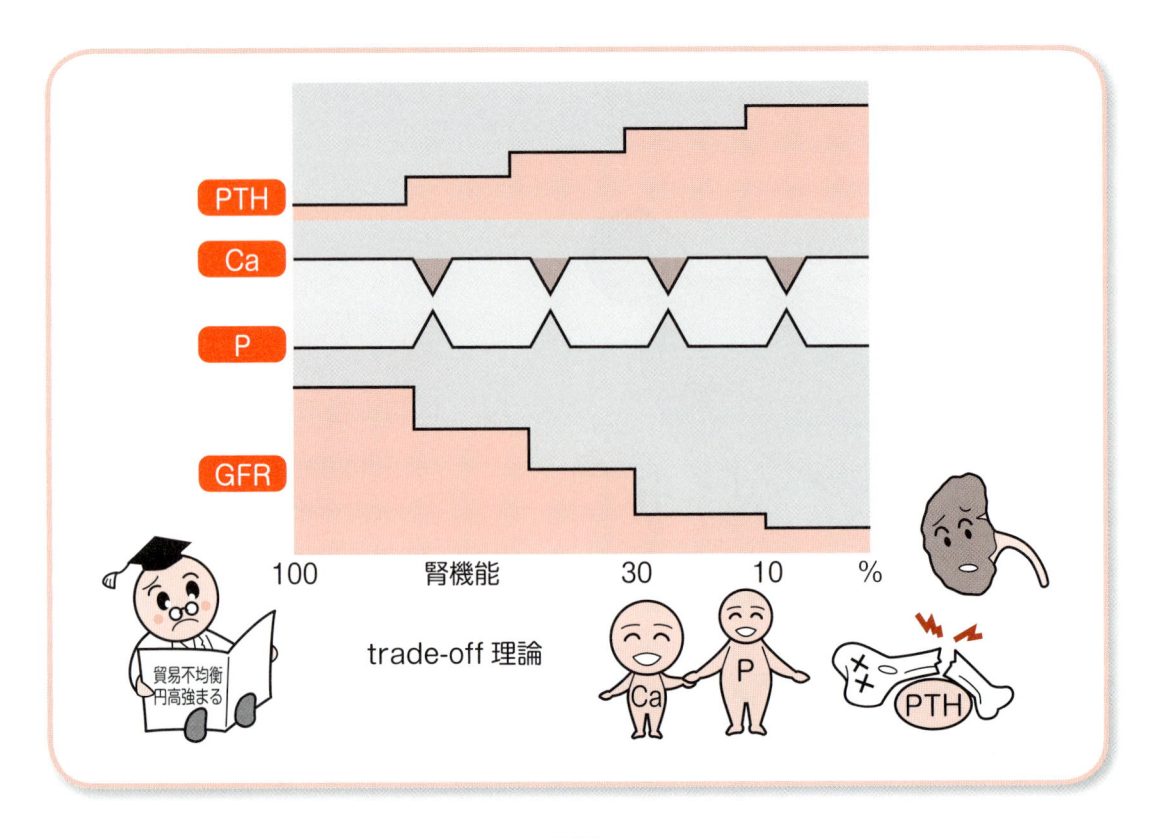

trade-off 理論

10 リン代謝の調節とその異常

省エネの勧め

　生物が生きていくためには，酸素を体内に取り込み，炭酸ガスを排泄するという作用（呼吸）は不可欠である．酸素は細胞の中で，ブドウ糖などを酸化してエネルギーを供給する役割がある．生物にみられる熱発生は，化学反応やボイラーの場合とは異なり，比較的低い温度で効率よく行われる．これは発生するエネルギーを少しずつ酸化の程度の異なる物質に変えて，緩やかに反応させるからである．このために重要なはたらきをするのが，ATP（アデノシン三リン酸）という物質である．

　ATPにはリン酸が3個連結している．リン酸が切り取られる際に，適度なエネルギーが発生する．この熱を体内の酵素反応などに利用する（高エネルギーリン酸化）．あらゆる生物の代謝，神経や筋肉の興奮などに，ATPが関係しているのである．

10-1. 体内におけるPの作用

縁の下の力持ち

細胞内の主要な陽イオンがKであるのに対して，**主要な陰イオンはリン（P）**である．このPは体内ではリン酸塩の形で存在するが，無機リン酸塩と有機リン酸塩に区別される．細胞外液中に存在するPは，**無機リン酸塩（Pi）**である．

体内における**Pの役割**には次のような重要な作用がある．

1）骨・歯の形成

体内の総P量の約80％を占める部分は骨中に存在し，ハイドロキシアパタイト hydroxy-apatite $(Ca_3(PO_4)_2)_3 \cdot Ca(OH)_2$ として，Caとともに骨形成に関係がある．骨の無機塩はハイドロキシアパタイト以外にカーボネイトアパタイト carbonate-apatite $(Ca_3(PO_4)_2)_3 \cdot CaCO_3$ もある．

2）細胞内の代謝における高エネルギー供給物質

体内の総P量の約20％は細胞内に存在し，多くの代謝経路の中間代謝の段階で不可欠な役割がある．つまり高エネルギーリン酸化合物として，ATP（adenosine triphosphate）からADP（adenosine diphosphate）に変化する段階でPを遊離させて，細胞内のエネルギーを供給することになる．

また，Pは赤血球内の2,3 DPG（2,3 diphospho-glycerate）やATPの量をコントロールすることにより，組織への酸素の運搬を調節する．

3）酸塩基平衡の調節

酸塩基平衡の調節のうち，緩衝系 buffer としての役割がある．細胞外液や血液の緩衝系としては量的に少ないので，重要性は劣るが，細胞内および尿中の緩衝系として重要である．特に腎臓からの酸排泄において，Pは滴定酸の形で排泄される．

4）膜形成の成分

細胞膜の成分とその維持にはリン脂質が重要な役目を担っている．体内に存在するPは無機P，タンパク質や糖と結合した有機Pに加えて，有機溶剤で抽出されるリン脂質がある．リン脂質の成分としてのPの役目も重要なものである．

5）血球機能の保持

2）にも述べた2,3 DPGと酸素親和性の機能に加えて，白血球の殺菌力，食作用，粘着能などの機能の維持にもPが関係する．このような白血球の機能は，感染症に対する防御機構であり，Pの欠乏があると抑制され，防御作用が低下する．

また赤血球のATP量，2,3 DPG量が低下すると溶血を生じやすくなることも知られている．

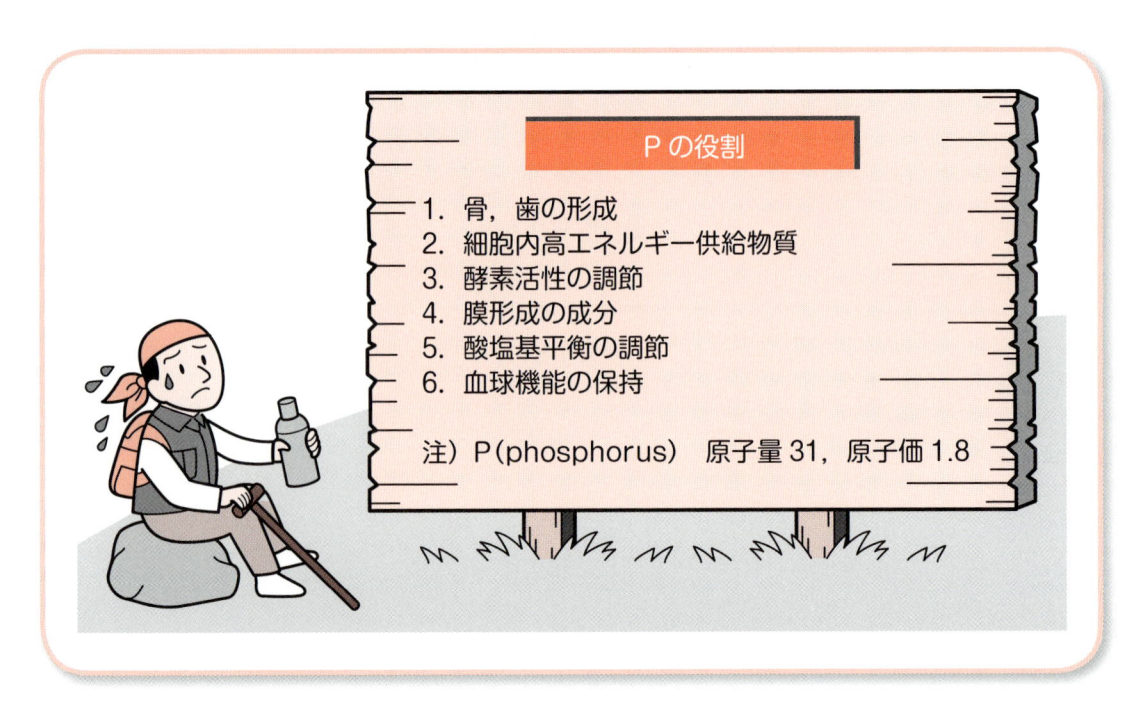

Pの役割

1. 骨，歯の形成
2. 細胞内高エネルギー供給物質
3. 酵素活性の調節
4. 膜形成の成分
5. 酸塩基平衡の調節
6. 血球機能の保持

注）P（phosphorus）　原子量31，原子価1.8

10-2. リン酸の電荷

環境に左右されやすい

細胞外液中に含まれるPは，体内総P量の約1％にも満たないわずかの量である．しかし臨床的に評価する場合は，細胞外液のうちの血漿濃度から判定するしかないという制約がある．このことは細胞内の主要な陽イオンであるKと同じ宿命である．

血清中のPのほとんどが，無機リン酸塩の形で存在している．**血清P濃度は正常では，3～4 mg/dl (1.7～2.3 mEq/l) の範囲にある．** ところがPの特徴はNa，K，Caなどの場合とは異なり，血液pHの値によりPの組成が変化することである．

血中の無機リン酸は，第二リン酸塩 H_2PO_4 と第一リン酸塩 HPO_4 の形がある．前者ではその電荷は1価であり，後者では電荷は2価である．このような電荷の異なるリン酸を一括して，**リン酸**と称しているわけである．それでは，リン酸の電荷は1価とすればよいのか，2価とするのかが問題となる．

一般的に P^{--} として2価の表示をした本があるかもしれないが，厳密には pH=7.4 の状態では1.8という記載が正しい．

つまり血液 pH=7.4 では1価の H_2PO_4 と2価の HPO_4 の量的な比率は，$H_2PO_4 : HPO_4 = 20 : 80$ となっている．したがってPの電荷は，$(1×0.2)+(2×0.8)=1.8$ となるのである．血液のpHが上昇すると，この比率は変化し，HPO_4 が減少する．

血清P濃度は比較的狭い範囲内に調節されているが，正常人においても多少日内変動をみるという．早朝では血清P濃度は低下し，夕方には上昇してくる．成人の値に比べると，小児ではやや増加傾向にあり，正常値は 4.0～7.0 mg/dl といわれる．

また種々の負荷により血清P濃度は変化する．炭水化物や脂肪の過剰摂取では，血清P濃度は低下し，運動で上昇する．

血清P濃度の調節は，摂取と排泄のバランス，特に腸管からの吸収に影響するビタミンDと尿中への排泄に影響する副甲状腺ホルモンやFGF-23の役割が大きい．さらに骨や細胞からの輸送，細胞内の代謝などの影響を受けることになる．

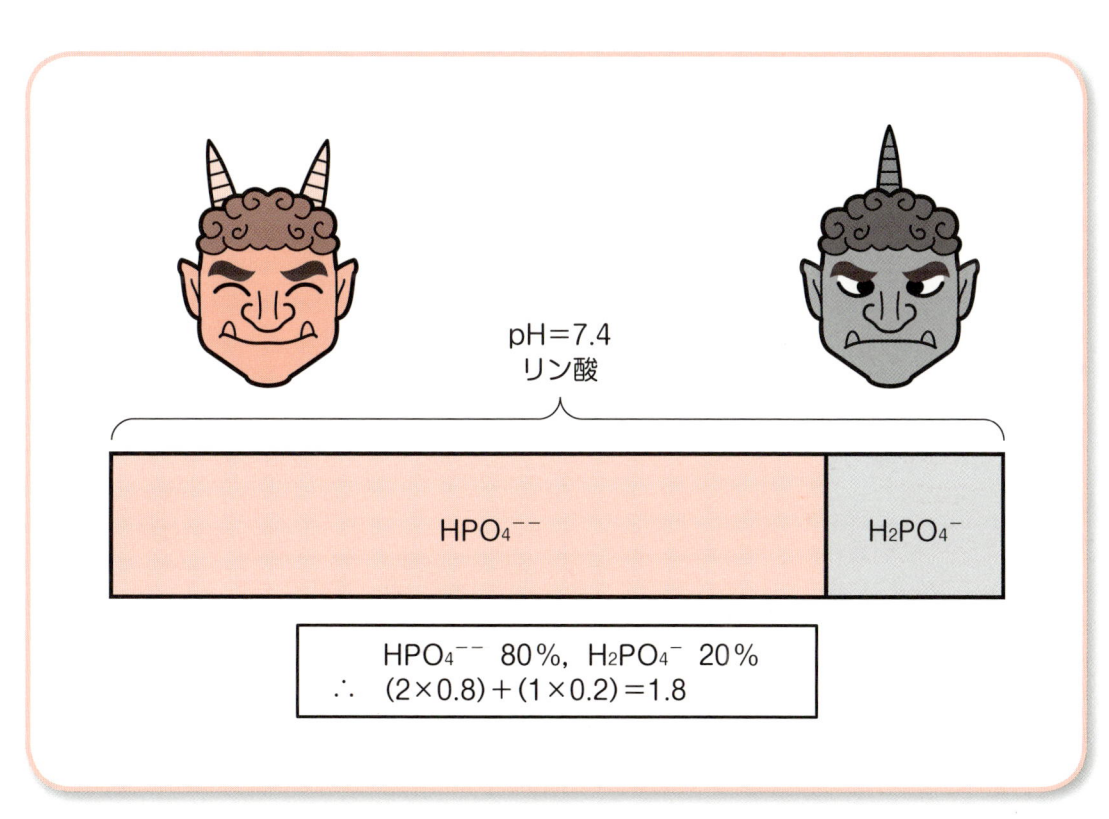

pH=7.4 リン酸

HPO_4^{--} $H_2PO_4^{-}$

HPO_4^{--} 80％，$H_2PO_4^{-}$ 20％
∴ $(2×0.8)+(1×0.2)=1.8$

10-3. 体内P分布

硬い所が好き

体内のリン酸含有量は成人では，500〜700g存在し，その80％は骨・歯にあり，残りの大部分は細胞内にある．細胞内のリン酸の約9％は骨格筋中に存在する．細胞内のリン酸濃度は約100mM/lを示し，有機リン酸として細胞内高エネルギー供給物質（ATP），膜構造の成分などの役目をもつ．

血漿中のリン酸は約12％がタンパク質と結合した型であり，残りが遊離の型として存在している．この血漿中のリン酸は無機リン酸として測定できるが，すでに述べたとおり，血液pHの状態によりHPO_4^{--}，$H_2PO_4^-$の比率が異なってくるのである．

体内でのリン酸のバランスが保たれているのは，ほかの電解質の場合と同じである．**正常人では，通常の食事によりリン酸の摂取量は約1g/日とされている**．食事内容によっては体内に負荷される量は700〜1,500mg/日の範囲を変動するが，これらのリン酸は無機リン酸と有機リン酸からなる．

負荷されたリン酸の約50〜60％は空腸において吸収される．この吸収の影響する因子に活性型ビタミンD（1,25(OH)$_2$D$_3$）が関係するといわれ，Caとリン酸の吸収を増すように作用することになる．**吸収されたリン酸の90％は尿中に排泄され，残り10％は便中に排泄される**．しかし腸管内へ分泌されるリン酸もあるため，便中には総量として400mg/日程度に達することになる．

尿中への排泄に主として関係する因子は，副甲状腺ホルモン（PTH）である．これは近位尿細管において，リン酸の再吸収を抑制するはたらきがあるので，PTHの分泌が増す状態ではリン酸の排泄量は増加することになる．通常状態では，約600〜800mg/日の排泄量となる．

このように摂取されたリン酸の量は，尿中と便中に排泄されることにより，バランスが保たれている．このためリン酸の代謝をみる場合は腸管からの吸収の異常があるのかを検討すればよいわけである．量的な関係からは，尿中への排泄が大きいので，腎臓におけるリン酸の調節を検討することは，特に重要といえる．

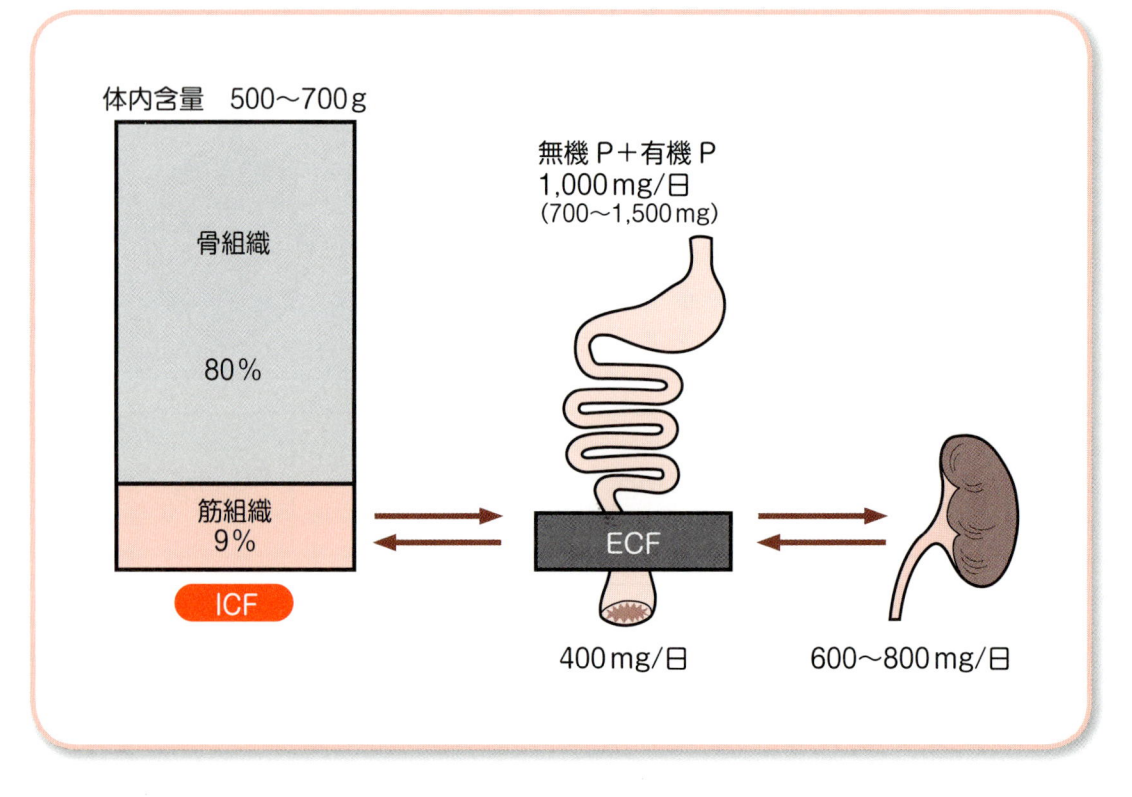

10-4. 腸管におけるP吸収に影響する因子

金属には弱い

体内に負荷されたリン酸は空腸において吸収されるが，これに関係する因子は多数ある．腸管からの吸収は $1,25(OH)_2D_3$ が主として関係するといわれ，Caとリン酸は同時に吸収が促進される．

腸管からのリン酸の吸収の異常は大きく，**1) リン酸の吸収の亢進**と，**2) リン酸の吸収の低下**とに分けられる．1) の場合であっても，必ずしも高P血症とはならない．たとえ，腸管からの吸収が亢進しても最終的には腎臓からの排泄の調節が行われるからである．ところが腸管からの吸収の低下がある場合には，低P血症やリン酸欠乏に至ることが多い．

1) 腸管からのリン酸吸収の亢進

この原因は，リン酸摂取量の増加，ビタミンD $(1,25(OH)_2D_3)$ の過剰，副甲状腺機能亢進症，特発性高Ca尿症の場合がある．ビタミンDの腸管における作用は再三述べてきたが，Caの吸収と同時にPの吸収も促進される．特に低P血症があると，ビタミンDの1位の水酸化を促進する方向に作用するため，P吸収が増すという合目的なはたらきといえる．副甲状腺機能亢進症では腸管からのP吸収が増すが，PTHの骨・腎臓への作用のため高P血症とはならない．むしろ典型的な血液生化学値は高Ca血症・低P血症の特徴を示す点に注意しなくてはならない．

2) 腸管からのリン酸吸収の低下

腸管からのリン酸吸収の低下の原因には，次のような因子がある．腸管内にCa, Mg, Al, Feなどの金属イオンが存在すると，リン酸はこれらと結合すると不溶性となるため吸収が障害される．このため**アルミニウム（Al）を含有した制酸薬，MgやCaを含む薬剤を摂取すると，リン酸の吸収は低下する．**これらは腎不全時の高P血症の治療として実際，現在も行われている．

ビタミンDの欠乏した腎不全では腸管からCa・リン酸の吸収は低下する．しかし腎不全では尿中への排泄が不可能となってくるため，たとえ腸管からの吸収が低下しても高P血症となるのである．

腸管からの吸収の低下は，高度の下痢，吸収不良症候群，栄養障害でも認められる．

その他に，副甲状腺機能低下症，副腎皮質ステロイド過剰，家族性低P血症などがあるといわれている．

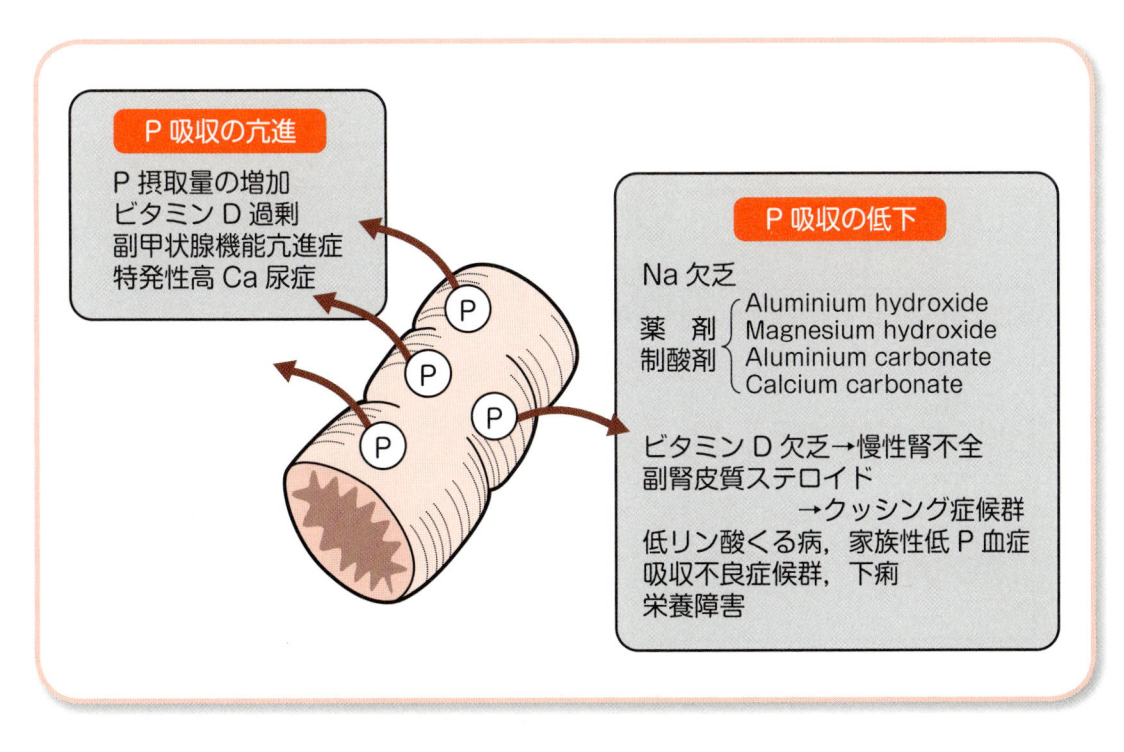

P吸収の亢進
P摂取量の増加
ビタミンD過剰
副甲状腺機能亢進症
特発性高Ca尿症

P吸収の低下
Na欠乏
薬剤 / 制酸剤：Aluminium hydroxide / Magnesium hydroxide / Aluminium carbonate / Calcium carbonate
ビタミンD欠乏→慢性腎不全
副腎皮質ステロイド→クッシング症候群
低リン酸くる病，家族性低P血症
吸収不良症候群，下痢
栄養障害

10-5. 腎臓からのP排泄に影響する因子

計算は簡単

腎臓からのリン酸排泄はリン酸代謝の面からは重要である．尿中に排泄される量は，糸球体で濾過された量と尿細管で再吸収される量の差で表される．濾過されたリン酸の約70％は近位尿細管で再吸収され，残りの15～25％は遠位部ネフロンで再吸収されるため，尿中には濾過量の5～15％が排泄される計算となる．

このことは**％TRP（尿細管におけるリン酸再吸収率）**を計算することにより求めることができる．すなわち濾過されたリン酸の量（血清リン酸濃度×GFR）－尿中への排泄量（尿中リン酸濃度×分時尿量）が尿細管での再吸収量となる．この再吸収量を濾過量で割り，100を掛ければ％TRPとなる．

つまり**％TRP＝1－尿中P濃度×血清クレアチニン濃度／血清P濃度×尿中クレアチニン濃度**である．**正常では％TRPは85％以上である．**この値により尿細管の機能やPTHの異常を知ることができる．％TRPが60％以下の状態では副甲状腺機能亢進症が推察できる．

この％TRPに示されるように，尿細管におけるリン酸の再吸収には副甲状腺ホルモンの影響が大きい．PTHは尿細管でのリン酸の再吸収を抑制し，尿中への排泄を増す作用がある．その作用は同時にNaとHCO$_3$の再吸収も抑制するため，リン酸とNaの再吸収は部分的に共通した機序によると考えられている．

1）尿中へのリン酸排泄の減少

この病態は尿細管でのリン酸の再吸収が増加した状態，あるいは濾過量の減少した状態のいずれかである．ビタミンD$_3$やその活性型あるいは成長ホルモンは，尿細管でのリン酸の再吸収を促進する．リン酸の摂取減少，低P血症，高Ca血症や高Mg血症では排泄量は減少するし，腎機能障害でも排泄量は低下する．

2）尿中へのリン酸排泄の増加

尿細管でのリン酸再吸収の抑制あるいは濾過量の増加により生じる．この再吸収の抑制は，Na再吸収を抑制する因子によっても生じると考えられ，細胞外液量を増加させる因子や利尿薬がある．PTHやカルシトニンも再吸収の抑制効果が認められる．

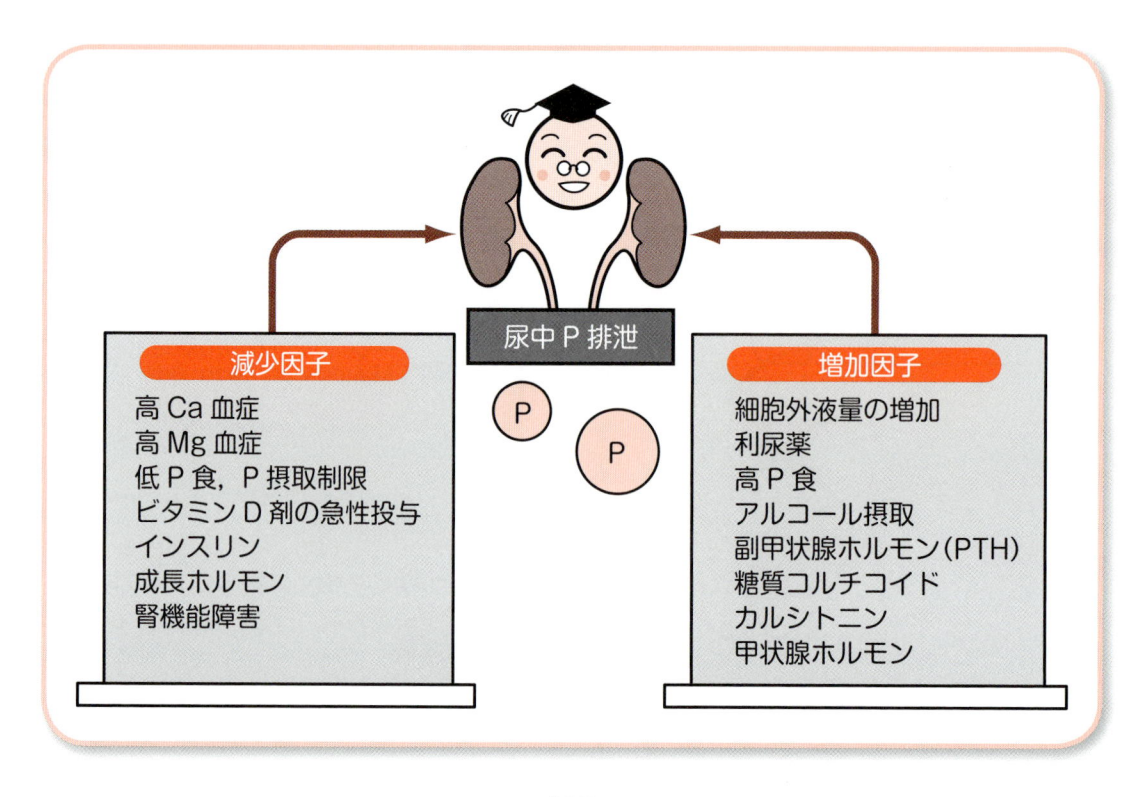

尿中P排泄

減少因子
- 高Ca血症
- 高Mg血症
- 低P食，P摂取制限
- ビタミンD剤の急性投与
- インスリン
- 成長ホルモン
- 腎機能障害

増加因子
- 細胞外液量の増加
- 利尿薬
- 高P食
- アルコール摂取
- 副甲状腺ホルモン（PTH）
- 糖質コルチコイド
- カルシトニン
- 甲状腺ホルモン

10-6. Ca，P代謝調節ホルモンの相互関係

三つ巴

CaとPの代謝調節系は共通している．もともとCaとPの血中での動きはシーソー関係が認められ，互いに影響しあうことが知られている．ビタミンD，PTH，カルシトニン（CT）は調節系の主役であるが，これらの作用は最終的な効果器として腎臓で効果を発現し，CaとPの値を正常に維持する．

1）ビタミンD 特に 1, 25 (OH)$_2$D$_3$

活性型ビタミンDは腎臓において産生されるが，血清P濃度の低下により増加する．この1, 25(OH)$_2$D$_3$の作用は，腸管においてCaとPの吸収を増し，同時に骨においてもCaとPの遊離を増す．この結果，血清中のCaと，Pは増加する．しかも腎尿細管においてはPの再吸収を促進する作用があるので，血清P濃度は増加することになる．すなわち低P血症によりビタミンDの産生が増加することにより，血清P濃度が正常化するというネガティブ・フィードバックが完成するわけである．

2）副甲状腺ホルモン（PTH）

PTHの分泌亢進があると，腸管においてはCaとPの吸収は増し，骨においては骨吸収の増加よりCaとPの遊離が生じる．PTHはCaとPを増加させるように作用するが，最終的には腎臓における作用により決まる．腎臓においては，PTHはPの再吸収を抑制する．この結果，PTHの役目はCaを増加させるが，Pは減少させる方向に働くことになる．

腎尿細管に対するPTHの作用は，あくまでも血清Ca濃度を調節するものである．血清Ca濃度の低下によりPTHは分泌されるので，血清Ca濃度の調節が行われれば，この系はよいのである．Pの調節は二次的なものとなる．

3）カルシトニン（CT）

これに対してCTの役割は，血清中のCaとPの両者を減少させる方向に作用する．腸管に対しても，骨に対してもCaとPの吸収を減らすように働く．腎臓に対するCTはP再吸収を抑制することが知られている．

このような3つのホルモンのはたらきにより，血中のCaとP濃度はコントロールされている．

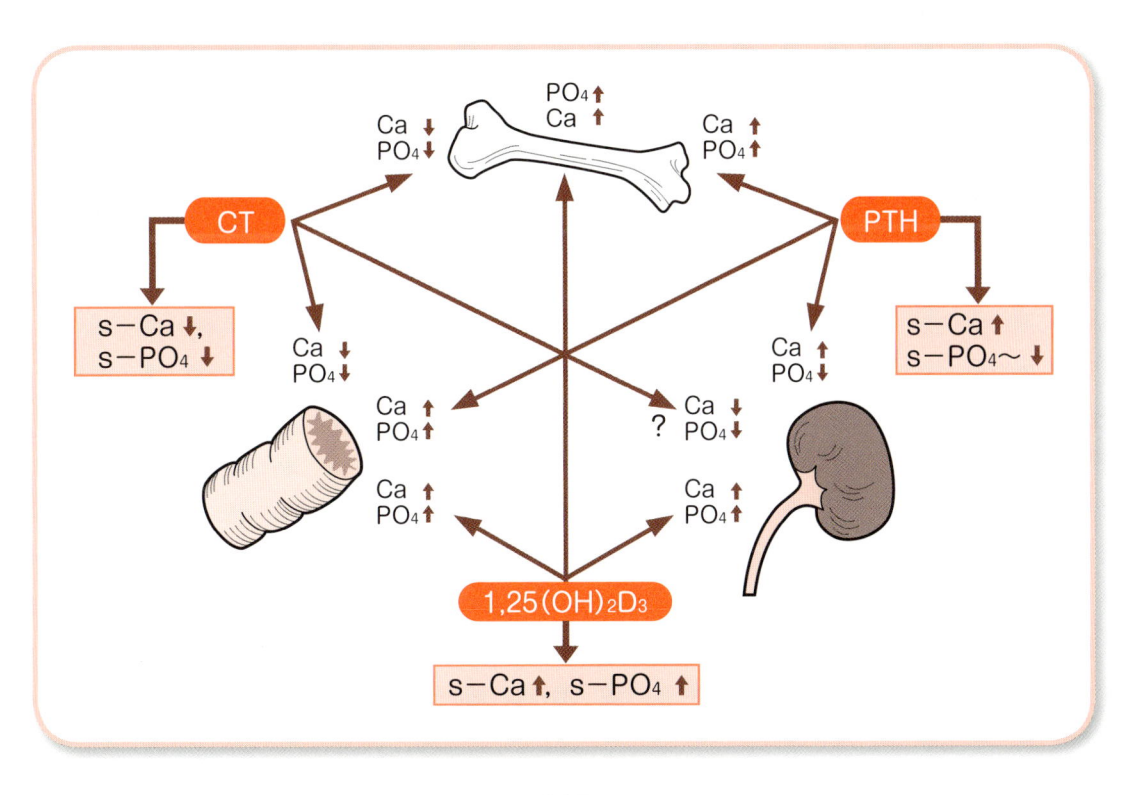

10-7. P代謝

ニューファミリーの出現

体内でのP代謝は，①消化管（主として十二指腸と空腸）での吸収，②腎臓の近位尿細管と一部遠位部尿細管での再吸収，③細胞内へのリンの移行，骨組織への取り込みにより行われ，血液中P濃度が調節される．

尿細管での再吸収にはPTHが重要である．PTHの増加により尿中へのP排泄は増加し，PTH減少時には尿中排泄は減少する．PTHは尿細管細胞の受容体に結合後，phospholipase Cを活性化し，NPT2の発現を抑制する．PTHは側基底膜側のNa-K ATPase活性を抑制する．この結果，Pの細胞内取り込みを抑制する．

$1\alpha 25(OH)_2D_3$ は尿細管でのPの再吸収を促進するとされるが，長期間ビタミンDの投与は尿中へのPの排泄を促進する．原因は不明であるが，尿細管へのPの負荷が増すためとされる．

Fibroblast growth factor（FGF）ファミリーの **FGF23** がP代謝に影響することが判明した．FGF23は血清Pと $1\alpha 25(OH)_2D_3$ レベルを低下する作用があるが，PTH，ビタミンD，摂取P量とどのように関連するのかの詳細は不明である．FGF23の発現の多い臓器は骨であり，そのほかに腎臓，肝臓，副甲状腺が知られている．これはビタミンDと無関係にNPT2の発現を抑制しPの尿中への排泄を促進すると考えられる．FGF23は1α水酸化酵素活性を抑制することによりビタミンD活性を抑える．FGF23については，今後の研究が必要とされるが，P排泄に重要な役割があることは確実である．

尿細管でのPの再吸収亢進が生じる病態に副甲状腺機能低下症がある．PTH分泌の障害があると尿細管でのP再吸収が亢進して高P血症になる．同時に低Ca血症の出現をみる．成長ホルモンはP再吸収を増し，血清P濃度は増加する．

肝臓や筋肉細胞の解糖系が急速に亢進するとリン酸化炭水化物が大量に合成される．その合成にPが必要になり，細胞外に存在する無機Pが利用される．高カロリー輸液などではこのため低P血症がみられることがある．アシドーシスが長期間続くと，尿中P排泄が増し，アルカローシスではPの排泄が減少する．

過呼吸症候群では呼吸性アルカローシスのため PCO_2 は低下しており，細胞内の解糖系が活性化されP欠乏状態になる．糖尿病においても浸透圧利尿により尿中へのP排泄が増し，インスリンが投与されていると細胞内にPが取り込まれ低P血症が生じることがある．

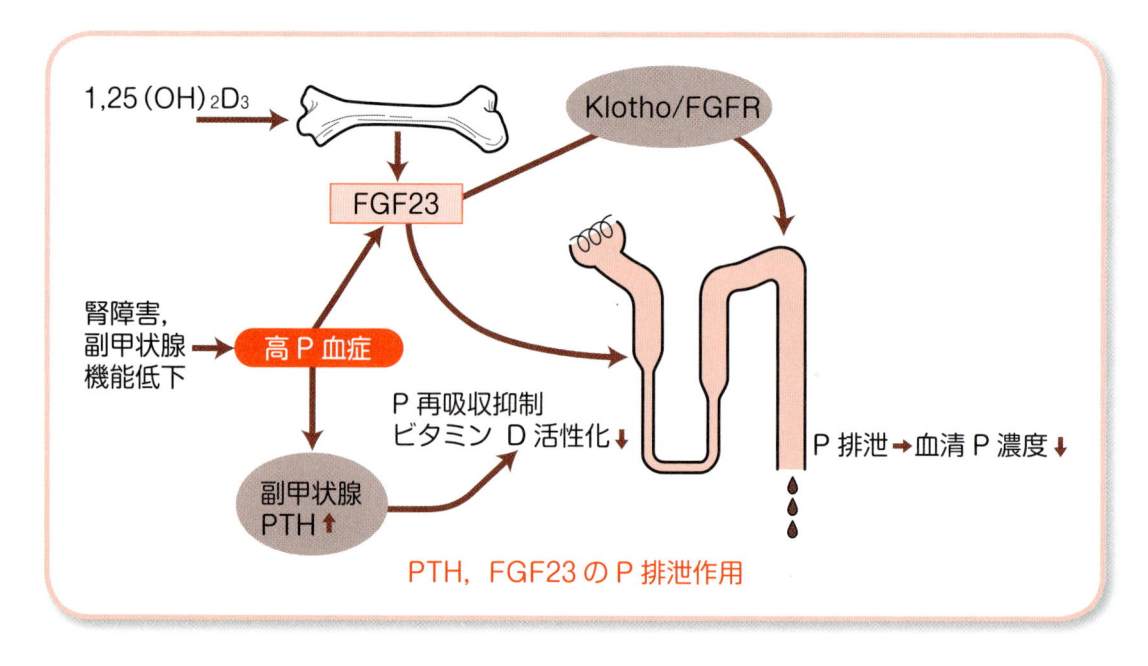

PTH，FGF23のP排泄作用

10-8. 高P血症の原因

二律背反

高P血症とは血清P濃度が5.0 mg/dl以上となる場合である。その原因は、① **細胞からのP遊出の増加**、② **体外からのP負荷の増加**、③ **腎からのP排泄の減少**に分けられる。

細胞内の主要な陰イオンであるPは、細胞崩壊により血中にPを遊離する。例えば悪性腫瘍（悪性リンパ腫、白血病など）の化学療法の後、溶血、横紋筋壊死などの後では高P血症を生じ得る。しかしこの際、腎臓の機能が障害されていなければ、過剰のPは排泄されるため持続性の高P血症となることはないといえる。

体外からのP負荷の過剰時も同様である。Pの多い食物としては牛乳などの乳製品、魚肉などの練製品、ハム・ソーセージなどにも多い。またPを含有する薬剤もある。特に乳幼児にこのようなP摂取を増加させることは好ましくない。高P血症が存在すると、低Ca血症を生じるからである。しかし、牛乳などにはCa含有量も多いので、どうしてもCaの補給の意味から大量に摂取させることになる。Caの摂取を優先させたいが、この兼ね合いはなかなか難しい。血清Ca濃度を上げて、血清P濃度を低目に保てればよいのだが………。

ビタミンDの中毒も腸管からのCaとPの吸収を増し、高Ca血症と高P血症を生じる。

以上の高P血症は、二次的に低Ca血症を招いたとしても、腎機能が正常である限り、続発性に分泌されるPTHが腎臓より過剰なPを排泄させるので、摂取量の過剰だけでは持続性の高P血症にはならないと考えられる。

ところが腎機能が障害されている場合は、こうはいかない。**臨床的に認められる高P血症の大部分は腎不全の場合である**。GFRが正常の30%以下になると、血清P濃度は増加してくる。おまけに腎不全ではビタミンDの産生が障害されるので、低Ca血症を生じ、二次的にPTHの分泌は増す。しかし次第にPTHのP排泄作用は減弱し、PTHの過剰が目立つだけになる。

副甲状腺機能低下症、偽性副甲状腺機能低下症の場合はPTHの作用がないため、高P血症の原因となる。

Ⅰ. 細胞外液への移行
　　異化亢進，P含有製剤の注射
　　悪性腫瘍，白血病，リンパ腫
　　ビタミンD中毒，溶血
　　横紋筋壊死，乳酸性アシドーシス，
　　治療前糖尿病性アシドーシス

Ⅱ. 腎臓からの排泄障害
　　腎不全（急性・慢性）
　　副甲状腺機能低下症
　　偽性副甲状腺機能低下症
　　末端肥大症

血清P濃度

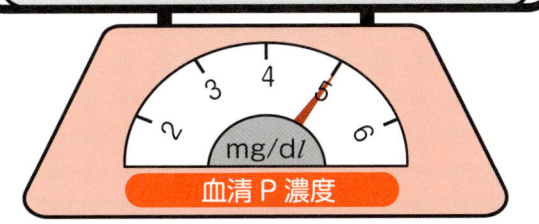

10-9. 低P血症の原因

用い方により薬になる

　低P血症は血清P濃度が 2.5 mg/dl 以下となる場合をいう．この原因は，① **細胞内へのPの移行**，② **腸管からのP吸収の減少**，③ **腎臓からのP排泄の増加**に分けられる．

　食物中にはPの含有はかなり多いので，低P食という厳しい食事の制約をしてない限りP欠乏となることはない．しかし**著しい長期間の絶食や吸収不良症候群などでは低P血症を生じ得る**．近年盛んに行われている非経口的な高カロリー輸液では，しばしば低P血症をみることがあるので，血清P濃度を適宜チェックし，必要に応じてPを補給することが大切である．

　また慢性アルコール中毒症においては，食事内容の不良に加えて，慢性的な嘔吐を伴うと低P血症が出現することが指摘されている．

　細胞内へのP移行による低P血症も注目される．Kと同じように，糖の投与によりPは細胞内に取り込まれる．特に栄養不良時に非経口的に糖を投与する場合に著しい．この成因はインスリンやアルカローシスにより細胞内への移行が増すためである．糖尿病性ケトアシドーシスの治療初期に高度の低P血症が認められる．高カロリー輸液により生じる低P血症も，同様の機序により出現すると考えられる．

　アルカローシスのうち，呼吸性アルカローシスでは細胞内への取り込みが増して，低P血症がみられる．これは細胞内より CO_2 が急速に失われ，細胞内 pH が増し，解糖が進み，リン酸化が促進されて消費されるからであると説明されている．

　腸管からのP吸収障害は，ビタミンD欠乏時，下痢，呼吸不良症候群，薬剤（Al, Ca, Mg剤）による場合がある．近年，透析期腎不全のP吸着薬として炭酸ランタンが使用されている．ランタンは生体には存在しない金属であるが，腸管内でPを吸着することを利用したものである．

　一方，**腎臓からのP排泄**は副甲状腺機能亢進症，Fanconi 症候群，尿細管性アシドーシス（RTA）でみられる．PTH の過剰により P 排泄は増す．尿細管の障害されている病態では，再吸収が十分でないためPを喪失する．

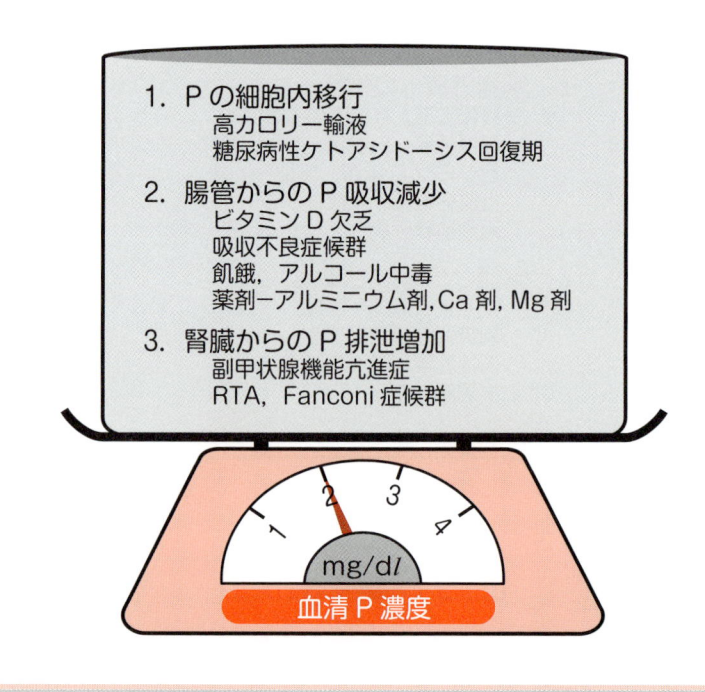

---

1. Pの細胞内移行
   高カロリー輸液
   糖尿病性ケトアシドーシス回復期

2. 腸管からのP吸収減少
   ビタミンD欠乏
   吸収不良症候群
   飢餓，アルコール中毒
   薬剤－アルミニウム剤, Ca剤, Mg剤

3. 腎臓からのP排泄増加
   副甲状腺機能亢進症
   RTA, Fanconi 症候群

血清P濃度 mg/dl

10-10. 慢性低P血症の影響

最後の抵抗

慢性的な著しい低P血症は，生体にさまざまな影響を及ぼす．特に血清P濃度が1mg/dl以下という高度の場合には，慢性低P血症候群といわれ早急な治療が必要となる．このような病態は，慢性アルコール中毒の入院治療時，糖尿病性ケトアシドーシスの回復期，非経口的高カロリー輸液療法，低栄養の回復期，大量長期間のアルミゲル使用などの場合がある．

低P血症の生体への影響として ① **中枢神経系**，② **骨格筋**，③ **血球系**，④ **心筋**，⑤ **肝臓**，⑥ **腎臓**，⑦ **骨に対する症候**がある．中枢神経系ではATP産生が障害されるほどの低P血症では，意識レベルの低下，痙攣，不安，失見当識，昏睡，構語障害を生じる．異常知覚や振戦，運動失調をみることもある．

骨格筋の障害として，筋力低下，線維攣縮，筋痛，筋腫脹から筋融解を招き，CPKやアルドラーゼの上昇を認める．

血球系への影響のうち，赤血球に対してはATPの減少は溶血を生じ，2,3 DPGの低下は酸素解離曲線を右方に移動させ，組織でのヘモグロビン酸素解離度が減少する．末梢組織への酸素供給が減少し，組織の虚血と低酸素血症を生じる．白血球の機能である食作用や殺菌力は低下し，感染に対する抵抗力は減弱する．血小板の機能も低下し，寿命短縮により血小板数も減少する．

心臓や肝臓も障害され，心筋障害を示唆する心電図異常や肝機能検査の異常値をみる．骨においては骨軟化症となるが，低P血症では腎臓における$1,25(OH)_2D_3$の産生は増加し，P欠乏に対して孤軍奮闘の状況といえる．しかし腎臓におけるブドウ糖やHCO_3の再吸収は障害される．

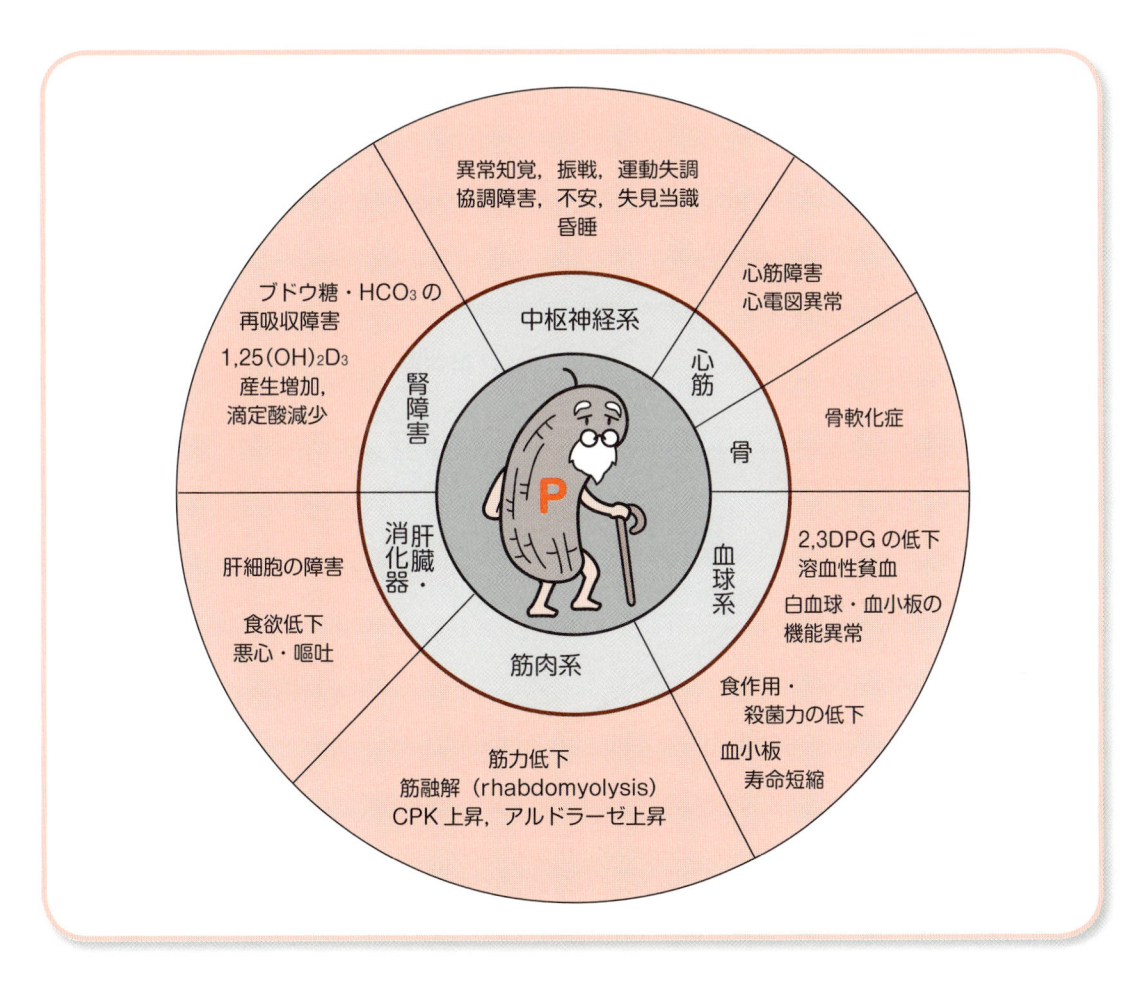

10-11. 腎不全にみられる二次性副甲状腺機能亢進症の成因

New theory

二次性副甲状腺機能亢進症の成因は現在では多数の因子が関係しているとされ，①腎機能低下による高P血症，低Ca血症，②腎臓の活性型ビタミンD産生障害，③副甲状腺のビタミンD感受性（CaR）の異常，④副甲状腺のビタミンD抵抗性（受容体の減少），⑤PTH・Caシグモイド曲線の右上方偏移，⑥骨のPTH抵抗性（osteoprotegerinの蓄積），⑦遺伝子異常；増殖抑制遺伝子，受容体の遺伝子多型などの説が考えられている．

慢性腎不全では，腎機能の低下によるP排泄障害があり，高P血症が出現する．この一方で腎臓の組織が荒廃するため活性型ビタミンDの産生が低下する．このため腸管からのCa，Pの吸収が不良となり，低Ca血症がみられることになる．血液中の高P血症の存在は低Ca血症を招来させることになり，慢性腎不全では低Ca血症，高P血症が認められる．これらは副甲状腺ホルモン分泌刺激となり，PTH濃度は増加して二次性副甲状腺機能亢進症状態を招く．

腎機能が徐々に低下すると，活性型ビタミンDの産生はさらに低下するため，高P血症，低Ca血症の状態がみられ，段階的にPTHのレベルが増加する．

高P血症は直接的にPTH分泌の刺激因子とされ，またPTH抵抗性の病態を招くことになる．活性型ビタミンD産生障害は，消化管からのCa吸収を低下させ低Ca血症を招く．一方，活性型ビタミンDの産生低下は副甲状腺のビタミンD受容体を減少させ，Ca set pointを上昇させることになり，いずれもがPTH分泌増加の促進因子として作用するわけである．

このようにして高度の二次性副甲状腺機能亢進症が出現し，生体にさまざまな影響を及ぼすことになる．なかでも重要なのが骨に対する影響であり，これを二次性副甲状腺機能亢進症に伴った骨症（腎性骨症）という．

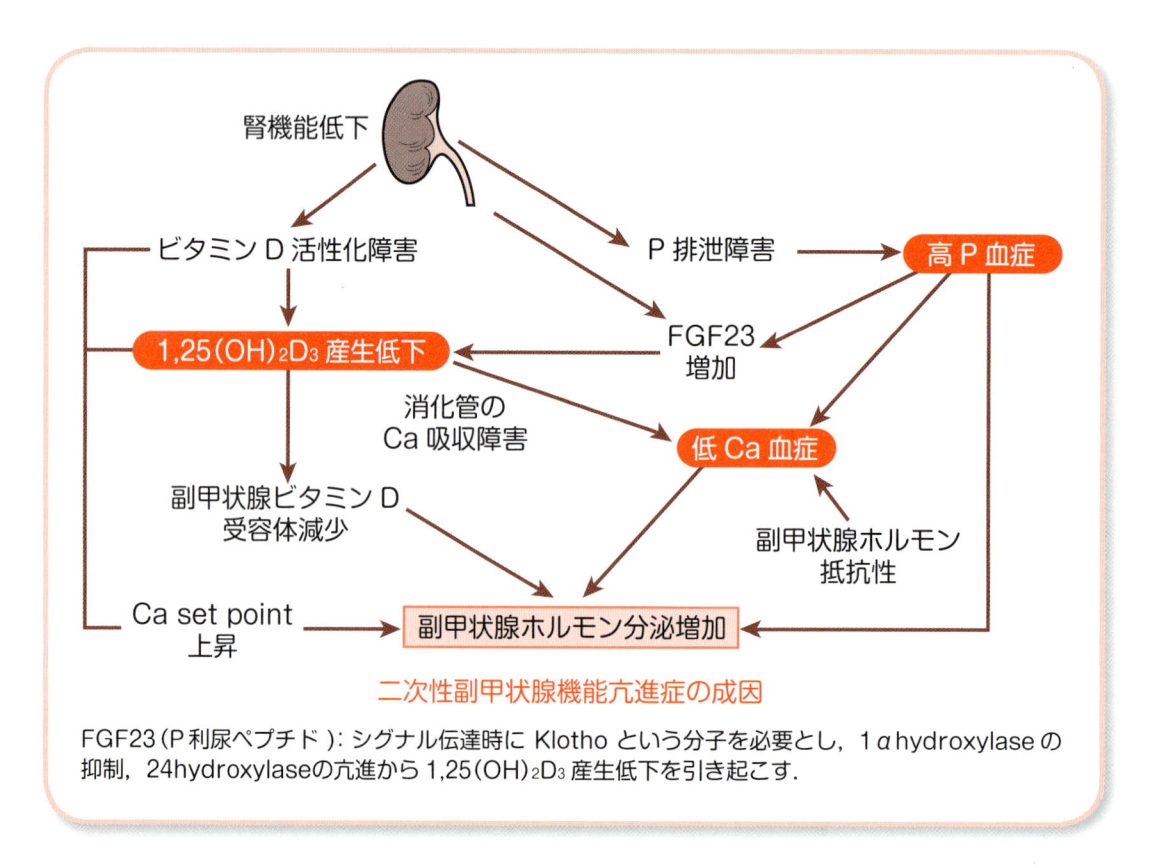

二次性副甲状腺機能亢進症の成因

FGF23（P利尿ペプチド）：シグナル伝達時にKlothoという分子を必要とし，1αhydroxylaseの抑制，24hydroxylaseの亢進から1,25(OH)$_2$D$_3$産生低下を引き起こす．

10-12. 慢性腎不全にみられる骨障害

血管が骨になる？

慢性腎不全では多彩な水・電解質代謝異常がみられることは，腎臓が最終的にそれらを調節していることから明らかであろう．腎機能が廃絶すると，正常に調節されている電解質の代謝が破綻するためである．

慢性腎不全ではCa・P代謝の異常がみられ，これがもとで腎性骨症という病態が出現することが知られている．続発性の二次性副甲状腺機能亢進症（2HPT）というのは，腎不全，透析患者にしばしばみられる．高P血症，低Ca血症のため副甲状腺ホルモンが分泌亢進し，特有の骨障害，線維性嚢胞性骨炎という骨障害，異所性石灰化などが出現する．以前から慢性腎不全にみられる骨障害は広く腎性骨症という病態に含まれてきたが，近年では**慢性腎臓病に伴うミネラル代謝異常（CKD-MBD）**という概念に統一されるようになった．

すなわちCKD-MBDというのは，CKDに伴うミネラルおよび骨代謝の全身疾患であり，①Ca, P, 副甲状腺ホルモン（PTH），ビタミンD代謝異常，②骨回転，骨石灰化，骨量，骨成長，骨強度の異常，③血管または軟部組織の異所性石灰化，のうちの1つもしくは複数を呈するものと定義される．このようにCKD-MBDとは，腎臓病による骨疾患だけでなく，Ca, P, Mg, ビタミンDなどのミネラル代謝の検査値の異常，骨代謝異常，血管や軟部組織の石灰化を含む，慢性腎臓病に関連した全身疾患と捉えた用語を意味する．腎性骨異栄養症（ROD）という用語は骨変化に限定して用いることにすると決められている．

CaやP代謝異常により骨障害を招くだけでなく，血管や軟部組織への異所性石灰化が問題になってきている．骨障害という狭い概念に留めるのではなく，血管の石灰化を含めた全身への影響を考慮してMBDと概念を拡大することになる．

このような概念のもと，透析患者の管理目標として，世界的にガイドラインの作成が試みられ，わが国においても独自の二次性副甲状腺機能亢進症治療ガイドラインが作られた．これによると，現在の考え方として血清P濃度3.5～6.0 mg/dl，血清Ca濃度8.4～10.0 mg/dlを達成し，さらにIntact PTH 60～180 pg/mlに維持するように管理することが提唱されている．この基準値も今後修正が加えられることが予想されている．

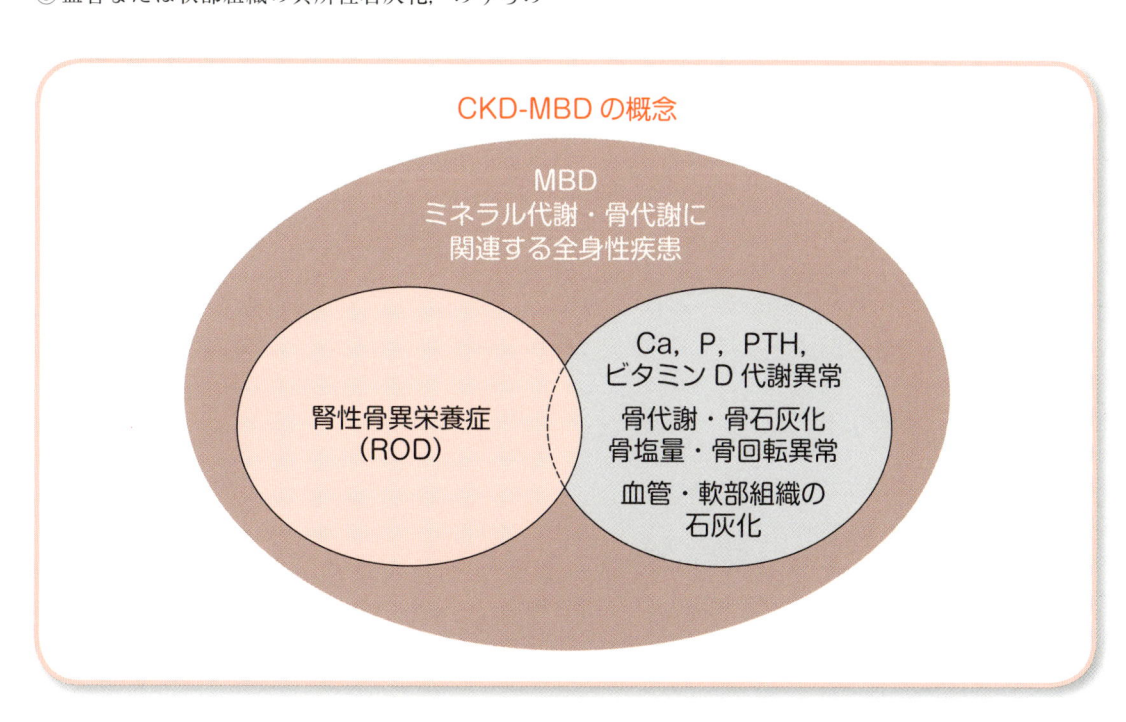

CKD-MBD の概念

- MBD ミネラル代謝・骨代謝に関連する全身性疾患
  - 腎性骨異栄養症（ROD）
  - Ca, P, PTH, ビタミンD代謝異常
    - 骨代謝・骨石灰化
    - 骨塩量・骨回転異常
    - 血管・軟部組織の石灰化

11 マグネシウム代謝の調節とその異常

緑の世界

　地球上は緑の世界に満ちあふれている．われわれは緑をみると，心が和む．また森林浴という言葉が一頃よく使われた．緑という色彩にはもともと沈静作用があるのであろうが，森林には色彩的効果のほかにフィトンチッドという鎮静物質が存在するためである．

　植物に存在する緑の原因はクロロフィル（葉緑素）という物質による．このクロロフィルは現在ではaからdまで区別されているが，青味をおびた緑色の植物の主な色素はクロロフィルaであるといわれる．太陽の光を受けて，クロロフィルは炭酸ガスから酸素を作る働き（光合成）がある．この物質の中にマグネシウムが含まれている．

　酸素がなければ生物は生きていけない．植物の恩恵により，われわれは生存できるのである．もっと植物を大切にし，緑の世界を絶やさないようにしなければならない．

11-1. 体内におけるMgの作用

元気をつけるもと

体内に存在するマグネシウム（Mg）の役割については，最近まで臨床的にそれほど注目されることは少なかった．**Mgは細胞内に主として存在する陽イオン**であり，測定上の困難さからなじみが薄かったといえる．しかし体内において多種多様の生物学的に重要な作用をもち，生命維持のうえでも不可欠な電解質である．

Mgの重要な生理機能は細胞内でのさまざまな酵素反応を活性化させる役割がある．この作用はキレート形成能によるもので，現在では約300もの酵素の活性にMgを必要とすることがわかっている．なかでもATPと反応する酵素群において，Mgの酵素活性の賦活作用はよく知られている．

ATPは体内において，① **解糖，脂肪やタンパク質などの物質代謝**，② **補酵素，タンパク質，核酸などの合成**，③ **筋収縮，物質の能動輸送**，④ **細胞膜や筋小胞体の透過性**などの機能に関係する．このような重要な作用においてMgはATPと複合体（MgATP）を形成することにより作用を発揮する．

Mgは細胞膜の主要な構成成分であるリン脂質と複合体を形成する．この場合，2価の陽イオンであるCaとともに結合するが，この結果細胞膜の構造を安定化し，膜の流動性を減らし，膜の透過性を抑制することになる．また細胞内のMg^{++}はCa^{++}の機能と密接な関係があり，筋肉の収縮，筋小胞体でのCa^{++}の作用と協調しているといわれる．

Mgは細胞内に主として存在するが，細胞外液中のMg^{++}の役割も見逃せない．例えば，① Ca^{++}と協同して骨格筋の興奮—収縮に関連する．② Ca^{++}に拮抗して心筋のCa流入を変化させ，心筋の張力を調節する．③ 神経伝達物質の放出を抑制して，神経・筋の興奮伝達に重要な作用をもつなどが知られている．

さらに種々のホルモンとMgの関係も検討されている．標的器官においてホルモンが作用する場合には，ホルモンとMgの代謝の関連がある．特に甲状腺ホルモン，アルドステロン，副甲状腺ホルモン，カルシトニン，ビタミンD，インスリンなどのホルモンの作用においてMgの役割が注目されている．

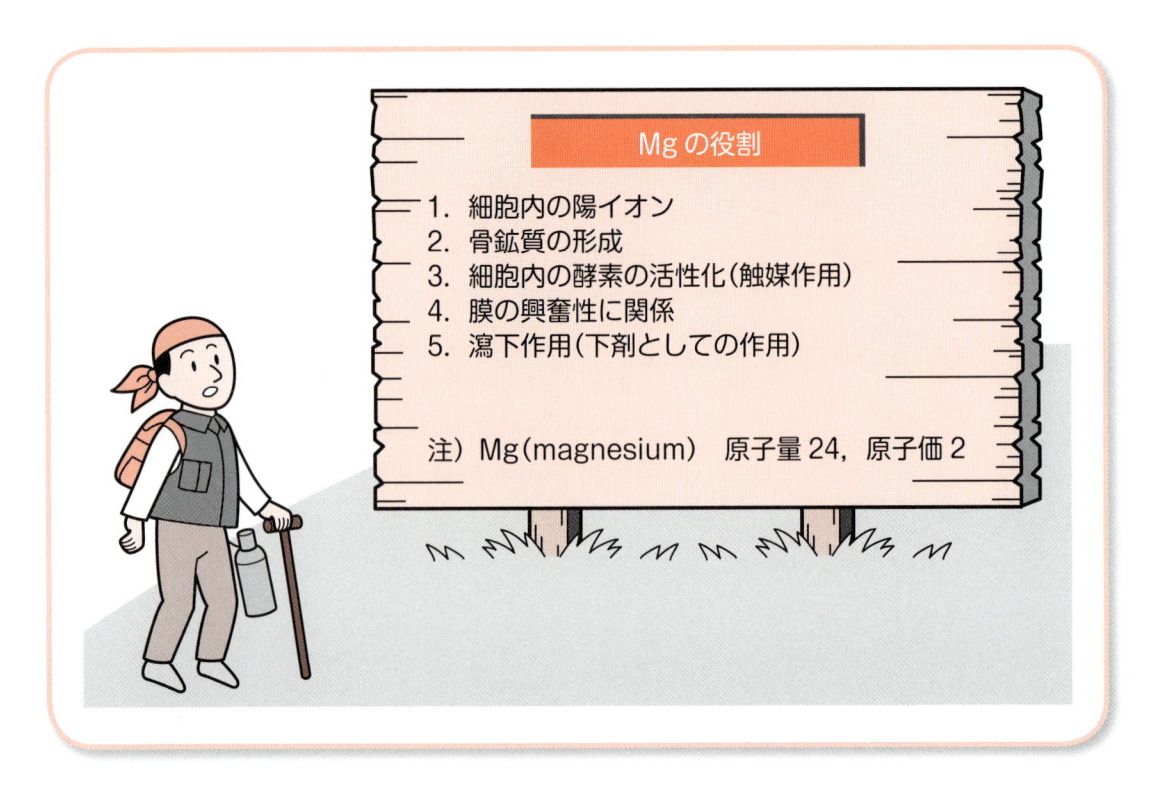

Mgの役割

1. 細胞内の陽イオン
2. 骨鉱質の形成
3. 細胞内の酵素の活性化（触媒作用）
4. 膜の興奮性に関係
5. 瀉下作用（下剤としての作用）

注）Mg（magnesium） 原子量24，原子価2

11-2. Mgの体内分布とその出納

緑の野菜を食べよう

体内にMgは平均24 g（0.36 g/kg体重）存在するとされている。このうち約50%近くが骨中にあり、その一部（全Mgの約30%）は非交換性の部分からなる。残りの大部分のMgは細胞内に存在する。**細胞外液のMgは体内Mgの1～2%にすぎない**。このようにMgはKと同じように主として細胞内に存在する陽イオンであり、Kに次いで多い細胞内の電解質ということができる。

細胞内Mgのうち筋肉内に存在する部分は20%であり、そのうち20～30%はMgイオンとして細胞外液のMgと交換される。

体内に摂取されるMgは通常の食事、主として緑色野菜からである。この量は約20～50 mEq（300～1,000 mg）/日の範囲にある。摂取量の約40%（8～20 mEq）は小腸で吸収される。腸管への分泌量を入れると、便中には摂取量の2/3に相当する部分が排泄されることになる。もしも摂取量が多いと、定量以上は腸管から吸収されず、そのまま便中に排泄されてしまう。**Mgには瀉下作用**がある。わかりやすくいえば、**便通をつける緩下剤的な作用**である。臨床的に酸化マグネシウム（カマ）として、排便の困難な人に処方される。

便秘の人は野菜類をたくさん摂って、下剤の服用量を減らすことが大切である。野菜の中の繊維に加えて、緑色野菜のクロロフィル中に含まれるMgの役割も見逃すわけにはいかない。便秘というのはなかなかやっかいなもので、このような努力をしても簡単には改善しない。もっと複雑な因子が関係しているが、要は排便行為を習慣化することであろう。

さて体内に吸収されたMgは、体内変換性Mgと互いに変換するが、摂取量の約40%に相当する部分が腎臓から排泄されることにより体内バランスが保たれている。腎臓からの排泄は、糸球体における濾過と尿細管における再吸収により決まる。濾過される量が少ないと、体内にMgが貯留することになる。このような例は腎機能の障害されている場合にみられる。濾過された量がそのまま排泄されるのではなく、その約95%は再吸収される。したがって尿中に排泄される量は、濾過量の約5%程度にすぎない。尿細管においても分泌される可能性はあるが、現在のところまだ確実な証拠はないようである。

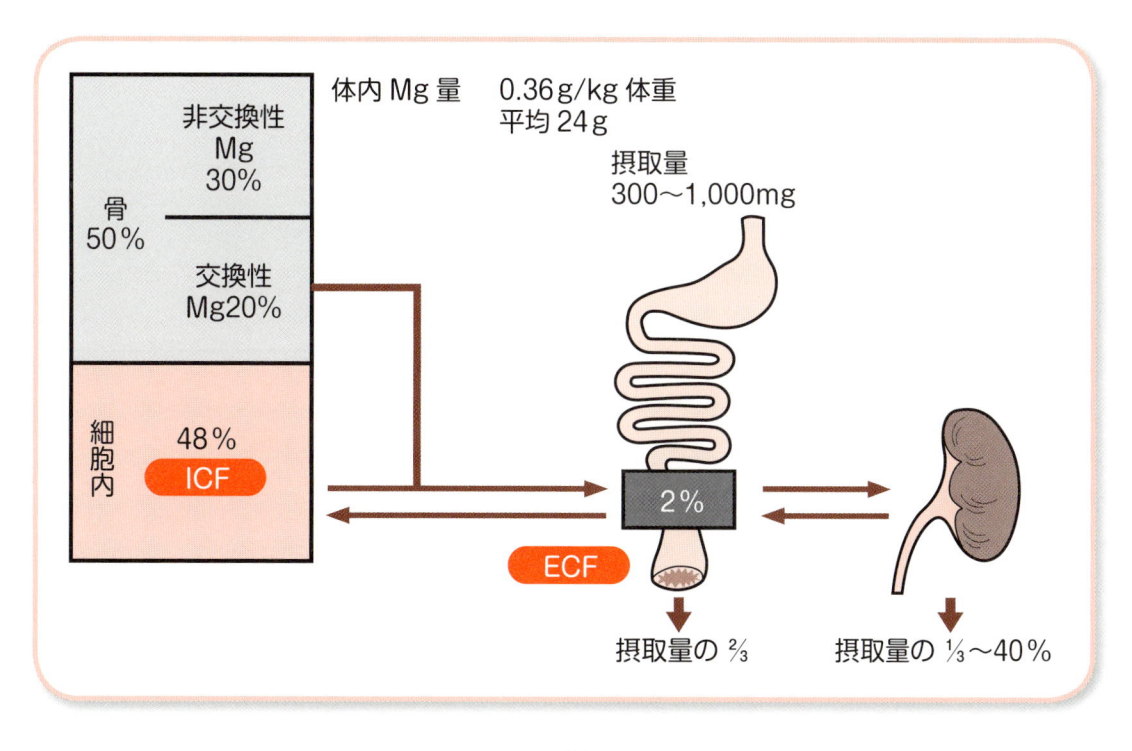

11-3. 腸管におけるMg吸収に影響する因子

石鹸ができてしまう！？

体内に摂取されたMgは，主として上部小腸で吸収される．下部小腸や大腸から一部吸収されるといわれるが，量的にははるかに少ない．腸管において吸収される割合は，放射線トレーサーによる吸収実験によると，正常人では通常食下で平均35～45％であるという．

この腸管における吸収のメカニズムについては，十分に理解されてはいないが，能動的な輸送，濃度勾配による拡散あるいは担体と結合して粘膜内を拡散する促進拡散による機序などが考えられている．

このような**腸管におけるMg吸収機構**は不明な部分が多いが，吸収に影響する因子は次のようなものが知られている．例えば，①**Mgの摂取量**，②**ビタミンD**，③**副甲状腺ホルモン**，④**食事中の成分**（タンパク質，糖質，脂質，電解質など）**の影響**などがある．

○ **Mg吸収に影響する因子**

食事などに含まれるMgの量が多いと，腸管での吸収率に影響がある．**Mg摂取量が多いと吸収率は低く，摂取量が少ないと逆にMg吸収率は高くなる．**しかし実際的にはMg摂取量が多い場合には，その吸収率が低くても体内に取り込まれる量は増加していることになる．

ビタミンDはMgの吸収率を高めると考えられているが，必ずしもビタミンDの量に依存したものではないらしい．ビタミンDが中毒量になっても血清Mg濃度は増加しない．

副甲状腺ホルモンも腸管においてMg吸収を増すことが動物実験により確認されている．

食事中にタンパク質，糖質，Naなどが多く含有されていると，腸管でのMg吸収は増加する．しかし脂質が多く含まれた場合には，その吸収は低下するという．この理由は，**脂肪酸がMgと結合して不溶性化合物（石鹸）を生じるからである．**食品中から中鎖脂肪（MCT）として脂肪を摂れば，脂肪吸収を増し，同時にMg吸収も増加する．腸管におけるCaとMgの共通経路は否定的となっているため，Ca量が多い場合にはMg吸収が低下するとは，必ずしもいえないという．

臨床的に腸管吸収における問題は，吸収不良症候群，腸瘻，腸管バイパス術などにみられるMg吸収不良の場合である．このような状態が長期間認められると，低Mg血症やMg欠乏を招くことになる．

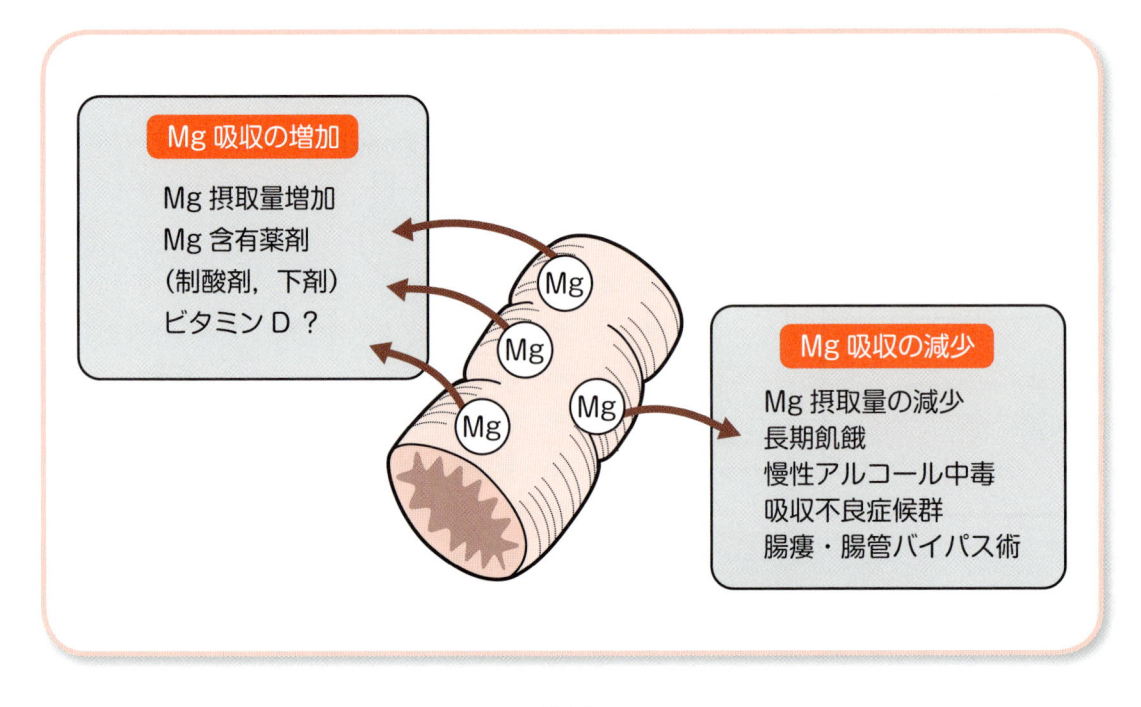

Mg吸収の増加
Mg摂取量増加
Mg含有薬剤
（制酸剤，下剤）
ビタミンD？

Mg吸収の減少
Mg摂取量の減少
長期飢餓
慢性アルコール中毒
吸収不良症候群
腸瘻・腸管バイパス術

11-4. 尿中Mg排泄に影響する因子

吸収率がよくないですね

　Mg 代謝の調節において腎の役割は大きい．Mg の体内への負荷が多ければ，過剰の Mg は尿中に排泄されるし，逆に Mg 摂取量が少なければ，腎は Mg を体内に回収して喪失を防ぐ．

　腎臓における Mg の動態は，糸球体で濾過された Mg 分画が尿細管で再吸収または分泌（？）されることにより行われている．**糸球体で濾過された Mg は近位尿細管で再吸収されるが，この機構は Na, K, Ca などの電解質の再吸収機構とは異なっている**といわれている．

　一般的に近位尿細管における再吸収は，血漿成分のまま等張性に行われるが，Mg の場合は等張性再吸収機構で行われない．近位尿細管では Na, K, Ca などは濾過量の 60～70 ％が再吸収されるが，Mg は濾過量の 20～30 ％程度でしかないという．

　ヘンレ係蹄における Mg 吸収については，主として上行脚の部で再吸収される．この部では濾過 Mg 量の 55～65 ％が再吸収される．遠位尿細管の起始部においては，濾過 Mg 量の 8～15 ％程度が再吸収されるが，その後のネフロンでは再吸収を受けない．結局，濾過された Mg 量のうち再吸収を免れた部分，3～5 ％が尿中に排泄されることになる．

　このように Mg の再吸収機構ではヘンレ係蹄上行脚の影響が最も強いことになる．

　尿中への Mg 排泄を**減少させる因子**は，① **細胞外液量の減少**，② **Mg 負荷量の減少**，③ **腎機能障害**，④ **副甲状腺ホルモン**である．

　尿中への Mg 排泄を**増加させる因子**は，① **細胞外液量の増加**，② **Mg 負荷量の増加**，③ **利尿**，④ **アルコール**，⑤ **アシドーシス**，⑥ **鉱質コルチコイド**，⑦ **成長ホルモン**など多数知られている．

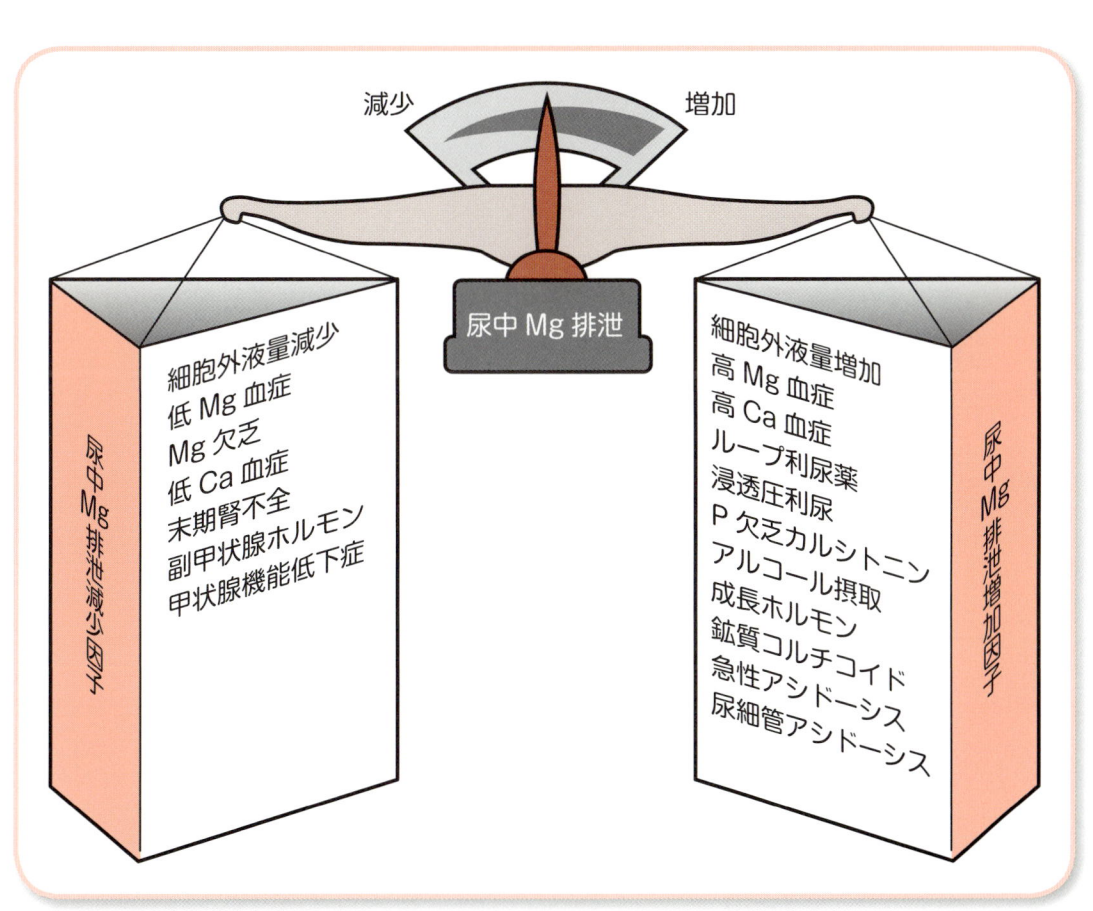

尿中 Mg 排泄減少因子
- 細胞外液量減少
- 低 Mg 血症
- Mg 欠乏
- 低 Ca 血症
- 末期腎不全
- 副甲状腺ホルモン
- 甲状腺機能低下症

尿中 Mg 排泄増加因子
- 細胞外液量増加
- 高 Mg 血症
- 高 Ca 血症
- ループ利尿薬
- 浸透圧利尿
- P 欠乏カルシトニン
- アルコール摂取
- 成長ホルモン
- 鉱質コルチコイド
- 急性アシドーシス
- 尿細管アシドーシス

11-5. 血漿中のMg分画

対抗意識が強い

　血漿中に存在するMg量は，体内総Mg量の約1〜2％とごくわずかな量にすぎない．血漿Mgの濃度の測定には種々の方法があるが，現在では簡便性，感度の面，特異性の点から原子吸光分析法が主として用いられている．このような方法で測定された血漿Mg値の正常値は，**1.62±0.15 mEq/l（0.81±0.07 mM/l）** とされている．報告による多少の違いはあるが，大体 **1.4〜2.4 mEq/l（1.6〜2.9 mg/dl）の範囲におさまっている．**

　血漿Mg濃度は，CaやPと同じように，血漿タンパク質と結合した分画，イオン化した分画などに区別することができる．血漿中の総Mg濃度のうち，イオン化したMg（Mg^{++}）は約60％を占め，タンパク結合性分画は約25％，リン酸塩やクエン酸塩として結合したMg複合体が約15％となっている．

　イオン化したMgとMg複合体は，いわゆる**濾過性Mg**といわれ，タンパク結合性分画は**非濾過性Mg**である．Mg^{++}の正常値は1.03（0.93〜1.13）mEq/lであると報告されている．

　血漿中のMgの存在はCaやPとよく類似していることが理解できると思われる．このようなフリーのMg（Mg^{++}）とタンパク結合性のMgとの間には，一定の関係がみられる．

$$\frac{[Mg^{++}][タンパク質^{++}]}{[Mg-タンパク質]} = 一定$$

　このような関係式からわかることは，血清中のタンパク質が低下すると，**①Mg濃度は低下する**，しかし**②イオン化Mgの濃度は低下しない**ということである．このタンパク質と結合の程度は血中のpHの変化によっても変わるということも知られている．

　以上のようなMgの存在様式は，Caと似ているが，その生理的作用もCaと同様に膜の興奮性に関係がある．Mg濃度が低濃度では興奮性は増し，高濃度では抑制する．このように同じ作用を示しながらも，不思議なことにMgとCaは拮抗関係がある．

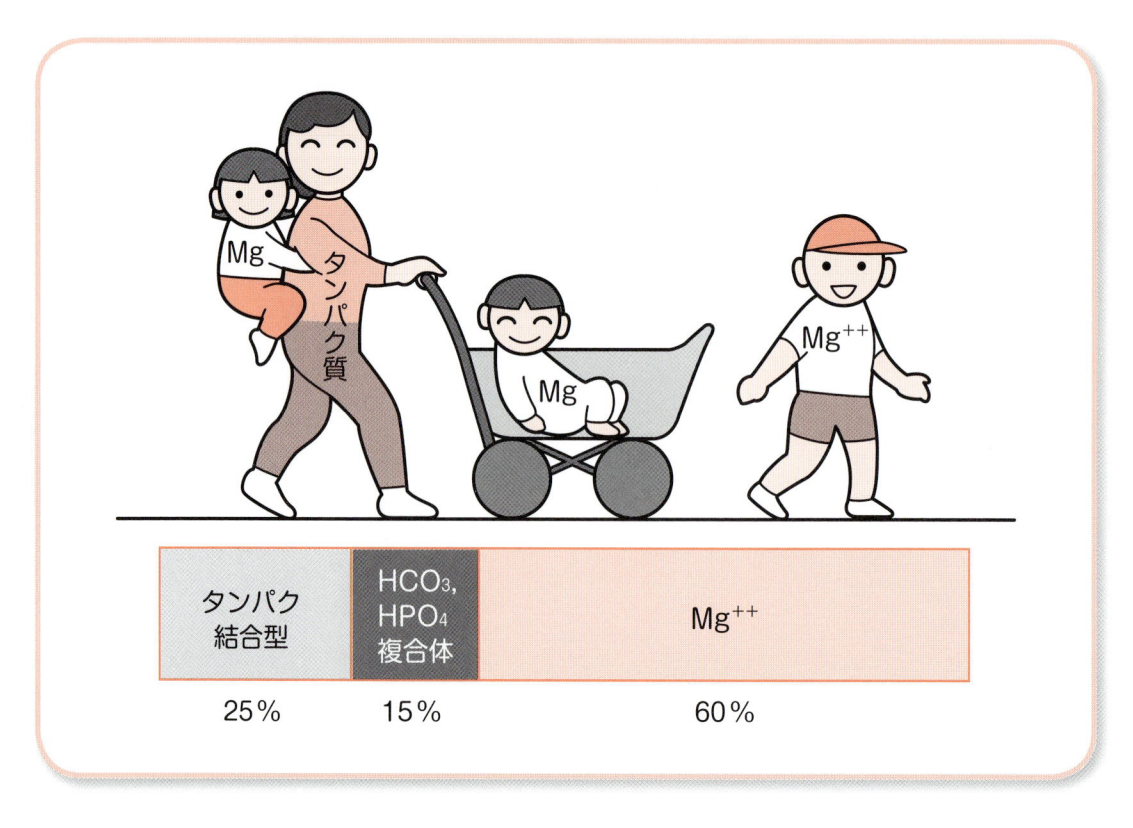

タンパク結合型	HCO₃, HPO₄ 複合体	Mg^{++}
25%	15%	60%

11-6. Mg代謝異常の臨床

アルコールや薬は要注意！

糸球体で濾過されるMgの97％は尿細管で再吸収され，近位尿細管で25％，ヘンレ係蹄上行脚で50％である．糸球体で濾過される濾液の濃度は血清中の70％程度である．近位尿細管での再吸収は細胞外液に依存し，脱水で再吸収が増し，溢水状態で減少する．

Mg欠乏は消化管によるもの，腎性喪失によるもの，細胞内への移動による影響がある．低栄養，脂肪便，下痢，腸管切除，嘔吐，胃液吸引，TPNなどでMg摂取吸収低下が生じる．慢性アルコール中毒では低Mg血症がみられる．脂肪便では非吸収性Mg脂肪塩ができる．遺伝性Mg吸収障害は著しい低Mg血症，尿中Mg排泄減少，低Ca血症を呈する．

尿中へのMg喪失の原因としてBartter症候群がある．これはヘンレ係蹄でのMg再吸収の障害に加えてアルドステロン分泌により尿中へのMg排泄の増加により低Mg血症を生じる．Gitelman症候群は遠位尿細管のNa/Cl共輸送体遺伝子異常によるもので，低Ca尿症を伴い，Mg喪失を生じる．アルドステロン症やSIADHでも軽度に尿中へのMg喪失を示す．先天性腎性Mg喪失症ではまれであるが，腎結石，低K血症，低Ca血症，時に尿濃縮力低下，尿細管性アシドーシスを示す．

尿中へのMg排泄増加を示す薬剤があり，利尿薬，アミノ配糖体，シスプラチン，シクロスポリン，ペンタミジン，ジギタリスなどがある．糖尿病ケトアシドーシスでは初期に著明な尿中Mg排泄増加がみられ，治療としてP補充が行われると低Mg血症を助長する．アルコール中毒ではエタノール自体の尿細管作用とケトアシドーシスやアルコール代謝中間体により尿中へのMg排泄が増加する．

副甲状腺機能亢進に対して副甲状腺摘出術を行うと，hungry bone syndromeとしてCaやPとともにMgが急速に骨に取り込まれ低Mg血症がみられる．絶食の後にブドウ糖液を補給するとインスリン分泌の促進によりK，PとともにMgが細胞内に取り込まれる．

Mg過剰はGFR30ml/min以下の腎不全と子癇などに短時間で多量の硫酸Mgを投与した場合にみられる．腎不全にMgを含有する薬物（制酸薬・下剤）を慢性的に投与する場合，ビタミンDやリチウムの投与，ミルクアルカリ症候群でも高Mg血症をみる．

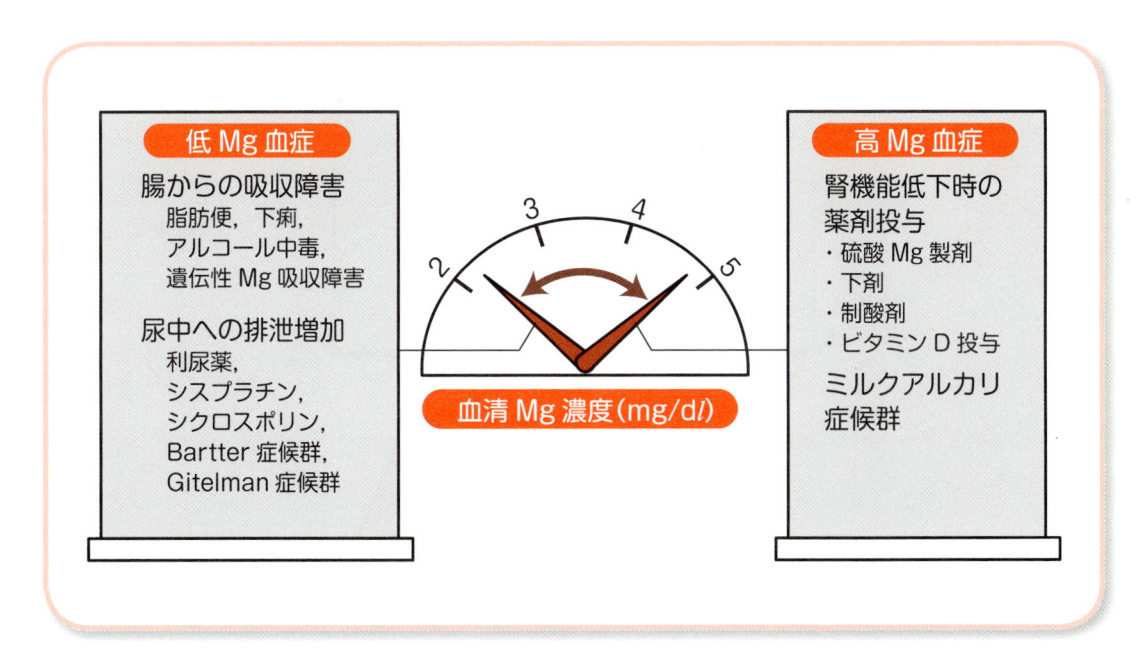

マグネシウム代謝の調節とその異常

低Mg血症

腸からの吸収障害
　脂肪便，下痢，
　アルコール中毒，
　遺伝性Mg吸収障害

尿中への排泄増加
　利尿薬，
　シスプラチン，
　シクロスポリン，
　Bartter症候群，
　Gitelman症候群

血清Mg濃度(mg/dl)

高Mg血症

腎機能低下時の薬剤投与
・硫酸Mg製剤
・下剤
・制酸剤
・ビタミンD投与

ミルクアルカリ症候群

11-7. 高Mg血症の原因

一般的な薬も油断大敵

高Mg血症とは，血清Mg濃度が3.0 mg/dl（2.5 mEq/l）以上となった場合をいう．この原因は，① **腎臓からのMg排泄の障害**，② **細胞内のMgの遊出**，③ **Mgの過剰負荷**などが考えられる．②と③は**Mgの過剰負荷**として，まとめることができ，②は**内因性の負荷**であり，③は**外因性の負荷**ということができる．また，①にMgの過剰負荷が加われば，高Mg血症の程度が著しくなることはいうまでもない．

臨床的に高Mg血症を認めるのは，**腎不全のような腎機能障害の結果，腎臓からのMg排泄が減少することにより生じる場合が最も多い**．特に慢性腎不全では，腎臓からの排泄障害に加えて，制酸薬や下剤中に含まれるMgが負荷されて，一層高Mg血症を増悪させている場合が少なくない．

急性腎不全のうち，組織崩壊を伴う横紋筋融解症 rhabdomyolysis を原因とする場合には，腎からの排泄障害に加えて，内因性のMgの負荷も加わり高Mg血症の程度は著しくなる．

副腎皮質ホルモンのアルドステロンは，尿中へのMg排泄を促進する作用があるが，このホルモンの欠乏した副腎不全や選択的低アルドステロン症では腎臓からの排泄不良により高Mg血症を認める．その他のホルモン異常による高Mg血症は，副甲状腺機能亢進症の場合がある．これは副甲状腺ホルモン（PTH）の過剰分泌は腎からのMg排泄を減少させる作用があるためである．

Mgの過剰投与として注意しなければならない原因として，**薬剤性の因子**がある．Mgを含有する制酸薬や下剤，硫酸Mgによる浣腸，Mgを含有する輸液剤などである．このような薬剤は腎不全（透析期腎不全も含む）患者に使用する場合には，特に注意しなければならない．

内因性のMg負荷の原因には著しい組織崩壊を伴う病態，慢性白血病やリンパ腫などの化学療法時，糖尿病性ケトアシドーシスなどがあり，細胞内よりMgが細胞外液中に放出されることにより高Mg血症が生じ得る．しかしMg過剰負荷があっても腎機能が正常である限り，一過性の高Mg血症でしかない．

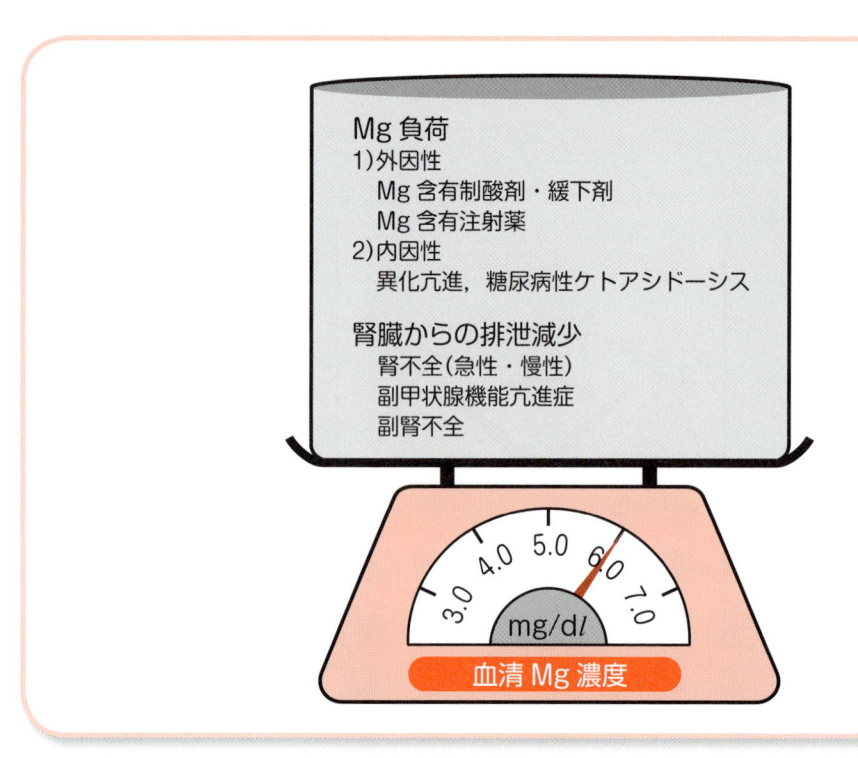

Mg負荷
1) 外因性
　　Mg含有制酸剤・緩下剤
　　Mg含有注射薬
2) 内因性
　　異化亢進，糖尿病性ケトアシドーシス

腎臓からの排泄減少
　　腎不全（急性・慢性）
　　副甲状腺機能亢進症
　　副腎不全

血清Mg濃度

11-8. 高Mg血症の症候

毒矢の効果

高Mg血症が認められても，**血清Mg濃度が4.0 mg/dl 以下であれば臨床的に明らかな，高Mg血症としての特徴を示さない**．Mgの影響が出現しやすいのは，神経・筋肉系の症候，心血管系や心電図異常などである．高Mg血症では，このような臓器の機能は抑制される．

血清Mg濃度が5.0 mg/dl 以上になると，筋力低下や一過性の頻脈や徐脈などの不整脈が出現するようになる．さらに6.0 mg/dl 以上の濃度になると心収縮力への影響は強くなり，血圧低下，徐脈の程度は強くなる．神経・筋肉系への影響としては深部腱反射の減弱をみるようになる．

血清Mg濃度は8 mg/dl 以上になると，心電図上，PR間隔の延長，QRSの延長，T波の増高などがみられるが，これらの変化は高Mg血症だけに特有の所見とはいえない．神経・筋肉系への影響には，筋麻痺や深部腱反射の消失がある．

それ以上の高Mg血症は，臨床的に認めることはほとんどないが，嚥下障害や呼吸筋麻痺，心血管系に対しては完全房室ブロックや心停止，意識レベルも傾眠，嗜眠，昏睡と死に至る．

このような高Mg血症にみられる**Mg^{++}の薬理的作用は，クラレ様の神経・筋刺激伝達系をブロックすることによる**．神経と筋肉の結合するシナプスの段階で，Mg^{++}はアセチルコリンの分泌を抑制するという作用がある．このため横紋筋も平滑筋も麻痺状態になってしまう．心臓の刺激伝導系において，洞房結節や房室結節の伝導を抑制するため，さまざまな不整脈が出現する．

○高Mg血症の治療

危機的な高Mg血症が認められる場合には，著しい腎障害を伴っている．したがって腎臓からの排泄量を増加させることは期待できない．高K血症の緊急治療と同様に，高Mg血症に対しても高Ca血症は拮抗的な作用を示す．このため**救急治療法としてはCa輸液剤を投与する**ことである．投与量や投与時の注意は，高K血症の治療を参考にする．残る方法は**透析療法によりMgを除去する**ことである．

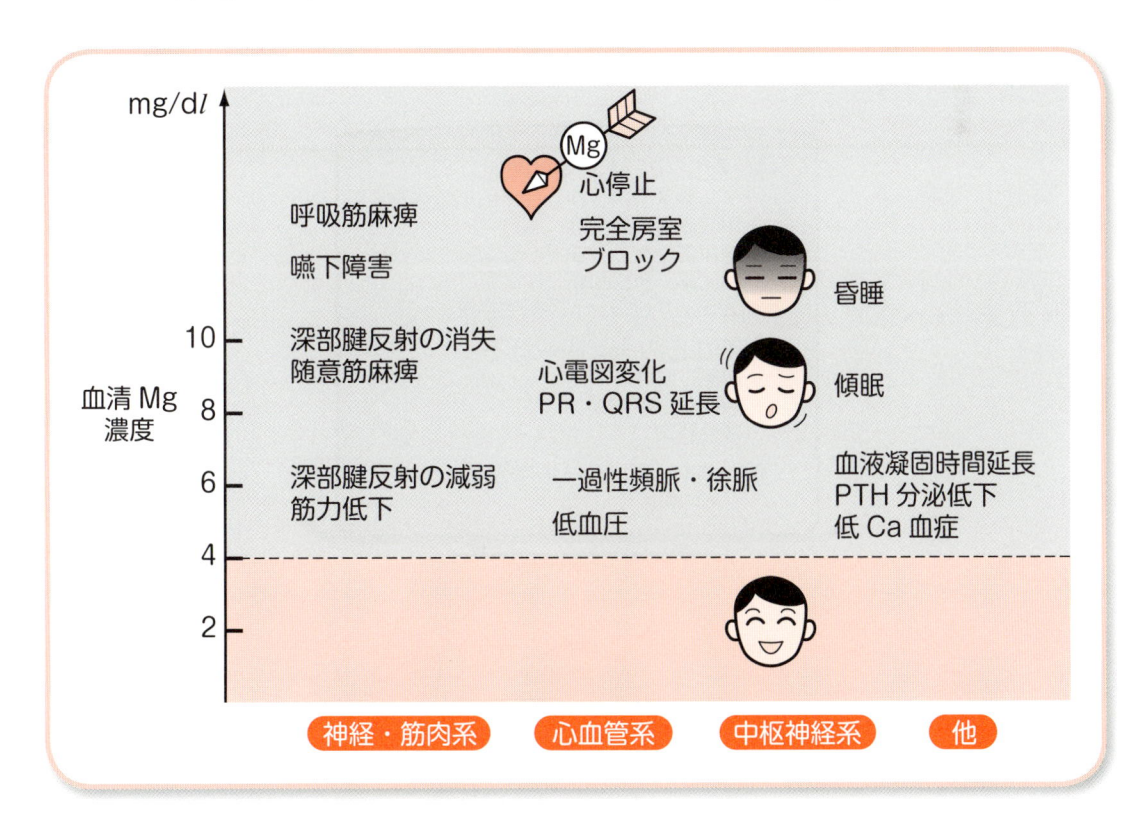

11-9. 低Mg血症の原因

よく似た関係

低Mg血症とは，血清Mg濃度が1.5 mg/dl以下になった場合をいう．低Mg血症の病態は近年特に注目されてきており，虚血性心疾患や難治性不整脈とMg欠乏の関係，吸収不良症候群や糖尿病におけるMgの役割などはトピックスといえる問題である．

血清Mg濃度の低下は体内総Mg量の約25％が喪失しないと出現しないといわれる．これはちょうど低K血症とK欠乏の関係に類似している．しかしMgの場合は単純な細胞内外の移行による低Mg血症の病態は少なく，**低Mg血症＝Mg欠乏**と考えてさしつかえない．

低Mg血症の原因は，①腎臓からのMg排泄増加，②腸管からのMg吸収の低下，③その他による場合がある．

①の場合には，原発性アルドステロン症などの内分泌性疾患の場合がある．いずれも腎臓のMgクリアランスの増加により，尿中へのMg排泄が増す．特に**アルドステロンにはMg排泄増加作用がある**といわれるが，この他にアルドステロン分泌増加による低K血症性腎症の影響も考えられている．

腎臓からのMg排泄増加は，腎不全（多尿期），尿細管性アシドーシス，ネフローゼ症候群，利尿薬および抗がん薬（シスプラチン）の薬剤性の場合もある．

②の**腸管からのMg吸収低下**がより一般的である．消化液中にはMgの含有量が多いため，消化液（腸液）の大量吸引，腸瘻，慢性下痢，腸管切除，吸収不良症候群，急性膵炎，長期間の嘔吐，食事摂取の不良などの場合に**低Mg血症＝Mg欠乏**を生じ得る．

③の**その他**の理由で低Mg血症が出現する場合がある．例えば糖尿病性アシドーシスをインスリンで治療すると低Mg血症をみる．これはインスリンによりMgが細胞外液より細胞内液へ移行することも関係すると考えられている．

肝硬変やアルコール中毒の場合の低Mg血症は，食事摂取の不良，嘔吐や下剤などの要素に加えて，脱水症に伴った二次性アルドステロン症の影響などの因子が複合したものと考えられる．

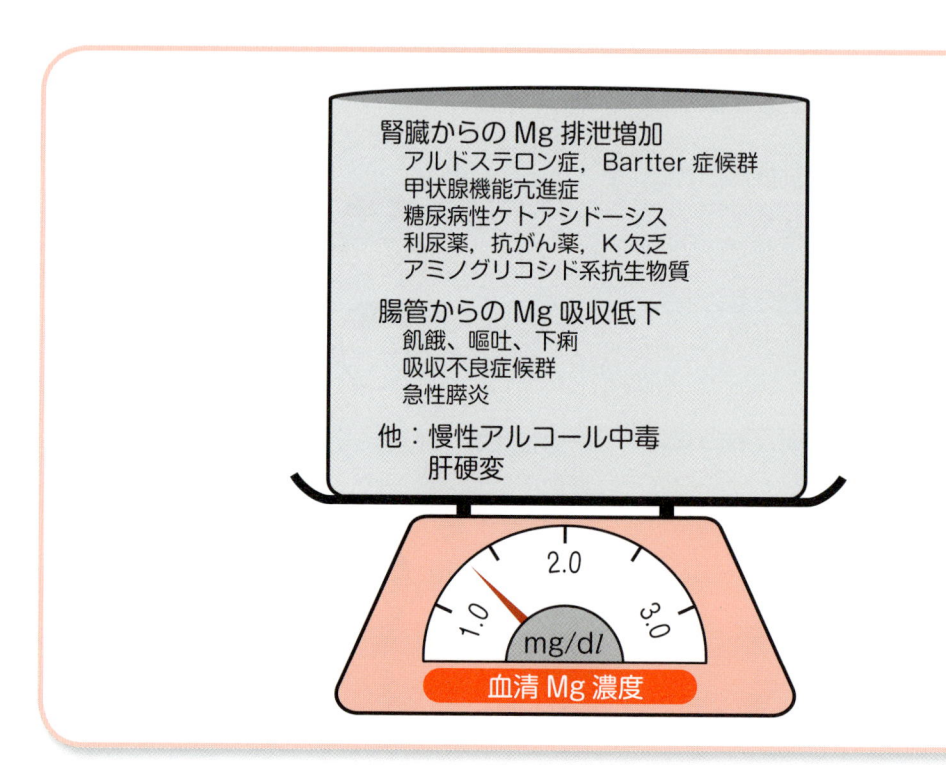

腎臓からのMg排泄増加
 アルドステロン症，Bartter症候群
 甲状腺機能亢進症
 糖尿病性ケトアシドーシス
 利尿薬，抗がん薬，K欠乏
 アミノグリコシド系抗生物質

腸管からのMg吸収低下
 飢餓、嘔吐、下痢
 吸収不良症候群
 急性膵炎

他：慢性アルコール中毒
   肝硬変

血清Mg濃度 (mg/dl)

11-10. Mg欠乏・低Mg血症の症候

ドンブリ勘定の危険

　Mg欠乏・低Mg血症に認められる症候は多彩である．神経・筋肉障害，精神・行動の異常，循環器系異常，消化器系障害などが代表である．これらの症候の発生は必ずしも**血清Mg濃度と相関はしない**といわれる．

　精神・行動の異常として，抑うつ，感情鈍麻，不安，興奮，妄想，錯乱などがあり，著しくなると幻覚，記憶障害，昏睡などが生じるとされる．

　神経・筋肉障害としては，病初期には易疲労感，脱力感などの不定の症状をみる．進行するとテタニー，筋痙攣，振戦，筋線維束攣縮，腱反射の亢進，アテトーゼ，運動失調，眼振，筋電図上の筋原性の変化などが認められる．

　循環器系の異常として，不整脈—心室性期外収縮，心室性頻脈，発作性上室性頻脈，心室細動などがある．心電図上，QT延長，T波拡大，T波平低化，ST部の短縮などがみられる．このようなMg欠乏時の不整脈は，一般的に抗不整脈薬に抵抗性を示し，Mgの補給が必要とされる．またMg欠乏時には，心筋内にジギタリスが取り込まれやすくなり，ジギタリス作用が増強するといわれ，少量の薬用量でジギタリス中毒を生じやすい．

　消化器系の障害としては，食欲不振，消化不良，下痢，便秘，腹痛，嚥下困難などの症候がある．

　Mg欠乏の治療は，基礎疾患に対する治療が基本であるが，Mgの補給が必要である．Mgの補給には経口投与と経静脈的投与とがある．経口的な投与が可能であれば，Mgを大量に含有する緑色野菜を摂取させる以外に，水酸化Mgやアスパラギン酸Mgの投与が試みられる．経口摂取が不可能かまたは高度のMg欠乏時には，硫酸Mg液の経静脈的投与または筋肉内投与が行われる．

　Mgの欠乏量の計算式などはないので，Mg投与により臨床的にMg欠乏の症候の改善の具合や血清Mg濃度を頻回にチェックして，過剰投与にならないように注意しなければならない．

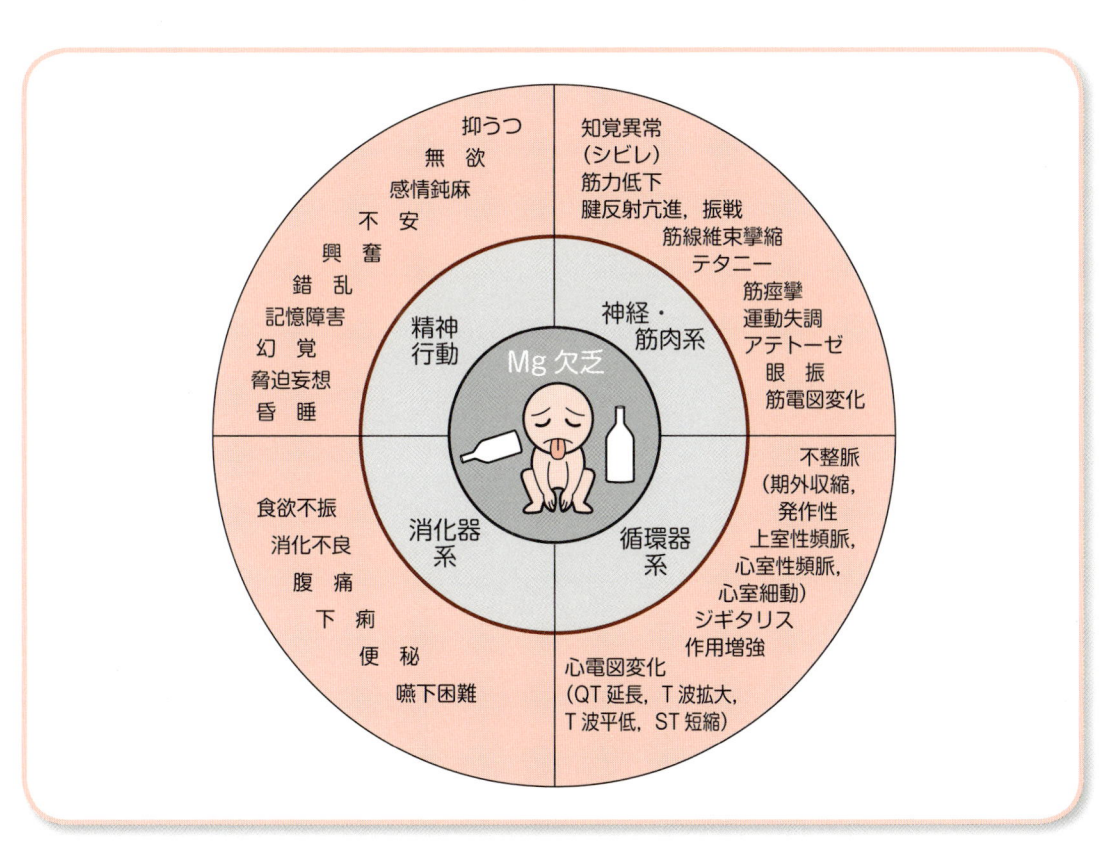

12 体液異常の診かたとその治療

ジグソーパズルの勧め

　余暇の過ごしかたには，人それぞれ，興味や趣味などの違いがある．日頃から屋内にばかりいる人は屋外でのスポーツや旅行を楽しみたいと思うし，毎日のように，大勢の人と顔を突き合わせてばかりいる人は，たまには孤独を楽しみたいと願うかもしれない．

　近年では過食や運動不足により肥満，メタボリック症候群が社会的に問題になっている．仕事の上でも体を動かすことが少なくなり，コンピュータの画面と向かい合う時間が多くなり，カロリー消費が十分うまく行われないことが影響する．自然に親しみ，野外での新鮮な空気を吸い，気分を一新するハイキングなどの運動が必要になる．

　一人で時間を費やす場合には，テレビや音楽の鑑賞のように，受動的なものばかりでは感心できない．たまには，自分の頭と体を使うべきである．習字や絵を描いたりするのも一例だし，クロスワードパズルやジグソーパズルに興じるのもよい．

　ジグソーパズルといっても馬鹿にはできない．大の大人でも，完成までに数日以上もかかる大掛かりのものもある．このパズルの要点は，部分と全体，同類の識別，分化と統合など，かなりの知的概念を楽しく，養うことにあるようだ．

12-1. 体液・電解質代謝の出納因子

分化と統合

体液—水・電解質代謝と酸塩基平衡の生理，病態生理について，今までの章で各々独立させて述べてきた．しかし実際の日常臨床においては，これらの水，電解質，酸塩基平衡の異常の病態が単独に出現するということは限られている．多くの場合は，いくつかの病態が複合して臨床病像を形成しているものである．

体液生理あるいは病態生理を理解するためには，このような記述もやむを得ないと思われるが，**それぞれの基礎的な知識を統合して理解しないと実践的な武器とはならない**．このため本書の最後の章では，より実際的に，臨床面で役立つような構成とする．また体液異常の治療として輸液療法が行われることが多いので，この有益な治療法についての基本的な知識も併せて記述する方針である．

すでに述べてきたように，体液が体内で量的・質的に正常に維持されるには，**身体に出入りする量がバランスを保っているということ**であった．この出納が0ということが大切なのである．

もしも何らかの病的な状態で，出納の異常が続くと体液異常が認められることになる．身体内に取り込まれるのは，食事や飲料水，経管栄養物，経静脈的な補給（一般的な輸液療法と高カロリー輸液法）による．この他に，体内の代謝により身体内に取り込まれることになるのは代謝水である．

身体から出ていく体液には，通常の状態では尿，便，不感蒸泄，汗である．このうち不感蒸泄は水分のみの喪失であるが，その他は水分以外に電解質の喪失を伴うことになる．喪失する水分や電解質の量は，尿の場合には容易に実測できるが，その他の場合は難しいことになる．このため一般的な概算値により求めるしかない．

通常の状態での体液バランスは，身体に出入りする量を出納計算すればよい．しかし病的状態においては，消化液の吸引，下痢，嘔吐，出血などがある．このため**体外への喪失量は通常状態にプラスして計算しなければならない**．

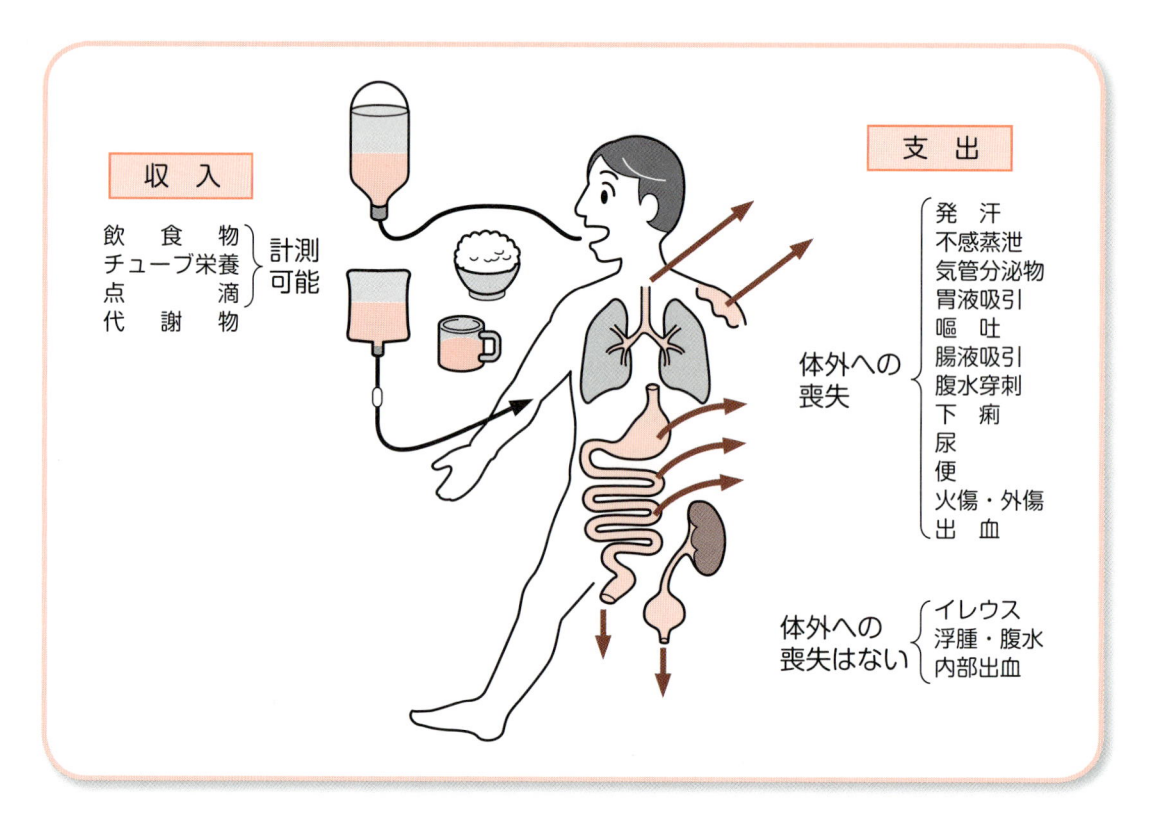

収入
- 飲食物
- チューブ栄養 ｝計測可能
- 点滴
- 代謝物

支出
- 発汗
- 不感蒸泄
- 気管分泌物
- 胃液吸引
- 嘔吐
- 腸液吸引 ｝体外への喪失
- 腹水穿刺
- 下痢
- 尿
- 便
- 火傷・外傷
- 出血

体外への喪失はない
- イレウス
- 浮腫・腹水
- 内部出血

12-2. 体液の恒常性の調節機能

恒星をめぐる惑星

　体液の質と量は，体内環境の恒常性の維持のために多くの調節機構により，巧妙に行われている．体液の恒常性とは，**体液量（細胞内液量と細胞外液量）を一定に保ち，体液のpHを維持し（酸塩基平衡の調節），体液中に溶解した電解質などの濃度を一定の範囲内に保持する（浸透圧調節機構）**ことである．

　このような**体液の恒常性**は，循環器系，内分泌系，神経系，各種緩衝系などの機能が最終的に腎臓において効果を発揮するようにはたらいている．これらのいずれかの機能が，十分作用しないと，ほかの調節系にも影響し，体液恒常性の乱れを生じる．特に腎臓の機能が障害されれば，ほかの調節系が，いくら正常に機能していてもカバーすることは不可能となってしまう．

　体液の恒常性の3本柱は，いずれもが独立しているが，3者は互いに影響がある．いずれが最も優位にあるかではなく，体液の恒常性という至上目標に対して，3者3様に一番いい環境が得られるように作用を発揮する．

　例えば**高張性脱水症**という病態では，細胞外液の浸透圧は増加している．この結果，細胞内液より水分を細胞外液中に引っ張るため，細胞外液量は著しく減少はしていない．しかし体液量全体からみれば，特に細胞内液量の減少は著しい．体液量を正常化するために，調節系の役割としては神経系と内分泌系の助けを借りて，腎臓において効果を発揮させる．すなわち渇感により水分を摂取し，同時に抗利尿ホルモン（ADH）により腎臓における水分再吸収を増加させる．

　酸塩基平衡の調節系も無関係ではない．高度の脱水症，特に循環血漿量の減少した低張性脱水症などでは酸塩基平衡への影響が及ぶことになる．この状態では二次性のアルドステロン症が生じ，腎臓からの酸排泄が増すと同時に，近位尿細管でのNa再吸収の亢進に伴ってHCO_3の再吸収も増加する．つまり容量調節系の著しい変化があると，体液は代謝性アシドーシスに傾きやすく，このため調節系の作用は代謝性アルカローシスに向かうように合目的的に機能していると解釈することができる．

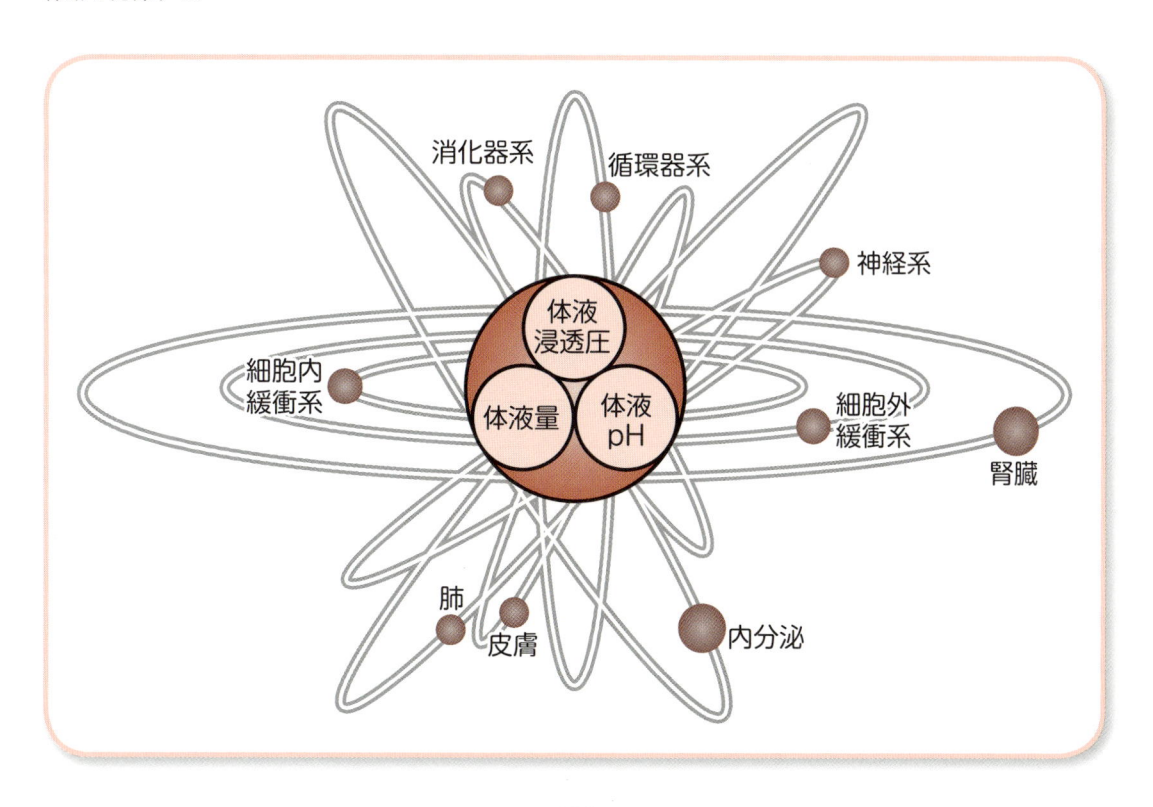

12-3. 各種症候と電解質異常の関係

予知能力

体液の異常は臨床のどの科に属そうとも，しばしば経験する病態である．このようなポピュラーな病態であるが，ともすると難解であるという理由で，敬遠されてしまう．水・電解質代謝は確かに理論的な色彩が強く，とっつきが悪いが，基礎となる知識を理解してしまえば，むしろ平易である．

このため体液異常を臨床的な立場から見直してみる必要がある．体液異常の診察においては，診断学の基本である病歴の聴取は特に大切である．近年では各種検査法が著しく進歩し，安易に検査に依存する傾向がある．診察の重要性を忘れ，検査万能主義に走るのはゆゆしき現象である．

体液異常は詳細な病症があれば，出現する可能性のある病態を指摘することができる．例えば炎天下で激しい運動をした後に，頭痛，痙攣を生じ，意識状態が嗜眠状態となったような症例を考えてみよう．当然予想できることは，炎天と激動により著しい発汗を伴っていたであろう．このような状況でスポーツ飲料なども飲ませてもらえずに，上級生の厳しいシゴキを受けていたという状況があったとする．こうなれば，高度の発汗による水分と塩分の喪失—脱水症であると考えつく．特に頭痛，痙攣，嗜眠という状態にあれば，脱水症のうちの低張性脱水症をまず疑う必要がある．血圧や脈拍をみれば，血圧低下と頻脈も認められるであろうし，乏尿も著しいであろう．腎障害の可能性も疑われる．

もう少し考えれば，高度の低張性脱水症に加えて，横紋筋融解症による急性腎不全の出現についても考慮しておく必要がある．このような考え方ができれば，何を検査し，どのような治療方針をたてればよいかは，容易である．

体液の異常を生じ得る症候は，代表的なものをあげれば発熱，発汗，嘔吐，下痢，長期間の飢餓，昏睡状態，過呼吸，多尿，乏尿などである．各々の症候により，出現する可能性のある体液の異常は異なるが，表を参照してよく記憶しておくべきである．

体液異常 \ 症候	発熱	発汗	嘔吐	下痢	飢餓	昏睡	摂取(一)	水分	過呼吸	多尿	乏尿	呼吸不全
水分欠乏型脱水症	■	■	■	■	■	■	■	■				
Na欠乏型脱水症		■	■	■								
溢水											■	
浮腫											■	
高Na血症	■	■		■		■	■			■		
低Na血症		■	■	■								
高K血症											■	
低K血症			■	■						■		
代謝性アシドーシス				■	■						■	
代謝性アルカローシス			■									
呼吸性アシドーシス												■
呼吸性アルカローシス									■			

12-4. 主要疾患における体液・電解質異常

知は力なり

　基礎となる疾患がすでにわかっている場合には，どのような体液異常が出現し得るかも予想することができる．逆に現在認められる水・電解質異常と特徴的な臨床症候があれば，基礎疾患を診断することができるし，体液異常の原因となる因子の合併を推測することもできる．

　診断学のうえでは，代表的な疾患の特徴，概念，診断基準などの基本的な知識をできる限りたくさん記憶していれば，心強い武器となる．例えば **Bartter 症候群**では低 K 血症，低 Cl 血症性代謝性アルカローシスがあり，血圧が正常な二次性アルドステロン症（血漿レニン活性が高値で，血漿アルドステロン濃度が高値）であるという特徴がある．したがって低 K 血症と代謝性アルカローシスがあり，血圧が正常であれば本症候群を疑い，診断基準に必要なその他の臨床検査を行ってみようという方針がたつのである．

　原発性アルドステロン症でも，低 K 血症性の代謝性アルカローシスが認められる．しかしこの場合は血圧は高く，しかも血清 Na 濃度や血清 Cl 濃度は高めの傾向をとるという特徴がある．このため先の Bartter 症候群とは明らかに区別することができる．

　このように基礎疾患には特徴的な体液・電解質の異常を示す場合があるので，このような情報をできる限り把握しておくことが重要であるといえる所以である．腎機能が広汎に障害された末期腎不全では，ほとんどすべての体液・電解質代謝異常が認められる．

	腎不全（末期）	尿細管アシドーシス（I型・II型）	心不全（うっ血性）	肝硬変	糖尿病性昏睡	副腎不全（Addison病）	原発性アルドステロン症	Bartter症候群
水欠乏型脱水症					◎			
Na 欠乏型脱水症		○			○	○		
溢水・浮腫	◎		◎	◎				
血清 Na 濃度異常	～, ↘			↓		↓	↗	
血清 K 濃度異常	↑	↓		↓		↑	↓, ～	↓↓
血清 Cl 濃度異常	～, ↘	↑				↘	↗	↓
代謝性アシドーシス	◎	○	○		◎	○		
代謝性アルカローシス							◎	◎
呼吸性アシドーシス			○					
呼吸性アルカローシス				◎	○			
血清 Ca 濃度異常	↓							
血清 P 濃度異常	↑							
血清 Mg 濃度異常	↑						↘	↓
主要な他の症候	貧血，消化器症状，骨症など 尿毒症	骨軟化症 腎結石	肺浮腫 低タンパク血症	腹水 食道静脈瘤 低タンパク血症	ケトアシドーシス クスマウル呼吸 アセトン尿	血圧低下 色素沈着	高血圧	血圧正常 JGA 過形成

12-5. 体液・電解質異常を生じる主要疾患

もとがわかれば予想できる

腎不全：体液・電解質の調節機構は最終的に腎臓の機能に依存することから，腎機能が障害されると体液・電解質の異常を生じやすいことは明らかである．腎機能は何らかの腎機能を障害する因子により徐々に低下してくるが，近年は慢性腎臓病（chronic kidney disease；CKD）という概念が提唱されている．CKDのステージ別に出現する症状や検査成績の異常が示されている．

腎機能が廃絶した状態が末期腎不全，尿毒症である．この状態では体液量の過剰，電解質異常，酸塩基平衡の異常が認められる．体液量の過剰は浮腫，高血圧から程度が増せば，うっ血性心不全，肺水腫がみられる．電解質異常には高K血症，低Ca血症，高P血症，高Mg血症があり，代謝性アシドーシスが一般的である．

糖尿病：著しい高血糖がみられる時期には，見かけ上の低Na血症が出現するし，ネフローゼ症候群を示す腎症の時期には血漿膠質浸透圧の低下により浮腫が出現し，著しい場合には肺浮腫，心不全に至る．糖尿病に特徴的な電解質異常は糖尿病性ケトアシドーシス，非ケトン性高浸透圧性昏睡といわれる病態である．さらに腎機能の低下し始める時期には低レニン-低アルドステロン血症により高K血症を伴った代謝性アシドーシスがみられる．

副腎疾患：副腎疾患も体液・電解質異常を出現しやすい疾患である．副腎機能亢進症の中には，産生されるホルモンにより病態が異なる．アルドステロンが第一義的に過剰に分泌されると原発性アルドステロン症，副腎皮質ホルモンが過剰に分泌される場合はクッシング症候群となる．これらは低K血症と代謝性アルカローシスを呈することになる．逆に，副腎機能の低下がみられるのがアジソン病であり，体液量の減少，血圧低下，高K血症がみられ，代謝性アシドーシスの傾向を示す．

心不全：体液量の過剰による浮腫を特徴とし，程度が増せばうっ血性心不全を招来する．この状態に関連して低Na血症がみられる．低酸素血症に伴って，頻呼吸から呼吸性アルカローシスの傾向を示す．

肺疾患（COPD）：呼吸不全では換気の障害から低酸素血症を示し，呼吸性アシドーシスが著しくなる．レスピレーターによる高CO_2血症治療後に代謝性アルカローシスがみられる．

肝硬変・肝不全：体液量の過剰による浮腫，腹水が特徴的であり，低Na血症を合併し，高度の腹水が存在すると呼吸に影響して頻呼吸になり，呼吸性アルカローシスを示す．治療として利尿薬を過剰使用すると低K血症と代謝性アルカローシスを呈する．

敗血症：高度の敗血症の状態においては頻呼吸を示し，呼吸性アルカローシスを呈するのが一般的である．抗生物質の投与により薬剤による副作用を示すことが多くなる．

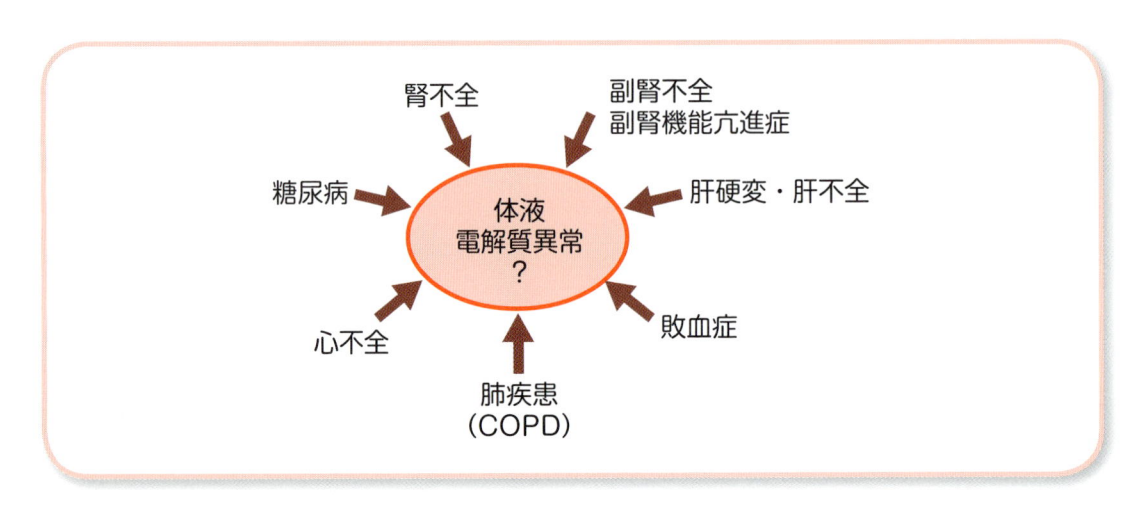

12-6. 薬剤による電解質異常（1）

クスリのリスク

　体液・電解質異常は病歴のうえから，ある程度予測することができる．さまざまな症候あるいは基礎疾患だけでなく，使用してきた薬剤も病歴聴取のうえから問いただすことが大切である．多くの場合は患者には，正確な薬剤名は知らされていることは少ないと思われるが，どのような種類の薬なのかがわかれば診断の助けとなる．

　薬には薬効だけでなく，多くの副作用が効能の裏に隠されている．このような意味から，クスリはリスク（危険）だと認識しておくことである．体液・電解質代謝に影響する薬剤は多い．一方，体液・電解質代謝に影響するのが薬効である場合もあるが，大部分は副作用として好ましくない作用であることの方が多い．

　高Na血症の原因となる薬剤には抗利尿ホルモン（ADH）に影響するものがある．ADHに対抗して腎濃縮力を障害させ，水利尿となる結果，高Na血症が出現する．このような腎性尿崩症の機序を示すものは，デメクロサイクリン，リチウム，アムホテリシンBがある．フェニトインはADHの分泌を抑制する作用がある．腸管から水分を喪失させるものには，ラクツロースやコレスチラミンの大量投与がある．

　低Na血症の原因となる薬剤は，逆にADHの作用を増強させるものが多い．血糖降下薬，向精神薬，非ステロイド系消炎薬，オキシトシンなどは，このような機序による．利尿薬やシスプラチンは尿細管でのNa再吸収を障害させることが主な原因となる．

　高K血症の原因となる薬剤はその発生機序がいくつかある．細胞内からの移動による高K血症は，サクシニルコリン，アルギニン，リジン，ジギタリス，抗がん薬などで生じる．レニン-アルドステロン系を介して高K血症が生じるのは，カプトプリル，β遮断薬であり，抗アルドステロン薬やヘパリンはアルドステロンの拮抗作用あるいは分泌抑制作用を生じさせる．

　低K血症の原因となる薬剤も，細胞内への移動によるもの（グルコース，インスリン，重曹），アルドステロン様作用によるもの（甘草，レボドパ，コルチコイド），尿細管の再吸収阻害によるもの（利尿薬，抗生物質）がある．

高Na血症
- デメクロサイクリン
- リチウム
- アムホテリシンB
- フェニトイン
- ラクツロース
- コレスチラミン

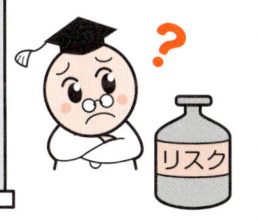

高K血症
- サクシニルコリン
- アルギニン，リジン
- カプトプリル，β遮断薬
- ジギタリス，ヘパリン
- 利尿薬
  （スピロノラクトン，トリアムテレン）
- 抗がん薬

低Na血症
- 血糖降下薬（クロルプロパミド，スルホニル尿素）
- カルバマゼピン
- 向精神薬（フェノチアジン，アミトリプチリン）
- クロフィブラート，ビンクリスチン
- 非ステロイド系消炎薬（インドメタシン）
- オキシトシン
- 利尿薬（ループ，サイアザイド系）
- シスプラチン

低K血症
- グルコース，インスリン，重曹
- 利尿薬（ループ，サイアザイド系）
- 下剤，甘草，グルココルチコイド
- 抗生物質
  （ペニシリン，アムホテリシンB，カルベニシリン，アミノグリコシド）
- レボドパ

12-7. 薬剤による電解質異常（2）

上から読んでも下から読んでも

上から読んでも，下から読んでもというのはどこかのコマーシャルだが，このようなどちらから読んでも意味をなす語句や文章を回文という．例えば，わたし負けましたわ，いい女難をいい，などおもしろいものがある．クスリはリスクもいい語句である．この語句を肝に銘じて，原因不明の電解質異常などの場合には疑ってみることも必要である．

高 Ca 血症の原因となる薬剤は，副作用というよりは薬効として利用されているが，ビタミン D が代表である．ビタミン A は長期投与時には骨吸収の亢進により高 Ca 血症を生じることがある．サイアザイド系利尿薬は尿中 Ca 排泄を減少させる効果があり，高 Ca 血症の原因となる．

低 Ca 血症の原因となる薬剤には，抗痙攣薬がある．これは肝臓でビタミン D の活性化を阻害するためと考えられている．ループ利尿薬は，サイアザイド系利尿薬とは異なり，尿中への Ca 排泄を促進させる作用がある．このため高 Ca 血症の緊急治療としても応用されている．アミノ配糖体の抗生物質は低 Mg 血症の原因ともなるが，副甲状腺ホルモン（PTH）の分泌低下を介して，低 Ca 血症を出現させると考えられている．

高 P 血症の原因となる薬剤は，特にあげてないが，P 含有の輸液剤（リン酸二カリウム液）の投与は低 P 血症の治療に使われる．しかし持続的な高 P 血症は腎機能障害を伴ってないと，まず出現しない．

低 P 血症の原因となる薬剤は細胞内へ移行させる機序で生じるグルコースやインスリン，P 含有の少ない高カロリー輸液剤がある．腸管内で P を吸着させる P 吸着薬（炭酸 Ca，セベラマー塩酸塩，炭酸ランタン）も低 P 血症を出現させるため，腎不全の高 P 血症の治療に使用される．

高 Mg 血症の原因となる薬剤は，Mg 含有の制酸薬や下剤がある．特に腎機能障害時にこれらの薬剤を使用すると，高 Mg 血症が増悪する．慢性腎不全の患者への投与は慎重に行うことが大切である．

低 Mg 血症の原因となる薬剤は腎臓から Mg を喪失させる作用がある．この中でも近年注目されているのが，抗腫瘍薬として開発されたシスプラチンである．この薬剤は腎毒性という副作用もあり，これを避けるために利尿薬をつけることが多い．このことも Mg 過剰喪失の原因となる．アミノ配糖体抗生物質やアムホテリシン B も低 Mg 血症の原因となる．

高 Ca 血症
- ビタミン D （1α(OH)₂D₃）
- ビタミン A
- サイアザイド系利尿薬
- リチウム
- 炭酸 Ca

高 Mg 血症
- Mg 含有胃腸薬
- 下剤・カマ

クスリハリスク　リスクハクスリ

低 Ca 血症
- 抗痙攣薬（ジフェニルヒダントイン）
- アミノグリコシド系抗生物質
- ループ利尿薬

低 P 血症
- P 吸着薬
- グルコース
- インスリン
- 高カロリー輸液

低 Mg 血症
- シスプラチン，抗生物質（アミノグリコシド，アムホテリシン B，カルベニシリン）
- 利尿薬

12-8. 体液異常のチェック項目

頭のてっぺんから足の先まで

体液異常の診察において重要な第二事項は，**身体所見をしっかりととる**ことである．これも臨床医学の基本であり，頭の先から足の先まで何らかの徴候があるか否かをチェックすることである．

体液異常の客観的な情報として，身体所見を確実に把握することは，検査成績を評価するうえでも有益であることが多い．特に体液・電解質代謝の異常の存在を示唆する徴候には次のような項目がある．

頭部の症候として，頭痛，嘔吐，口渇などの症状，意識レベルの把握は重要である．これらは脱水症の鑑別や重症度の評価，水中毒の有無の指標となる．乳幼児では大泉門の陥凹の程度により脱水症の程度を知ることができる．

眼瞼や眼の状態も大切な症候である．眼瞼周囲の浮腫は体液量過剰（浮腫）を示し，眼球陥凹や眼圧の低下は体液量の減少（脱水症）を意味する．眼底の変化も重要となる．

口腔部の観察項目は，口唇のチアノーゼ，口腔粘膜や舌の乾燥状態，唾液分泌の程度，粘膜の色素沈着，口唇のシビレ感，呼吸の状態などである．これらは脱水症，シェーグレン症候群，アジソン病，高K血症・酸塩基平衡の異常時などで有意な変化を示す．

頚部では頚静脈の怒張または虚脱により体液量の異常を知ることができるし，甲状腺腫の有無もチェックすべきである．

胸部では呼吸状態，呼吸困難の有無，喘鳴やラ音の存在，心音，心膜摩擦音の状態を検討する．血圧や脈拍の異常も体液量の異常時に著しい変化を示す．皮膚の状態として，turgor（弾性度），乾燥または湿潤，発汗の有無などを確認する．

腹部では腹部膨満や腸雑音の低下は低K血症を意味するし，腹水の存在は肝硬変などの病態を示唆する．下痢やイレウスも体液量の減少の原因となる．膀胱部の充満の有無，尿量異常（多尿・乏尿）も重要な指標である．

四肢の状態，神経・筋肉の症候も有用な情報源となる．四肢末梢の異常知覚，浮腫，筋痙攣，テタニー，羽ばたき振戦，腱反射の状態なども重要なチェックポイントである．

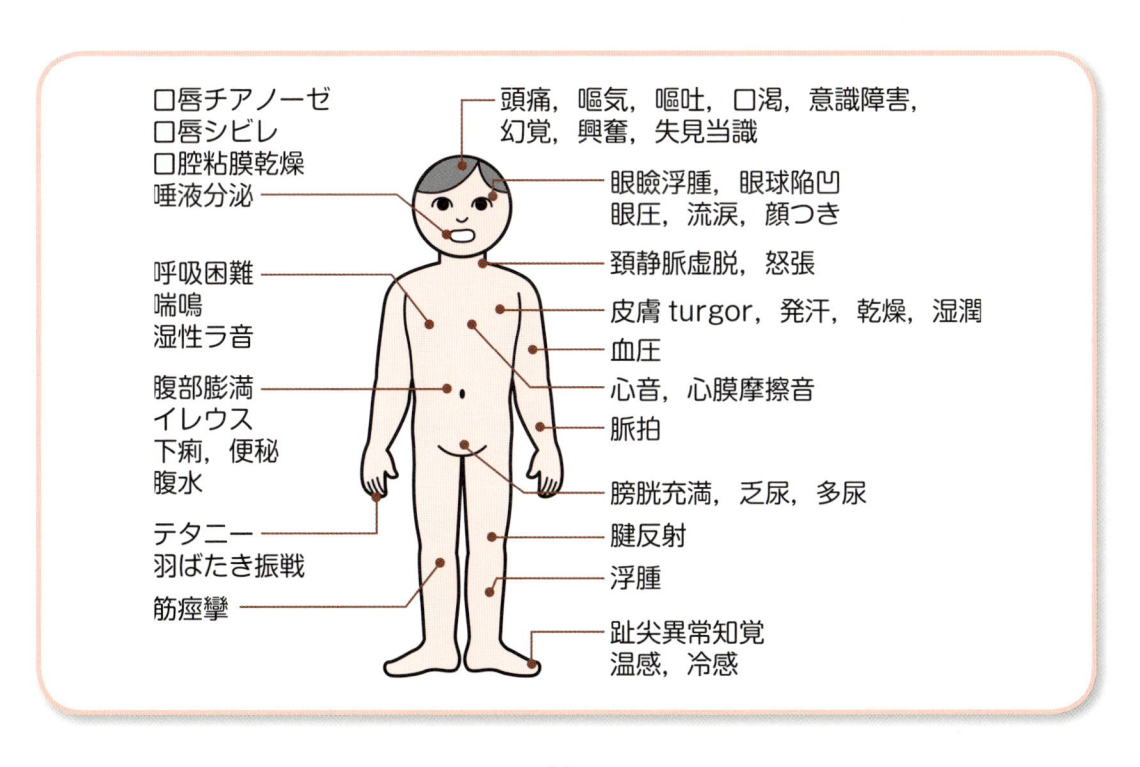

- 口唇チアノーゼ
- 口唇シビレ
- 口腔粘膜乾燥
- 唾液分泌

- 呼吸困難
- 喘鳴
- 湿性ラ音

- 腹部膨満
- イレウス
- 下痢，便秘
- 腹水

- テタニー
- 羽ばたき振戦
- 筋痙攣

- 頭痛，嘔気，嘔吐，口渇，意識障害，幻覚，興奮，失見当識
- 眼瞼浮腫，眼球陥凹，眼圧，流涙，顔つき
- 頚静脈虚脱，怒張
- 皮膚turgor，発汗，乾燥，湿潤
- 血圧
- 心音，心膜摩擦音
- 脈拍
- 膀胱充満，乏尿，多尿
- 腱反射
- 浮腫
- 趾尖異常知覚，温感，冷感

12-9. 高Na血症の鑑別法

千思万考

　詳細な病歴の聴取と綿密な身体所見の把握といった診療により，患者に存在すると考えられる体液・電解質代謝の異常は大部分予想できるものである．次の段階は臨床検査により確認し，より細かく鑑別診断し，その重症度を客観的に評価して治療に役立てることである．予測された体液異常や基礎疾患により検討すべき検査項目は決まる．

　一般的に実施される検査は，血液や尿の電解質，浸透圧，血液ガス，一般的な生化学検査，ヘマトクリット値やヘモグロビン，さらに特殊なホルモン検査などが実施される．

　このような臨床検査で高Na血症が認められた場合，どのように鑑別することができるのであろうか．高Na血症は細胞外液量—体内Na量の状態により，大きく3型に区別することができた．病歴や身体所見から細胞外液の程度は判断できる．明らかに欠乏しているか，むしろ増加しているかの区別である．

　明らかに細胞外液量の減少した病態は，いわゆる高張性脱水，水分のより欠乏した脱水症である．このような場合は水分欠乏型脱水症を示唆する症候が随伴するものである．水分欠乏と同時にNaの欠乏も伴っている病態は，体液喪失の経路から腎性の原因と腎外性の原因とに大別できる．前者では，この時の尿中Na濃度は20 mEq/l以上を示し，原因には利尿薬の過剰使用，浸透圧利尿の病態が考えられる．後者では，尿中Na濃度は10 mEq/l未満を示し，原因として嘔吐，下痢，過剰発汗，火傷などの病態がある．

　明確な細胞外液量の減少のない状態，あるいは体内Na量の正常ないし，ごくわずかの減少のある病態は純粋の水分欠乏である．この場合には渇機構が正常でないか，飲水行動がとれていないことを意味している．不感蒸泄の過剰，尿崩症，本能性高Na血症という病態が考えられる．

　細胞外液量の増加と体内Na量の増加した高Na血症は，鉱質コルチコイドの過剰時か医原的な病態である．前者では副腎の病変（腫瘍）か甘草摂取の有無の検討，後者では薬剤の過剰使用か高Na透析法の有無を調べる．

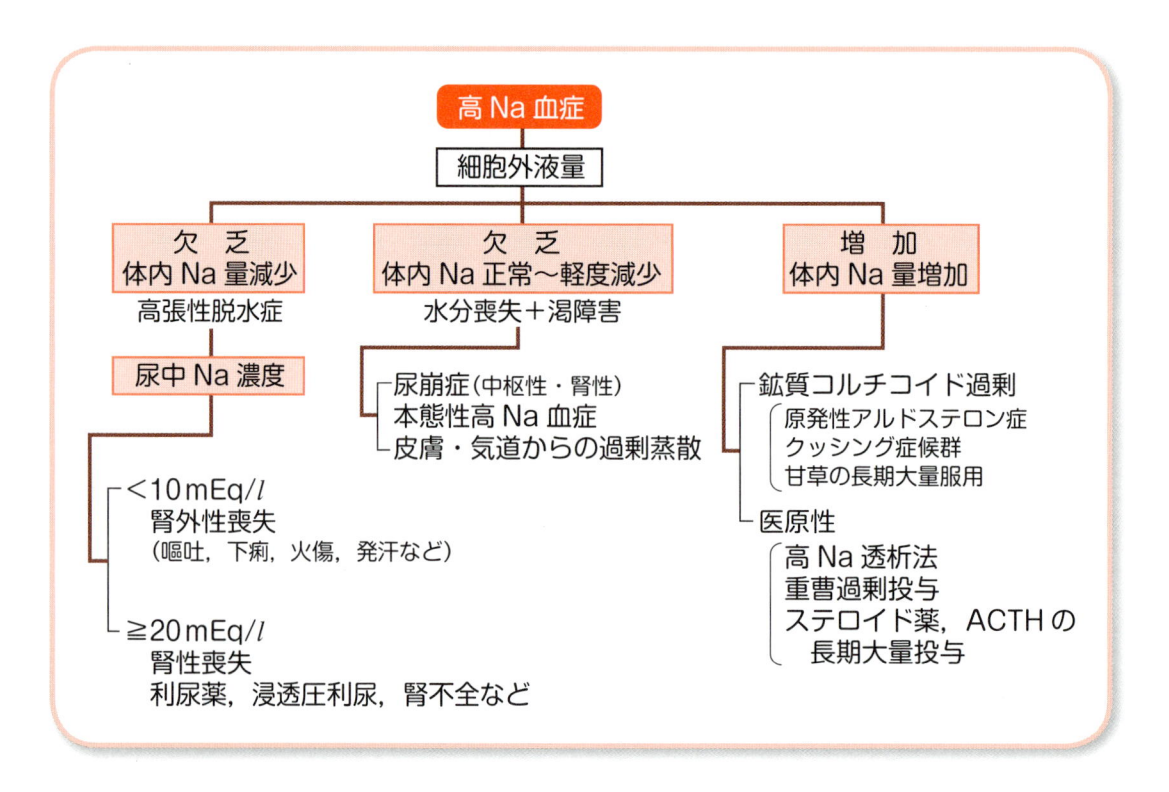

高Na血症
細胞外液量

- **欠乏　体内Na量減少**
  高張性脱水症
  尿中Na濃度
  - <10 mEq/l
    腎外性喪失
    （嘔吐，下痢，火傷，発汗など）
  - ≧20 mEq/l
    腎性喪失
    利尿薬，浸透圧利尿，腎不全など

- **欠乏　体内Na正常〜軽度減少**
  水分喪失＋渇障害
  - 尿崩症（中枢性・腎性）
  - 本態性高Na血症
  - 皮膚・気道からの過剰蒸散

- **増加　体内Na量増加**
  - 鉱質コルチコイド過剰
    - 原発性アルドステロン症
    - クッシング症候群
    - 甘草の長期大量服用
  - 医原性
    - 高Na透析法
    - 重曹過剰投与
    - ステロイド薬，ACTHの長期大量投与

12-10. 低Na血症の鑑別法

本物思考

高Na血症に比べて，低Na血症に遭遇する機会は実地臨床の場合では，はるかに多い．**低Na血症**というのは，特殊な状況（偽性低Na血症や見かけ上の低Na血症）を除けば，**低浸透圧血症**と同義である．すなわち体内Na量に比して体内水分量が絶対的あるいは相対的に増加している病態なのである．

このため検査成績から低Na血症が確認された場合には，まず第一に血漿浸透圧が低下しているか否かを検討することである．著しい脂質異常症や高タンパク血症あるいは高血糖やマンニトールの投与がなされたという病歴があれば真性低Na血症でない可能性がある．これらの状況は血漿浸透圧を測定すれば，容易に判断することができる．

血漿浸透圧の低下した**真性の低Na血症**は細胞外液量の状態により3型に区別された．①は**細胞外液量の減少と体内Na量の減少した欠乏型**，②は**細胞外液量の増加と体内Na量の増加した浮腫型**，③**細胞外液量は正常ないし軽度増加し，体内Na量はほぼ正常の希釈型**である．

①の場合は**低張性脱水症**ともいわれるように，臨床的には脱水症が認められる．体液の喪失した経路から腎外性と腎性の原因に区別され，各々の原因疾患を究明する．

②の場合は臨床的に**浮腫**が認められ，浮腫をきたす原因疾患の鑑別が行われる．

③の場合は，明らかな浮腫や脱水が臨床的に認められないにもかかわらず低Na血症がみられる．この場合の尿中Na濃度は20mEq/l以上で，**低Na血症にもかかわらず尿中へのNa排泄量は多い特徴がある**．これらはいわゆる**ADH不適切分泌症候群（SIADH）**といわれる病態である．

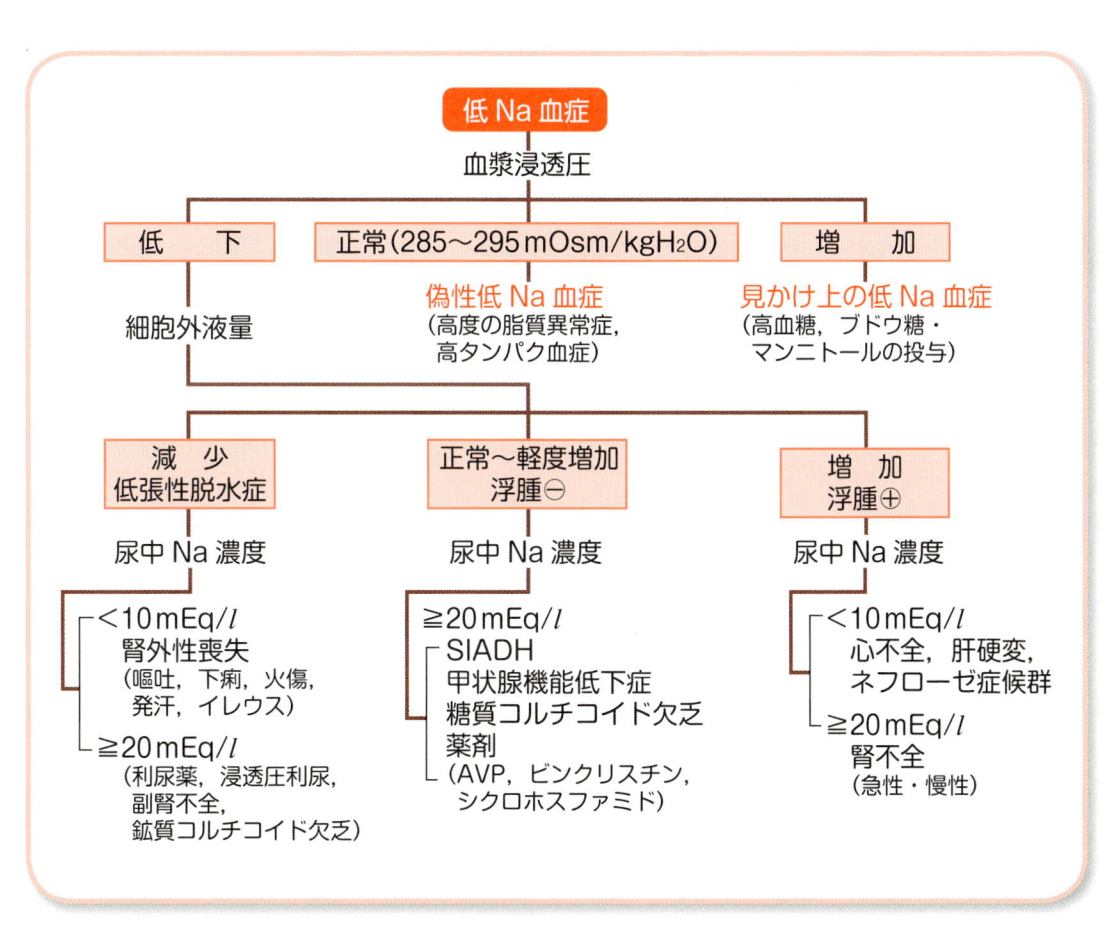

```
低Na血症
  │
血漿浸透圧
  ├─ 低下
  │    └─ 細胞外液量
  │         ├─ 減少　低張性脱水症
  │         │    └─ 尿中Na濃度
  │         │         ├─ <10mEq/l
  │         │         │   腎外性喪失
  │         │         │   （嘔吐，下痢，火傷，発汗，イレウス）
  │         │         └─ ≧20mEq/l
  │         │             （利尿薬，浸透圧利尿，副腎不全，鉱質コルチコイド欠乏）
  │         └─ 増加　浮腫⊕
  │              └─ 尿中Na濃度
  │                   ├─ <10mEq/l
  │                   │   心不全，肝硬変，ネフローゼ症候群
  │                   └─ ≧20mEq/l
  │                       腎不全（急性・慢性）
  ├─ 正常（285〜295mOsm/kgH₂O）
  │    偽性低Na血症（高度の脂質異常症，高タンパク血症）
  │    └─ 正常〜軽度増加　浮腫⊖
  │         └─ 尿中Na濃度
  │              └─ ≧20mEq/l
  │                  SIADH
  │                  甲状腺機能低下症
  │                  糖質コルチコイド欠乏
  │                  薬剤（AVP，ビンクリスチン，シクロホスファミド）
  └─ 増加
       見かけ上の低Na血症（高血糖，ブドウ糖・マンニトールの投与）
```

12-11. 高K血症の鑑別法

人畜有害

血清K濃度の異常は，検査を外注で行う施設では比較的よく認められると思われる．特に高K血症のデータが報告されてきた場合には，これらの施設ではまず，眉つばではないかと疑ってかかる必要がある．高K血症の程度が 6.0 mEq/l 以上となるような中程度以上の高値を示す場合，さまざまな高K血症の症候が出現してもおかしくない．ときには不整脈の出現や心電図の異常所見を伴うものである．

このように高K血症は直接死に至る重大な電解質異常である．したがって真性の高K血症であるのか，偽性高K血症であるのかは明確に区別されなければならない．

偽性高K血症の場合には身体内では血清K濃度の異常はない．これは検査上だけの高K血症であるため，心電図にも高K血症に特有の所見はみられない．この原因となる病態や血清分離までの操作などについて，再検討してみる必要がある．

真性の高K血症であった場合には，血清K濃度の値によっては緊急的な処置を直ちに，行わなければ生命の危険を招くこともある．臨床的に認められる高K血症の大部分は，腎機能の障害を合併している．高K血症の原因には細胞内外のK移動により生じる（分布異常）という病態もあるが，腎機能が高度に障害されていない限り，**一過性の高K血症**であるといえる．このような分布異常の原因となる病態は多数あるが，これに腎機能障害を合併すると，高K血症の程度は急激に増大する．

臨床的に**頻度の高い高K血症**は，腎不全（急性・慢性）および軽度腎機能障害に加えてレニン・アルドステロンの分泌障害を伴った場合や薬剤の影響が発現した場合である．腎不全ではアシドーシスや組織異化亢進状態も合併することが多く，代表的な高K血症の原因となる．近年注目されているのは，**低レニン-低アルドステロン症**という病態である．ときには生命の危機を生じ得る程度の高K血症がみられる．また腎機能障害時のK貯留性利尿薬やアンジオテンシン変換酵素阻害薬（ACEI）やアンジオテンシンII受容体拮抗薬（ARB）には注意が必要である．

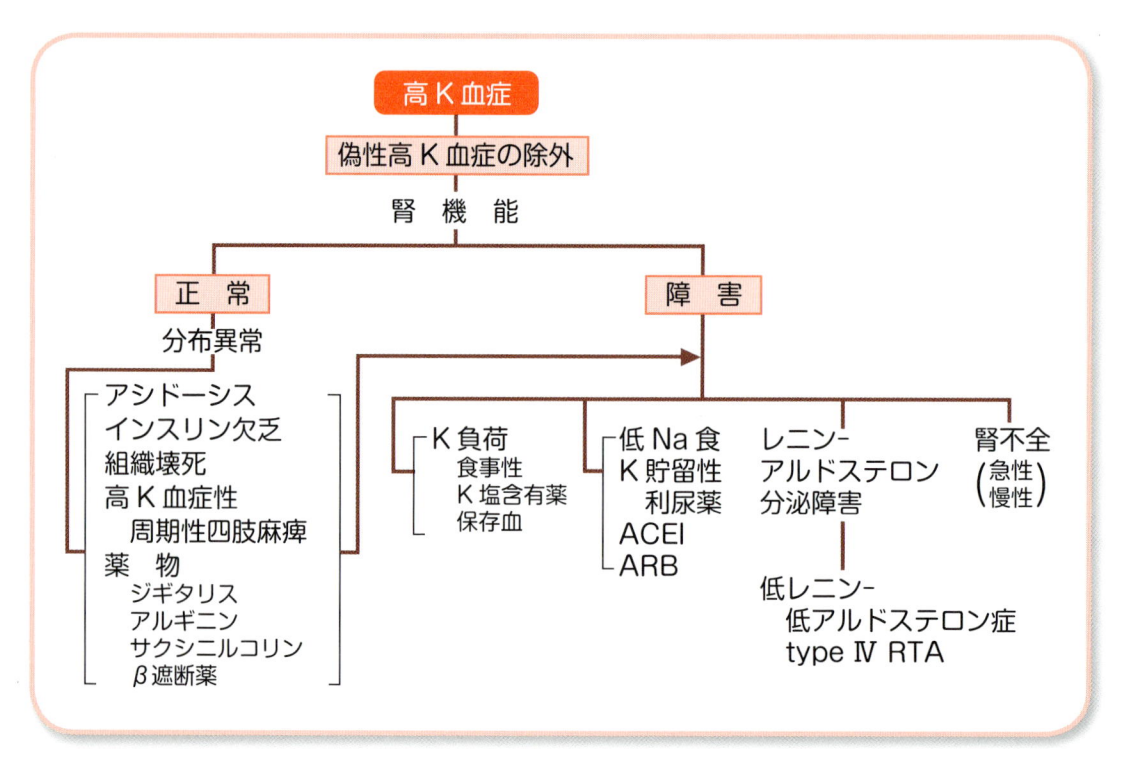

高K血症
偽性高K血症の除外
腎機能

正常 — 分布異常
- アシドーシス
- インスリン欠乏
- 組織壊死
- 高K血症性周期性四肢麻痺
- 薬物
  - ジギタリス
  - アルギニン
  - サクシニルコリン
  - β遮断薬

障害
- K負荷
  - 食事性
  - K塩含有薬
  - 保存血
- 低Na食
- K貯留性利尿薬
- ACEI
- ARB
- レニン-アルドステロン分泌障害
  - 低レニン-低アルドステロン症
  - type IV RTA
- 腎不全（急性/慢性）

12-12. 低K血症の鑑別法

見毛相馬

低K血症には偽性低K血症という病態は存在しないが，注意しておかなければならないのは，**低K血症＝K欠乏と必ずしもいえない**ことである．慢性的な低K血症の場合には，体内に欠乏を合併するのが一般的である．

体内K欠乏を伴わない低K血症というのは，細胞内へのK移動による病態である．この場合は必ずしもK補給をしなくても，低K血症は改善し得る．

体内K欠乏を伴った低K血症の原因は，K摂取が長期間不足状態となった場合と体外へのK喪失の場合がある．K喪失の経路は腎外性の型と腎性の型に区別される．これは病歴によりある程度確認することができるし，尿中へのK排泄量によっても知ることができる．

腎性のK喪失の型は原因が多種類である．この鑑別法として血圧の状況により大別し，次に血漿レニン活性，血漿アルドステロン濃度，酸塩基平衡状態，尿中Cl排泄量などの検査を参考にして行われる．

低K血症と高血圧を呈する疾患は，血漿レニン活性と血漿アルドステロン濃度から細分化される．このような疾患は臨床的にも特有の症候を呈するものも多く，その他の内分泌系検査や高血圧の精密検査から鑑別できる．

低K血症で高血圧を示さない疾患は，アシドーシスを呈するかアルカローシスを呈するかにより大別できる．前者は尿細管性アシドーシス（type Ⅳを除く），後者はBartter症候群，高度のK欠乏，利尿薬の影響がある．

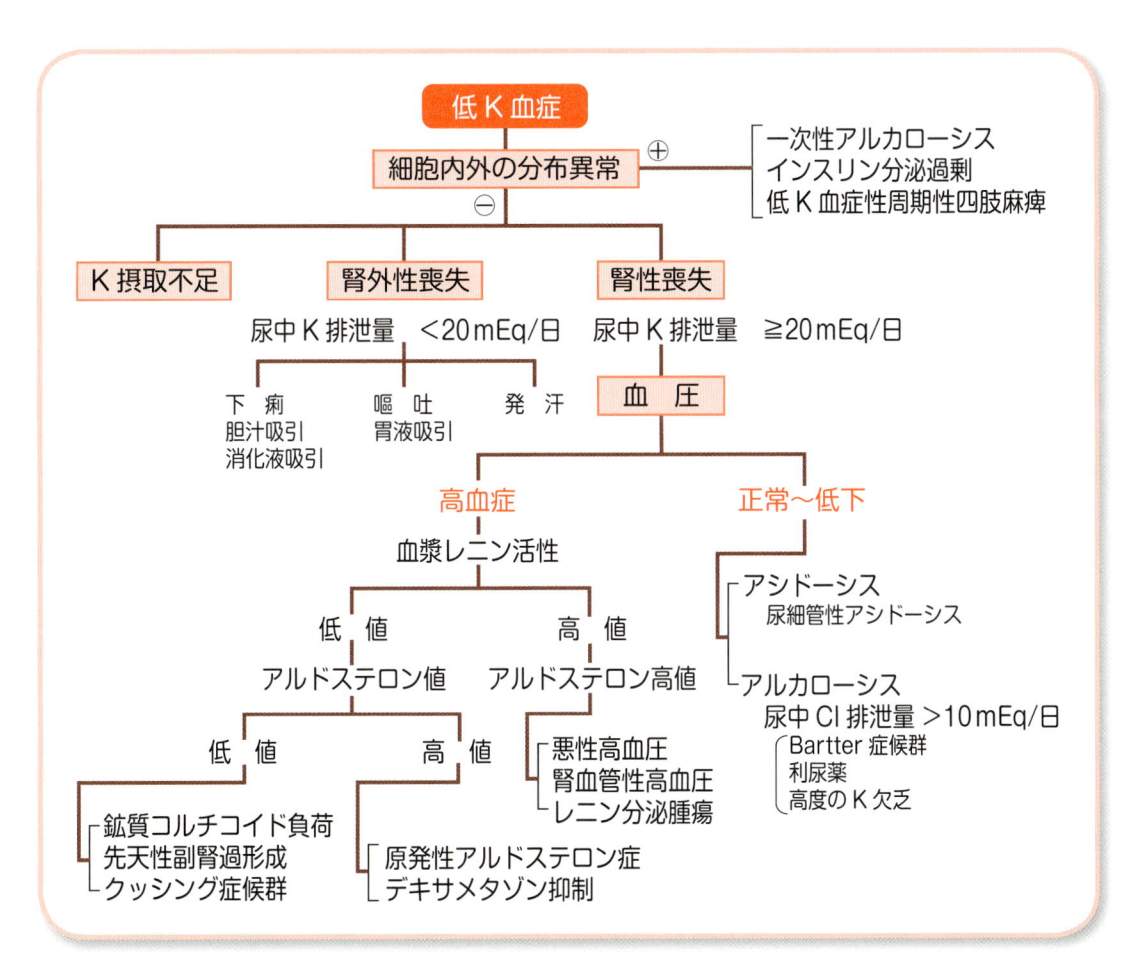

12-13. 代謝性アシドーシスの鑑別法

不即不離

酸塩基平衡の異常を鑑別するには，まず動脈血採血による血液ガス検査が必要である．ルーチンの検査としては，採血法が異なるため簡単に行いにくいという欠点がある．しかしこの血液ガス検査は，単に PO_2 や PCO_2 などを知るためのものではなく，血清 HCO_3 濃度や血液 pH を知ることもできる．

このため著しい体液異常時や電解質異常時には，必ず動脈血ガス検査を実施する習慣をつけておくことである．血清 HCO_3 濃度はあくまでも，電解質の一部であり，ほかの電解質（特に Na，K，Cl）の測定と同時期に検査すべきものなのである．

特に代謝性アシドーシスを鑑別する場合には，Na，Cl，HCO_3 の値から**アニオンギャップ (AG) を計算する**重要性があるからである．また血清 K 濃度が増加しているか，低下しているかにより代謝性アシドーシスの鑑別診断が行われる．

血液ガス検査で，血液 pH が 7.35 以下の場合を**酸血症（アシデミア）**といった．この場合に PCO_2 値も血清 HCO_3 濃度も増加した病態は，**呼吸性アシドーシス**という．一方，PCO_2 値も血清 HCO_3 濃度も減少した病態は**代謝性アシドーシス**という．このように単一の酸塩基平衡異常の場合には，PCO_2 も血清 HCO_3 濃度も同一の方向に向かうのが原則である．

しかし現実の臨床の場では，しばしば 2 つ以上の酸塩基平衡障害が合併することも多いため，必ずしもこの原則は当てはまらない．

代謝性アシドーシスの存在が確認できれば，次に AG を求める．**AG の増加した型**には尿毒症性・糖尿病性・乳酸性のアシドーシスが代表的である．これらは一般的な臨床検査により容易に鑑別されるはずである．

AG が正常な型では，血清 K 濃度が増加しているか，減少しているかにより，さらに細分化できる．低 K 血症と AG の正常な代謝性アシドーシスは下痢，尿細管性アシドーシスなどがある．高 K 血症と AG が正常な代謝性アシドーシスを呈するのは，鉱質コルチコイド欠乏のような Ⅳ 型尿細管性アシドーシス（type Ⅳ RTA）が代表的である．

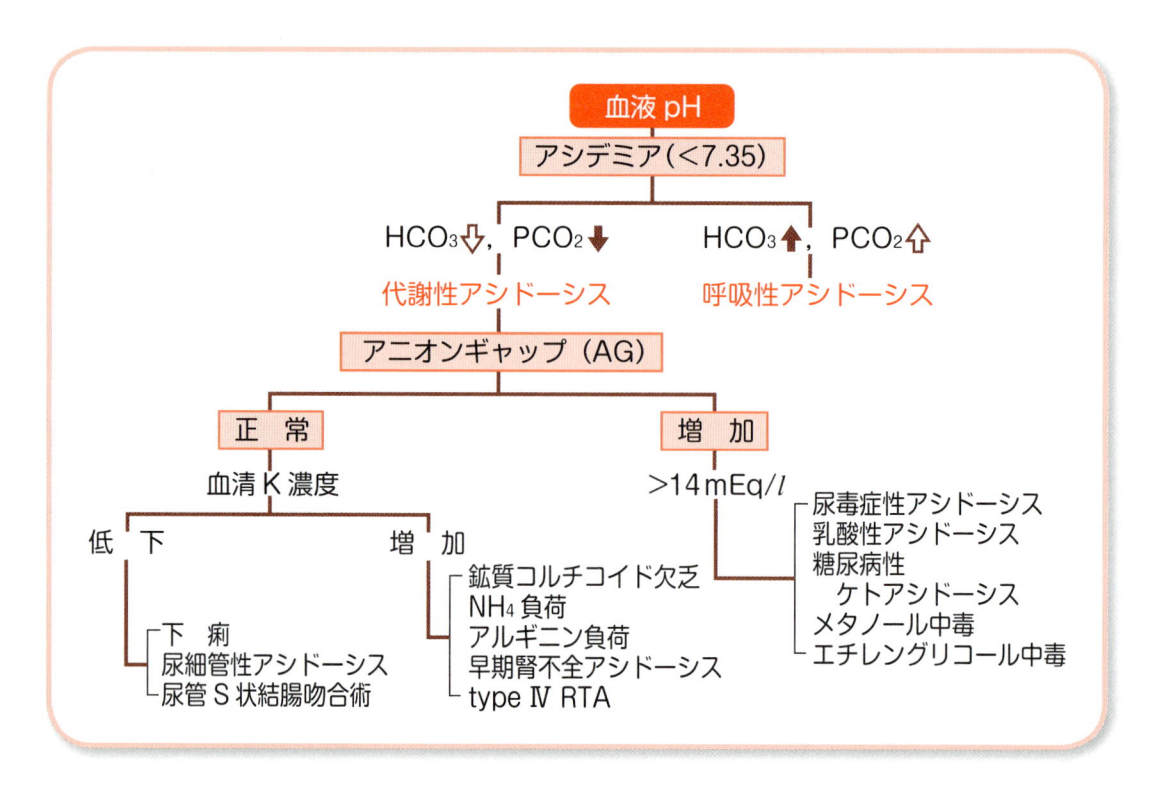

12-14. 代謝性アルカローシスの鑑別法

快刀乱麻

これに対して，血漿 pH が 7.45 以上を示す場合は**アルカリ血症（アルカレミア）**という．この場合には PCO_2 値も血清 HCO_3 濃度も減少した病態を**呼吸性アルカローシス**という．一方 PCO_2 値も血清 HCO_3 濃度も増加した病態を**代謝性アルカローシス**という．

このアルカローシスの病態も，単純性の酸塩基平衡異常について，当てはまるだけである．混合性の酸塩基平衡の異常の場合には，PCO_2 値や血清 HCO_3 濃度の増減方向は必ずしも同一方向に向かうのではなく，さまざまな方向に変化し得る．

代謝性アルカローシスの病態を鑑別するには，尿中 Cl 濃度を参考にするのが便利である．もちろん，病歴によりある種の薬剤を使用しているとか，基礎疾患が明らかであるとかにより推測することも可能である．

代謝性アルカローシスの病態では，AG に相当するような便利な指標はない．しかし尿中の Cl 濃度により治療学的な反応性の違いから病態を区別することができる．つまり尿中 Cl 濃度が 10 mEq/l 以下の低値を呈する型と尿中 Cl 濃度が 20 mEq/l 以上もの増加を示す型である．前者では治療的に食塩水を補給することにより，代謝性アルカローシスが改善するので，**食塩反応性の型**といわれる．一方，後者では食塩水のみの補給では代謝性アルカローシスは改善しないので，**食塩抵抗性の型**といわれる．

食塩反応性の型は，ごく一般的に認められる代謝性アルカローシスである．細胞外液量の減少傾向を示す利尿薬の過剰投与，胃液の吸引や持続的な大量の嘔吐など**収縮性アルカローシス**が代表である．逆に重曹の過剰投与によるアルカローシスでは，細胞外液量はむしろ増加する傾向にある．

食塩抵抗性の型は，内分泌異常を伴った特殊な代謝性アルカローシスである．血圧が正常なものと，高血圧を呈するものとに細分化することができる．Bartter 症候群，高度の K 欠乏などでは血圧は正常であるが，原発性アルドステロン症，レニン分泌腫瘍などでは高血圧を示す．

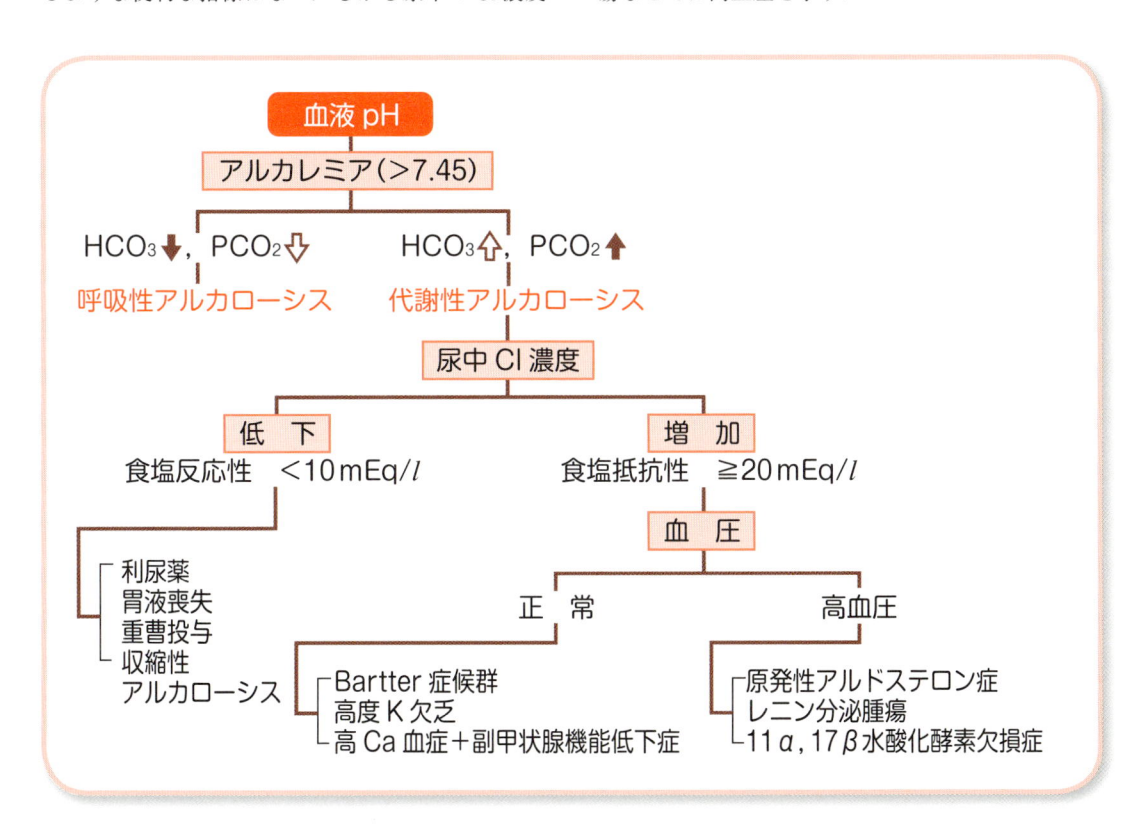

12-15. 輸液療法の適応と目的

正鵠を射る

　これまで体液・電解質の異常の診断法を中心に述べてきたが，最終の目標は，それらの異常を正常化させることにある．本来，生体には腎臓のはたらきにより体液の調節を巧みに行う自動的な機構が存在している．しかし何らかの原因によりこの調節機構のわくを超えた作用が生じると，体液・電解質の異常という病態を露呈する．

　このような場合には，外部から調節機構を援助してあげる手段がとられる．これが輸液療法である．**輸液療法という意味**は，単に経静脈的に水分・電解質を投与するだけではない．しばしば実地医家にとって，本来の治療までの間に合わせ的な意味から，点滴していることも多い．入院臥床をしっかりさせるために点滴したり，抗生物質の希釈あるいは静脈確保を目的として点滴する場合もある．

　このような点滴は確かに経静脈的に水分や電解質を投与しているので，輸液療法といえるかもしれないが，本来の輸液療法の意味するものではない．輸液本来の目的を持たない，無目的な輸液をいたずらに長期間継続させると，医原的な病態を生じさせるので注意しなければならない．

　では，本来の輸液療法の目的とは何であろうか．輸液は①**経口摂取が不能，あるいは不十分な場合**，②**何らかの原因により体液喪失が生じ，この補正に急を要したり，経口的補給では効果が不十分と考えられる場合**に行われる．①の輸液は，いわゆる食事摂取と同じ目的・意味がある．つまり生体が日々必要とする水分，電解質，栄養（熱量）を供給することである．

　近年では高カロリー輸液という，実際の食事内容と同程度の熱量補給を可能とする方法も実施されている．このような輸液は，完全な**維持輸液**ということができる．このような熱量をも含めた栄養ではなく，生命を維持するのに必要な最低限の熱量と水・電解質の補給も維持輸液の中に含めることができる．

　②は体液の欠乏が存在する場合に，不足分を補給あるいは喪失する可能性のある分を補給する方法で，**欠乏量輸液**という．

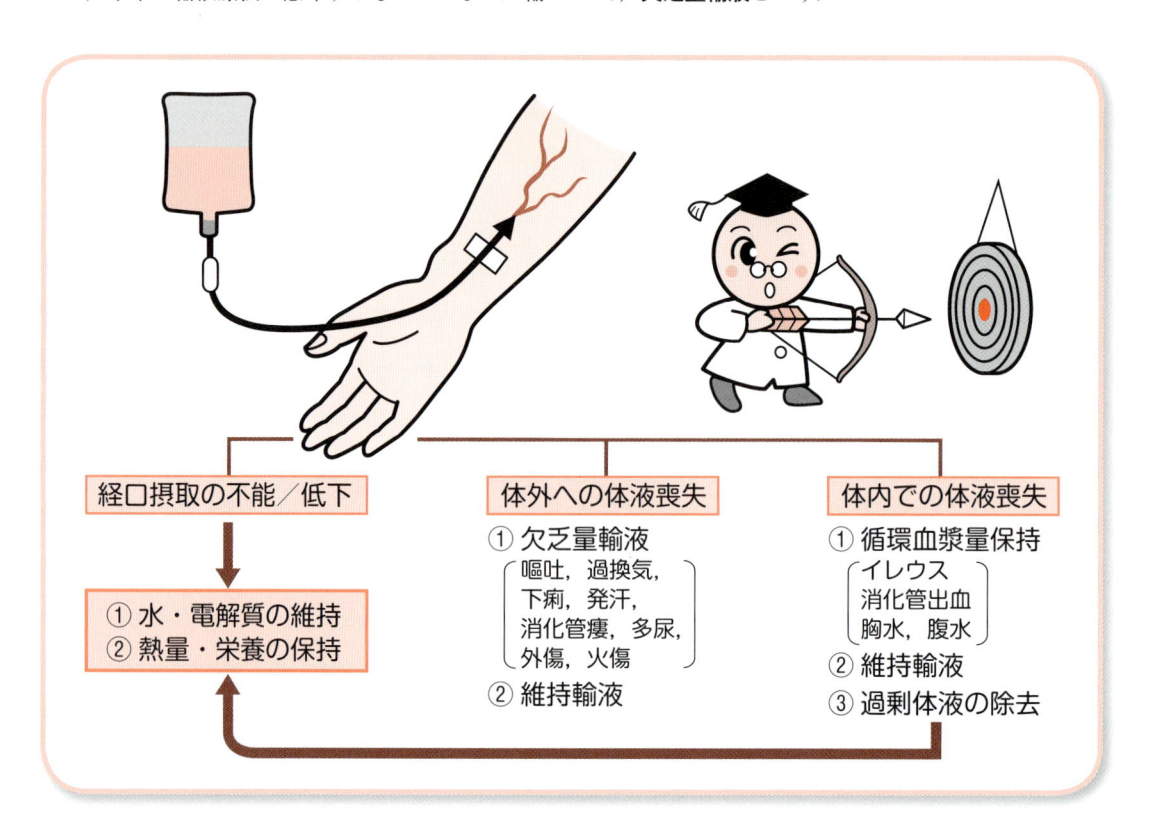

経口摂取の不能／低下	体外への体液喪失	体内での体液喪失
① 水・電解質の維持 ② 熱量・栄養の保持	① 欠乏量輸液 　嘔吐, 過換気, 　下痢, 発汗, 　消化管瘻, 多尿, 　外傷, 火傷 ② 維持輸液	① 循環血漿量保持 　イレウス 　消化管出血 　胸水, 腹水 ② 維持輸液 ③ 過剰体液の除去

12-16. 輸液実施のフローチャート

ラビリンス

　かつての流行に迷路があった．現代社会の複雑さと解決の糸口さえつかめない諸問題の山積のために，多少のスポーツ心を加えて自分なりに解決することのできるという点で，迷路遊びが歓迎されたものと考えられる．

　迷路の中に入り込んだら，出口に向かって試行錯誤で突き進むしかない．途中でギブアップしてしまうようではなさけない．迷路で有名なのは，ギリシア神話の牛頭人身の怪物ミノタウロスの閉じ込められていたというクレタ島の迷宮がある．この怪物を退治しに行ったのがアテネの王子テセウスである．

　しかしたとえ退治したとしても，再び迷路の中を帰ってこられるかの保証はない．そこでテセウスを愛するミノスの王女アリアドネは彼に糸玉をもって迷路に入ることを教えてやる．入口に糸の端を結びつけて入り，帰りは糸にしたがって戻ってくればよいというのである．この忠告にしたがってテセウスは迷路に入り込んでいったが，その首尾は？

　輸液療法には，その目的に従っていくつかの種類に区別されている．どのような輸液であれ，病歴，身体所見，症候，検査成績などからスタートする．このような情報により，どのような種類の，どの程度の体液の異常があるかを判断する．生命の危険が生じている場合は**緊急輸液**を，次に病歴や症状からとりあえずの**開始輸液**を行う．検査成績の報告をみて体液量の欠乏に必要な適切な内容と量を輸液するといった順序がある．

　このようなステップを踏んで輸液療法が行われていく．著しい体液量の欠乏がなければ日々必要な水・電解質の**維持輸液**が行われる．体液の欠乏が存在する場合には，水・電解質の欠乏量を推定し，維持量を加えた輸液量が決められる．体液喪失が続いている場合は，喪失すると考えられる予測量も計上しなければならない．このような輸液の内容と量が決まったら，次に実際投与する輸液量をどのような輸液剤で，どのくらいの速度で投与するかを計画する（輸液法の計画）．輸液を実施中は経過を観察し，症候が改善するか，逆に増悪するかを評価する．もし改善がみられなければ，振り出しに戻って新しい情報に従って同様に行う．

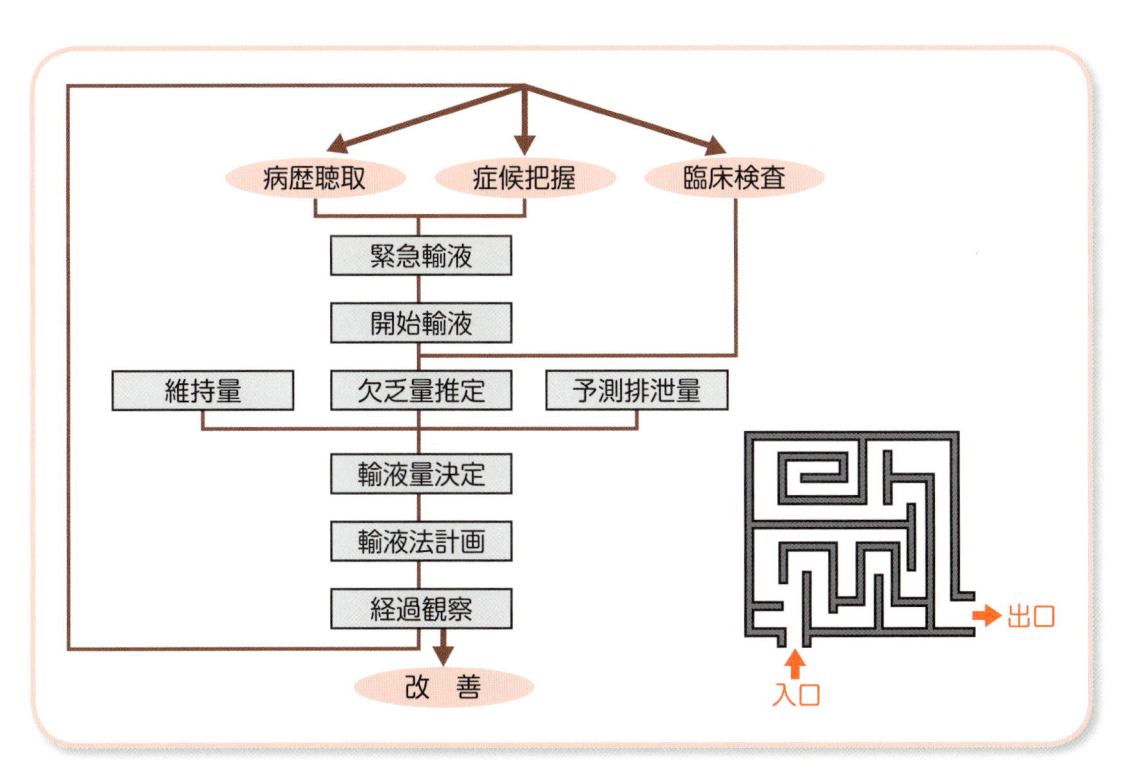

12-17. 欠乏量の推定法

プロの意地

体液の量あるいは Na, K, HCO₃ などの電解質が，どの程度欠乏しているかを評価することは，欠乏量輸液を実施する場合には重要である．このような評価をせずに，いいかげんな量を輸液していっても，腎機能が著しく障害されていなければ，いつの日にか欠乏量が補充され，体液の異常が改善するということもあるであろう．

しかしこのような方法であなたは満足しますか．ときには意に反して，輸液を行っているにもかかわらずかえって電解質異常を誘発させたりすることもある．体液異常の回復を遅らせて，無用な負担をかけてしまうことにもなりかねない．やはりプロはプロとして，体液量の欠乏に対して多少とも専門的知識にしたがって行動すべきである．

このためには**最初の体液異常の評価が正しくなされることが重要である．**単に血清 Na 濃度が低値だからといって，低 Na 血症のどの病型かを検討もせずに，いたずらに Na の補給をするようでは困るのである．このような知識があやふやであれば，もう一度本書を読み返してもらわなければならない．

水分欠乏量の評価は第5章「体液量の異常」のところで述べたように，いくつかの推定法があった．臨床的な症候に従って，軽度，中程度，高度という区別があり，体重の何％くらいの欠乏量であるかの目安が示されている．ごく短期間の場合には体重の変化によっても，欠乏量を求めることができる．高張性脱水症の場合には血清 Na 濃度が高値になるので，これを利用して計算することもできる．

Na 欠乏量の評価についても，臨床的な症候による方法，体重から求める方法，血清 Na 濃度から計算する方式がある．この方式は，純粋の欠乏時から理論的に考えだされたものであり，実際の体液異常のように複雑に混合した病態とは多少くい違うのは当然である．ところが，このような推定法で実施すれば大きな誤ちを犯さずに安全に行うことができるといえる．

HCO₃ や K の欠乏量についても表を参照して欠乏量を概算することができる．

	水分欠乏量（純粋型）	Na 欠乏量（純粋型）	HCO₃ 欠乏量
症候	軽　症：1～2日の水分摂取のない状態　体重の2%欠乏 中等症：体重の6%欠乏　3～4*l* の欠乏 重　症：体重の7～14%欠乏　4～8*l* の欠乏	軽　症：0.5g/kg 体重の食塩欠乏　生理食塩水 4*l* 相当 中等症：0.5～0.75/kg 体重の食塩欠乏　生理食塩水 4～6*l* 相当 重　症：0.75～1.25g/kg 体重の食塩欠乏　生理食塩水 6～10*l* 相当	HCO₃ 欠乏量(mEq) ＝（健康時 HCO₃ 濃度 　－現在の HCO₃ 濃度） 　×0.5 　×体重 kg
体重	水分欠乏量(*l*) ＝健康時体重(kg) 　－現在の体重(kg)	（細胞外液からの喪失時） 体重減少量(kg)×140 mEq	**K 欠乏量**
計算式	水分欠乏量(*l*) ＝健康時体重(kg)×0.6 　×$\left(1 - \dfrac{健康時の x_0}{現在の x}\right)$ x：血清 Na 濃度 Ht, TP のいずれかを代入	Na 欠乏量(mEq) ＝現在の体重(kg) 　×0.60 　×(140－血清 Na 濃度)	公式はない ●血清 K 濃度 <3.5 mEq/*l* 　K 1 mEq の低下につき 　➡100～200 mEq の欠乏 ●血清 K 濃度 <3.0 mEq/*l* 　K 1 mEq の低下につき 　➡200～400 mEq の欠乏

12-18. 食事摂取と輸液

医食同源

輸液療法の中に**維持輸液法**というのがある。これは生体が生きていくのに必要な，水分，NaやKのような電解質および最少量（できれば十分量）の熱量とビタミンなどを経静脈的に投与する方法である。投与する熱量の程度，あるいは熱量以外の他の栄養源を含めるか否かは患者の状態により決める。

われわれが日々摂取する食事と同等ないしそれ以上の熱量に相当する量を，経静脈的に投与するのが**完全栄養輸液とか高カロリー輸液**とかいわれる輸液法である。一方，経口的に多少とも食事を摂取できるとか，それほどの高熱量を必要としない場合には，**不完全栄養輸液法**という方法がとられる。

このような維持栄養輸液法は食事と同じ意味をもつ。その内容である水分，NaCl，K，熱量，タンパク質（アミノ酸で代用），脂肪，ビタミンなどの量はほぼ同一である。

このため食事をまったく摂らなくても，このような栄養輸液だけで生命を維持させることができる。例えば，悪性腫瘍による消化機能障害者や意識障害により経口的摂取が不可能な患者などに対して，長期間継続投与されている。しかしこのような高熱量輸液法にはさまざまな副作用や原疾患の状態の変化などもあるので，輸液管理にはそれ相応の注意が必要となる。

一方，比較的短期間に限って，輸液療法に依存するというのであれば，それほど大量の熱量をあえて補給する必要はない。例えば，術後の一時期を非経口的に栄養補給する場合とか，経口摂取が不十分な場合などである。このような場合は，不完全栄養輸液でも十分である。

ところが熱量は不十分であっても，水分・電解質に関しては必要投与量は変わらない。体液代謝では，日々の摂取と排泄のバランスがとれているためである。このため最低限に必要とする水分は，腎濃縮力に余裕をもたせて，1,500〜2,000 ml/日，NaはNaClとして5〜10 g/日，Na^+として85〜170 mEq/日，Kは40〜60 mEq/日，熱量は異化亢進の阻止とタンパク質節約効果を期待して，最低400 kcal（糖質としては100 g/日）となる。

水分・電解質に関しての維持輸液であれば，いわゆる維持輸液剤と称する市販液剤を3〜4本投与すれば，この目標とする量をほぼ満足させることができる。これに水溶性ビタミン（特にB_1）を忘れないように添加する。

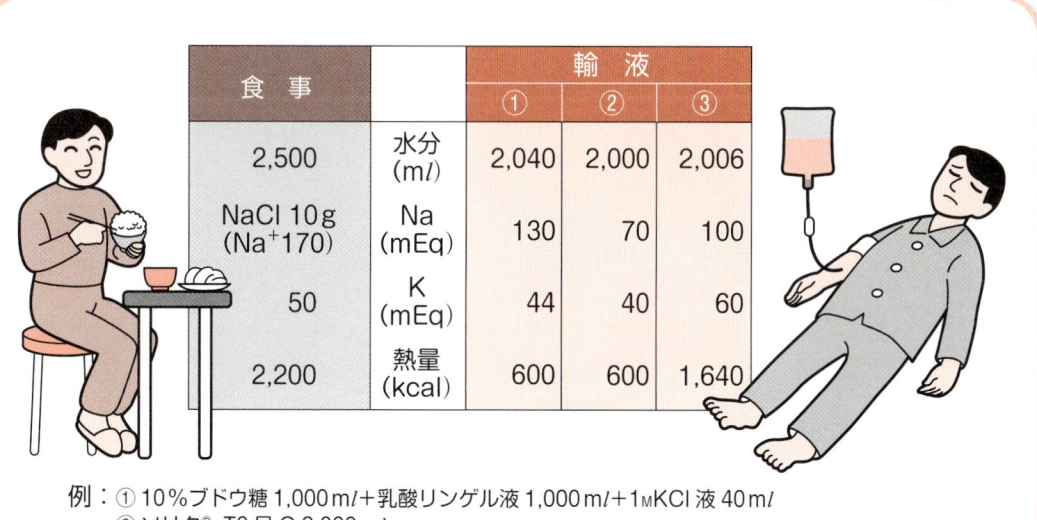

	食事		輸液		
			①	②	③
水分 (ml)	2,500		2,040	2,000	2,006
Na (mEq)	NaCl 10g (Na^+170)		130	70	100
K (mEq)	50		44	40	60
熱量 (kcal)	2,200		600	600	1,640

例：① 10%ブドウ糖 1,000 ml＋乳酸リンゲル液 1,000 ml＋1MKCl液 40 ml
　　② ソリタ®-T3号 G 2,000 ml
　　③ フルカリック®2号 2006 ml＋ビタミン製剤

12-19. 輸液剤の種類と使い方

ケースバイケース

輸液製剤は投与目的から分類すると，① 水分を主として供給する製剤，② NaCl の補給を目的とする製剤，③ 特定の電解質（Na, K, Ca, P, HCO$_3$ など）の補給を目的とする製剤，④ 栄養（熱量，アミノ酸，脂質，ビタミンなど）を供給するための製剤などに分けられる．

① は **5％ブドウ糖液**が代表であるが，低張性複合電解質輸液剤といわれる市販輸液剤も自由水を供給することはできる．

② は**生理食塩水**（0.9％ NaCl 液）を代表とするもので，500 ml 中に NaCl として 4.5 g 含有されている．このほかにハルトマン液やリンゲル液のような等張性電解質輸液剤も同じような効果がある．これらの複合電解質輸液剤は，NaCl 以外に K, Ca, 乳酸（HCO$_3$ の代用）などの成分も含有されている．

③ は**単純電解質輸液剤**といわれる．いずれも高張性で，20 ml 程度の量がアンプルに入っている．例えば，10％ NaCl 溶液は 10 ml で NaCl 1 g を含有することになる．これらの輸液剤は原則的には単独使用をしない．特定の電解質の補給を目的としたものであり，糖液などに溶解して使用する．特に単純性輸液剤の中で KCl 液，アスパラギン酸 K 液，リン酸二 K 液のような **K 輸液剤**は，単独投与は絶対に禁忌である．

④ は熱量の供給となる **20％以上のブドウ糖液**と**脂肪溶液**，アミノ酸の供給となる**アミノ酸輸液剤**，ビタミン輸液剤および**高カロリー輸液を目的とした市販の輸液剤がある**．

これらの輸液剤は成分から理解できるとおり病態に応じて，使い分けることが重要である．また既製の複合電解質輸液剤で済ますだけでなく，糖液と単純電解質輸液剤を組み合わせて，病態に適した輸液剤を作製する**処方輸液**も行うことができる．

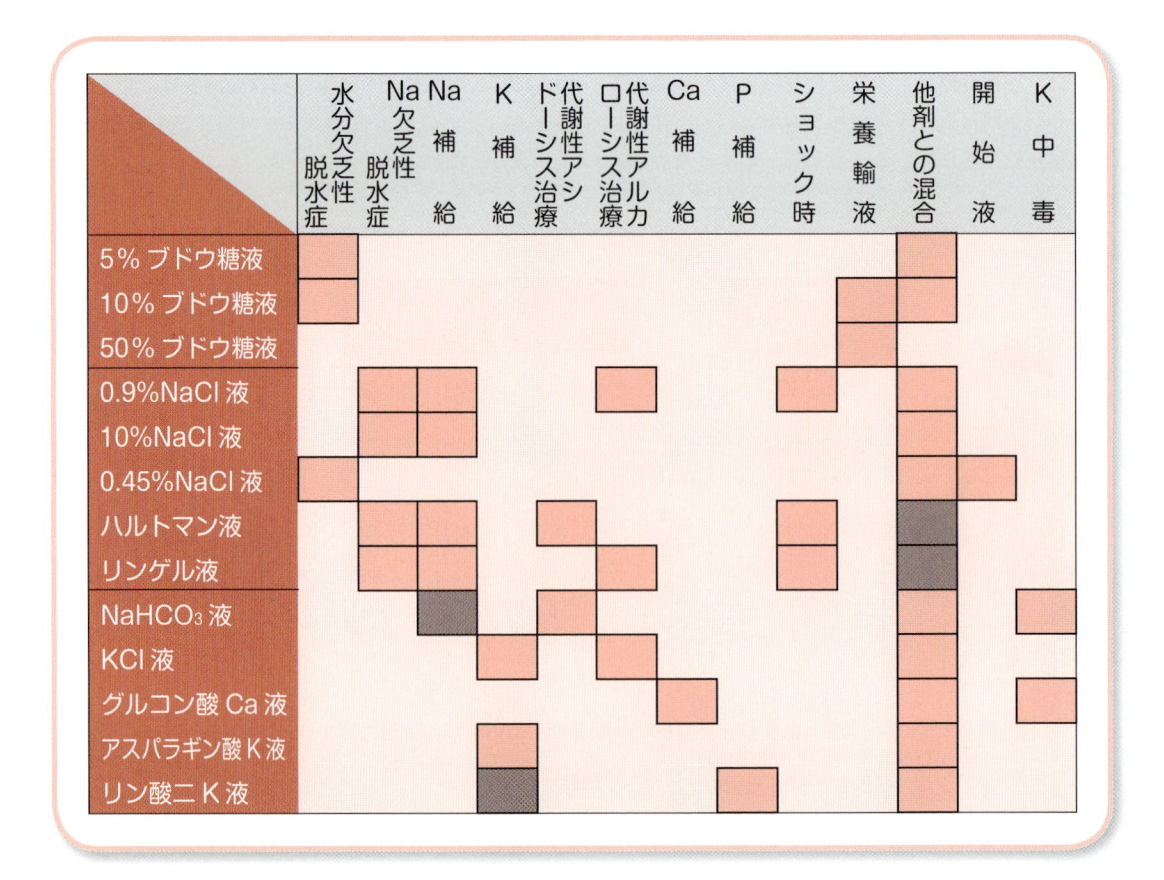

	水分欠乏性脱水症	Na欠乏性脱水症	Na補給	K補給	代謝性アシドーシス治療	代謝性アルカローシス治療	Ca補給	P補給	ショック時	栄養輸液	他剤との混合	開始液	K中毒
5％ブドウ糖液	■												
10％ブドウ糖液	■									■			
50％ブドウ糖液										■			
0.9％NaCl液		■	■						■				
10％NaCl液		■	■			■					■		
0.45％NaCl液											■		
ハルトマン液		■	■		■				■		▩		
リンゲル液		■	■				■		■				
NaHCO$_3$液					▩						■		■
KCl液				■							■		
グルコン酸Ca液							■				■		
アスパラギン酸K液				■									
リン酸二K液				■				▩					

12-20. 輸液による副作用

医病はなくそう

輸液療法は，病態に適合した輸液剤が選択され，適切な量と速度で投与されれば，効果のきわめて顕著な治療法である．このためには体液異常を正しく診断し，輸液治療法の基礎的知識と輸液剤の特徴をよく理解しておくことが大切である．

脱水症に対する輸液療法のすばらしい効果を経験した人ならば，水・電解質・酸塩基平衡に対する偏見も，瞬時に改められるであろう．臨床医学におけるこの優れた治療法は，臨床各科に共通して必要な知識であり，臨床に携わる人は皆，修得しておきたいものである．

ところが，この卓越した治療法にも落し穴がある．体液の乱れのある患者に対して，血管内に直接溶液を注入する治療法であるため，何らかの不適切な操作があればたちまちのうちに危険な副作用を生じる治療法となり得るのである．このため**輸液を行うにあたっては，常に輸液の副作用にも目を向ける**ことが重要である．治療中の経過観察が何よりも強調される所以である．

輸液の副作用は，輸液法の誤り，輸液に伴う合併症，輸液の技術的な問題，輸液剤自体の必然的な問題などがある．特に高カロリー輸液法のように，長期間，高濃度の溶液を注入する場合には，この副作用の発生は多い．

例えば高張液，非生理的な溶液のpH，カテーテルからの感染などを原因として，局所の静脈炎，血栓症，全身性の感染症へと進展することもある．特に長期間，同一部位で穿刺したり，末梢からの高濃度溶液を注入することにより生じる．高カロリー輸液法の中心静脈からの投与でも，高頻度で血栓性静脈炎の発生することが指摘されている．これを診断するには造影剤注入により確認できる．

高カロリー輸液法は特に副作用に注意しなければならない．このような手技上の問題以外に，代謝的な副作用もある．例えば高熱量によるため高血糖を生じたり，微量元素の不足によりその欠乏症を招いたり，種々の電解質異常，浸透圧利尿による循環虚脱なども呈する．

不適切な輸液内容による新たな電解質異常の誘発，輸液量の過剰や急速投与による急性肺浮腫，KやCaの場合の致命的な電解質異常も生じ得る．さらに輸液中の組成によっては肝障害や腎障害の原因になることさえある．

輸液の副作用

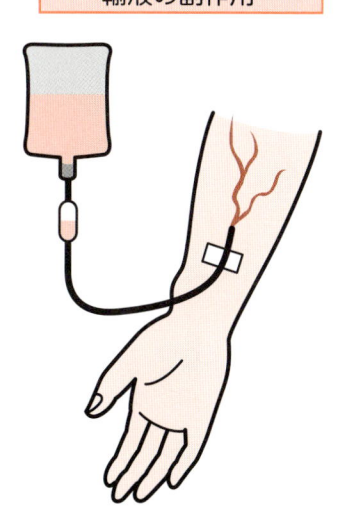

I．**感染症**
 a. 静脈炎：高張液，非生理的pHの輸液時 注射針やカテーテルからの感染
 b. 全身感染症：静脈炎，輸液剤からの感染，血栓

II．**血栓形成**
 a. 血栓性静脈炎：末梢静脈からの高濃度輸液
 b. カテーテル血栓：高カロリー輸液

III．**肺浮腫**：Na含有輸液剤の量と速度の不適切

IV．**電解質異常**：不適切な輸液内容・投与速度 高カロリー輸液・アミノ酸輸液の欠点

V．**血糖異常**：高カロリー輸液量，インスリン量

VI．**肝障害**：カロリー過剰（脂肪製剤）

VII．**腎障害**：アミノグリコシド系抗生物質の混合，高分子デキストラン

VIII．**急死**：空気栓塞，K，Ca剤の急速投与

12-21. 輸液の投与速度

速度制限と積載制限

　輸液療法の副作用の中でも，投与量や投与速度の誤りによるのも多い．この速度制限や投与量の上限は，安全限界として致命的な障害に至らないように設けられている．

　道路交通法にも生命の安全のため，速度の制限や積載制限が規制されている．この法規は運転手の自主制を重んじており，もしもそれ以上の速度や超過した量であっても，警察官に見つからなければとがめを受けることはないという盲点がある．しかし医療におけるこの規制は見つからなければ無事に済むというわけにはいかない．必ずそれ相応の危険な結果が目に見えているのである．

　輸液投与速度は患者の循環機能，輸液剤の内容，維持輸液と欠乏量輸液の違いなどにより異なる．投与速度を急速にする危険は，循環血漿量を急激に増大させ，肺浮腫や心不全を誘発させることである．糖液の急速投与は尿中に喪失させてしまったり，浸透圧利尿を生じ，補給の意味をなくしてしまう．老人や心・肺・腎機能の障害のある場合には，できる限り緩徐な投与がよい．もちろん，脱水症の程度が著しく，循環血漿量を確保する必要のある緊急時はこの限りではない．

　糖液の投与速度は，その種類により異なる．**5％ブドウ糖やキシリトールは500 ml/時，5％果糖では150 ml/時程度とする．低張性複合電解質輸液剤は250〜500 ml/時，生理食塩水などの細胞外液類似液は100〜200 ml/時が原則である．**

　注意しなければならないのはK剤の投与の場合である．この場合は規則以上の投与速度と量では致命的な高K血症を招く．**K剤の投与濃度は40 mEq/l以下，投与速度は20 mEq/時以下，投与量は60〜80 mEq/日と厳しく決められている．**

　輸液療法として実際投与する量は次のように決められる．維持輸液法だけの場合は，水分30〜40 ml/kg体重/日，Na 1.0〜1.5 mEq/kg体重/日，K 60 mEq/日程度で，できる限り熱量を補給すればよい．しかし**欠乏量輸液においては，欠乏量の全量を一気に投与するのではなく，2〜3日で欠乏を是正する目的で安全係数として1/2〜1/3の値を掛ける．このため実際に投与する量は維持量＋欠乏量×$\frac{1}{2}$（または$\frac{1}{3}$）となる．**

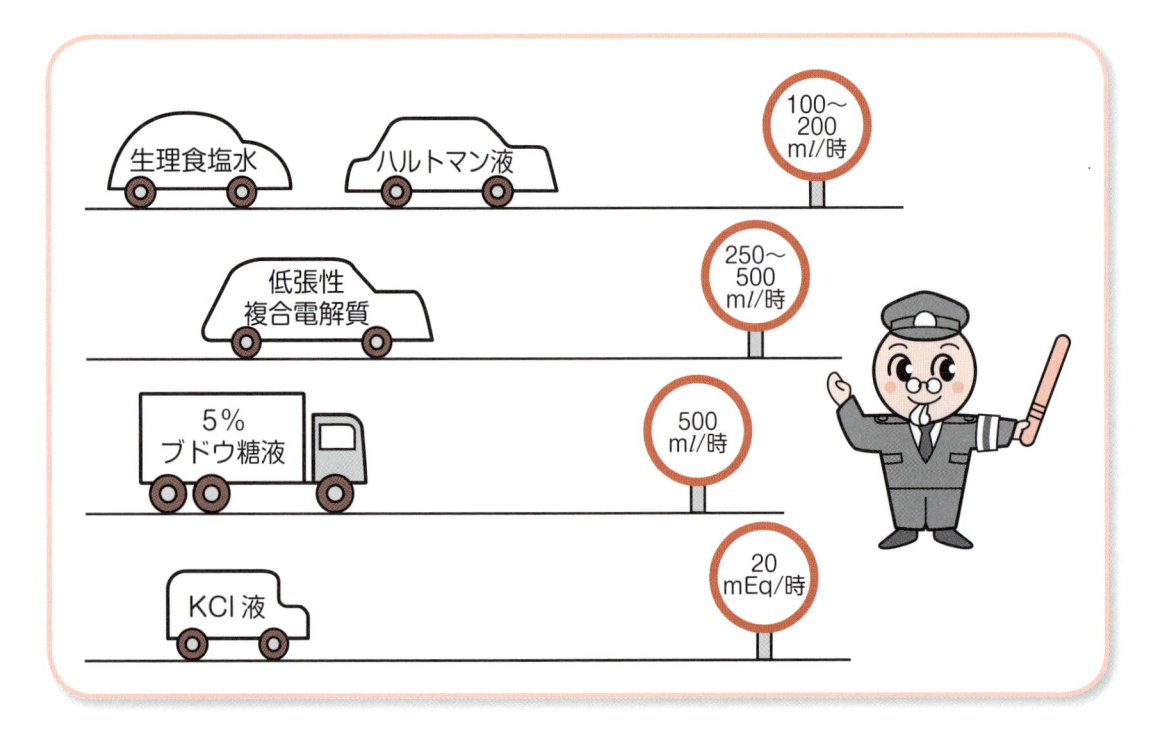

12-22. 心原性ショックとhypovolemic shock

ショック療法

輸液療法の効果が著しい病態の一つに，ショックがある．この場合の輸液治療の目標は，循環血漿量を保ち，血圧を維持することにある．ショックのような急性病変では，生命維持のため気道確保（呼吸管理），心臓マッサージ（心機能の管理）とともに，静脈の確保を行って，病態に応じた適切な輸液療法が必須の事項なのである．

ショックにはさまざまな原因があり，病態により治療方針は異なる．しかし原因診断を行う以前に，検討しておかなければならないことがある．**末梢静脈経路の確保と同時に，中心静脈圧（CVP）の状態を知る**ことである．これは頸静脈の怒張あるいは虚脱により，ある程度類推することもできる．

脱水症のような体液量の減少した状態では，CVPは正常値より低下している．ところが心臓自体に問題のある**心原性ショック，心タンポナーデ**では，心拍出力は低下しているためCVPはむしろ高値を示す．このような心原性ショックの場合には，CVPとスワンガンツのカテーテル検査を実施すると，静脈血還流量は低下（<2.2 l/分/m^2），平均肺動脈楔入圧は増加（>18 mmHg），心係数は低下という特徴がみられる．ショックだからといって，どんどん生理食塩水により輸液を行っても，心係数の増加はみられず，ショックの改善は得られない．逆に肺うっ血を増強させ，呼吸困難が著しくなるだけである．

この場合の適切な治療指針は，強心昇圧薬，利尿薬，血管拡張薬などで血行動態を維持する．不用意な輸液療法は医原的な病態を生じさせるだけである．肺水腫やPO_2の低下した場合は酸素補給や人工呼吸器を使用する．

これに対して，**出血性ショックや脱水症などの有効循環血漿量の減少した病態では，乳酸加リンゲル液（ハルトマン液）1〜2 lをまず輸液する**．収縮期血圧（>100 mmHg），時間尿量（>50 ml/時）を指標にして，比較的急速に投与していく．強心昇圧剤や利尿薬を併用し，ときには副腎皮質ホルモンの投与も必要となる場合がある．輸液治療の間，CVP，時間尿量，血圧，胸部X-P，ECG，血液ガス，電解質の測定などにより，輸液量や速度が適切であるか否かをモニターしていく．

体液量減少によるショック以外に，**出血性ショック**では輸血や止血手技が必要となるし，**神経原性ショック**ではplasma expanders，血漿も有益である．**敗血症性ショック**では原疾患の治療も必要である．

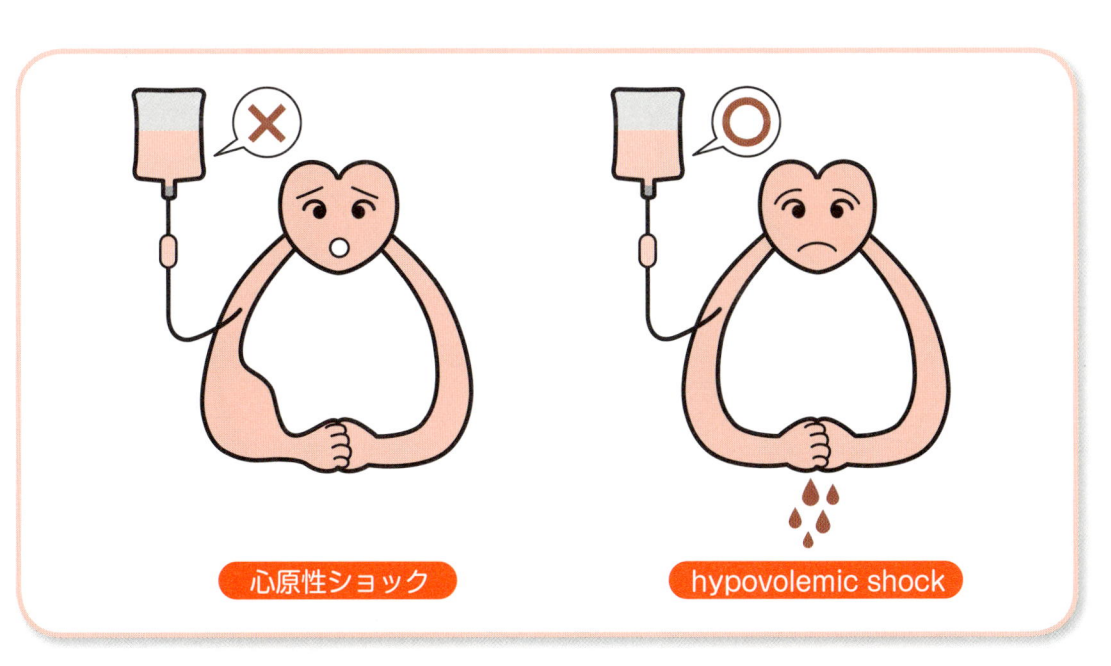

心原性ショック　　　hypovolemic shock

12-23. 術後の輸液

入れるから出るのか？

ショック，外傷，手術などの場合の輸液療法では，循環血漿量を維持することが重要である． このため血液と等張性の液体（生理食塩水・乳酸加リンゲル液＝ハルトマン液），血漿，plasma expanders（デキストラン）が投与されることになる．

外傷や手術時には出血による血管内液量の喪失があるので，全血または血漿の補充が最も好ましいといえる．plasma expanders として，高分子デキストランが投与されることも多いが，これは出血を助長したり，急性腎不全の発生の原因（尿細管の塞栓形成）となることからあまり推奨されない．

全血や血漿以外では等張性輸液剤のうち，特にハルトマン液が常用される．理由はこの液の内容が細胞外液に最も類似した組成をもつからである．外傷や手術時に投与する場合，Shires らは侵襲を受けた生体は大量の体液を失うと報告した．これは，その後多少修正されるが，循環血漿量の 10％を失ったときには，10％の細胞外液量を喪失し，25％以上の血漿を失うと，18～26％もの細胞外液量を喪失するというものである．この結果，Shires は特に出血性ショックでは全血の補充と同時に大量のハルトマン液の輸液の必要性のあることを示した．

この成績は細胞外液量の測定法に問題のあることが指摘され，Shires の計算上の輸液量ほど大量は必要でないとされている．

術後にはさまざまの理由から乏尿となりやすい． 外傷時や術中の出血，細胞外液の移動などから循環血漿量や体液量は減少する．この結果，乏尿を生じやすくなるが，生体には防御的な作用として乏尿の出現する原因がある．手術時のストレスは抗利尿ホルモン，副腎皮質ステロイドホルモンの分泌が増し，体内に水・Na を貯留しやすい状態となる．このため，水・Na の排泄が障害され，乏尿を生じやすくする．

乏尿を避けるため，輸液により循環血漿量を確保する努力がなされる．しかし輸液を行う場合には，入れるから尿が出るのか，出るから輸液量を増すのかを見きわめることが重要である．

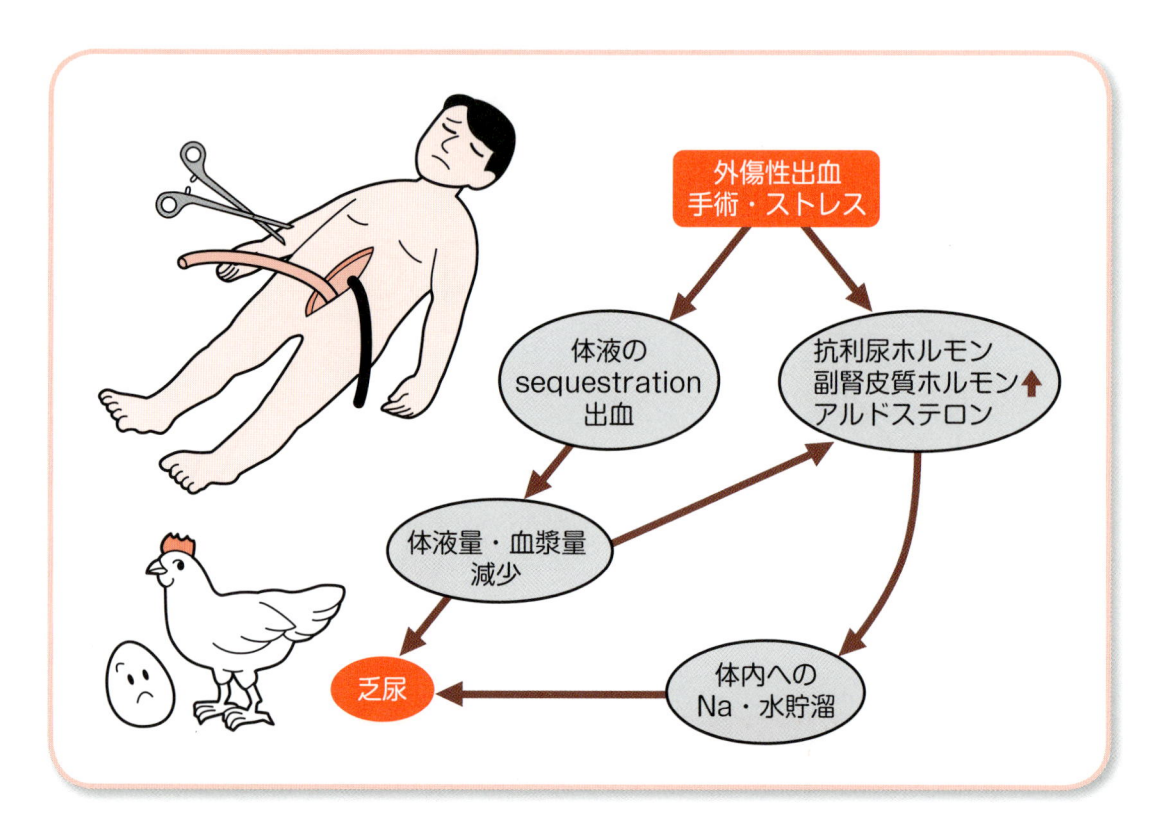

参考図書

1. Goldberger E：A primer of water, electrolyte and acid-base syndrome 8th edition. Lea & Febiger, 1996.
   ➡ 欧米でも最もよく読まれている好著．各国語に翻訳されている．初心者から上級者にも幅ひろく利用できる．

2. 遠藤正之：よくわかる水電解質・輸液．中外医学社，2003．
   ➡ 図表を多用し，忙しいときにはこれらをみただけですぐに患者マネジメントに利用できる．

3. 黒川 清：水・電解質と酸塩基平衡─Step by Stepで考える 改訂第2版．南江堂，2004．
   ➡ 水・電解質・酸塩基平衡の領域をわかりやすくstep by stepで解説した定評ある1冊．

4. 深川雅史 編集：輸液・水電解質異常 専門医にきく最新の臨床．中外医学社，2005．
   ➡ 輸液・水・電解質異常の診療のポイントとなる知識，日常診療での疑問や問題点についてQ&A形式で解説．

5. 今井裕一：酸塩基平衡，水・電解質が好きになる─簡単なルールと演習問題で輸液をマスター．羊土社，2007．
   ➡ 疑問に応える解説や豊富な演習問題で，基本から日常臨床での応用力が身につく．

6. 深川雅史 監修，柴垣有吾 著：より理解を深める！ 体液電解質異常と輸液 改訂3版．中外医学社，2007．
   ➡ 正しく理論を理解することによってはじめて適切な質・量の輸液を行うことができるという理念のもとに，わかりやすく解説したテキスト．

7. 大村健二 編集：身につく水・電解質と酸塩基平衡─症例満載！ 基礎から学ぶ臨床輸液．南江堂，2007．
   ➡ 水・電解質と酸塩基平衡の知識のポイントをわかりやすく整理．読者の興味と理解度を深めるため，豊富な症例で実践的にイメージしやすいようにまとめた．

8. 佐藤武夫，吉田一成 監訳：30日で学ぶ水電解質と腎臓病．メディカル・サイエンス・インターナショナル，2007．
   ➡ 腎臓病を引き起こす水電解質や酸塩基平衡の異常を切り口に，それらに関連する基礎的な事項を中心に解説．

9. 深川雅史，小松康宏 編集：腎臓・水電解質コンサルタント─「ちょっと聞きたい」から「じっくり聞きたい」まで．金芳堂，2009．
   ➡ 身近に相談する腎臓病専門医がいないときの対応やコンサルトのしかた・され方のスキルを磨く実践書．

10. 北岡建樹：よくわかる輸液療法のすべて 改訂第2版．永井書店，2010．
   ➡体液・電解質異常の原因と病態の基本的な知識についてわかりやすくまとめられ，その治療に必要な輸液の基本的な考え方を示した良書．

11. 大平整爾，伊丹儀友 編集：11日間マスター！ 輸液処方の実践に活かす水・電解質・酸塩基平衡の基本．診断と治療社，2010．
   ➡体液の基礎から体液異常の鑑別診断，治療まで解説．体液異常ごとのフローチャートで鑑別の手順がわかる．

12. 菱田 明，藤垣嘉秀 翻訳：超入門！ 水電解質，酸塩基平衡─「演習問題」で学ぶ実践的なアプローチ法．総合医学社，2011．
   ➡酸塩基平衡，水・電解質の問題をどのようにアプローチすれば解決していくかを簡単に読みやすく解説した．

INDEX

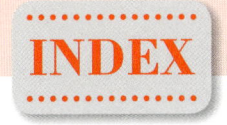

日本語索引

あ
アクアポリンファミリー ···· 32
アジソン病 ················ 190
アシドーシス ········ 170, 173
アセタゾラミド ············ 117
アニオンギャップ ····· 17, 148
　──の異常 ·············· 18
アミノピリン ··············· 5
アルカリ血症 ········ 159, 168
アルカローシス ··· 170, 173, 189
アルギニン ················ 263
アルギニン・バソプレシン
　························ 46
アルドステロン
　··········· 29, 38, 67, 72, 190
　──の作用 ·············· 68
アンジオテンシンⅠ ········ 67
アンジオテンシンⅡ ····· 51, 67

い
イオン荷電説 ·············· 31
維持輸液 ·················· 275
一次性能動輸送 ············ 33
イヌリン ···················· 5
陰イオン ···················· 6
飲水行動 ·················· 50

え
エスケープ現象 ············ 71
エリスロポエチン ·········· 38
遠位尿細管 ················ 28
　──性アシドーシス ···· 186
塩基 ······················ 156
塩類喪失症候群 ············ 98

お
横紋筋融解症 ············· 252
オスモメーター ············ 24
オスモラールギャップ ······ 24

か
過換気症候群 ············· 202
拡散 ······················ 33
渇（感） ··············· 35, 46
渇機構 ···················· 50
活性型ビタミンD ····· 38, 217

渇中枢 ···················· 51
カテコールアミン ·········· 72
カリウム ·················· 122
カリクレイン ·············· 38
カルシウム ················ 210
カルシトニン ········· 38, 218
肝硬変 ··············· 113, 262
間質液 ····················· 3
緩衝 ····················· 160
完全栄養輸液 ············· 275
肝不全 ··················· 262

き
希釈型低Na血症 ······ 82, 91
希釈尿 ················ 36, 55
偽性Bartter症候群 ······· 152
偽性高K血症 ············· 133
偽性低Na血症 ············ 84
偽性低アルドステロン症
　····················· 188, 191
ギッテルマン症候群 ······· 154
吸収不良症候群 ··········· 248
急性高Na血症 ············ 87
急性腎不全 ················ 57
強塩基 ··················· 156
強酸 ····················· 156
局所性浮腫 ··············· 111
近位尿細管 ················ 28
　──性アシドーシス ···· 185

く
グラム濃度 ················· 9
クリアランス ·············· 27
グルココルチコイド ······· 190
クロール ················· 144
クロライドスペース ······· 145
クロライドチャネル ········ 32

け
血管作動性物質 ············ 78
血漿 ······················· 3
　──量の測定法 ·········· 5
血漿浸透圧 ········· 22, 49, 97
血清Ca濃度 ·············· 219
血清Cl濃度 ················ 8
血清K濃度 ············ 8, 123
血清Mg濃度 ············· 252

血清Na濃度 ············ 8, 86
血清P濃度 ··············· 233
欠乏型低Na血症 ·········· 82
ケトアシドーシス ········· 176
限外濾過作用 ·············· 28
原発性アルドステロン症
　················ 71, 195, 261

こ
高Ca血症 ················ 224
　──の原因となる薬剤 ··· 264
高Cl血症 ················· 150
高Cl血症性代謝性アシドーシス
　····················· 148, 149
高CO_2血症 ············ 198
高K血症 ················· 133
　──の鑑別 ············· 268
　──の原因となる薬剤 ··· 263
高Mg血症 ··············· 252
　──の原因となる薬剤 ··· 264
高Na血症 ············ 23, 81
　──の鑑別 ············· 266
　──の原因となる薬剤 ··· 263
　──の成因 ············· 86
高P血症 ················· 239
　──の原因となる薬剤 ··· 264
口渇 ·················· 46, 51
高カロリー輸液 ··········· 275
交換性Na ················ 65
高血糖 ···················· 85
鉱質コルチコイド受容体 ···· 69
恒常性維持機能 ············ 26
高浸透圧血症 ········ 81, 100
高浸透圧性 ················ 22
高窒素血症 ············ 23, 45
高張尿 ···················· 36
抗利尿ホルモン（ADH） ··· 46, 49
高レニン血症 ············· 153
呼吸性アシドーシス ······· 165
　──の原因 ············· 199
呼吸性アルカローシス
　············ 44, 150, 165, 201
骨改変 ··················· 216
骨吸収 ··················· 216
骨形成 ··················· 216
5％ブドウ糖液 ··········· 276
コン症候群 ··············· 195

さ

サイアザイド系利尿薬 …… 117
再吸収極量 ……………… 30
最少必要水分量 ………… 45
再分極 …………………… 122
細胞外液量 ……………… 3
　――の測定法 ………… 5
細胞内液量 ……………… 3
サクシニルコリン ……… 263
酸 ………………………… 156
酸塩基平衡 ……………… 156
　――異常 ……………… 151
　――の調節 ……… 37, 259
酸血症 …………… 159, 168

し

糸球体 …………………… 28
　――濾過値 ……… 27, 72
脂肪組織 ………………… 2
弱塩基 …………………… 156
弱酸 ……………………… 156
集合管 …………………… 28
重水 ……………………… 5
自由水クリアランス …… 36
受動的輸送 ……………… 33
心因性多飲症 ……… 52, 54
腎血漿流量 ……………… 27
心原性ショック ………… 279
腎性アシドーシス ……… 187
真性高K血症 …………… 133
腎性骨異栄養症 ………… 243
腎性糖尿 ………………… 30
腎性尿崩症 ……………… 54
腎臓 ……………………… 26
身体所見 ………………… 265
心電図 …………………… 135
浸透圧 …………………… 19
　――クリアランス …… 36
　――受容器 …………… 46
　――調節機構 …… 46, 259
　――利尿薬 …………… 117
心不全 …………… 110, 262
心房性Na利尿ペプチド … 76

す

水分含有量 ……………… 2
水分欠乏型脱水症 ……… 102
　――の症候 …………… 105
水分代謝経路 …………… 41
水分排泄経路 …………… 41

水分保持機構 …………… 46
スターリングの法則 …… 109

せ

正Cl血症性代謝性アシドーシス
 ………………… 148, 149
生理食塩水 ……………… 276
全身水腫 ………………… 107
全身性浮腫 ……………… 111
選択的低アルドステロン症
 ………………… 188, 191

そ

総酸排泄量 ……………… 163
総体流 ……………… 31, 33
促進拡散 ………………… 33
続発性アルドステロン症
 ………………… 194, 197
組織間液 ………………… 3

た

第3因子 ………………… 74
体液 ……………………… 3, 7
　――量調節機構 ……… 26
体腔液 …………………… 3
対向流増幅系 …………… 35
代謝水 …………………… 41
代謝性アシドーシス … 44, 150
　――の鑑別 …………… 270
　――の原因 …………… 175
代謝性アルカローシス
 ………………… 139, 192
　――の鑑別 …………… 271
体内総水分量 …………… 3
　――の性差 …………… 4
　――の測定法 ………… 5
脱水症 …………………… 102
　――の成因 …………… 103
脱分極 …………………… 122
多尿 ……………………… 56
炭酸脱水酵素 …………… 37
　――阻害薬 …………… 117
単純性酸塩基平衡異常 … 168

ち

中枢性高Na血症 ………… 96
中枢性尿崩症 …………… 53

て

低Ca血症 ………………… 227
　――の原因となる薬剤 … 264

低Cl血症 ………………… 151
低K血症 …………… 137, 139
　――の鑑別 …………… 269
　――の原因となる薬剤 … 263
低Mg血症 ……………… 254
　――の原因となる薬剤 … 264
低Na血症 ……… 23, 82, 89
　――の鑑別 …………… 267
　――の原因となる薬剤 … 263
低P血症 ………………… 240
　――の原因となる薬剤 … 264
低アルブミン血症 … 113, 115
低浸透圧血症 …… 100, 267
低浸透圧性 ……………… 22
低張尿 …………………… 36
低レニン-低アルドステロン症
 ………………… 188, 191
滴定酸 …………………… 37
テタニー ………………… 228
電解質 …………………… 6
　――組成 ……………… 16
　――平衡 ……………… 7

と

糖質コルチコイド …… 38, 72
等浸透圧性 ……………… 22
等張性溢水症 …………… 100
等張性脱水症 …………… 100
等張尿 …………………… 36
糖尿病 …………………… 262
糖尿病性ケトアシドーシス … 176
当量 ………………… 10, 12
特発性浮腫 ……………… 116
ドナンの法則 …………… 15
トランスポーター ……… 34
トルソー徴候 …………… 228

な

ナトリウム ……………… 62

に

二次性能動輸送 ………… 33
二次性副甲状腺機能亢進症
 ……………………… 242
乳酸性アシドーシス …… 178
尿希釈 …………………… 35
　――障害 ……………… 55
尿細管性アシドーシス … 183
尿素窒素 ………………… 24
尿中Mg ………………… 249
尿中Na排泄量 ………… 80

INDEX

尿毒症 …………………… 181
尿濃縮 …………………… 35
　——機構 ………………… 35
　——障害 ………………… 55
　——力 …………………… 43
尿崩症 …………………… 52
　——の原因 ……………… 54
尿量 ……………………… 43
　——異常 ………………… 56

ね
ネフローゼ症候群 ……… 115
ネフロン ………………… 28

の
濃縮尿 …………………… 55
能動的輸送 ……………… 33

は
％ TRP …………………… 236
バーター症候群 ………… 152
敗血症 …………………… 262
排泄処理機能 …………… 26
バソプレシン受容体拮抗薬
　………………………… 58
半透過性膜 ……………… 19

ひ
ビタミンD ……………… 217
非電解質 ………………… 6
皮膚からの水分喪失量 … 44
非ペプチド性バソプレシンV_2
　受容体拮抗薬 ………… 95
非乏尿性急性腎不全 …… 57

ふ
不感蒸泄 …………… 41, 44

不完全栄養輸液 ………… 275
副甲状腺ホルモン …… 38, 218
副腎鉱質ホルモン ……… 38
副腎不全 ………………… 190
腹水 ……………………… 114
浮腫 ………………… 3, 92, 107
　——の原因 ……………… 111
浮腫型低Na血症 …… 82, 91
部分的尿崩症 …………… 53
負平衡 …………………… 42
プロスタグランジン … 38, 70

へ
ヘンレ係蹄 ……………… 28

ほ
傍髄質ネフロン ………… 35
乏尿 …………………… 45, 56
　——性急性腎不全 ……… 57
ホメオスタシス ………… 40
本態性高Na血症 …… 92, 96

ま
マグネシウム …………… 246
膜輸送蛋白質 …………… 34
慢性高Na血症 …………… 87
慢性腎臓病 ……………… 180
慢性低P血症 …………… 241
マンニトール ……… 5, 117

み
水・電解質の正平衡 …… 42
水・電解質輸送 ………… 31
水チャネル ……………… 32

む
無機質 …………………… 6

無機リン酸塩 …………… 232
むくみ …………………… 107
無尿 ……………………… 56

も
モザバプタン塩酸塩 …… 58
モル ……………………… 12
　——濃度 ………………… 9

ゆ
有効浸透圧 ……………… 23
輸液剤の種類 …………… 276
輸液療法 ………………… 272

よ
陽イオン ………………… 6
溶媒牽引 ………………… 33
容量受容体 ……………… 66

り
リジン …………………… 263
利尿薬 …………………… 117
リン ……………………… 232
　——酸 …………………… 233

る
ループ利尿薬 …………… 117

れ
レニン-アンジオテンシン-
　アルドステロン系 …… 67

ろ
ロダンナトリウム ……… 5

外国語索引

A
Acid ········· 156
acidemia ········· 159, 168
acidic ········· 171
Addison病 ········· 190
ADHの分泌調節 ········· 48
ADH不適切分泌症候群
········· 59, 92, 93
ADH分泌の刺激・抑制因子
········· 47
alkalemia ········· 159, 168
alkalemic ········· 171
anasarka ········· 107
angiotensin I ········· 67
angiotensin II ········· 67
anion ········· 6
anion gap (AG) ········· 17
──の異常 ········· 18
ANPの分泌刺激因子 ········· 76
anti-diuretic hormone (ADH)
········· 46
anuria ········· 56
AQP ········· 32
arginine vasopressin (AVP)
········· 46

B
Bartter症候群 ········· 152, 154, 261
Base ········· 156
buffer ········· 160
bulk flow ········· 31, 33

C
Ca ········· 210
──代謝 ········· 221
calmodulin ········· 215
cerebral salt wasting syndrome (CSWS) ········· 98
chloride shift ········· 147
Chvostek徴候 ········· 228
CKD ········· 180
CKD-MBD ········· 243
Cl ········· 144
COPD ········· 262
counter current multiplier system ········· 35

D
Donnanの法則 ········· 15

E
ECF ········· 5
edema ········· 3, 107
electrolyte ········· 6
equivalent (Eq) ········· 10
escape ········· 71
essential hypernatremia ········· 96
extra-cellular fluid (ECF) ········· 3

F
FE_{Na} ········· 29, 73, 182
fractional excretion of Na ········· 73

G
Gambleの柱 ········· 7
GFR ········· 27
Gibbus-Donnanの法則 ········· 15
Gitelman症候群 ········· 154
Gordon症候群 ········· 191

H
Henderson-Hasselbalchの式 ········· 157
high-pressure baroreceptor ········· 48
homeostasis ········· 40
hyper-osmolar ········· 22
hypo-osmolar ········· 22
hypovolemic shock ········· 279

I
I^{131} ········· 5
idiogenic osmoles ········· 87
intra-cellular fluid (ICF) ········· 3
iso-osmolar ········· 22

K
K ········· 122
──欠乏 ········· 139
──分泌促進因子 ········· 127
──保持性利尿薬 ········· 117
Kussmaulの大呼吸 ········· 174

L
Liddle症候群 ········· 196
low-pressure baroreceptor ········· 48

M
Mg ········· 246
──吸収 ········· 248
mineral ········· 6
mineralcorticoid receptor (MR) ········· 69
mineralcorticoid-responsive hyponatremia of the elderly ········· 98
mole (M) ········· 12
MRHE ········· 98

N
Na ········· 62
──欠乏型脱水症 ········· 102, 106
──の平衡 ········· 64
──排泄の調節因子 ········· 72
──排泄率 ········· 29, 73, 182
──利尿ペプチド系 ········· 75
Na appetite ········· 66
Na-Kポンプ ········· 31, 125
NAAP (n-acetyl-4-aminoantipyrine) ········· 5
nephrogenic syndrome of inappropriate antidiuresis ········· 59
NSIAD ········· 59

O
oliguria ········· 56
osmolality ········· 23
osmolar gap ········· 24
osmoreceptor ········· 46
over-flow説 ········· 114

P
P ········· 232
paper bag rebreathing ········· 202
Pickwick症候群 ········· 200
polyuria ········· 56
pore size説 ········· 31

INDEX

primary hyperaldosteronism
　(PA) ･･････････････････ 71
PV ････････････････････････ 3
　――の測定法 ･････････････ 5

R

R-A-A系 ･･････････････ 67
remodeling ･･････････････ 216
renin ･･････････････････ 67
rhabdomyolysis ･･････････ 252
RPF ･･････････････････ 27
RTA ･･････････････････ 183

S

Schwartz-Bartter症候群 ･･･ 93
SIADH ･･････････････ 59, 93
　――の原因疾患 ･･････････ 94
sigmoid curve ･･････････ 223
solvent drag ････････････ 33
Starlingの法則 ･･････････ 109
syndrome of inappropriate
　secretion of ADH ･･････ 93

T

TA ･･･････････････････ 37
TBWの測定法 ･･････････ 5

thirst ････････････････ 35
　―― center ･･････････ 46
Tm ･･････････････････ 30
tonicity ･･････････････ 23
total body water (TBW) ････ 3
Trousseau徴候 ･･････････ 228

U

UN ･･････････････････ 24
under-filling説 ････････ 114

V

volume receptor ････････ 66

■ 著者略歴

北岡　建樹
きたおか　たてき

1970年	東京医科歯科大学卒業
1970年	同第2内科入局
1975年	昭和大学藤が丘病院内科
	越川昭三教授のもとで腎臓病，腎不全，水・電解質，酸塩基平衡について研鑽
1983年	昭和大学藤が丘病院内科助教授
1991年	望星病院院長
2000年	昭和大学内科客員教授
	現在に至る

著書

『よくわかる病気のしくみ』(南山堂),『病気ユニーク事典』(南山堂),『よくわかる腎不全』(中外医学社),『透析スタッフのための体液バランスの知識』(中外医学社),『よくわかる輸液療法のすべて』(永井書店),『CKDってなに？』(永井書店),『透析療法の合併症対策』(永井書店),『よくわかる酸塩基平衡ABC』(永井書店)　ほか.

楽しくイラストで学ぶ
水・電解質の知識
©2012

定価（本体 3,200 円＋税）

1987年11月20日	1版	1刷
2005年 5月31日		11刷
2012年 6月 5日	2版	1刷
2012年 7月20日		2刷

著　者　北　岡　建　樹
発行者　株式会社　南　山　堂
代表者　鈴　木　肇

〒113-0034　東京都文京区湯島4丁目1-11
TEL 編集(03)5689-7850・営業(03)5689-7855
振替口座　00110-5-6338

ISBN 978-4-525-23612-0　　　　Printed in Japan

本書を無断で複写複製することは，著作者および出版社の権利の侵害となります．
JCOPY ＜(社)出版者著作権管理機構　委託出版物＞
本書の無断複写は著作権法上での例外を除き禁じられています．複写される場合は，そのつど事前に，(社)出版者著作権管理機構（電話 03-3513-6969，FAX 03-3513-6979，e-mail: info@jcopy.or.jp）の許諾を得てください．

スキャン，デジタルデータ化などの複製行為を無断で行うことは，著作権法上での限られた例外（私的使用のための複製など）を除き禁じられています．業務目的での複製行為は使用範囲が内部的であっても違法となり，また私的使用のためであっても代行業者等の第三者に依頼して複製行為を行うことは違法となります．